全国中医药行业高等职业教育"十三五"规划教材

西医外科学

（第二版）

（供中医学、针灸推拿、中医骨伤、康复治疗技术专业用）

主 编 ◎ 刘伟道　孙永显

中国中医药出版社

·北 京·

图书在版编目（CIP）数据

西医外科学/刘伟道，孙永显主编 . —2 版 . —北京：中国中医药出版社，2018.8（2024.11重印）

全国中医药行业高等职业教育"十三五"规划教材

ISBN 978 - 7 - 5132 - 4910 - 2

Ⅰ.①西… Ⅱ.①刘… ②孙… Ⅲ.①外科学—高等职业教育—教材

Ⅳ.① R6

中国版本图书馆 CIP 数据核字（2018）第 079900 号

中国中医药出版社出版

北京经济技术开发区科创十三街31号院二区8号楼

邮政编码　100176

传真　010-64405721

河北联合印务有限公司印刷

各地新华书店经销

开本 787×1092　1/16　印张 28.5　字数 587 千字

2018 年 8 月第 2 版　2024 年 11 月第 6 次印刷

书号　ISBN 978 - 7 - 5132 - 4910 - 2

定价　105.00 元

网址　www.cptcm.com

服 务 热 线　010-64405510

购 书 热 线　010-89535836

维 权 打 假　010-64405753

微信服务号　zgzyycbs

微商城网址　https://kdt.im/LIdUGr

官 方 微 博　http://e.weibo.com/cptcm

天猫旗舰店网址　https://zgzyycbs.tmall.com

如有印装质量问题请与本社出版部联系（010-64405510）

中医药职业教育是我国现代职业教育体系的重要组成部分，肩负着培养新时代中医药行业多样化人才、传承中医药技术技能、促进中医药服务健康中国建设的重要职责。为贯彻落实《国务院关于加快发展现代职业教育的决定》（国发〔2014〕19号）、《中医药健康服务发展规划（2015—2020年）》（国办发〔2015〕32号）和《中医药发展战略规划纲要（2016—2030年）》（国发〔2016〕15号）（简称《纲要》）等文件精神，尤其是实现《纲要》中"到2030年，基本形成一支由百名国医大师、万名中医名师、百万中医师、千万职业技能人员组成的中医药人才队伍"的发展目标，提升中医药职业教育对全民健康和地方经济的贡献度，提高职业技术院校学生的实际操作能力，实现职业教育与产业需求、岗位胜任能力严密对接，突出新时代中医药职业教育的特色，国家中医药管理局教材建设工作委员会办公室（以下简称"教材办"）、中国中医药出版社在国家中医药管理局领导下，在全国中医药职业教育教学指导委员会指导下，总结"全国中医药行业高等职业教育'十二五'规划教材"建设的经验，组织完成了"全国中医药行业高等职业教育'十三五'规划教材"建设工作。

中国中医药出版社是全国中医药行业规划教材唯一出版基地，为国家中医中西医结合执业（助理）医师资格考试大纲和细则、实践技能指导用书、全国中医药专业技术资格考试大纲和细则唯一授权出版单位，与国家中医药管理局中医师资格认证中心建立了良好的战略伙伴关系。

本套教材规划过程中，教材办认真听取了全国中医药职业教育教学指导委员会相关专家的意见，结合职业教育教学一线教师的反馈意见，加强顶层设计和组织管理，是全国唯一的中医药行业高等职业教育规划教材，于2016年启动了教材建设工作。通过广泛调研、全国范围遴选主编，又先后经过主编会议、编写会议、定稿会议等环节的质量管理和控制，在千余位编者的共同努力下，历时1年多时间，完成了83种规划教材的编写工作。

本套教材由50余所开展中医药高等职业教育院校的专家及相关医院、医药企业等单位联合编写，中国中医药出版社出版，供高等职业教育院校中医学、针灸推拿、中医骨伤、中药学、康复治疗技术、护理6个专业使用。

本套教材具有以下特点：

1. 以教学指导意见为纲领，贴近新时代实际

注重体现新时代中医药高等职业教育的特点，以教育部新的教学指导意

见为纲领，注重针对性、适用性以及实用性，贴近学生、贴近岗位、贴近社会，符合中医药高等职业教育教学实际。

2.突出质量意识、精品意识，满足中医药人才培养的需求

注重强化质量意识、精品意识，从教材内容结构设计、知识点、规范化、标准化、编写技巧、语言文字等方面加以改革，具备"精品教材"特质，满足中医药事业发展对于技术技能型、应用型中医药人才的需求。

3.以学生为中心，以促进就业为导向

坚持以学生为中心，强调以就业为导向、以能力为本位、以岗位需求为标准的原则，按照技术技能型、应用型中医药人才的培养目标进行编写，教材内容涵盖资格考试全部内容及所有考试要求的知识点，满足学生获得"双证书"及相关工作岗位需求，有利于促进学生就业。

4.注重数字化融合创新，力求呈现形式多样化

努力按照融合教材编写的思路和要求，创新教材呈现形式，版式设计突出结构模块化，新颖、活泼、图文并茂，并注重配套多种数字化素材，以期在全国中医药行业院校教育平台"医开讲–医教在线"数字化平台上获取多种数字化教学资源，符合职业院校学生认知规律及特点，以利于增强学生的学习兴趣。

本套教材的建设，得到国家中医药管理局领导的指导与大力支持，凝聚了全国中医药行业职业教育工作者的集体智慧，体现了全国中医药行业齐心协力、求真务实的工作作风，代表了全国中医药行业为"十三五"期间中医药事业发展和人才培养所做的共同努力，谨此向有关单位和个人致以衷心的感谢！希望本套教材的出版，能够对全国中医药行业职业教育教学的发展和中医药人才的培养产生积极的推动作用。需要说明的是，尽管所有组织者与编写者竭尽心智，精益求精，本套教材仍有一定的提升空间，敬请各教学单位、教学人员及广大学生多提宝贵意见和建议，以便今后修订和提高。

国家中医药管理局教材建设工作委员会办公室
全国中医药职业教育教学指导委员会
2018 年 1 月

　　《西医外科学》是"全国中医药行业高等职业教育'十三五'规划教材"之一。本教材是依据习近平总书记关于加快发展现代职业教育的重要指示和《国家中长期教育改革和发展规划纲要（2010—2020年）》精神，为充分发挥中医药高等职业教育的引领作用，满足中医药事业发展对于高素质技术技能中医药人才的需求，由全国中医药职业教育教学指导委员会、国家中医药管理局教材建设工作委员会办公室统一规划、宏观指导，中国中医药出版社组织全国中医药大学、中医学院及中医药高等职业教育院校联合编写，供中医药高等职业教育中医学、针灸推拿、中医骨伤及康复治疗技术专业教学使用的教材。

　　西医外科学是临床医学生的一门必修课程。本教材的编写在坚持以学生为中心，突出"三基"（基本理论、基本知识、基本技能）、"五性"（思想性、科学性、实用性、启发性、适用性）、"三对接"（专业设置与产业需求、课程内容与职业标准、教学过程与实践过程）的基础上，参照目前中医执业助理医师临床技能考核模式，专门增加了"案例分析"模块，收集临床典型案例并进行规范分析，提出初步诊断、诊断依据、鉴别诊断、治疗原则等内容，以培养医学生分析问题和解决问题的能力。教材的编写，以强调内容新颖、实用、能用、够用为指导思想，力求成为培养高等职业教育临床医学专业人才的必备教材。

　　本教材以临床外科常见疾病的诊断、治疗为主线，包括外科基本操作、基础理论、基本疾病等内容，在上一版基础上不仅新增了多器官功能障碍综合征、肺癌、原发性肝癌、骨折概述、常见骨折、关节脱位、骨与关节感染、骨与关节结核等内容，还增加了学习目标、案例导入和复习思考题。强调培养学生的实践能力和知识运用能力，鼓励学生勇于实践、乐于思考、敢于创新，以便更好地适应临床需求。

　　本教材的编写采取分工编写、交叉审稿、副主编审定、主编把关的原则。

编写人员具有丰富的教学和临床经验，以及严谨的治学态度，具体编写分工如下：模块一由刘伟道编写；模块二由芮炳峰编写；模块三的项目一至四由曹礼荣编写，项目五至七由李晓红编写，项目八至十由马玉美编写；模块四由施兴乐编写；模块五由陈京来编写；模块六由赵淑明编写；模块七由李少民编写；模块八的项目一至六由孙永显编写，项目七至九由余浩编写；项目十及肾癌、膀胱癌由邹飞编写；模块九、模块十由周毕军编写；模块十一由郭伟光编写；模块十二的项目一至三由刘伟道编写，项目四至七由陈磊编写；模块十三、模块十四由刘伟道编写。

本教材在编写过程中得到了各编委所在单位，即保山中医药高等专科学校、山东中医药高等专科学校、安阳职业技术学院、四川中医药高等专科学校、黑龙江中医药大学、沧州医学高等专科学校、河北中医学院、邢台医学高等专科学校、遵义医药高等专科学校、重庆三峡医药高等专科学校、齐鲁医药学院、南阳医学高等专科学校、昆明卫生职业学院、湖北中医药高等专科学校的大力支持和帮助，在此一并表示真诚的谢意！

尽管本教材编写团队在编写过程中费心构思、精心推敲，但由于水平有限，不足之处，欢迎各院校师生在使用过程中提出宝贵意见和建议，以便再版时修订提高。

《西医外科学》编委会

2018 年 1 月

扫一扫，看课件

模 块 一

绪 论

【学习目标】

　　1. 掌握西医外科学的概念及学习方法。

　　2. 熟悉西医外科疾病的分类及研究内容。

　　3. 了解西医外科学的发展简史。

　　西医外科学是西医临床医学的一个重要组成部分，是研究外科疾病发生发展规律、临床诊断、治疗知识和技能的一门科学。外科疾病包括损伤、感染、肿瘤、畸形和其他性质的疾病。手术是治疗外科疾病的主要方法，实践操作则是医学生必须渡过的技能关。因此，作为外科医学生要通过自己的刻苦学习，将所学医学知识用于临床实践，做到手、脑工作高度结合，用精湛的技巧完成外科疾病诊治中的医学操作。

一、外科学的研究内容

　　1. 外科基本操作　主要指与手术有关的外科操作，如无菌术、手臂消毒法、穿无菌手术衣及戴无菌手套法、手术区皮肤消毒及铺无菌单、认识常用手术器械、皮肤切开、止血、打结、缝合等操作要领。通过学习及强化训练，让医学生能熟练完成有关操作，以便毕业后能尽快地融入临床工作。

　　2. 外科基础理论　内容包括外科患者的体液失调、外科输血、外科休克、多系统器官功能障碍综合征、麻醉、疼痛的治疗、围手术期处理、心肺脑复苏、外科患者的营养治疗、外科微创技术。医学生在学习后，能够充分熟悉手术患者治疗过程中可能遇到的病症及处理原则、方法。

　　3. 外科疾病　内容包括外科感染、创伤、肿瘤、甲状腺疾病、乳腺疾病、外科急腹症、门静脉高压症、腹外疝、周围血管疾病及骨关节疾病等。医学生在学习后，应掌握有关外科疾病的诊断要点、处理原则及方法。

4.案例分析　参照目前外科执业医师临床技能考核的模式，根据教材内容，选取了20多个典型病案，进行理论、技能方面内容的试训，强化临床实践能力的提高，进一步激发医学生的学习兴趣，使其更快地适应临床岗位需求，并能顺利通过国家执业助理医师考试。

二、外科学的发展

医学是依据实际需要而发展的，外科学作为医学的一个分科，也是经历了长期同疾病做斗争的实践后获得的经验总结。

1.国际外科学的发展　外科学（surgery）名词起源于希腊文，含义是手艺或技巧之意，是经过长期发展而形成的一门理论知识与技能操作密切结合的医学。19世纪中叶，西医的无菌技术、止血输血技术、麻醉的问世，解决了外科治疗中的感染、出血、疼痛三大难题，成为外科学的三大里程碑，是外科学跨入现代外科学的标志。1846年美国Morton首先使用乙醚全身麻醉，解决了手术疼痛问题；1892年德国Schleich首先倡导用可卡因做局部浸润麻醉，但由于毒性大，不久就被普鲁卡因代替，至今普鲁卡因仍为安全有效的局部麻醉药。1872年英国Wells介绍止血钳，1873年德国Esmarch在截肢时倡导用止血带，开创了手术止血方法。1901年美国Landsteiner发现了血型，开创了输血方法，从此可以用输血来补偿手术时的失血。1915年德国Lewisohn用枸橼酸钠防止凝血，以后又有了血库的建立，为手术的广泛开展打下基础。伤口"化脓"是100余年前外科医生所面临的最大困难之一，当时，截肢后的死亡率高达40%～50%。1846年匈牙利Semmelweis首先提出在检查产妇前用漂白粉水将手洗净，遂使他治疗的产妇死亡率从10%降至1%，这是抗菌术的开端。1867年英国Lister采用石炭酸液冲洗手术器械，并用石炭酸溶液浸湿的纱布覆盖伤口，使他所施行的截肢术死亡率从46%降至15%，从而奠定了抗菌术的基本原则。1877年德国Bergmann对15例膝关节穿透性损伤伤员，仅进行伤口周围的清洁和消毒后即加以包扎，有12例痊愈并保全了下肢，在这个基础上他采用蒸气灭菌法，并研究了布单、敷料、手术器械等的灭菌措施为减少术后感染创建了无菌技术；1889年德国Fürbringer提出了手臂消毒法，1890年美国Halsted倡议戴橡皮手套，这样就使无菌术臻于完善。1929年英国Fleming发现了青霉素，1935年德国Domagk倡用百浪多息（磺胺类药），继而一系列抗菌药物的出现，为外科学的发展开辟了一个新时代。19世纪60年代起相继出现显微外科、内镜诊治、介入治疗、器官移植、基因治疗及微创外科等技术，进一步丰富了外科学的内涵。

2.中国现代外科学的发展　西医外科学系统传入我国虽只有100多年的历史，但已取得了长足的进步。早在 20 世纪五六十年代，我国在救治大面积烧伤及断肢再植方面就取得了很大的成就。目前外科学各专业学科齐全：如腹部外科、胸部外科、骨外科、显微外科、烧伤科、心脏外科、神经外科、泌尿外科、老年外科、小儿外科、麻醉科，以及许多二级学科。尤其是近年来，各种新设备和新技术的应用更加速了我国外科学的发展，显微外科、微创外科、器官移植等也有了长足的发展，均接近或达到了国际先进水平。由原来建立在手术技术基础上的外科学，演变为当代以先进的影像学技术（如超声、CT、MRI、DSA、三维重建技术等）和血液生物化学检测技术作为工具，以微创化和根治性的有机统一作为新的治疗原则，以安全有效的脏器替代作为技术发展方向，从而能更好地延长人的生命周期，提高人的生命质量。目前我国外科学的发展速度前所未有，手术效果达到世界先进国家的水平，这是数代中国外科医生不懈努力的结果。

三、西医外科学的学习方法

丰富的理论知识、敏锐的职业直觉和娴熟的操作技能是外科医师必须具备的良好素质。

1. 坚持正确的学习方向　西医外科学是西医医院的主要学科，同时在许多中医医院里西医外科学也发挥着越来越重要的作用。中医药学专业学生学习西医外科学的目的不仅是为了吸收西医外科学的知识，用科学的方法继承、发扬、整理祖国医药学遗产，来丰富中医药学宝库，而且是为了提高自身的综合素质、提高医院自身的诊疗能力、适应大型中医院诊疗工作的需要。在临床实践中，要学会应用中西医结合的方法诊断和治疗常见疾病，善于取长补短、去粗取精、善于分析、发现自身的优势和不足，探索、创造出新的、更有效的外科治疗理念和治疗方法，为人类健康做出贡献。

2. 重视医学理论知识　医学知识更新较快，因此，作为医学生，必须重视理论知识的学习与更新，善于融合各科知识，乐于分析临床实践中遇到的各种问题，总结经验，吸取教训，提高分析问题和解决问题的能力。

3. 强化外科实践技能　西医外科学的特点是以手术为主要治疗手段，外科学的实践性很强，娴熟的实践技能对于外科医生至关重要，且只有在解决临床实际问题时才能获得。因此，作为医学生，除了学会诊断外科疾病的原则、方法外，必须重视实践能力的培养，从学习开始，就要规范操作，对基本操作技术，如切开、缝合、打结、止血、引流、换药等要多加训练。

4. 理论和实践有机结合　外科学是一门在医学理论指导下实践性很强的特殊学科。外科学的每一进展都体现了理论与实践相结合的原则。学习外科学既要认真学习理论知识，同时又必须参加临床实践。要仔细观察外科患者各系统、各器官的形态学和功能的变化；要见习和参加各种诊疗操作；要分析实践中遇到的各种问题，通过思考把感性认识和理性认识有机地结合起来，从而提高发现问题、分析问题和解决问题的能力。医学理论和医学实践能互相促进，临床实践可以强化医学理论的掌握，理论学习则可以丰富临床实践的内涵。读书不能代替实践，而实践则需要理论指导。现代医学奠基人之一，加拿大的 Osler 说："学习疾病的种种现象，如果没有书，犹如在没有海图指引的海上航行；有书而无患者，则是根本未去海上。"这深刻地阐释了医学理论和医学实践的特殊关系。

扫一扫，看课件

模块二
外科基本操作

项目一　无菌术

【学习目标】

1. 掌握无菌术、灭菌法、消毒概念，手术中的无菌原则。
2. 熟悉常用灭菌剂及消毒剂使用方法，手术室空气的消毒方法。
3. 了解手术室设置及管理。

医院既是病原微生物集中的地方，又是抵抗力低的人群聚集的场所，相互接触和污染的机会多，故医院内感染的发生率较高。微生物普遍存在于人体和周围环境中。在外科领域，微生物可通过直接接触、飞沫和空气进入伤口或组织，引起感染。在手术、穿刺、注射、插管、换药等侵入性操作过程中，微生物即可通过物品的直接接触或飞沫进入体内，引起感染。无菌术是运用消毒和灭菌的方法，遵循严格的操作规程，预防外源性感染所采取的一系列措施。外源性感染途径包括：手术室空气；手术人员的手臂；手术器械、敷料、物品；患者手术野皮肤或黏膜。无菌技术的内容包括灭菌法、消毒和一定的操作规程及管理制度。

用物理或化学的方法清除或杀灭一切活的微生物，包括致病性和非致病性微生物，称为灭菌法。凡能杀灭繁殖体型微生物及其芽孢的物理因子或药物，均称灭菌剂。消毒是指应用化学方法清除病原微生物和其他有害微生物，并不要求清除或杀灭所有微生物（如芽孢等）。用于消毒的化学药物，称为消毒剂。

随着医学科技的不断发展，如层流手术室的建立、环氧乙烷和等离子气体灭菌的广泛应用，以及一次性医疗用品的临床普及，外科手术的感染率已经明显下降。

一、分类及应用

(一)物理灭菌法

1. 高压蒸汽灭菌法　适用于大多数医用物品，包括手术器械、消毒衣巾及布类、敷料类等的灭菌，是目前临床应用最普遍的灭菌方法。

（1）灭菌方法　①下排式蒸汽灭菌器灭菌法：此类灭菌器式样很多，有卧式（图2-1）、手提式及立式等多种。当灭菌室内蒸汽压力达104.0～137.3kPa，温度121～126℃，在此状态下维持30分钟，即能杀死包括芽孢在内的一切微生物，达到灭菌的目的。②预真空式蒸汽灭菌器灭菌法：先将灭菌器抽成真空，然后将蒸汽输入灭菌器内，这样可使蒸汽均匀分布到消毒器内。其灭菌条件是：蒸汽压力170kPa，消毒温度133℃，5分钟就能达到灭菌效果，具有速度快、效果好的特点。

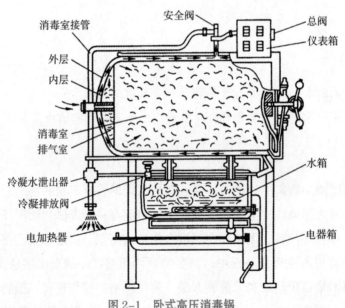

图 2-1　卧式高压消毒锅

（2）注意事项　①需要灭菌的各种包裹不应过大、过紧，应小于55cm×33cm×22cm。②瓶装液体灭菌时，要用纱布包扎瓶口，如用橡皮塞，应插入针头排气；易燃和易爆炸物品禁用高压蒸汽灭菌法；锐利器械如刀、剪用此法灭菌，可使其变钝。③包内和包外应各贴一条灭菌指示带，如指示带上的白色条纹均匀变黑，表示已达灭菌的要求。④已灭菌的物品应做消毒时间标记，以便识别，并与未灭菌的物品分开放置。⑤高压蒸汽灭菌器要有专人负责。⑥物品灭菌后，在干燥和不开包的情况下，可保留1～2周。

2. 煮沸灭菌法　适用于金属器械、玻璃及橡胶类等物品的灭菌。煮沸温度至100℃

后，持续 15 ～ 20 分钟，即可杀灭一般细菌，但带芽孢的细菌至少需要煮沸 1 小时，如在水中加碳酸氢钠，制成 2% 碱性溶液，沸点可提高到 105℃，灭菌时间缩短 10 分钟。高原地区煮沸灭菌时，海拔高度每增高 300 米，应延长灭菌时间 2 分钟。由于此方法消毒时间长、效果差，现已很少使用。

3. 干热灭菌法 适用于耐热、不耐湿，蒸汽或气体不能穿透的物品的灭菌，如玻璃、粉剂及油品等的灭菌，不适合橡胶、塑料及大部分药品的灭菌。干热灭菌时，由于热穿透力较差，微生物的耐热性较强，灭菌时间需要延长。一般 160℃灭菌时间 2 小时，170℃灭菌时间 1 小时，180℃灭菌时间 30 分钟。

4. 电离辐射法 适用于一次性医疗耗材的灭菌，^{60}Co 释放的 γ 射线或者加速器产生的电子射线能起到灭菌效果。

（二）化学灭菌法

化学灭菌法用于不能耐受高温的物品，如内腔镜、电线、导管、精密仪器等。

1. 气体灭菌剂 适用于不耐高温、湿热的医疗材料的灭菌，如电子仪器、光学仪器、内镜及其专用器械、心导管、导尿管及其他橡胶制品等。

（1）环氧乙烷气体 有效气体浓度为 450 ～ 1200mg/L，灭菌室内温度为 37 ～ 63℃，时间为 1 ～ 6 小时，物品以专用纸袋密封后放入灭菌室，灭菌有效期半年。

（2）过氧化氢等离子体低温灭菌 过氧化氢作用浓度为＞ 6mg/L，温度为 45 ～ 65℃，时间为 28 ～ 75 分钟。

2. 药液灭菌剂 适用于皮肤消毒和不耐高温灭菌的锐利器械、内镜、缝线、有机玻璃等的灭菌。

（1）常用药液 ①2% 戊二醛溶液：属高效化学消毒剂，浸泡 30 分钟达到消毒效果，灭菌时间为 10 小时，常用于刀片、剪刀、缝针及显微器械的消毒，药液每周更换一次。②75% 乙醇：属中效化学消毒剂，用于橡胶、丝线物品等物品的消毒，浸泡 30 分钟达到消毒效果，由于乙醇挥发性较大，应每周过滤并核对浓度一次。③2.5% 碘酊：属高效化学灭菌剂，碘可使菌体蛋白变性，使微生物死亡，因刺激性较大，不能用于会阴、面部及小儿皮肤，也不能用于黏膜和创面。因对金属器械有腐蚀性，不能用来浸泡器械。④0.5% 碘伏：属中效化学灭菌剂，碘吸附在皮肤黏膜上逐渐释放碘，能维持较长的杀菌时间，药液性能稳定、杀菌能力强、对皮肤刺激性小，被广泛用于皮肤、黏膜、创面等部位的消毒。⑤过氧乙酸：可以杀灭肝炎病毒、结核杆菌、真菌等，常用于医疗用品和生活用品的消毒，0.2% ～ 0.5% 的溶液用于肝炎、结核感染的物品浸泡；过氧乙酸具有易爆炸性，高浓度的过氧乙酸有腐蚀性。

（2）注意事项 ①浸泡前，器械应去除油污，有轴节的器械应把轴节张开。②消毒物品应全部浸在消毒液内，管、瓶类物品的内面亦应浸泡在消毒液内，中途如加入其他物品应重新计算浸泡时间。③使用前应将物品内外的消毒液用灭菌盐水冲洗干净。

二、手术室管理

1. 手术室设置 手术室是医院的重要组成部分，是外科患者的主要诊治场所。手术室应设在安静、清洁、便于和相关科室（手术科室、血库、检验科、影像诊断科、病理诊断科等）联络的位置。

手术室房间大小宜适中、实用，一般为 24～40m²，特殊手术间如体外循环手术间约 60m²。手术室划分为限制区（无菌手术间）、半限制区（污染手术间）和非限制区。限制区包括无菌手术间、刷手间等；半限制区设污染手术间、准备间、内镜室、石膏间等；非限制区在外侧，一般设在入口近处，属污染区，设更衣室、医护办公室、医护人员休息室、资料室、电视教学教室、值班室等。手术室内设备宜简单、实用，只放置与手术相关的物品、用具和仪器。手术台位于室中心，其上方屋顶悬挂无影灯，可配备摄影监护仪器、可移动的照明灯。室内有器械台、麻醉台或麻醉机、药品橱、敷料橱、吸引器、氧气筒或输氧管道。墙上应安置阅片灯、温湿度计及有关预警信号装置。

2. 手术室空气净化 当今大多应用的是层流技术，外界空气经过滤装置流线平行、流速均匀、方向单一流向手术间。手术室净化级别根据每立方米中粒径大于或等于 0.5μm 空气灰尘粒子数的多少，一般分为 100 级、1000 级、10000 级、100000 级四种，数字越高，其净化级别就越低。但这些技术只能保证空气的相对无菌，并不能杀灭吸附在手术间物品表面的细菌。

3. 手术室空气的消毒

（1）紫外线消毒法 照射距离＜2m，照射功率＞1W/m³，照射时间＞30 分钟。近年使用的紫外线臭氧空气消毒机，具有空气过滤、活性炭过滤网、负离子净化空气和紫外线消毒、臭氧、光触媒等消毒功能，具有使用高效方便的特点。

（2）乳酸熏蒸法 100m³ 手术间用 80％乳酸 12mL 再加等量的水倒入烧杯，点燃酒精灯加热，待蒸发完毕后熄火。加热后所产生的气体能杀灭空气中细菌，从加热后手术间要封闭 1 小时。

（3）过氧乙酸熏蒸法 如手术室被特殊感染后宜选用过氧乙酸熏蒸，按每立方米的手术室空间 1mg 过氧乙酸，加水稀释成 3％～5％的溶液，加热蒸发后密闭手术室 2 小时。

三、手术中无菌操作原则

无菌技术是预防切口感染、减少术后并发症的关键。由于手术时间长、涉及人员多、操作环节多，在术中更容易使无菌状态遭到破坏，所有参与人员应充分理解无菌操作的必要性，在手术操作中更好地执行无菌技术。

1.无菌手术衣的无菌范围仅限于前身的肩平面以下、腰平面以上及袖口到肘上的10cm。手术台器械台平面以上是无菌区，台面以下视为有菌区。手术人员在穿好手术衣后，双手及前臂始终保持在腰平面以上，肘部内收，靠近前胸的姿势，双手不能叉腰或交叉放于腋下。

2.在手术开始时、关闭切口前及手术完毕后均清点器械和敷料，记录器械和敷料，核对器械、敷料数无误后，才能关闭切口，以防异物遗留腔内，产生严重后果。

3.手术物品有下列情况者，应视为有菌：①在非限制区内的灭菌敷料；②无菌包破损或潮湿；③无菌包坠落在地面上；④灭菌有效时间及效果不能肯定；⑤怀疑无菌物已被污染。

4.手术室门窗应关闭，限制非必要人员进出，尽量减少在手术间内走动。参观人员应距术者30cm以上。

5.手术进行中，如手套被撕破或被缝针、锐利器械刺破，应立即更换，针和器械也不可再用。

6.与另一手术人员换位时，应先退后一步，转过身，背对背地转到另一位置上，另一个手术人员向这边直接移动。

7.传递器械应从手术人员的胸前传递，也可以在手术人员的手臂下传递，但不可在手术台面以下、后背及头部传递。

8.皮肤切开和缝合之前，应用75%乙醇或碘伏再消毒皮肤一次。

9.切开空腔器官之前应用纱布保护周围组织，已污染的器械和物品不可重复在无菌区应用。

项目二 手臂消毒法

[学习目标]

1.掌握正确的手臂皮肤消毒操作方法。

2.熟悉手臂消毒的注意事项。

3.了解手臂消毒的常用消毒剂。

在皮肤褶皱内和皮肤深层，如毛囊、皮脂腺等都藏有细菌。通过洗手法，可显著降低手术感染的发生率。虽然手臂消毒方法很多，但洗手消毒的步骤基本相同：首先，清洗自手指到上臂 1/2 处的皮肤，使表面（包括指甲缘）清洁无污；其次，擦干皮肤以免影响消毒剂的效能；然后，用消毒剂涂擦（或浸泡）。

一、肥皂水刷洗法

肥皂水刷洗法，是碘尔康刷手、聚烯吡酮碘刷手、灭菌王刷手等刷手法的基础，不能单独应用于手术。刷洗时先用肥皂及清水将手臂按普通洗手方法清洗一遍，然后用灭菌毛刷蘸专用肥皂水进行刷洗，刷洗时需遵循一定原则。

1. 刷洗顺序 由指尖开始，逐渐刷向手指、指间、手掌、手背，然后刷洗左右前臂的前、后、内、外侧及肘部至上臂的下 1/3，交替刷洗 3～4 遍。特别注意要刷净指尖、甲沟、指蹼、腕部。

2. 水流冲洗 每次刷完后，用清水冲洗手臂上的肥皂水，保证水自肘部流下，切不可将水由肘部再流向手指。

3. 刷洗时间及次数 反复刷洗 3 遍，共约 10 分钟，每次刷洗的高度不能超过第一次为度，一般至上臂的下 1/3 处。用无菌巾从手到肘部擦干手臂，擦过手臂、肘部的毛巾不可回擦手部。

4. 维持姿势 洗手完毕后始终保持拱手姿势，手臂不应下垂，也不可再接触未经消毒的物品；否则，即应重新洗手。

二、碘伏类制剂刷手法

清水冲洗双手、前臂、肘部至上臂下 1/3 段皮肤。取无菌刷蘸 0.5%～0.75% 碘伏溶液，按肥皂水刷手法的相同顺序和范围刷洗手、臂 2 分钟。用两块灭菌小毛巾分别擦干两侧手臂。再用蘸有碘伏的纱布块涂擦手、臂 2 遍，待手、臂皮肤晾干后穿手术衣。

三、其他消毒剂擦洗法

沿用多年的刷手法已逐渐被应用新型灭菌剂的刷手法所代替，后者刷手时间短，灭菌效果可靠。①按照七步洗手法洗手；②取手消毒液 5～10mL 按照七步洗手法顺序交叉揉搓双手指、手掌、手背、手腕、前臂，直到上臂下 1/3 段皮肤；③再取手消毒液适量继续按照七步洗手法的前六步交叉揉搓至手腕；④手臂晾干后准备穿手术衣戴手套。

新的外科手消毒液含有醋酸氯己定、异丙醇、氯化苄铵、溴化铵等成分，选用的消毒液应通过国家食品药品监督管理局的审批，消毒液的具体用量及使用方法还要遵循产品的使用说明。

项目三 穿无菌手术衣及戴无菌手套

【学习目标】

　　1. 掌握穿无菌手术衣、戴无菌手套操作方法。

　　2. 熟悉穿无菌手术衣、戴无菌手套的注意事项。

　　手臂消毒法仅能清除皮肤表面的细菌，并不能完全消灭藏在皮肤深处的细菌。手术过程中，这些细菌会逐渐移到皮肤表面并迅速生长繁殖。因此，在手臂消毒后，必须穿无菌手术衣和戴无菌手套，方可进行手术，以减少伤口污染和术后感染。

一、穿无菌手术衣

1. 传统手术衣穿法（图 2-2）

（1）在无菌手术衣包中取出无菌手术衣，找比较宽敞的地方穿手术衣。

（2）以双手将手术衣微展，辨认手术衣的衣领端，提住衣领，将手术衣充分抖开。

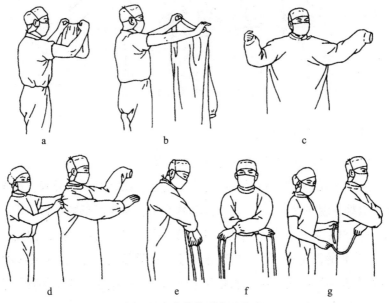

图 2-2　穿传统无菌手术衣

a. 手提衣领两端　b. 抖开全衣　c. 两手伸入衣袖　d. 他人协助拉好

e. 两手交叉提起衣带　f. 将衣带向外后送出　g. 由他人后方系带

（3）将手术衣向空中轻抛，乘势将两手插入衣袖中，两臂前伸，避免接触其他物品。

（4）由巡回护士从背后、衣领的内面拉好袖口，使穿衣者双手露出，同时系住后带。

（5）然后穿衣者将两手交叉提起腰带递向背后，仍由巡回护士接过系好。

2.全遮盖式手术衣穿法（图2-3）

（1）取手术衣，双手提起衣领两端向前上方抖开，双手插入衣袖中。

（2）双手前伸，伸出衣袖，巡回护士从身后协助提拉并系好衣带。

（3）戴好无菌手套。

（4）提起腰带，由器械护士接取或由巡回护士用无菌持物钳接取。

（5）将腰带由术者身后绕到前面。

（6）术者将腰带系于腰部前方，带子要保持无菌，使术者背侧全部由无菌手术衣遮盖。

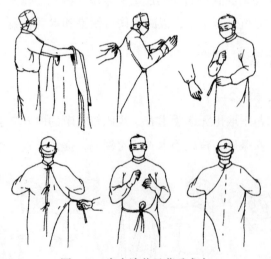

图2-3 穿全遮盖无菌手术衣

二、戴无菌手套

1.基本步骤 双手可先沾少许滑石粉以利戴手套。

（1）取叠好已灭菌的手套，双手各捏起手套的翻折部将两手套分开。分辨左右手手套（两手套的拇指相对并朝向前方），一只手捏起两手手套的翻折部的外面。

（2）先将另一只手插入一只手套内（注意手勿触及手套的外面），再用已戴好手套的手指插入另一只手套的翻折部里面，帮助未戴手套的手插入手套内。双手整理好手套后将手术衣袖口卷入手套翻折部内（注意翻转手套腕部时，已戴手套的手勿触及手套翻折部的外面及皮肤）。最后用无菌盐水彻底冲净手套上的滑石粉（图2-4）。

目前，多数医院使用一次性无菌干手套，消毒液浸泡的湿手套或高压蒸汽灭菌的干手套已基本不使用。

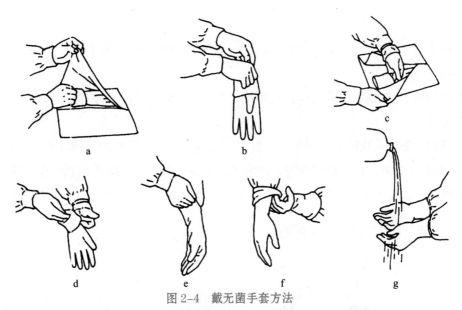

图 2-4　戴无菌手套方法

a. 拿住手套翻折部，提取手套　b. 先将左手插入手套内　c. 将已戴好手套的左手插入右手手套翻折部
d. 将右手插入手套内　e. 将左手手套翻折部翻回盖住袖口　f. 将右手手套翻折部翻回盖住袖口
g. 冲洗手套外滑石粉

2. 注意事项　穿无菌手术衣时，需在手术间找一空间稍大的地方，以免被污染。穿上无菌手术衣、戴上无菌手套后，肩部以下、腰部以上、腋前线前、双上肢为无菌区。未戴手套的手，不可接触手套外面；已戴无菌手套的手，不可接触未戴手套的手臂和非无菌物品。

项目四　手术区皮肤消毒及铺无菌单

【学习目标】

1. 掌握患者手术区消毒的方法。
2. 熟悉常见手术皮肤消毒范围。

手术区皮肤消毒及铺无菌单是手术必不可少的操作内容，目的是消灭拟做切口处及其周围皮肤附着的细菌，避免或减少伤口感染。

一、手术区皮肤的消毒方法

皮肤消毒一般由第一助手洗手后执行，临床常用涂擦法，仅在某些植入性手术中用浸泡法。

1. 检查皮肤的洁净程度，如皮肤上有较多污垢或胶布粘贴的残迹，可先用汽油或肥皂水擦净。

2.刷手后不戴手套,无菌海绵钳两把,一把持2.5%的碘酊棉球,另一把持两个75%乙醇棉球。

3.然后用2.5%碘酊涂擦皮肤,待碘酊干后,以75%乙醇脱碘两次。第一次脱碘时应留一个边缘。

4.黏膜、婴幼儿皮肤、面部皮肤、肛门、外生殖器,因碘酊的刺激性大,不用碘酊消毒,一般用0.5%碘伏消毒涂擦两遍,两遍消毒应更换消毒钳,此药刺激性小,作用持久。大多的外科、妇科手术可以用碘伏消毒。在植皮时,供皮区的消毒用乙醇涂擦两遍即可。

二、常见手术皮肤消毒范围

常见手术皮肤消毒范围(图2-5)。

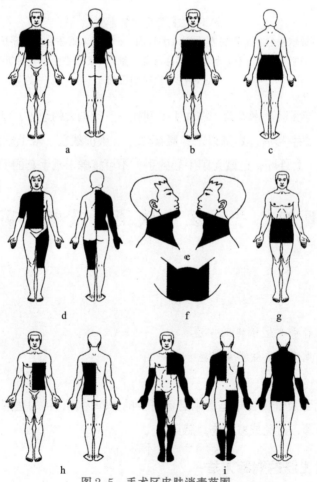

图 2-5　手术区皮肤消毒范围

a.胸部手术　b.上腹部手术　c.臀部手术　d.乳腺癌根治及大腿取皮术　e.颈部手术
f.会阴部手术　g.下腹部手术　h.肾脏手术　i.四肢及脊椎手术

三、皮肤消毒注意事项

外科、妇科手术及黏膜、婴幼儿皮肤、面部皮肤、肛门、外生殖器部位的手术用 0.5% 碘伏消毒涂擦两遍。在植皮时，供皮区的消毒只用乙醇涂擦两遍即可。骨科或胸科手术对无菌要求较高，用 2.5% 碘酊涂擦皮肤，待碘酊干后，以 75% 乙醇脱碘两次，第一次脱碘时应留一个边缘。不同的手术有严格的消毒范围，但至少距离切口 15cm。消毒顺序由手术区中心部向四周涂擦，如为感染伤口或肛门处手术，则应自手术区外周向感染伤口或会阴肛门处消毒。已经接触污染部位的消毒棉球，不应再返回擦清洁处。

四、手术区铺无菌单

手术区皮肤消毒后，为减少术中污染机会，应铺置无菌单。也可在切开皮肤上粘贴一次性无菌手术薄膜，防止皮肤常驻菌群在术中进入伤口。

（一）基本要点

1. 铺单原则 铺单时，既要避免手术切口暴露太小，又要尽量减少切口周围皮肤显露在外过多。原则上除手术野外，至少要有 2 层无菌巾单遮盖手术区周围，一般应有 6 层无菌巾遮盖，小手术仅铺无菌孔巾一块即可。

2. 铺单顺序 通常先铺操作者的对面，或铺相对不洁区（如会阴部、下腹部和头部），最后铺靠近操作者的近侧，再在上方、下方各铺一中单，最后铺盖大无菌单。

3. 铺单范围 头端要铺盖过病人头部和麻醉架，两侧及足端部应下垂超过手术台边缘 30cm。

（二）常见手术部位铺单法

1. 腹部手术 先铺 4 块无菌巾，每块在长方形巾的长边双折 1/4 ～ 1/3 宽，铺巾时使其靠近切开侧。铺盖顺序：通常应先铺操作者对侧，或先铺相对不洁区，如先铺相对不洁区，如靠近会阴部的下侧，这两块铺巾顺序有时允许颠倒，然后铺切口上侧，最后铺靠近操作者的一侧，再用巾钳夹住无菌巾的各交角处，以防移动。手术巾铺好后不得任意移动无菌巾，如位置不准确，只允许由手术区向外移，而不应向内移。然后铺中单、大孔单的头端应盖过麻醉架，两侧和足端部位下垂过手术床边缘 30cm 以上。（图 2-6）

2. 下肢手术

（1）患肢下横铺两块中单，自臀部往下覆盖健侧下肢。

（2）双折治疗巾一块围绕手术部位上方，裹住气囊止血带，以一把巾钳固定。

（3）双折中单包裹手术野部位以下区域，绷带包扎固定。

（4）手术部位上缘铺中单覆盖上身，与患肢下所铺中单链接处用两把组织钳固定，若是大腿或膝关节手术，则应铺腹单或丁字腹单，患肢从洞中伸出。

（5）手术部位下面垫一中单。

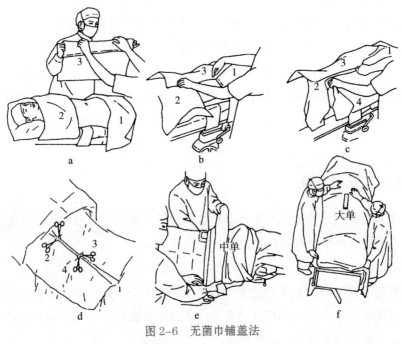

图 2-6　无菌巾铺盖法

a～d.铺手术巾　e.铺中单　f.铺大单

项目五　常用手术器械及缝线

【学习目标】

1.掌握认识常用的手术器械。

2.熟悉常用手术器械的正确使用方法。

3.了解外科常用器械及缝线的特点和性能。

一、常用手术器械

手术器械是外科手术操作的必备物品。正确掌握各种手术器械的结构特点和基本性能，并能熟练运用是施行外科手术的基本要求和保证。根据杠杆作用原理，一般手术器械可分为两类：一类是带轴节的器械，在尾部用力，轴节作支点，尖端至轴节形成重臂，柄环至轴节形成力臂，活动时形成夹力，如血管钳、持针钳和剪刀等；另一类是用力点在器械中间，工作点在前端，如手术刀、手术镊等。

（一）手术刀

手术是治疗疾病的重要方法，而手术的完成则离不开手术刀。随着科学技术及临床需要的日益发展，手术刀的分类日益细化，如截肢刀、骨刀、轴式取皮刀，尤其近年来出现更为先进的高频电刀、微波手术刀、超声手术刀、激光手术刀、冷冻手术刀及等离子手术刀等。

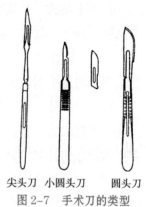

1.分类及特点 手术刀由刀柄和可装卸的刀片两部分组成。刀柄一般根据其长短及大小来分型，一把刀柄可以安装几种不同型号的刀片。刀片的种类较多，按其形态可分为尖刀、圆刀、弯刀及三角刀等；按其大小可分为大刀片、中刀片和小刀片（图2-7）。

尖头刀 小圆头刀 圆头刀

图2-7 手术刀的类型

2.使用方法 手术刀主要用于切开和分离组织，正确执刀方式有以下4种（图2-8）。

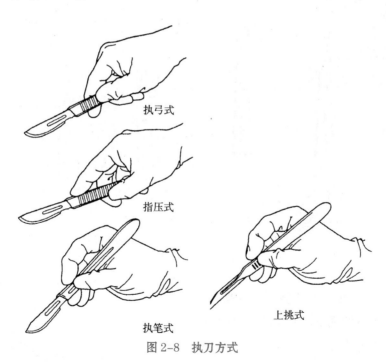

执弓式

指压式

执笔式

上挑式

图2-8 执刀方式

（1）执弓式 是最常用的一种执刀方式，动作范围广而灵活，用力涉及整个上肢，主要在腕部。用于较长的皮肤切口和腹直肌前鞘的切开等。

（2）执笔式　用力轻柔，操作灵活准确，便于控制刀的动度，其动作和力量主要在手指。用于短小切口及精细手术，如解剖血管、神经及切开腹膜等。

（3）执笔式　全手握持刀柄，拇指与示指紧捏刀柄刻痕处。此法控刀比较稳定。操作的主要活动力点是肩关节。用于切割范围广、组织坚厚、用力较大的切开，如截肢、肌腱切开、较长的皮肤切口等。

（4）上挑式　是执笔式的一种转换形式，刀刃向上挑开，以免损伤深部组织。用于切开脓肿、血管、气管、胆总管或输尿管等空腔脏器，切断钳夹的组织或扩大皮肤切口等。

（二）手术剪

手术剪是手术过程中极为常用的手术器械，用以分离组织、剪除及拆除缝线等。

1.分类　分为组织剪和线剪两大类（图2-9）。

（1）组织剪有直、弯两型，大小长短不一，主要用于分离、解剖和剪开组织，通常浅部手术操作用直组织剪，深部手术操作一般使用中号或长号弯组织剪。

（2）线剪多为直剪，又分剪线剪和拆线剪，前者用于剪断缝线、敷料、引流物等，后者用于拆除缝线。结构上组织剪的刃较薄，线剪的刃较钝厚，使用时不能用组织剪代替线剪，以免损坏刀刃，缩短剪刀的使用寿命。拆线剪的结构特点是一页钝凹，一页尖而直。

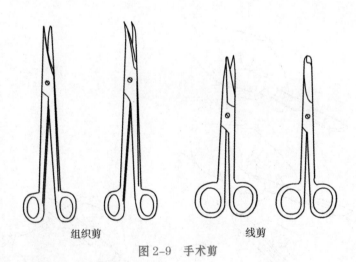

组织剪　　　　　线剪

图2-9　手术剪

2.使用方法　正确的执剪姿势为拇指和环指分别扣入剪刀柄的两环，中指放在环指的剪刀柄上，示指压在轴节处起稳定和导向作用（图2-10）。

初学者执剪常犯错误是将中指扣入柄环，这种错误的执剪方法不具有良好的三角形稳定作用，

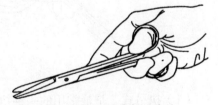

图2-10　正确的执剪方法

从而直接影响动作的稳定性。剪组织时，一般采用正剪法，也可采用反剪法，有时为了增加稳定性，还可采用扶剪法。

（三）血管钳

血管钳是主要用于止血的器械，故也称止血钳，此外，还可用于分离、解剖、夹持组织；也可用于牵引缝线，拔出缝针或代镊子使用。

1.分类 临床上血管钳种类很多，其结构特点是前端平滑，依齿槽床的不同可分为弯、直、直角、弧形、有齿、无齿等，钳柄处均有扣锁钳的齿槽。临床上常用的有以下几种（图2-11）。

（1）蚊式血管钳 有弯、直两种，为细小精巧的血管钳，可做微细解剖或钳夹小血管；用于脏器、面部及整形等手术的止血，不宜用于大块组织的钳夹。

（2）直血管钳 用以夹持皮下及浅层组织出血，协助拔针等。

（3）弯血管钳 用以夹持深部组织或内脏血管出血，有长、中、短三种型号。

（4）有齿血管钳 用以夹持较厚组织及易滑脱组织内的血管出血，如肠系膜、大网膜等，也可用于切除组织的夹持牵引。注意前端钩齿可防止滑脱，对组织的损伤较大，不能用于一般的止血。

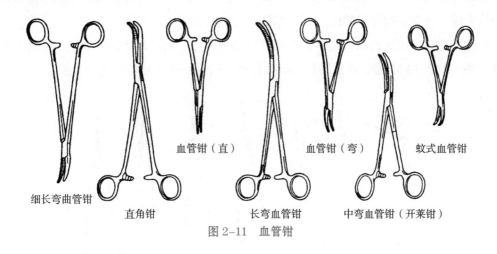

图 2-11 血管钳

2.使用方法 血管钳的正确执法基本同手术剪，有时还可采用掌握法，应避免执钳方法错误。关闭血管钳时，两手动作相同，但在开放血管钳时，两手操作则不一致。开放时用拇指和示指持住血管钳一个环口，中指和环指持住另一环口，将拇指和环指轻轻用力对顶一下，即可开启（图2-12）。血管钳的传递：术者掌心向上，拇指外展，其余四指并拢伸直，传递者握血管钳前端，以柄环端轻敲术者手掌，传递至术者手中。

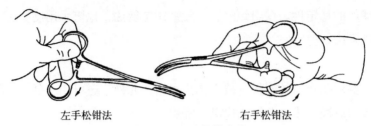

左手松钳法　　　　　　　右手松钳法

图 2-12　正确松钳方法

（四）手术镊

手术镊用以夹持或提取组织，便于分离、剪开和缝合，也可用来夹持缝针或敷料等。

1. 分类及特点　其种类较多，有不同的长度，镊的尖端分为有齿和无齿（平镊），还有为专科设计的特殊手术镊。

（1）有齿镊　前端有齿，齿分为粗齿与细齿。粗齿镊用于提起皮肤、皮下组织、筋膜等坚韧组织。细齿镊用于肌腱缝合、整形等精细手术，夹持牢固，但对组织有一定的损伤作用。

（2）无齿镊　前端平，其尖端无钩齿，分尖头和平头两种，用于夹持组织、脏器及敷料。浅部操作时用短镊，深部操作时用长镊。无齿镊对组织的损伤较轻，用于脆弱组织、脏器的夹持。尖头平镊用于神经、血管等精细组织的夹持。

2. 使用方法　正确的持镊姿势是拇指对示指与中指，把持两镊脚的中部，稳而适度地夹住组织（图 2-13）。错误执镊不仅影响操作的灵活性，还不易控制夹持力度。

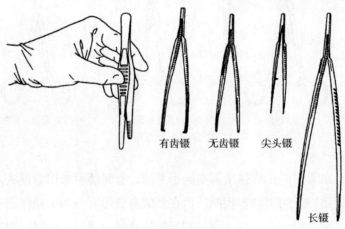

有齿镊　　无齿镊　　尖头镊

长镊

图 2-13　镊子及其使用方法

（五）持针钳

持针钳，也叫持针器，主要用于夹持缝合针来缝合组织，有时也用于器械打结。

1. 分类及特点　持针钳也有长短之分，主要根据手术部位进行选择。前端齿槽床部短、柄长，钳叶内有交叉齿纹，使夹持缝针稳定，不易滑脱。使用时将尖端夹住缝针的中后 1/3 交界处，并将缝线重叠部分也放于内侧针嘴内。

2.使用方法 正确的持钳方法有把握式、指扣式及单扣式 3 种（图 2-14）。

（1）把握式 也叫掌握法，即用手掌握持针钳，钳环紧贴大鱼际肌上，拇指、中指、环指及小指分别压在钳柄上，示指压在持针钳中部近轴节处。利用拇指及大鱼际肌和掌指关节活动推展、张开持针钳柄环上的齿扣。

（2）指扣式 为传统执法，用拇指、环指套入钳环内，以手指活动力量来控制持针钳关闭，并控制其张开与合拢时的动作范围。

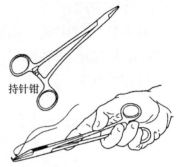

图 2-14　持针钳持钳方法

（3）单扣式 也叫掌指法，拇指套入钳环内，示指压在钳的前半部作支撑引导，其余三指压钳环固定手掌中，拇指可上下开闭活动，控制持针钳的张开与合拢。

（六）缝合针

缝合针简称缝针，是用于各种组织缝合的器械，它由针尖、针体和针尾 3 部分组成。针尖形状有圆头、三角头及铲头 3 种。针体的形状有近圆形、三角形及铲形 3 种，一般针体前半部分为三角形或圆形，后半部分为扁形，以便于持针钳牢固夹紧。针尾的针眼是供引线所用的孔，分普通孔和弹机孔。

临床上根据针尖与针尾两点间有无弧度，将缝针分为直针、半弯针和弯针。按针尖横断面的形状分为三角针和圆针（图 2-15）。

1.直针 适合于宽敞或浅部操作时的缝合，如皮肤及胃肠道黏膜的缝合，有时也用于肝脏的缝合。

2.弯针 临床应用最广，适于狭小或深部组织的缝合。根据弧弯度不同分为 1/2、3/8 弧度等。几乎所有组织和器官均可选用不同大小、弧度的弯针做缝合。

3.无损伤缝针 主要用于小血管、神经外膜等纤细组织的吻合。

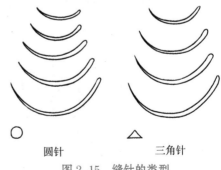

圆针　　　　三角针

图 2-15　缝针的类型

4.三角针 针尖前面呈三角形（三菱形），能穿透较坚硬的组织，用于缝合皮肤、韧带、软骨和瘢痕等组织，但不宜用于颜面部皮肤缝合。

5.圆针 针尖及针体的截面均为圆形，用于缝合一般软组织，如胃肠壁、血管、筋膜、腹膜和神经等。

目前有许多医院采用针线一体的无损伤缝针，其针尾嵌有与针体粗细相似的线，这种针线对组织所造成的损伤较小，并可防止在缝合时缝线脱针。

（七）牵开器

牵开器，又称拉钩，用以牵开组织，显露手术野，便于探查和操作，可分为手持拉钩和自动拉钩两类。有各种不同形状和大小的规格，可根据手术需要选择合适的拉钩及使用方法（图2-16）。

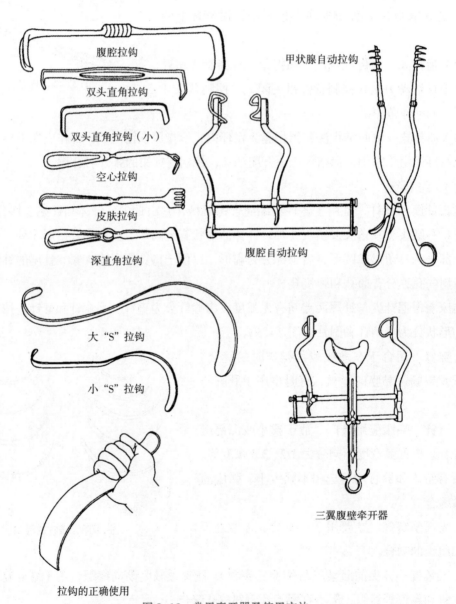

腹腔拉钩

双头直角拉钩

双头直角拉钩（小）

空心拉钩

皮肤拉钩

深直角拉钩

甲状腺自动拉钩

腹腔自动拉钩

大"S"拉钩

小"S"拉钩

三翼腹壁牵开器

拉钩的正确使用

图2-16 常用牵开器及使用方法

1. 甲状腺拉钩 也叫直角拉钩，为平钩状，常用于甲状腺部位牵拉暴露，也常用于其他手术，可牵开皮肤、皮下组织、肌肉和筋膜等。

2. 腹腔拉钩 也叫方钩，为较宽大的平滑钩状，用于腹腔较大的手术。

3. 皮肤拉钩 也叫爪形拉钩，外形如耙状，用于浅部手术的皮肤牵开。

4. S 形拉钩 也叫弯钩，是一种"S"形腹腔深部拉钩，有大、中、小，宽、窄之分，用于胸、腹腔深部手术。

5. 自动拉钩 为自行固定牵开器，也称自持性拉钩，腹腔、胸腔、盆腔、腰部、颅脑等部位的手术均可使用。

使用拉钩时，应掌握正确的持钩方法和使用方法，拉钩下方应衬垫盐水纱布垫或湿治疗巾，特别是在使用腹腔拉钩时更应注意。敷料衬垫可以帮助显露手术野，保护周围器官及组织免受损伤。使用手持拉钩时，牵引动作应轻柔，避免用力过猛，根据术者的意图及手术进程及时调整拉钩的位置，以达到最佳显露。

6. 全方位牵开器 是一种新型自动拉钩，能充分显露手术野，明显减轻手术助手的劳动强度。适用于上腹部、盆腔及腹膜后所有手术，如肾移植术、全胃切除术、胰十二指肠切除术、脾切除术、肝肿瘤切除术、贲门周围血管离断术及膀胱和前列腺手术等（图2-17）。

（八）吸引器

吸引器，用于吸除手术野中出血、渗出物、脓液、空腔脏器中的内容物，使手术野清楚，减少污染机会。吸引器由吸引头、橡皮管、玻璃接头、吸引瓶及动力部分组成。动力又分马达电力和脚踏吸筒2种。吸引器头的结构和外形有多种，金属或一次性硬塑料双套管、单管。双套管的外管有多个孔眼，内管在外套管内，尾部以橡皮管接于吸引器上，多孔的外套管可防止内管吸引时被周围的组织堵塞，保持吸引通畅（图2-18）。

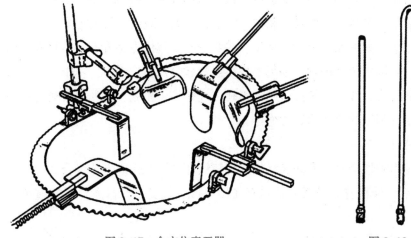

图 2-17 全方位牵开器

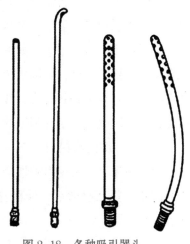

图 2-18 各种吸引器头

23

二、缝合线

缝合线用于缝合组织和结扎血管，手术用线分为可吸收缝线和不吸收缝线两大类。

（一）可吸收缝线

可吸收缝线主要有肠线及合成纤维线。

1. 肠线　肠线有普通和铬制两种。临床上主要用于内脏，如胃、肠、膀胱、输尿管、胆道等黏膜层缝合，一般用 1/0～4/0 的铬制肠线。肠线的粗细通过编号来表示，正号数越大的线越粗，"0"数越多的线越细。

2. 合成纤维线　合成纤维线是由化学物质合成的可吸收缝线，适用范围同肠线。常用商品线有 MAXON（聚甘醇碳酸）线及 DEXON（聚甘醇酸）线。MAXON 线吸收时间较长，完全吸收需要 180 天；DEXON 线吸收时间相对较短，完全吸收需要 60～90 天。此外，还有 PDS（聚二氧杂己酮）和 PVA（聚乙酸维尼纶）等缝线也各有其优点。

（二）不吸收缝线

不吸收缝线根据缝线张力强度及粗细的不同分为不同型号，正号数越大表示缝线越粗，张力强度越大。"0"数越多的线越细，最细显微外科无损伤缝线编号为 12 个 "0"。临床以 3/0、0、4 和 7 号缝线较常用。

1. 丝线　丝线是目前临床上最常用的手术用线，其优点是组织反应小、质软、易打结而不易滑脱，抗张力较强，能耐高温灭菌，价格低。缺点是为组织内永久性异物，伤口感染后易形成窦道；胆道、泌尿道缝合可致结石形成。0～3/0 为细丝线，适用于一般的结扎与缝合；5/0～7/0 为最细丝线，用于血管神经的缝合；1～4 号常称中号丝线，多用于皮肤、皮下组织、腹膜、筋膜等的缝合；4 号以上为粗丝线，常用于结扎大血管，减张缝合等。

2. 金属线　为合金制成，有不锈钢丝和钽丝，具备灭菌简易、刺激较小、抗张力大等优点，但不易打结。常用于缝合骨、肌腱、筋膜，减张缝合或口腔内牙齿固定等。

3. 不吸收合成纤维线　如尼龙、锦纶、涤纶、普罗伦等。其优点是光滑、不吸收、组织反应小、抗拉力强，可制成很细的丝，多用于微小血管缝合及整形手术。用于微小血管缝合时，常制成无损伤缝合针线。其缺点是质地稍硬，线结易于松脱，结扎过紧时易在线结处折断，因此不适于有张力的深部组织的缝合。

（三）特殊缝合材料

目前临床上已应用多种切口钉合和黏合材料来代替缝针和缝线完成部分缝合。主要有外科拉链、医用黏合剂、外科缝合器等。其具有使用方便、快捷，伤口愈合后瘢痕小等优点。

1. 外科拉链　是由两条涂有低变应原黏胶的多层微孔泡沫支撑带组成，中间是一条拉链，其两边的串带缝合在支撑条内。在使用时需仔细缝合伤口皮下组织层，擦干分泌物及血迹，将两边的串带分别粘贴于伤口两侧的皮肤上，最后收紧拉链并盖以无菌干纱布。其优点是无创、无痛操作，伤口自然愈合，减少伤口异物和新鲜创伤造成感染的危险，无需拆线，伤口愈合更加美观。不适用于身体毛发多、自然分泌物多及皮肤或肌肤组织损失过多的伤口。

2. 医用黏合剂 氰基丙烯酸酯同系物经变性而制成的医用黏合剂，近年广泛应用于临床，其具有快速高强度黏合作用。黏合时间 6 ～ 14 秒，黏合后可形成保护膜，维持 5 ～ 7 天后自行脱落。主要用于各种创伤、手术切口的黏合，具有不留针眼瘢痕、促进组织愈合、止血、止痛和抗感染等作用。使用前，必须彻底止血，擦去渗出液，良好对合皮肤。

3. 外科缝合器 又称吻合器或钉合器，以消化道手术使用最为普遍。根据功能和使用部位的不同，可分为管型吻合器（图 2-19）、线型吻合器、侧侧吻合器、荷包缝合器及皮肤筋膜缝合器。吻合器钉合具有节省时间、对合整齐和金属钉的组织反应轻微等优点。

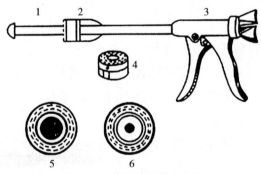

图 2-19 管形消化道吻合器

1. 中心杆；2. 钉架；3. 器身；4. 未组装的钉架；5. 抵钉座及刀座；6. 钉架及环形刀平面

项目六 手术基本操作

【学习目标】

1. 掌握外科手术中的方结、外科结、三重结打结法。

2. 熟悉外科打结基本原则，间断、连续缝合法、内翻及外翻缝合方法。

3. 了解切开、止血基本方法，其他外科缝合方法。

虽然手术种类繁多，操作复杂程度及手术性质复杂多变，但基本技术、操作规则基本一致，故应熟练掌握相关基本操作内容。

一、切开与止血

（一）切开

1.切开基本原则　手术时充分显露，是手术能否顺利进行的关键，切开时注意以下几点。

（1）切口适应局部解剖特点，愈合后不影响生理功能，尽量减少对外观影响。

（2）切口应选择在病变附近，能充分显露手术野，直达手术区域，并便于必要时延长切口。皮肤切开时应尽量与该部位的血管和神经路径相平行，组织损伤少，避免损伤重要的血管和神经。

（3）切开时用力要适当，手术刀刃须与皮肤垂直，以防斜切，以免缝合时不易完全对合。切开力求一次完成，避免中途起刀再切，特别是在同一平面上多次切开，可造成切缘不整齐和过多损伤组织。

2.切开基本方法

（1）切开手法　皮肤切开时，手术者右手执刀，左手拇指和示指分开，固定并绷紧切口上端两侧的皮肤。切入皮肤后以刀腹继续切开，达到预计切口终点时将刀尖竖起呈垂直状态而终止，这样可避免切口两端呈斜坡形状。切开时要掌握用刀力量，力求一次切开全层皮肤。皮下组织可与皮肤同时切开（图2-20）。

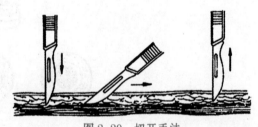

图2-20　切开手法

（2）保护皮肤　切开皮肤和皮下组织后，随即用手术巾保护切口周围皮肤，以减少在手术操作时器械和手同皮肤的接触机会，从而避免带入细菌。

（3）保护深部组织　皮肤及皮下组织切开后，按解剖学层次依次切开，注意防止损伤主要神经、血管及深部组织器官。如果用高频电刀做皮肤及软组织切开，要先用手术刀切开皮肤3mm深，擦去血液，再改用电刀切割，这样不会损伤皮缘。对直径＜2mm的小血管可直接切割，不需要用电凝止血；＞2mm的小血管，可先在预定要切割的两边组织电凝后再切断。用电刀切割时，输出强度均不能过大，以尽量减轻组织损伤。

（4）管腔切开　胃、肠、胆管和输尿管等管腔切开时，因管腔内可能存在污染物或感染性液体，须用纱布保护准备切开脏器或组织部位的四周，在拟做切口的两侧各缝一牵引线并保持张力，逐层切开，切开同时由助手用吸引器吸出腔内液体以免手术野污染。

（二）止血法

手术过程中的组织切开、分离等都会引起出血。及时完善的止血，可以减少失血量，保持手术野清晰，还可避免术后出血与继发感染。因此，止血是一项非常重要的基本操作。

1. 压迫止血法 手术中有较广泛的毛细血管出血或渗血时，可用纱布或 40～50℃ 的湿盐水纱布压迫止血。加压需有足够的时间，一般需 2～5 分钟，垂直移去纱布，必要时重复 2～3 次。较大血管出血，一时又无法显露出血血管时，也可用纱布暂时压迫止血，然后在辨明出血的血管后，再采用其他方法止血。

2. 结扎止血法 是指用血管钳钳夹出血部位的血管，然后予以结扎或缝扎（图 2-21）。此法在手术中最为常用，也是最有效的止血方法。缝扎主要是为了避免结扎线脱落，或因为单纯结扎有困难，常用"8"字缝合或贯穿缝合的方法。

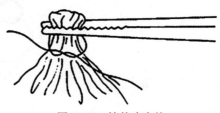

图 2-21 结扎止血法

3. 止血剂局部止血法 是指用局部止血剂覆盖创面，如肝脏、骨质等的渗血，起到局部止血的作用。常用促凝物质，如明胶海绵、纤维蛋白泡沫体、氧化纤维素、胶原丝等，这些促凝剂容易吸附渗血或被渗血推离伤口，要用干纱布压迫数分钟或缝合固定，使之贴附于伤口组织而起止血作用。

4. 电凝止血法 是指高频电流凝结小血管而止血。常用于浅表部位较广泛的小出血点，有时亦可用于深部小血管止血。其优点是缩短手术时间和减少伤口内线结，但患者有凝血功能障碍时止血效果差。伤口污染者用电凝易发生感染，故不宜采用此法。

二、打结

打结是应用较多的基本操作，熟练的打结可以缩短手术时间，正确而牢固的打结可以使止血、缝合安全可靠。

（一）结的种类

1. 方结 是由方向相反的两个单结组成。适用于各种结扎或缝合后的打结。

2. 三重结 是在方结的基础上再加一个单结，第三个结应与第二个结方向相反。用于有张力的组织、大血管、肠线和尼龙线的打结。

3. 外科结 是在做第一个结时结扎线绕两次以增加线间的接触面和摩擦力，再做第二结时不易松动或滑脱，因打此种结扣比较费时，故仅适用于结扎大血管。

打结中容易出现以下错误，临床应予以避免：①假结，由同一方向的两个单结组成，结扎后易于滑脱。②滑结，其结扣构成类似方结，在打结拉线时双手用力不均，或者三点没有在一条直线，完成的结扣极易松脱。术中尤其要注意避免（图 2-22）。

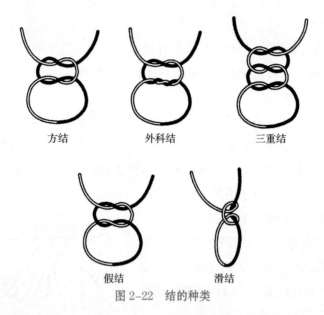

方结　　　　　　外科结　　　　　　三重结

假结　　　　　　　滑结

图 2-22　结的种类

（二）打结的注意事项

1. 两手持线点和线结点应三点一线。

2. 线结必须打成方结，第二单结和第一单结做结方法不能相同，拉线方向必须相反，张力必须一致才能打成方结。

3. 打第二单结时，左右两手均应保持相等的张力或完全放松，否则第一结会松脱或最终打成滑结。

4. 根据做结处的深度和结扎对象选择一段适当长短和粗细的结扎线，做结前用盐水浸湿可增加线的韧性和摩擦力，既易拉紧又不易折断。

5. 深部打结时，因空间狭小而使两手难于同时靠近结扎处，此时可以在做结后以一手拉住线的一端，另一线端可用另外一只手的示指在近结扣处反向推移，徐徐收紧结扣。遇张力较大的组织结扎时，往往在打第二结时第一结扣已松开，此时可在收紧第一结扣以后，助手用一把无齿镊夹住结扣，待收紧第二结扣时再移除镊子。

（三）打结方法

1. 单手打结　临床最常用，简便迅速，左右手均可打结。虽然各人打结习惯不同，但基本动作是一致的。以右手为例：右手握住结扎线的一端，使另一端置于其下方；用右手拇指和示指捏住线头，中指和环指指压住另一线头，右手中指弯曲绕过前方将线置于中指和环指之间，拉紧打结，完成第一单结；右手拇中指捏住线头拉紧，在另一线的下方将其钩出拉紧，完成第二个单结。打结过程中应注意拉力均匀，以免打成滑结（图 2-23）。

2. 双手打结法　又称张力结，对深部或组织张力较大的缝合结扎较为方便可靠。打好双手结的要领是保持线的张力，勿使松弛，否则易于松脱，难以完成高质量的双手结（图 2-24）。

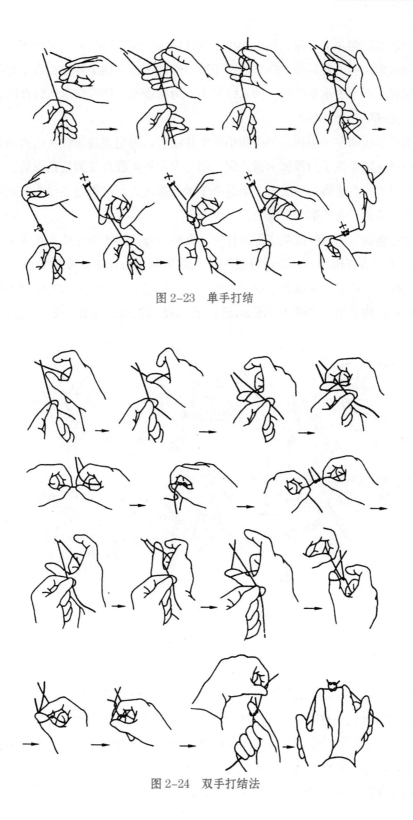

图 2-23　单手打结

图 2-24　双手打结法

第一单结是屈曲左手中指、环指和小指握住线头，左手拇指和示指伸直；将线另一端放在拇指和示指之间，使拇指弯曲将线压于另一端之下，并向上伸出；右手将线向上返折置于拇指指腹部；左示指捏住，伸入线襻内，拇指退出，将线端送入线襻内，右手接住线头拉紧，完成第一个线结。

第二单结是屈曲左手中指、环指和小指握住线头；拇指先将该线头由内向外缠绕一圈后，将另一线头置于左手拇指和示指之间，用左手示指指腹捏住拇指指腹后，示指深入线襻内，拇指退出，右手将另一线头向上返折于示指指腹上；拇指捏住将线头重新送入线襻内，右手接住拉紧，完成第二个线结。

3. 器械打结法　用持针钳或血管钳打结，方便易行。用于深部结扎或线头较短用手打结有困难，或为节省用线。缝合后将缝线拉至对面剩 3cm 左右，顺时针绕于针持上，针持夹住对面线头，拉紧，完成第一单结。再逆时针将线绕于针持上，夹住对面短线头，向反面拉出打紧，构成第二个单结（图 2-25）。此法缺点是缝合有张力时不易扎紧。

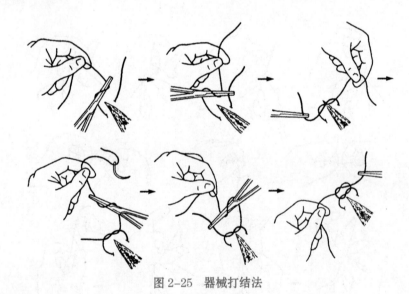

图 2-25　器械打结法

三、缝合

缝合也是外科手术最基本的技术。缝合的目的是使切开或断离的组织对合起来，消灭无效腔，促进伤口早期愈合。此外，缝合还起到促进止血、重建器官结构或整形等作用。外科手术中通常采用手工缝合，但吻合和钉合也属于缝合的范畴。尽管钉合器的使用简化了手术操作，钉合后的伤口对合整齐，组织反应轻微，但人体复杂的解剖关系不允许每个手术都使用钉合器，手工缝合仍然是首要的缝合方式。因此，缝合术也是外科必要的基本功之一。

（一）缝合的方法

缝合可分为单纯缝合、内翻缝合和外翻缝合三类，各类又分为连续缝合和间断缝合两种。连续缝合法具有伤口组织对合严密、止血好、缝合时间短的优点，多用于胃肠道的吻合，吻合口径较大的血管时也采用此法。间断缝合法具有对吻合口血运影响小、无狭窄、残留异物少等优点，多应用于胆道重建、消化道浆肌层缝合、小动脉吻合及皮肤、腹壁的缝合。

1. 单纯缝合

（1）单纯间断缝合　手术最常用、最基本的缝合方法，是利用许多缝线闭合伤口，每条缝线被分别结扎、剪断。该缝合较为牢固，即使有一根缝线断裂，其余缝线仍能使伤口边缘对合。常用于皮肤、皮下组织、肌肉、腱膜和内脏等多种组织的缝合（图2-26）。

（2）单纯连续缝合　在第一针缝合后打结，继而用该缝线缝合整个创口，结束前的一针，将重线尾拉出留在对侧，形成双线与重线尾打结。连续缝合较为省时，但应避免张力过强和器械损伤，防止缝线断裂而使连续缝合线全部松开。该缝合方法可用于腹膜或腹壁筋膜层的封闭（图2-27）。

（3）连续锁边缝合　操作省时，止血效果好，缝合过程中每次将线交错，多用于胃肠道断端的关闭，皮肤移植时的缝合（图2-28）。

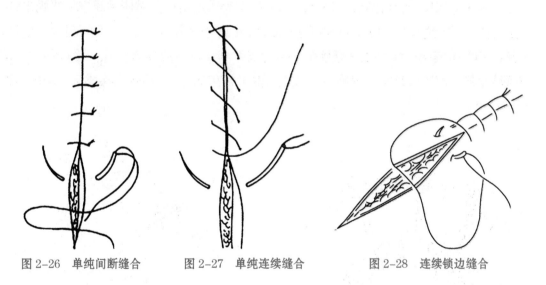

图2-26　单纯间断缝合　　　图2-27　单纯连续缝合　　　图2-28　连续锁边缝合

（4）"8"字缝合　由两个相连的间断缝合组成，缝扎牢靠，不易滑脱。常用于肌腱、韧带的缝合或较大血管的止血缝扎（图2-29）。

（5）贯穿缝合　也称缝扎法或缝合止血法，多用于钳夹的组织较多，单纯结扎有困难或线结容易脱落时（图2-30）。

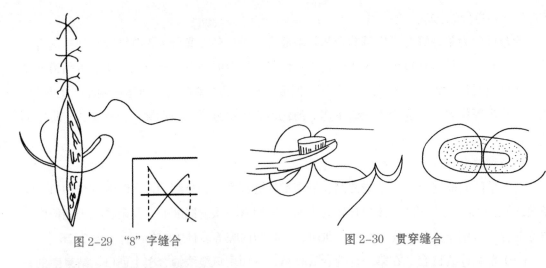

图 2-29 "8"字缝合　　　　图 2-30 贯穿缝合

2. 内翻缝合　使创缘部分组织内翻，外面保持平滑。常用于胃肠道和膀胱的缝合或吻合，但内翻过度有可能引起内腔狭窄。

（1）单纯间断全层内翻缝合　一侧黏膜进针和浆膜出针，对侧浆膜进针和黏膜出针，线结打在腔内同时形成内翻。常用于胃肠道的吻合（图 2-31）。

（2）连续全层平行褥式内翻缝合　适用于胃肠道前壁全层的吻合。其方法是开始第一针做肠壁全层单纯对合缝合，即从一侧浆膜进针通过全层，对侧黏膜进针浆膜出针，打结之后，距线结 0.3～0.4cm 的一侧浆膜进针穿过肠壁全层，再从同侧肠壁黏膜进针，浆膜出针引出缝线；缝针达对侧肠壁，同法进针和出针，收紧缝线使切缘内翻。如此连续缝合整个前壁后打结。同侧进、出针点距切缘 0.2cm，进出针点连线应与切缘平行（图 2-32）。

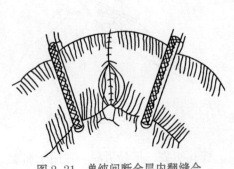

图 2-31 单纯间断全层内翻缝合

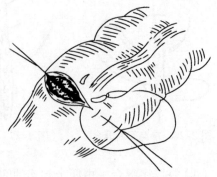

图 2-32 连续全层平行褥式内翻缝合

（3）间断垂直褥式内翻缝合　为胃肠道手术最常用的浆肌层内翻缝合法，可在胃肠道全层吻合后加固吻合口、减少张力。其特点是缝线穿行方向与切缘垂直，缝线不穿透肠壁黏膜层。具体缝合方法：于距一侧切缘 0.4～0.5cm 处浆膜进针，缝针经浆肌层与黏膜层之间自同侧浆膜距切缘 0.2cm 处引出，跨吻合口于对侧距切缘 0.2cm 处浆膜进针，经浆肌层与黏膜层之间自距切缘 0.4 ～ 0.5cm 处浆膜引出，打结后，吻合口肠壁自然内翻包埋（图 2-33）。

（4）荷包缝合　是小范围的内翻缝合，以欲包埋处为圆心于浆肌层环形连续缝合一周，结扎后中心内翻包埋，表面光滑，利于愈合，减少粘连。常用于阑尾残端的包埋、胃肠道小伤口和穿刺针眼的缝闭、空腔脏器造痿管的固定等（图 2-34）。

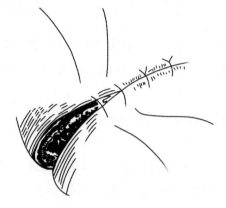

图 2-33　间断垂直褥式内翻缝合

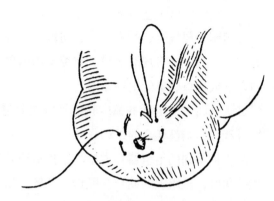

图 2-34　荷包缝合

3. 外翻缝合　常用于血管的吻合和较松弛皮肤的缝合。血管吻合后吻合口两侧的血管边缘组织向外翻出，而血管内壁光滑，遗留线头少，避免血栓形成。也可应用于缝合腹膜或胸膜，可使腹腔、胸腔内衬更光滑，减少内脏与腹壁或胸壁的粘连。松弛的皮肤缝合后皮肤切缘外翻，真皮层和表皮层对合良好，利于皮肤伤口的愈合。

（1）间断垂直褥式外翻缝合　可用于阴囊、腹股沟、腋窝、颈部等处较松弛皮肤的缝合。方法是距切缘 5mm 处进针，穿过表皮和真皮，经皮下组织跨切口至对侧于距切缘 5mm 的对称点穿出，接着再从出针侧距切缘 1 ～ 2mm 处进针，对侧距切缘 1 ～ 2mm 处穿出皮肤，由 4 个进出针点连接的平面应与切口垂直，结扎使两侧皮缘外翻（图 2-35）。

（2）连续水平褥式外翻缝合　适用于血管吻合或腹膜、胸膜的缝闭。血管吻合的具体方法是采用无损伤血管针线在吻合口的一端做对合缝合一针打结，接着距线结 2 ～ 3mm 于线结同侧血管外膜进针、内膜出针，对侧内膜进针、外膜出针；收紧缝线使切缘外翻。如此连续缝合整个吻合口后打结。同侧进、出针点连线应与切缘平行（图 2-36）。

（3）间断水平褥式外翻缝合　适用于血管破裂孔的修补、血管吻合口有渗漏处的补针加固。与连续水平褥式外翻缝合所不同的是，此法每缝合一针便打一个结（图 2-37）。

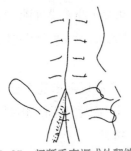
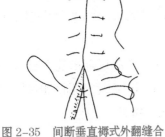
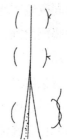

图 2-35　间断垂直褥式外翻缝合　　图 2-36　连续水平褥式外翻缝合　　图 2-37　间断水平褥式外翻缝合

（二）缝合的注意事项

1. 组织分层缝合、严密对合、勿留无效腔，是保证伤口愈合的前提，不同的组织对合将致伤口不愈。如表皮对筋膜、空腔脏器的黏膜对浆膜、伤口深面积液等都是招致伤口延迟愈合甚或伤口感染的主要原因。

2. 进针时顺着缝针的弧度将缝针随之刺进组织内，拔针时也是顺针的弧度拔出缝针，否则针线会切割被缝合的组织。

3. 根据不同的组织器官类型，选择适当的缝针、缝线和缝合方法。皮肤伤口的缝合宜选用三角针，软组织的缝合一般选用圆针。粗丝线可耐受较大的张力和避免脆性组织的割裂，细丝线可减少组织反应，可吸收缝线在伤口愈合后被机体组织吸收而不留异物，无损伤针线用于血管吻合可避免在血管内壁形成血肿。

4. 针距边距应均匀一致、整齐美观，过密和过稀均不利于伤口愈合。

5. 缝合线的结扎松紧度取决于缝合的对象，如血管缝扎的打结应稍紧一些，而皮肤切口的缝合结扎应以切口两侧边缘靠拢对合为准，缝线结扎张力过大时，即结扎太紧易致切口疼痛或局部血液循环障碍，组织肿胀，缺血坏死，切口感染化脓，愈合后遗留明显的缝线瘢痕；结扎过松则不利于切缘间产生纤维性粘连，影响切口愈合，甚至遗留间隙或无效腔而形成积液，导致伤口感染或延迟愈合。

6. 一般皮肤缝合应避免内翻和严重外翻，皮肤松弛处，如阴囊做外翻缝合，胃肠道缝合时，应当使浆膜内翻，输尿管缝合时，应该外翻。

复习思考题

1. 简述打结的注意事项。

2. 简述常用止血方法。

3. 简述穿包背式手术衣的注意事项。

4. 简述腹部手术铺无菌单的方法及注意事项。

5. 叙述肥皂水刷手的操作要领。

模 块 三

外科基础理论

项目一　体液代谢

【学习目标】

1. 掌握等渗性脱水、低钾血症、高钾血症、代谢性酸中毒的临床表现、诊断和治疗。

2. 熟悉高渗性脱水、低渗性脱水、代谢性碱中毒的临床表现、诊断和治疗。

3. 了解低血钙和低血镁的原因、临床表现及治疗。

一、体液平衡

人体内的液体称为体液，由水和溶解在水中的电解质和有机物组成。体液量与性别、年龄及胖瘦有关。肌肉组织含水量较多（70%～80%），脂肪组织含水量较少（10%～30%）。正常体液量成年男性大约占体重的60%，成年女性约占体重的50%，儿童约占体重的70%。

体液可分为细胞内液和细胞外液两部分。细胞内液绝大部分存在于骨骼肌中，男性约占体重的40%，女性约占体重的35%。细胞外液又分为血浆和组织间液两部分，血浆量约占体重的5%，而组织间液约占体重的15%。组织间液中蛋白质含量很少，而其他成分与血浆基本相同，因此血浆的测定可以比较准确地反映细胞外液成分的变化。绝大部分的组织间液能迅速和血管内液体或细胞内液进行交换并取得平衡，在维持机体的水和电解质平衡上，起着很重要的作用，故又称为功能性细胞外液。另有一小部分的组织间液（占体重的1%～2%）交换缓慢，在维持水和电解质平衡方面作用很小，故又称为无功能性细胞外液。结缔组织液和所谓透细胞液，如脑脊液、关节液和消化液等，都属于无功能性细胞外液。但有些无功能性细胞外液的变化导致机体水、电解质和酸碱平衡失调却是显著的，如肠梗阻、腹膜炎等病理情况下，可造成体液量及成分的明显变化。

（一）水、电解质平衡

1. 水平衡 水是机体含量最多的组成部分，是维持人体正常生理活动的重要物质，主要通过肾脏来维持平衡，每日摄入和排出的水量是平衡的，成人为 2000～2500mL，儿童则与体重有关。若患者出现发热、呕吐、腹泻或带有体内引流管时则失水量会相应增加，如体温每升高 1℃，则失水量每公斤体重增加 3～5mL。

2. 电解质平衡 体液中的电解质具有很重要的生理功能，如维持体液的渗透压平衡和电解质平衡，维持神经、肌肉、心肌细胞的静息电位，参与新陈代谢和生理活动等，具有重要的意义。细胞外液中主要的阳离子是 Na^+，主要的阴离子是 Cl^-、HCO_3^- 和蛋白质。细胞内液中主要的阳离子是 K^+ 和 Mg^{2+}，主要的阴离子是 HPO_4^{2-} 和蛋白质。体液的渗透压主要来自于溶解于其中的晶体物质 Na^+ 和 Cl^-，细胞外液和细胞内液的血浆渗透压相等，一般为 290～310mmol/L。渗透压的稳定对维持细胞内、外液体平衡具有非常重要的意义。

（二）酸碱平衡

人体有维持血液 pH 值在 7.35～7.45 之间的能力，称之为酸碱平衡。酸碱度适宜的体液环境是维持机体正常的生理活动和代谢功能的前提，酸碱平衡主要是通过体液的缓冲系统、肺的呼吸和肾的调节来维持。

1. 体液缓冲系统 血液的缓冲系统中以 HCO_3^- 和 H_2CO_3 为最重要的一对缓冲物质。其中 HCO_3^- 的正常值平均为 24mmol/L，H_2CO_3 平均为 1.2mmol/L，两者相比值是 20∶1。只要 HCO_3^-/H_2CO_3 的比值保持为 20:1，则血浆的 pH 值就能维持正常。

2. 肺的调节 肺是通过排出 CO_2 和调节血液中的呼吸性成分来调节血中的 H_2CO_3。因此，机体的呼吸功能失常，既可直接引起酸碱平衡紊乱，又可影响对酸碱平衡紊乱的调节。

3. 肾 肾是最重要的酸碱平衡调节系统，能排出固定酸和过多的碱性物质，以维持血浆 HCO_3^- 浓度的稳定。

二、水和钠平衡失调

在细胞外液中，水和钠的关系密切，发生代谢紊乱时缺水和失钠常同时存在。根据水和钠丧失的比例，可出现缺水少于缺钠，或多于缺钠，或水和钠按比例丧失。根据缺水和缺钠导致细胞外液渗透压的改变分为等渗性缺水、低渗性缺水、高渗性缺水。

（一）等渗性缺水

等渗性缺水，又称急性缺水或混合性缺水，即水和钠成比例地丧失，是外科患者最易发生的一种缺水。由于丧失的液体为等渗，细胞外液的量（包括循环血量）可迅速减少，血清钠可在正常范围，细胞外液的渗透压也基本不变，细胞内液不会代偿性地向细胞外间隙转移，因此细胞内液的量一般不发生变化。但如果这种体液丧失持久，细胞内液也将逐渐外移，随同细胞外液一起丧失，以致引起细胞缺水。机体对等渗性缺水的代偿机制是肾入球小动脉壁的压力感受器受到管内压力下降的刺激，以及肾小球滤过率下降所致的远曲小管对钠的再吸收，随钠一同被再吸收的水量也增加，代偿性地使细胞外液量回升。

【病因】

1. 消化液急性丢失，见于大量呕吐、腹泻、肠瘘等的患者，如急性肠梗阻、急性肠炎等。

2. 大量体液外渗，如大面积烧伤初期创面大量渗液、急性弥漫性腹膜炎腹腔内大量渗液等。

【临床表现】

有恶心、厌食、乏力、少尿等，但不口渴。舌干燥，眼窝凹陷，皮肤干燥、松弛。

1. 若在短期内体液丧失量达到体重的 5%，即丧失细胞外液的 25%，患者则会出现脉搏细速、肢端湿冷、血压不稳定或下降等血容量不足之症状。

2. 若体液继续丧失达到或超过体重的 6% ～ 7%（相当于丧失细胞外液的 30% ～ 35%）时，可出现休克，常伴有代谢性酸中毒。

【诊断】

根据病史和临床表现常可做出诊断。通常有消化液或其他体液大量丧失的病史。丧失液量越大，症状就越明显。

实验室检查可发现有血液浓缩现象，包括红细胞计数、血红蛋白量和血细胞比容均明显增高；血清 Na^+、Cl^- 等一般无明显变化；尿比重增高。

【治疗】

1. 积极治疗原发病，消除引起缺水的原因。

2. 对等渗性缺水的治疗针对性地纠正细胞外液的减少：①静脉补充平衡盐溶液和等渗盐水，使血容量尽快得到恢复。②对已有明显缺水表现者，已有脉搏细速和血压下降等症状者，需从静脉快速滴注上述溶液约 3000mL（按体重 60kg 计算），以恢复其血容量。

注意事项：①所输注的液体应该是含钠的等渗溶液，如果输注不含钠的葡萄糖溶液，则会导致低钠血症；②静脉快速输注上述液体时必须监测心脏功能，包括心率、中心静脉压或肺动脉楔压等；③同时还应补给日需水量 2000mL 和氯化钠 4.5g；④尿量达到 40mL/h后开始补钾，预防低钾血症

目前常用的平衡盐溶液：①乳酸钠和复方氯化钠注射液，即 1.86% 乳酸钠溶液和复方

氯化钠溶液之比为 1∶2；②碳酸氢钠和等渗盐水注射液，即 1.25% 碳酸氢钠溶液和等渗盐水之比为 1∶2。

常用的等渗盐水为 0.9% 的氯化钠溶液，如大量输入会导致血 Cl^- 过高，引起高氯性酸中毒。

（二）低渗性缺水

低渗性缺水，又称慢性缺水或继发性缺水。虽然水和钠同时缺失，但失钠多于缺水，故血清钠低于正常范围，细胞外液呈低渗状态。

机体代偿机制为抗利尿激素的分泌减少，使水在肾小管内的再吸收减少，尿排出增多，从而提高细胞外液的渗透压，但这样会使细胞外液总量更为减少，使细胞间液进入血液循环，以补偿血容量。肾素 – 醛固酮系统兴奋，使肾减少排钠，增加 Cl^- 和水的再吸收。血容量下降又会刺激神经垂体，使抗利尿激素分泌增多，水再吸收增加，出现少尿。如血容量继续减少，无法代偿维持血容量时，将出现休克。

【病因】

1. 胃肠道消化液持续大量丢失，如反复呕吐、长期胃肠减压引流或慢性肠梗阻等。
2. 大创面的慢性渗液。
3. 较长时间应用排钠利尿剂，如氯噻酮、依他尼酸（利尿酸）等。
4. 等渗性缺水治疗时补充水分过多。

【临床表现】

随缺钠程度的轻重而有不同表现。根据缺钠程度，一般分为三度：①轻度缺钠者血清钠浓度在 135mmol/L 以下，患者感疲乏、头晕、手足无力，尿中 Na^+ 减少。②中度缺钠者血清钠浓度在 130mmol/L 以下，患者除上述症状外，尚有恶心、呕吐、视力模糊、起立时容易晕倒、血压不稳或下降，尿中几乎不含 Na^+ 和 Cl^-；③重度缺钠者血清钠浓度在 120mmol/L 以下，患者神志不清、休克、腱反射减弱和昏迷等。

【诊断】

根据体液丢失病史和临床表现，可进行初步诊断。进一步检查包括血钠浓度低于 135mmol/L；红细胞计数、血红蛋白量、血细胞比容及血尿素氮值均有增高；尿比重常在 1.010 以下，尿 Na^+ 和 Cl^- 常明显减少。

【治疗】

1. 积极处理原发疾病。

2. 根据细胞外液缺钠程度和血容量不足的情况，可应用含盐溶液或高渗盐水静脉滴注，以纠正体液的低渗状态和补充血容量的不足。

补钠可按公式计算：需补充的钠量（mmol）＝［血钠的正常值（mmol/L）－血钠测得值（mmol/L）］× 体重（kg）×0.6（男性 0.6，女性为 0.5）。

根据 17mmolNa$^+$ 相当于 1g 的钠盐计算，当天将计算所得补钠量的 1/2 加上日均需钠量转换成含钠液体量进行补充，第二天视纠正情况酌情再补。

3. 重度缺钠者出现休克时，应先补足血容量，以改善微循环和组织器官的灌注。可补充晶体溶液（复方乳酸氯化钠溶液、等渗盐水）和胶体溶液（羟乙基淀粉、右旋糖酐和血浆），晶胶比为 2：1 ～ 3：1；必要时可静脉滴注高渗盐水（一般为 5% 氯化钠溶液）200 ～ 300mL，严格控制滴速，每小时不应超过 100 ～ 150mL；根据病情及血钠浓度调整治疗方案。

（三）高渗性缺水

高渗性缺水，又称原发性缺水。虽然水和钠同时缺失，但缺水多于失钠，故血清钠高于正常范围，细胞外液的渗透压升高。严重的缺水，可使细胞内液移向细胞外间隙，导致细胞内、外液均减少，脑细胞缺水而导致脑功能障碍之严重后果。

【病因】

1. 水分摄入不足，常见于各种吞咽困难的患者，如食管癌、食管严重狭窄等，亦见于危重患者给水不足、鼻饲高浓度要素饮食或静脉注入大量高渗盐水等。

2. 水分丧失过多，常见于高热大量出汗、大面积烧伤暴露疗法、尿液排出过多等，如高热、尿崩症、糖尿病或使用大量利尿剂等。

【临床表现】

缺水程度不同，症状亦不同。可将高渗性缺水分为 3 度。

1. 轻度缺水者，除口渴外，无其他症状，缺水量为体重的 2%～ 4%。

2. 中度缺水者，有极度口渴，有乏力、尿少和尿比重增高，唇舌干燥，皮肤弹性差，眼窝下陷，常有烦躁不安，缺水量为体重的 4%～ 6%。

3. 重度缺水者，除上述症状外，出现躁狂、谵妄、幻觉，甚至昏迷，缺水量超过体重的 6%。

【诊断】

根据缺水病史和临床表现，如口渴、皮肤弹性差、眼窝凹陷等，可初步诊断为高渗性缺水。

实验室检查包括：尿比重高；红细胞计数、血红蛋白量、血细胞比容轻度升高；血清钠浓度在 150mmol/L 以上。

【治疗】

1. 首先是解除病因。能口服者尽量口服补液，不能口服者可静脉滴注 5% 葡萄糖溶液或低渗的 0.45% 氯化钠溶液。所需补液量可根据临床表现，估计丧失液体量占体重的百分比，然后按每丧失体重的 1% 补液 400 ~ 500mL 计算。为避免输入过量导致水中毒，计算所得的补水量，一般可分在两天内补给。

2. 治疗一天后应监测全身情况及血钠浓度，必要时可根据情况调整次日的补给量。还需补充每天正常生理需要量 2000mL。

高渗性缺水者实际上也有缺钠，只是由于缺水太多致血钠升高，如果只补给水分而不补充钠，可能出现低钠血症，需加以注意。

三、其他电解质平衡失调

（一）低钾血症

血清钾的正常浓度为 3.5 ~ 5.5mmol/L，低于 3.5mmol/L 为低钾血症。钾参与、维持细胞的正常代谢，维持细胞内液的渗透压和酸碱平衡，维持神经肌肉组织的兴奋性，以及维持心肌正常功能等。

【病因】

1. **钾摄入不足**　如禁食或昏迷患者，静脉补液中未补充足够的钾盐。

2. **钾丢失过多**　如呕吐、持续胃肠减压、肠瘘等；应用呋塞米、依他尼酸等利尿剂，肾小管性酸中毒，以及长期应用皮质激素等均可使钾从肾脏排出过多。

3. **钾体内分布异常**　见于大量输注葡萄糖和胰岛素、碱中毒等，钾离子转移至细胞内，造成细胞外液钾离子浓度下降。

【临床表现】

1. **神经肌肉表现**　最早的临床表现是肌无力。首先是四肢软弱无力，以后可延及躯干和呼吸肌，如果呼吸肌受累，可致呼吸困难或窒息。严重时可有软瘫、腱反射减退或消失。

2. **消化系统表现**　如厌食、恶心、呕吐和腹胀、肠蠕动消失等肠麻痹表现。

3. **心血管系统表现**　心脏受累主要表现为传导阻滞和节律异常。表现为心律失常，多为房性或室性早搏，心动过速，血压下降。典型的心电图改变是早期出现 T 波降低、变宽、双相或倒置，随后出现 ST 段降低、QT 间期延长和 U 波，但低钾血症患者不一定都有心电图改变。低钾时可导致代谢性碱中毒，而远曲小管 Na^+、K^+ 交换减少，Na^+、H^+ 交换增多，使肾排 H^+ 增多，尿液呈酸性，出现反常性酸性尿。

【诊断】

根据病史和临床表现即可做出诊断。血清钾浓度小于 3.5mmol/L 有诊断意义。心电图检查可作为辅助性诊断手段。

【治疗】

针对病因做积极处理，可使低钾血症易于纠正。

临床上判断缺钾的程度比较困难，虽可根据血清钾测定结果来计算补钾量，但实用价值小。通常是采取分次补钾，边治疗边观察的方法。对于缺钾程度较轻并能正常进食的低钾血症患者，可采用口服补钾；不能口服者需经静脉补给。

静脉补钾遵守的原则：每天补钾总量 40 ～ 80mmol，以每克氯化钾相当于 13.4mmol 钾计算，每天补氯化钾 3 ～ 6g；每升液体中含钾量不宜超过 40mmol（相当于氯化钾 3g）；补钾的速度要慢，应控制在 20mmol/h 以下，或 < 60 滴 /min；补钾应静脉点滴，不能静脉推注；尿量在 40mL/h 以上再静脉补钾。由于补钾是分次给予，因此要完成纠正体内的缺钾，常需连续 3 ～ 5 天的治疗。

（二）高钾血症

血清钾超过 5.5mmol/L 时，称高钾血症。

【病因】

1. 钾摄入过多，输入大量的库存血液、使用含钾药物、静脉补钾过多过快等。

2. 排钾障碍，急、慢性肾衰竭的少尿、无尿期等；应用保钾利尿剂，如螺内酯、氨苯喋啶等；盐皮质激素不足。

3. 钾由细胞内转出如溶血、组织损伤（如挤压综合征）、酸中毒、缺氧、脓毒血症等。

【临床表现】

高钾血症的临床表现无特异性。一般可有神志模糊、感觉异常和肢体软弱无力等。严重高钾血症者有微循环障碍的临床表现，如皮肤苍白、发冷、青紫、低血压等。常有心动过缓或心律不齐。最危险的是高血钾可致心搏骤停。特别是血钾超过 7mmol/L 时，几乎都有心电图的异常。典型的心电图改变为早期 T 波高尖，QT 间期延长，随后出现 QRS 增宽，PR 间期延长。

【诊断】

根据病史和临床表现进行诊断。若血清钾＞5.5mmol/L即可确诊。必要时可做心电图检查，有助于诊断。

【治疗】

高钾血症有导致心搏骤停的危险，在尽快处理原发病和改善肾功能的同时，应做如下处理。

1. 停止一切含钾食物和药物的摄入 包括青霉素钾盐，并避免输入库存血。

2. 促使 K^+ 转到细胞内

（1）输注碳酸氢钠溶液 先静脉注射5％碳酸氢钠溶液60～100mL，再经静脉滴注碳酸氢钠100～200mL。高渗性碱性溶液输入后可增加血容量，使 K^+ 得到稀释，血清钾浓度降低，又可使 K^+ 移入细胞内或由尿排出，有助于酸中毒的治疗。Na^+ 的输入可使远曲小管的 Na^+、K^+ 交换增加，使 K^+ 从尿中排出。

（2）输注葡萄糖溶液和胰岛素 25％葡萄糖溶液100～200mL，每5g葡萄糖加入1U胰岛素静脉滴注，可使 K^+ 转入细胞内，暂时降低血清钾浓度，必要时，每3～4小时重复给药。

（3）肾功能不全，不能输液过多，可使用10％葡萄糖酸钙溶液100mL+11.2％乳酸钠溶液50mL+25％葡萄糖溶液400mL，加入胰岛素20U，24小时持续静脉滴注。

3. 对抗心律失常 钙与钾有对抗作用，能缓解 K^+ 对心肌的毒性作用。一般可静脉注射5％氯化钙5mL或10％葡萄糖酸钙20mL。

4. 阳离子交换树脂 每日口服4次，每次15g，可从消化道带走较多的钾离子，为防止发生粪块性肠梗阻，应同时口服山梨醇或甘露醇导泻。

5. 透析疗法 有腹膜透析和血液透析，一般用于上述疗法仍无法降低血清钾浓度时。

（三）低钙血症

血清钙正常浓度为2.25～2.75mmol/L，血清钙＜2mmol/L引起神经肌肉兴奋性增高所产生的症状称低钙血症。

【病因】

多见于急性重症胰腺炎、坏死性筋膜炎、肾衰竭、消化道瘘、甲状旁腺功能受损害的患者。

【临床表现】

主要是神经肌肉兴奋性增强的症状，如容易激动、口周和指（趾）尖麻木及针刺感、手足抽搐、腱反射亢进以及耳前叩击试验（chvostek 征）阳性。

【诊断】

血钙浓度低于 2mmol/L，再结合病史和临床表现可以诊断。

【治疗】

积极治疗原发病，并补充钙剂。临床常将 10% 葡萄糖酸钙 10 ～ 20mL 或 5% 氯化钙 10mL 做静脉注射，必要时可 8 ～ 12 小时后重复注射。需要长期治疗者可服乳酸钙，同时补充维生素 D，以逐步减少静脉钙剂的用量。

（四）低镁血症

正常血清镁浓度为 0.70 ～ 1.10mmol/L，血清镁浓度 < 0.6mmol/L 为低镁血症。镁对神经活动的控制、神经肌肉兴奋性的传递、肌收缩及心脏激动性等方面均具有重要作用。低血镁较少单独发生，常在其他电解质紊乱纠正后，由于镁补充不足而引起。

【病因】

长期消化液丢失，如肠瘘或小肠大部切除术后，加上进食少，是造成低镁血症的主要原因。慢性肾盂肾炎、慢性肾小球肾炎，长期应用呋塞米、噻嗪类利尿剂、洋地黄及胰岛素等药物，其他可见于急性胰腺炎、过长时间哺乳、甲状旁腺功能亢进或减退。

【临床表现】

低镁血症的主要临床表现与低钙血症相似，可表现为神经肌肉兴奋性增强、面色苍白、肌震颤、手足抽搐及 Chvostek 征阳性、精神紧张、记忆力下降、易激动。严重时出现谵妄、定向力障碍、神志不清、惊厥、癫痫样发作乃至昏迷。

【诊断】

镁负荷试验对低镁血症有诊断价值。正常人按体重在静脉输注氯化镁或硫酸镁 0.25mmol/kg 后，注入量的 90% 即很快从尿中排出；而在低镁血症患者，注入上述相同量之后，输入镁的 40% ～ 80% 被保留在体内，仅少量的镁从尿中排出。

【治疗】

需控制原发病，一般用 0.25mmol/（kg·d）的剂量补充镁盐（氯化镁或硫酸镁溶液），治疗后症状可迅速好转。完全纠正镁缺乏需时较长，在症状缓解后仍应每天补镁，持续 1 ～ 3 周。

四、酸碱平衡的失调

正常人体液保持适宜的酸碱度是机体维持正常生命活动的重要保证。在物质代谢的过程中，机体不断摄入和产生酸性及碱性物质，依赖体内的缓冲系统、肺和肾的调节作用，使体液酸碱度维持在正常范围之内。酸碱度以 pH 表示，正常范围为 7.35～7.45。如果酸碱物质超量负荷，或是机体的调节功能发生障碍，则平衡状态被破坏，形成不同形式的酸碱平衡失调。原发性的酸碱平衡失调可分为代谢性酸中毒、代谢性碱中毒、呼吸性酸中毒和呼吸性碱中毒四种。有时可同时存在两种以上的原发性酸碱失调，此即为混合型酸碱平衡失调。

（一）代谢性酸中毒

代谢性酸中毒是临床上最常见的酸碱平衡失调，由于 HCO_3^- 减少所引起。

【病因】

1. 碱性物质丢失过多 见于腹泻、肠瘘、胆瘘、胰瘘、肠梗阻等，经粪便、消化液致 HCO_3^- 丢失过多。

2. 酸性物质产生过多 见于组织细胞缺氧、休克、重度感染、糖尿病酮症酸中毒、心脏骤停等。此外，大量应用酸性药物，如氯化铵、精氨酸等也会引起代谢性酸中毒。

3. 肾功能不全 由于肾小管功能障碍，内生性 H^+ 不能排出体外，或 HCO_3^- 吸收减少，均可导致酸中毒。

【临床表现】

轻症常被原发病的症状所掩盖，可无明显症状。重症患者可有疲乏、眩晕、嗜睡、感觉迟钝或烦躁。最突出的表现是呼吸深而快，呼吸肌收缩明显。呼吸频率可高达 40～50/min。有的呼气中可带酮味。患者面颊潮红、心率加速、血压偏低，可出现腱反射减弱或消失、神志不清甚至昏迷。患者常有缺水的表现。代谢性酸中毒时心肌收缩力降低，周围血管对儿茶酚胺的敏感性降低，患者易出现心律不齐、急性肾衰竭和休克，一旦发生难以纠正。

【诊断】

若患者有严重腹泻、肠瘘或休克等相应病史及临床表现，尤其是出现呼吸深而快，就应考虑代谢性酸中毒的存在。做血气分析可明确诊断，并可了解酸中毒的严重程度及代偿情况。如无条件做血气分析，可测定二氧化碳结合力（正常值为 25mmol/L）和 pH。在除外呼吸因素之后，二氧化碳结合力的下降可确定酸中毒的诊断和大致判断酸中毒的程度。

【治疗】

病因治疗应放在首位。只要能消除病因，再辅以补充液体，较轻的代谢性酸中毒（血浆 HCO_3^- 大于 16mmol/L）常可自行纠正，无需使用碱性药物治疗。

临床上根据酸中毒的严重程度，应用 5% 碳酸氢钠（$NaHCO_3$）溶液治疗，首次剂量一般为 100～200mL 不等。5% $NaHCO_3$ 为高渗溶液，过快输入可引起高钠血症。在用后 2～4 小时需要复查动脉血血气分析及血中电解质浓度，根据测定结果再调整用量。注意治疗原则为边治疗边观察，逐步纠正酸中毒。如果纠正酸中毒过快，可引起大量 K^+ 转向细胞内，可致低钾血症。同时要注意防治酸中毒纠正后引起的低钙血症。

（二）代谢性碱中毒

代谢性碱中毒可因体内 H^+ 丢失或 HCO_3^- 增多引起。

【病因】

1.酸性物质丢失过多　胃液丢失过多为外科患者发生代谢性碱中毒最常见的原因。如严重呕吐、幽门梗阻、长期胃肠减压等，可丧失大量的 H^+ 和 Cl^-，使胆汁、胰液、肠液中的 HCO_3^- 未能充分被胃液中盐酸中和，吸收后使血中 HCO_3^- 在肾小管内的重吸收增加。

2.碱性物质摄入过多　如长期服用某碱性药物、过量输入碳酸氢钠、全胃肠道营养等。

3.利尿剂的作用　使用呋塞米和依他尼酸等利尿剂使尿排出的 Cl^- 比 Na^+ 多，肾重吸收入血的 Na^+ 和 HCO_3^- 增多，可引起低氯性碱中毒。

4.缺钾　血清钾低时，K^+ 从细胞内移入细胞外，而 Na^+ 和 H^+ 进入细胞内，引起细胞内酸中毒和细胞外碱中毒。

【临床表现】

缺乏特异性，常被原发病的症状、体征所掩盖，轻者无明显症状，较重者表现有呼吸变浅、变慢和中枢神经系统症状，如谵妄、精神错乱或嗜睡，严重时可因脑和其他器官的代谢障碍而发生昏迷。可有低钾血症和缺水的临床表现。

【诊断】

根据病史和症状可以做出初步诊断。血气分析可确定诊断及其严重程度。

【治疗】

首先应积极治疗原发病。对丢失胃酸过多者，可输注等渗盐水或葡萄糖盐水，以恢复细胞外液量并补充 Na^+、Cl^-，以纠正低氯性酸中毒。代谢性碱中毒时几乎都伴发低钾血症，故须补钾，补钾注意尿量需超过 40mL/h。

严重碱中毒时（血浆 HCO_3^- 45 ～ 50mmol/L，pH ＞ 7.65），为迅速中和细胞外液中过多的 HCO_3^-，可应用稀释的盐酸溶液。将 1mmol/L 盐酸 150mL 溶入 1000mL 生理盐水或 5％葡萄糖溶液 1000mL 中，经中心静脉导管缓慢滴入（25 ～ 50mL/h）。每 4 ～ 6 小时监测血气分析及血电解质。切忌从周围静脉输入，以免溶液渗漏引起软组织坏死。纠正碱中毒不宜过快，一般也不要求完全纠正。

（三）呼吸性酸中毒

呼吸性酸中毒是由于肺泡通气或换气功能减弱，不能有效排除体内生成的二氧化碳，使体内二氧化碳蓄积造成血液 $PaCO_2$ 增高所引起的酸解平衡失调状态。

【病因】

1. 呼吸道因素　如窒息、血气胸、急性肺水肿、支气管痉挛等。
2. 慢性阻塞性肺部疾病　如肺组织广泛纤维化、重度肺气肿等。
3. 医源性因素　如全身麻醉过深、镇静剂过量、呼吸机使用不当等。
4. 胸腹部大手术后　如痰液引流不畅、肺不张，或有胸水、肺炎，加上切口疼痛、腹胀等因素。

【临床表现】

患者有胸闷、呼吸困难、躁动不安等，因换气不足导致缺氧，可有头痛、发绀。严重者可有血压下降、谵妄、昏迷等。脑缺氧可致脑水肿、脑疝，甚至呼吸骤停。患者有呼吸功能受影响的病史，出现上述症状，应怀疑呼吸性酸中毒。

【诊断】

结合病史、临床症状及血气分析可进行诊断。
动脉血血气分析显示 $PaCO_2$ 升高、pH 值降低，血浆 HCO_3^- 可正常或增高。

【治疗】

尽快治疗原发病，积极改善肺泡通气功能，迅速排出蓄积的 CO_2。必要时可行气管插管或气管切开，使用呼吸机以改善换气。如因呼吸机使用不当引起的呼吸性酸中毒，应调整呼吸机频率及潮气量，保证足够的有效通气量，既可将蓄积在体内的 CO_2 迅速排出，又可纠正缺氧状态。引起慢性呼吸性酸中毒的疾病大多难以治愈。有针对性地采取控制感染、扩张小支气管等措施，可改善换气功能而减轻酸中毒的程度。

（四）呼吸性碱中毒

呼吸性碱中毒是由于肺泡通气过度，体内生成的 CO_2 排出过多，引起血 $PaCO_2$ 降低，引起低碳酸血症，血 pH 值上升。

【病因】

引起通气过度的原因很多，例如癔症、忧虑、疼痛、发热、创伤、中枢神经系统疾病、低氧血症、肝衰竭，以及呼吸机辅助通气过度等。

【临床表现】

多数患者有呼吸急促的表现。引起呼吸性碱中毒之后，患者可有眩晕，手、足和口周麻木和针刺感，肌震颤及手足抽搐。患者常有心率加快。

【诊断】

结合病史、临床症状及血气分析可进行诊断。

血气分析显示血 pH 值增高，$PaCO_2$ 和 HCO_3^- 降低。

【治疗】

应积极处理原发病。可用面罩或纸袋罩住口鼻，以增加呼吸道无效腔，减少 CO_2 呼出。如因呼吸机使用不当所造成的通气过度，应调整呼吸频率及潮气量。危重患者或中枢神经系统病变所致的呼吸急促，可用药物阻断其自主呼吸，由呼吸机进行适当的辅助呼吸。

五、外科补液

补液的目的是纠正体内已经存在的体液失衡，恢复和维持血容量、渗透压、酸碱度及电解质成分的稳定。补液时需要结合患者的具体情况，如病史、临床表现、体格检查、辅助检查等进行综合分析，制定出合理补液方案。

【补液计划制定】

临床补液一般可从 3 个方面进行考虑，即补充当日生理需要量、补充累积丢失量、补充继续丢失量。对于禁饮食患者，第一个 24 小时补液量的计算公式是：第一个 24 小时补液量 = 当日生理需要量 +1/2 累积丢失量 + 继续丢失量。

1. 当日生理需要量　即维持当日正常生理活动所总共丢失的体液量。成人日需液体 2000 ～ 2500mL，氯化钠 4 ～ 5g，氯化钾 2 ～ 3g。其中可补充生理盐水或平衡液 500mL，5% ～ 10% 葡萄糖注射液 1500 ～ 2000mL，10% 氯化钾 20 ～ 30mL。

2. 累积丢失量　即患者从发病开始到就诊时共计丢失的体液量。临床无法精确计算，只能根据临床表现、缺水程度加以推算。因为机体自身具有一定的调节能力，所以第一天一般先补共计丢失体液量的一半，其余量可于次日再酌情补给。关于补液的性质和量，具体参照前述的"水和钠平衡失调"。

3. 继续丢失量　指机体除日常生理活动过程排出的液体量之外，额外造成的液体丢失量。常包括：①消化液的丢失，如呕吐、腹泻、胃肠减压、肠瘘等；②发热、汗液的丢失等；③创面渗液的丢失，如烧伤创面渗液的丢失、胸腔和腹腔手术后创面渗液的丢失等。

【补液原则】

补液一般先扩容，继而调整血浆渗透压，再纠正酸碱平衡失调，后调整重要离子失衡。遵循先盐后糖、先快后慢、先晶后胶、见尿补钾、液种交替的原则，在临床实践中需要结合实际情况灵活掌握。

1. 扩容　对于重度缺水又循环障碍者可进行扩容，快速补充血容量，恢复或改善肾功能。扩容量不大时，可用生理盐水或5%葡萄糖氯化钠注射液；若扩容量大时，多采用平衡盐溶液，如乳酸钠林格液等。

2. 调整血浆渗透压　根据缺水的性质进行纠正。如高渗性缺水，应先输入5%葡萄糖注射液或低渗的盐水；低渗性缺水，应输入等渗盐水或高渗盐水；等渗性缺水，则输入等渗盐水即可。通常每输入晶体液3000mL，需同时输入500mL胶体液以维持体液渗透压平衡。

3. 纠正酸碱平衡失调及电解质紊乱　根据临床表现及实验室检查结果，确定酸碱平衡失调及电解质紊乱的性质，制定纠正方案。

【补液种类选择】

1. 非电解质液　5%或10%葡萄糖注射液。主要用于纠正高渗性缺水及补充热量。

2. 电解质液　①等渗含钠液：有0.9%氯化钠液、林格液、乳酸钠林格液、碳酸氢钠等渗盐水，可用于补充血容量及纠正等渗性缺水。②高渗含钠液：如5%氯化钠液，可用于纠正严重的低渗性缺水；5%碳酸氢钠液，可纠正代谢性酸中毒。在纠正等渗性缺水时，临床多采用平衡盐溶液代替。

【补液监护指标】

体液失衡的纠正需要一定时间，如有效循环血量的恢复，应在3～6小时内完成；酸碱平衡失调可在12～36小时内纠正；低钾血症可在3～4天或更长时间纠正。输液过程中应密切观察病人的临床表现，注意心、肺、肾的功能状况，进行一些必要的监测及实验室检查，作为输液适度的监测指标，如中心静脉压、血压、尿量、血气等指标。

项目二　外科输血

【学习目标】

1. 掌握输血的适应证和注意事项；输血的并发症及其处理；输血的途径和方法。
2. 熟悉临床常用的血液成分制品及血液代用品。

输血包括输入全血、成分血和血浆增量剂，是治疗外伤、失血、感染等疾病引起的血液成分丢失或破坏和血容量降低的重要手段。输血可以补充血容量和血液中的成分，改善循环动力，增强免疫力，改善凝血功能，从而增加机体抗病能力。外科医生应当严格掌握输血的适应证和正确选用各种血液制品。

血液是一种流动的液体组织，它是由液态的血浆和有形的血细胞所组成，血细胞包括红细胞、白细胞、血小板。血浆中包括白蛋白、球蛋白、纤维蛋白原、无机盐及凝血因子等。机体中的血液具有运输功能、缓冲功能，参与机体免疫功能，调节酸碱平衡和维持细胞内外间平衡，参与生理止血功能。因此输血有补充和保持血容量、提高携氧能力、补充血浆蛋白和凝血因子、维持渗透压、纠正凝血机制、提供多种抗体、增加机体抵抗力的作用。

一、输血适应证

1. **急性大出血**　用于治疗因手术、严重创伤或其他原因所致的低血容量性休克。凡一次失血量低于总血容量的10%（500mL）者，一般不需输血；当失血量达总血容量的10%～20%（500～1000mL）时，应根据有无血容量不足的临床症状及其严重程度，同时参照血红蛋白和血细胞比容的变化选择治疗方案。

（1）如活动时心率增快，出现体位性低血压，红细胞压积（HCT）无变化，此时可输入适量晶体液、胶体液或少量血浆代用品。

（2）如失血量达到总血容量的20%（1000mL），有较明显的血容量不足、血压不稳，红细胞压积下降，除输入晶体液、胶体液补充血容量外，还应当输入浓缩红细胞，以提高携氧能力。

原则上，失血量在总血容量的30%以下时，不输全血；超过30%时可输全血和浓缩红细胞各一半，再配合晶体和胶体液及血浆以补充血容量。当失血量超过总血容量的50%且大量输入库存血时，还应及时补充某些特殊成分如白蛋白、血小板以及凝血因子。

2. **贫血或低蛋白血症**　手术前，贫血患者宜少量多次输血，输入新鲜全血或浓缩红细胞；低蛋白血症应输入血浆或人体白蛋白，以提高患者对手术的耐受力。

3. **严重感染**　全身严重感染性疾病宜少量多次输入新鲜血，必要时输给浓缩粒细胞以提高血中白细胞总数和抗体、补体的含量，增强患者的抗感染能力。

4. **凝血异常**　根据引起患者凝血功能异常的病因，选用相关的血液成分进行治疗。如血友病患者应输入含有凝血因子的制剂，纤维蛋白原缺少症应输入冷沉淀或纤维蛋白原制剂。

根据 2000 年卫生部输血指南建议：血红蛋白（Hb）＞ 100g/L 不需要输血；血红蛋白（Hb）＜ 70g/L 可输入浓缩红细胞；血红蛋白（Hb）为 70 ～ 100g/L 时，应根据患者的具体情况来决定是否输血。对于可输可不输的患者应尽量不输。

二、输血方法及注意事项

（一）输血方法

1. **输血途径**　有静脉和动脉两种途径。

（1）周围静脉输血　是常用的输血途径，与一般静脉输液方法相同，针头应该稍粗。必要时可通过切开、穿刺或插入导管，进行快速输血。在病情危重、急性大出血而静脉穿刺困难者可行中心静脉置管输血。

（2）动脉输血　是经动脉穿刺将血液加压注入，能在短时间内扩充循环血量，改善心、脑组织的缺血。用于抢救大出血、濒死和重度休克的患者。病情好转后立即改为静脉输入。

2. **血液过滤**　所有血液制品均应经过带过滤器的输血器输入，便于滤出细胞聚集物和纤维蛋白块。

3. **输注速度**　依病情而定。成人一般控制在 5 ～ 10mL/min；老年或心功能较差者要调节到较低的速度（1mL/min）；小儿 10 滴 / 分钟左右。一次输血不应超过 4 小时，以免室温下引起细菌繁殖，每次以 200 ～ 400mL 为宜。但急性大出血时，则可经加压输血器快速输入或将塑料血袋卷起后行手工挤压输血。

（二）注意事项

1. 输血前，由两人仔细核对患者和供血者的姓名、血型、交叉配血试验，严防输入不同型的血。

2. 检查血袋和血瓶，若有破损、标签模糊不清、封口不严的不能输入。

3. 仔细观察血液质量，如有溶血、浑浊或絮状物不能输入。

4. 输血前，轻摇血袋或转动血瓶，使红细胞和血浆充分混合，但不能用力过大，以免红细胞遭到破坏。

5. 从血库取出的血液应在短时间内输入，不能在室温下放置过久；输入大量冷的血液，可造成体温下降和血管痉挛。

6. 输血前后应输入少量生理盐水冲洗管道；血液中不可加入任何药物，以防血液凝固或溶血。

7. 输血期间应严密观察患者有无输血反应，特别应注意体温、血压、脉率及尿色。

8. 输血后血袋应保留一段时间（2 小时左右），已备化验之用。

三、血液成分制品及血浆增量剂

（一）血液成分制品

血液成分制品是将血液成分如红细胞、白细胞、血小板、血浆、血浆蛋白等用科学方法分开制备成高纯度的制剂。常用的血液成分制品分为：血细胞、血浆和血浆蛋白成分三大类。

1. 血细胞成分 有红细胞、白细胞和血小板三类。

（1）红细胞制品 ①浓缩红细胞：其细胞比容 0.7～0.8，主要用于血容量正常而需补充红细胞的贫血患者。②特殊红细胞制品：包括去白细胞的红细胞和洗涤红细胞。两者均适用于多次输血后产生白细胞凝集抗体而发生发热反应及器官移植、尿毒症、高血钾患者。

（2）白细胞制品 主要为浓缩白细胞，可用于治疗因粒细胞减少而抗生素治疗无效的严重感染。但由于输注后并发症多，现已较少应用。

（3）血小板制品 有手工制备浓缩血小板和机器单采浓缩血小板两种。适用于各种原因引起的严重血小板减少，如再生障碍性贫血、输大量库存血或体外循环后血小板锐减、特发性血小板减少性紫癜等。

2. 血浆成分 血浆有新鲜冰冻血浆、冰冻血浆和冷沉淀三种。

（1）新鲜冰冻血浆（fresh frozen plasma，FFP） 是全血采集后 6 小时内分离并立即置于 –20～–30℃保存的血浆。

（2）冰冻血浆（frozen plasma，FP） 是 FFP4℃下溶解时除去冷沉淀成分冻存的上清血浆制品。

（3）冷沉淀（cryoprecipitate，Cryo） 是 FFP 在 4℃溶解时不溶的沉淀物。

FFP 和 FP 主要区别是 FP 中 V 因子和 Ⅷ 因子及部分纤维蛋白原的含量较 FFP 低，其他全部凝血因子和各种血浆蛋白成分含量相同，适用于多种凝血因子缺乏。冷沉淀适用于血友病 A、先天或获得性纤维蛋白缺乏症。

3. 血浆蛋白成分 包括白蛋白制剂、免疫球蛋白及浓缩凝血因子。

（1）白蛋白制剂 有 5%、20%、25% 三种浓度，常用为 20% 的浓缩白蛋白液。白蛋白制剂有纠正低蛋白血症、补充清蛋白、维持胶体渗透压、补充血容量及运输小分子物质的作用。高浓度制剂还有脱水作用。

（2）免疫球蛋白 包括正常人免疫球蛋白（肌注使用）、静脉注射免疫球蛋白和针对各种疾病的免疫球蛋白（抗破伤风、抗乙型肝炎等）。肌注免疫球蛋白多用于预防传染病，静脉注射丙种球蛋白用于低球蛋白血症而引起的重症感染。

（3）浓缩凝血因子 包括抗血友病因子、凝血酶原复合物、抗凝血酶Ⅲ、纤维蛋白原制剂等，主要用于治疗血友病及各种凝血因子缺乏症。

（二）血浆增量剂

血浆增量剂又称代血浆，血容量不足时，可以代替血浆扩充血容量。常用的有右旋糖酐、羟乙基淀粉代血浆及明胶类代血浆。

1. 右旋糖酐 根据相对分子质量大小分为高、中和低分子右旋糖酐。中分子右旋糖酐具有良好的扩充血容量作用，并有一定的胶体渗透压，临床上多用于治疗低血容量性休克，24小时用量不宜超过 1000 ～ 2000mL，以防引起出血倾向。低分子右旋糖酐具有降低血液黏稠度、改善微循环的作用，有出血倾向和少尿患者慎用。

2. 羟乙基淀粉代血浆 是玉米淀粉制成的血浆代用品。为 6% 羟乙基淀粉的电解质平衡代血浆，其电解质成分与血浆相近，能提供碱储备，pH 接近中性，无毒性、抗原性和过敏反应。临床上多用于补充血容量，治疗各种微循环障碍性疾病。每天最大用量为 2000mL。

3. 明胶代血浆 是由各种明胶与电解质组合的血浆代用品。含 4% 琥珀酰明胶的血浆代用品，其胶体渗透压可达 6.2kPa，能有效地增加血浆容量，防止组织水肿，故有利于静脉回流，能改善心输出量和外周组织灌注。适用于手术、创伤引起的失血性血容量降低和血液稀释、体外循环时，用作胶体性血浆增量剂。

四、输血的并发症及防治

（一）发热反应

1. 发热原因

（1）免疫反应 常见于经产妇或多次接受输血的患者。其体内已存在白细胞或血小板抗体，当再次输血时发生抗原抗体反应而引起发热反应。

（2）致热原引起 致热原（如蛋白质、细菌的代谢产物或死菌等）输入人体后引起发热反应。

（3）细菌污染和溶血 早期或轻症细菌污染和溶血可仅表现为发热。

2. 临床表现 发生率为 2% ～ 10%，是最常见的早期输血并发症之一。多发生于输血后 15 分钟～ 2 小时内。主要表现为畏寒、寒战和高热。体温可达 39 ～ 40℃，同时伴有头痛、出汗、恶心、呕吐及皮肤潮红，血压多无变化。症状持续 30 分钟～2 小时后逐渐缓解。少数反应严重的患者可出现抽搐、呼吸困难、血压下降，甚至昏迷。

3. 治疗　当出现发热反应后，可减慢输血速度，严重者应停止输血。可用解热镇痛药物，肌内注射哌替啶（度冷丁）50mg 和异丙嗪 25mg，静脉推注地塞米松 5～10mg。畏寒和寒战时应注意保暖，高热不退时可用物理降温。

4. 预防　提倡使用一次性用品，严格处置输血用具。对于多次输血者或经产妇应输入不含白细胞和血小板成分的血液制品。

（二）过敏反应

1. 原因　主要是抗原抗体反应、活化补体和血管活性物质释放所致。

2. 临床表现　多发生在输血数分钟后，也可在输血中或输血后发生。主要表现为皮肤局限性，或全身性瘙痒，或荨麻疹。严重者可出现广泛皮疹、喉头水肿、支气管痉挛、面部血管神经性水肿。表现为咳嗽、喘鸣、呼吸困难及腹痛、腹泻，甚至过敏性休克，乃至昏迷、死亡。

3. 治疗　当发现皮肤瘙痒或荨麻疹时，应减慢输血速度，并应用抗组胺药物，如异丙嗪、苯海拉明等，亦可静脉推注地塞米松 5～10mg。对反应严重者应立即停止输血。皮下注射肾上腺素 0.5～1mg，静脉输入肾上腺皮质激素。对出现喉头水肿、呼吸困难者，应适时行气管插管或气管切开。

（三）溶血反应

1. 原因　绝大多数为 ABO 血型不合引起的以红细胞破坏为主的免疫反应，少数由输入质量不高的同型血、被过度冷藏或过度预热破坏了的红细胞，或加入了不等渗溶液的血液引起。自身免疫性贫血的受血者，其自身抗体可破坏输入的红细胞而发生溶血。

2. 临床表现　溶血反应是最严重的输血并发症，是输血后受血者体内红细胞发生非生理破坏的一种输血反应，死亡率高。输入少量血液后，患者即出现头疼、腰背疼痛、寒战高热、心前区压迫感、呼吸急促、血压下降和休克。在全麻手术中，如出现原因不明的广泛渗血、血压下降等表现，应想到溶血反应的可能性。随之可出现血红蛋白尿、溶血性黄疸、弥散性血管内凝血（DIC）以及急性肾衰竭。延迟性溶血反应可发生在输血后 7～14天，出现不明原因的发热和贫血，可伴有黄疸、血红蛋白尿。

3. 治疗　出现可疑症状时，应立即停止输血，核对姓名及血型，并抽取患者静脉血观察血浆颜色。若血浆为粉红色或者尿中有血红蛋白，即可证实有血管内溶血。

治疗原则：严密观察病情，及早扩容利尿，控制溶血性贫血，抗休克，保护肾功能，防止 DIC。

（1）抗休克　补充晶体液和胶体液，扩充血容量。对休克严重及有出血倾向的患者，应输入新鲜同型血液或补充血小板、冰冻血浆等凝血因子。

（2）保护肾功能　可静脉输入 5% 碳酸氢钠溶液 250mL，碱化尿液，促使血红蛋白结晶溶解，防止肾小管阻塞。当血容量已基本补足，尿量基本正常时，应使用利尿药加快游离血红蛋白的排出。已出现肾衰竭者可考虑血液透析疗法。

（3）DIC　明显，应考虑肝素治疗。

（4）血浆交换治疗　清除异形红细胞及有害的抗原抗体复合物。

4. 预防　严格核对患者和受血者姓名、血袋号、血型及配血报告。严守输血操作规程，不向血液制品内加任何药物，严格掌握血液预热温度。

（四）细菌污染

1. 原因　从采血到输血的某一环节操作不当，血液被污染，输入人体后立即发生严重细菌污染反应。输入细菌污染血液的发生率很低，但后果严重。

2. 临床表现　输入毒力小、数量少的污染血液，可只出现发热反应。反之则可立即出现高热、休克、急性肾衰竭和弥漫性血管内凝血（DIC）。患者可出现烦躁、寒战、高热、呼吸困难、发绀、恶心、呕吐、腹痛和休克，也可出现血红蛋白尿、急性肾衰竭、肺水肿，导致患者短期内死亡。

3. 治疗　立即终止输血，对血袋内剩余的血液进行细菌培养及细菌涂片染色。采用有效的抗感染、抗休克治疗，具体措施与感染性休克的治疗相同。

4. 预防　严格遵守无菌制度，按无菌要求采血、贮血和输血。血液保质期内和输血前要按规定检查，发现颜色改变、透明度变浊或产气增多等任何有污染的可能时不得使用。

（五）疾病传播

尽管对献血者进行严格的体检及有关血液鉴定检查，但通过输血、血液成分或血浆蛋白制品仍可传播疾病。最常见的是乙型病毒性肝炎和丙型病毒性肝炎，另外，艾滋病、回归热、疟疾、梅毒等，均可通过输血传播。国内已发现因使用血液制品而感染艾滋病的患者。此外，疟疾、梅毒、巨细胞病毒感染、黑热病、回归热和布氏菌等，均可通过输血传播。预防方法按无菌要求采血、贮血和输血。

（六）循环超负荷

输血过量或过快，可因循环超负荷而造成急性心力衰竭和肺水肿，特别是老年、小儿或心脏病患者。大量输血时要严密观察，调节输血速度。治疗包括立即停止输血、半坐位、吸氧、使用强心剂和利尿剂等。

（七）出血倾向

大量快速输入库存血可发生伤口渗血不止或术后持续出血。其原因是贮存时间较长的库存血，血小板被破坏而减少，造成凝血因子Ⅴ、Ⅷ和Ⅸ的耗损。为了预防大量输血而引起的出血倾向，每输入库存血 3～5U，应补充 1U 保存 5 天以内的较新鲜血液。也可以根据凝血因子的丧失情况补充冷沉淀、浓缩血小板、凝血酶原复合物、新鲜冰冻血浆、纤维蛋白原等。

（八）大量输血的影响

大量输血后可出现低体温、碱中毒、暂时性低钙血症、高钾血症及凝血异常等变化。

项目三　外科休克

【学习目标】

1. 掌握休克的概念、临床分期及各期的临床表现。
2. 熟悉外科常见休克的诊断要点和治疗原则。
3. 了解休克各期微循环变化的发生机制，以及中心静脉压的临床意义。

一、概述

（一）概念

休克是机体受到强烈的致病因素侵袭后，有效循环血容量减少、组织灌注不足，细胞代谢紊乱和功能受损的病理过程，它是一个由多种病因引起的综合征。氧供给不足和需求增加是休克的本质，产生炎症介质是休克的特征，因此恢复对组织细胞的供氧、促进其有效利用，重新建立氧的供需平衡和保持正常的细胞功能是治疗休克的关键环节。

休克的最基本病理生理改变是有效循环血量锐减。单位时间内在心血管系统内参与循环的血量称为有效循环血量。有效循环血量的正常，有赖于心脏的功能状态、血管的舒缩状态和体内总的血容量这三个基本因素的正常。

（二）病因分类

休克有多种分类方法，按病因分类将休克分为低血容量性休克、感染性休克、心源性休克、神经性休克和过敏性休克五类。低血容量性休克和感染性休克在外科最常见。

1. 低血容量性休克　主要因大量失血、失液或体液积聚于第三间隙，导致有效循环血量减少引起。

（1）急性大出血　如上消化道大出血、外伤所致肝脾破裂或血管断裂大出血等。

（2）大量血浆丢失　大面积烧伤创面血浆渗出。

（3）失水　如急性肠梗阻、高位肠瘘等，由于剧烈呕吐，大量体液丢失所致。

2. 感染性休克　严重感染，特别是革兰阴性菌感染常可引起感染性休克。常见于烧伤、重症急性胆管炎、绞窄性肠梗阻、急性腹膜炎等。也可见于革兰阳性菌及霉菌、病毒和立克次体等。

3.心源性休克 因心排出量锐减所致，见于急性心肌梗死、严重心律失常、心包填塞、肺动脉栓塞等疾病。

4.过敏性休克 由于某些物质和药物、异体蛋白等所引起过敏反应，组胺类物质释放使血管骤然扩张引起的。

5.神经性休克 由于剧烈疼痛、手术时过度牵拉内脏神经或椎管内广泛麻醉等，引起强烈的神经反射性血管扩张，周围阻力锐减，有效循环血量不足所致。

（三）病理生理

导致休克的原因很多，有效循环血容量锐减及组织灌注不足，以及产生炎症介质是各类休克共同的病理生理基础。

1.微循环改变

（1）微循环收缩期 即休克早期（休克代偿期）。由于有效循环血容量显著减少，引起循环容量降低、动脉血压下降，激发机体产生一系列代偿性调节的应激反应：即通过主动脉弓和颈动脉窦压力感受器引起血管舒缩中枢加压反射，交感－肾上腺轴兴奋释放大量儿茶酚胺，以及肾素－血管紧张素分泌增加等，引起心跳加快、心排出量增加以维持循环相对稳定；又通过选择性收缩外周（皮肤、骨骼肌）和内脏（如肝、脾、胃肠）的小血管使循环血量重新分布，保证心、脑等重要器官的有效灌注。因为内脏小动、静脉血管平滑肌及毛细血管前括约肌受儿茶酚胺等激素的影响发生强烈收缩，动静脉间短路开放，结果外周血管阻力和回心血量均有所增加；毛细血管前括约肌收缩和后括约肌相对开放则有助于组织液回吸收和血容量得到部分补偿。但微循环内因前括约肌收缩而致"只出不进"，血量减少，组织仍处于低灌注、缺氧状态。

（2）微循环扩张期 即休克中期（休克失代偿期）。机体处于微循环收缩代偿状态时，未得到及时正确治疗，细胞因严重缺氧处于无氧代谢状况，导致体内大量酸性代谢产物蓄积和舒血管的介质释放，如组胺、缓激肽等。这些物质可直接引起毛细血管前括约肌舒张，而后括约肌则因其敏感性低仍处于收缩状态。结果微循环内"只进不出"，大量血液淤积于微循环，毛细血管内静水压增加、毛细血管通透性增强，使血浆大量外渗。血液的淤积和外渗，使回心血量明显减少，血压明显下降，重要器官得不到血流灌注。

（3）微循环衰竭期 即休克晚期，随着病情发展呈不可逆性。血液在酸性环境中处于高凝状态，红细胞和血小板在毛细血管内凝集，形成微血栓，血液流动明显受阻，毛细血管灌注趋于停止，出现弥漫性血管内凝血（DIC）。组织细胞溶酶体破裂，水解酶溢出，造成细胞自溶和死亡，器官功能障碍甚至衰竭。由于广泛微血栓形成消耗了大量凝血因子，从而发生出血倾向或广泛出血。

2.代谢改变 休克过程中细胞因缺氧而引起代谢障碍，细胞缺氧代谢时产生的大量乳酸和丙酮酸引起代谢性酸中毒。机体处于应激状态，交感神经 – 肾上腺髓质系统和下丘脑—垂体—肾上腺皮质轴兴奋，使机体儿茶酚胺和肾上腺皮质激素明显升高，从而抑制蛋白合成、促进蛋白分解，以便为机体提供能量，但体内蛋白质分解加速，会引起血尿素氮、肌酐增高。

3. 重要脏器损害

（1）肺　休克时缺氧可使肺毛细血管内皮细胞和肺泡上皮受损，表面活性物质减少，肺泡萎陷和不张、水肿，部分肺血管嵌闭或灌注不足，引起肺分流和无效腔通气增加，严重时导致急性呼吸窘迫综合征（ARDS）。

（2）肾　休克时肾血流量减少，肾小球滤过率降低，尿量减少。肾内血流发生再分布，近髓循环的短路大量开放，使肾皮质外层的血流量锐减，肾小管上皮变性坏死，可发生急性肾衰竭。

（3）脑　因脑灌注压和血流量下降导致脑缺氧，引起脑细胞肿胀、血管通透性增高而导致脑水肿和颅内压增高。患者可出现意识障碍，严重者可发生脑疝。

（4）心　休克时由于缺氧、酸中毒、高钾血症和胰腺产生的心肌抑制因子，从而损伤心肌，当心肌微循环内血栓形成，可引起心肌的局灶性坏死。

（5）胃肠　休克时肠系膜上动脉血流量可减少70%。肠黏膜因灌注不足而遭受缺氧性损伤。肠黏膜细胞缺血—再灌注损伤，可引起胃应激性溃疡和肠源性感染。

（6）肝　休克可引起肝缺血、缺氧性损伤，破坏肝的合成与代谢功能。肝脏的合成、解毒和代谢能力下降；肝解毒能力下降可引起内毒素血症，加重原有的代谢紊乱和酸中毒。

（四）临床表现

休克的临床表现可分为两个阶段，即休克代偿期和休克抑制期。

1. 休克代偿期　在休克早期，患者主要表现为精神紧张、兴奋或烦躁不安、皮肤苍白、四肢厥冷、心率加快、脉压差小、呼吸加快、尿量减少等。此时，如处理及时、得当，休克可较快得到纠正。否则，病情继续发展，进入休克抑制期。

2. 休克抑制期　主要表现为神情淡漠、反应迟钝，甚至意识模糊或昏迷；皮肤湿冷，口唇、肢端发绀，脉搏细速，血压进行性下降。严重时，全身皮肤、黏膜明显发绀，脉搏触摸不清、血压检测不到，少尿甚至无尿。若皮肤、黏膜出现瘀斑或消化道出血，提示弥散性血管内凝血的发生。若出现进行性呼吸困难、烦躁、发绀，给予一般的吸氧而不能改善呼吸状态，应考虑并发急性呼吸窘迫综合征。休克的临床表现和程度参见表3-1。

表3-1　休克的临床表现和程度

分期	程度	神志	口渴	皮肤黏膜		脉搏	血压	体表血管	尿量	*估计失血量
				色泽	温度					
休克代偿期	轻度	神志清楚，伴有痛苦表情，精神紧张	口渴	开始苍白	正常，发凉	100次/分以下，尚有力	收缩压正常或稍升高，舒张压增高，脉压缩小	正常	正常	20%以下（800mL以下）
休克抑制期	中度	神志尚清楚，表情淡漠	很口渴	苍白	发冷	100～200次/分钟	收缩压为90～70mmHg，脉压小	表浅静脉塌陷，毛细血管充盈迟缓	尿少	20%～40%（800～1600mL）
	重度	意识模糊，甚至昏迷	非常口渴，可能无主诉	显著苍白，肢端青紫	厥冷，肢端更明显	细速，或摸不清	收缩压在<70mmHg，或测不到	毛细血管充盈非常迟缓，表浅静脉塌陷	尿少或无尿	40%以上（1600mL以上）

*成人的低血容量性休克

（五）诊断

不同类型休克的症状和体征都不尽相同，典型休克的诊断一般不难。关键在于早期诊断，并准确判断休克程度和及时发现休克并发的严重情况。凡是有严重损伤、大量出血、严重感染等强烈的致病因素存在时，均应想到患者可能会发生休克。在临床观察中，有出汗、兴奋、心率加快、脉压小或尿少等症状者，应疑有休克存在；若患者出现神志淡漠、反应迟钝、皮肤苍白、呼吸浅快、收缩压<90mmHg、尿量明显减少者，应考虑患者已进入休克抑制期。

（六）监测

休克的监测对确定诊断，判断病情轻重及预后，以及指导抢救都具有十分重要的意义。对休克患者要争取做到早发现、早诊断、及时抢救，并在休克过程中掌握病情动态，以便采取有效的治疗措施。

1.一般监测

（1）意识状态　主要反映脑组织的血液灌流情况。患者安静、神志清楚，对外界的刺激能正常反应，说明患者循环血量基本充足；若患者烦躁不安、表情淡漠，谵妄或嗜睡、昏迷，说明循环血量不足。

（2）脉率和血压　脉率增快往往早于血压的降低，是休克早期的重要诊断指标之一。通常认为收缩压<90mmHg、脉压<20mmHg是休克存在的表现，当血压仍较低，但脉

率已恢复、清楚，且肢体温暖者，常表示休克趋于好转。常用脉率 / 收缩压二者之比计算休克指数，帮助判定休克的有无及轻重。指数为 0.5 多表示无休克；1.0 ~ 1.5 有休克；> 2.0 为严重休克。

（3）呼吸　反映肺部功能状况和缺氧情况。患者常因机体缺氧而出现呼吸急促，呼吸深而快提示代谢性酸中毒；呼吸急促或节律不规则表示休克严重。

（4）皮肤的色泽及湿度　反映体表组织灌注情况。休克时由于交感神经兴奋，微血管收缩，患者出现面色苍白，皮温降低，出冷汗常等。若皮肤出现瘀斑常提示 DIC 发生。患者四肢温暖，皮肤干燥，轻压指甲或口唇时，局部暂时苍白，放松压迫后色泽迅速转为正常，表明末梢循环已经恢复、休克好转。

（5）尿量　是反映肾血流灌注情况的有效指标。尿量 < 25mL/h、比重增加者表明仍存在肾血管收缩和供血量不足；血压正常但尿量仍少且比重偏低者，提示有急性肾衰竭可能。尿量维持在 30mL/h 以上时，提示休克趋于好转。

2. 特殊监测

（1）中心静脉压（CVP）　主要反映右心房和胸腔段静脉内压力变化，在反映全身血容量及心功能状态方面比动脉压改变早。正常值为 5 ~ 10cm H_2O。当 CVP < 5cm H_2O 提示血容量不足；当 CVP > 15cm H_2O 则提示心功能不全，或静脉血管床收缩，或肺循环阻力增高；若 CVP > 20cm H_2O 时，则表示存在充血性心力衰竭。CVP 受静脉回心血量、血容量、心功能的影响，还受胸腔、心包压力及静脉血管张力等因素的影响。表 3-2 有利于将休克与血压结合起来分析。

表 3-2　休克时中心静脉压与血压变化的关系分析及处理

CVP	血压	原因	处理原则
低	低	血容量不足	充分补液
低	正常	血容量轻度不足	适当补液
高	低	血容量相对过多或心功能不全	扩张血管、纠正酸中毒、强心
高	正常	肺循环阻力增加或容量血管过度收缩	扩张血管
正常	低	血容量不足或心功能不全	补液试验 *

* 补液试验：等渗盐水 250mL 于 5 ~ 10 分钟内静脉滴注，血压回升而中心静脉压不变提示血容量不足，血压不变而中心静脉压升高 3 ~ 5cmH_2O 提示心功能不全

（2）肺毛细血管楔压（PCWP）　将 Swam-Ganz 漂浮导管随血流漂过右心房、右心室，进入肺小动脉，可测得肺动脉压（PAP）和肺毛细血管楔压（PCWP），有助于了解肺静脉、左心房压力和肺循环阻力情况。PCWP 正常值为 6 ~ 15mmHg；PAP 正常值为

$10 \sim 22mmHg$，与左心房内压接近。PCWP 低于正常值反映血容量不足（较 CVP 敏感）；PCWP 增高反映左房压力增高如肺水肿等。表 3-3 提示 PCWP、CVP 的监测对扩容的参考。

表 3-3　中心静脉压和肺毛细血管楔压的监测对扩容的参考

CVP（cmH_2O）	PCWP（mmHg）	原因	处理
< 5	< 5	血容量严重不足	迅速扩容
< 12	< 15	血容量仍然不足	继续扩容
12 ~ 18	15 ~ 18	血容量基本正常	适当限制补液
12 ~ 18	20 ~ 25	肺部充血	限制输液，应用扩血管药物
12 ~ 18	> 25	肺水肿	严格限制输液量及速度，应用利尿、强心及扩血管剂

（3）心指数（CI）、心排出量（CO）　心指数是单位体表面积的心排出量，正常值为 $2.5 \sim 3.5L/（min \cdot m^2）$。心排出量是每搏量与心率的乘积，用 Swan-Ganz 导管由热稀释法测出，成人心排出量正常值为 $4 \sim 6L/min$。心排出量和心指数的监测有利于诊断休克的类型、进展时期、治疗效果和预后。

（4）动脉血气分析　动脉血氧分压（PaO_2）的正常值为 $80 \sim 100mmHg$，动脉血二氧化碳分压（$PaCO_2$）的正常值则为 $33 \sim 46mmHg$。休克时可因肺换气不足，出现体内二氧化碳聚积致 $PaCO_2$ 明显升高；相反，如患者原来并无肺部疾病，因过度换气可致 $PaCO_2$ 较低；若 $PaCO_2 > 45 \sim 50mmHg$ 时，常提示肺泡通气功能障碍；$PaO_2 < 60mmHg$，吸入纯氧仍无改善者则可能是 ARDS 的先兆。

（5）动脉血乳酸盐测定　休克时无氧代谢必然导致高乳酸血症的发生，监测其变化有助于估计休克程度及预后。正常值为 $1 \sim 1.5mmol/L$，危重患者可达到 2mmol/L。乳酸盐值越高，预后越差。

（6）DIC 的检测　对于有出血倾向的患者，需要测定血小板、凝血因子及纤溶活性等指标。①若血小板计数 $< 80×10^9/L$；②凝血酶原时间延长 3 秒以上；③纤维蛋白原低于 1.5g/L；④ 3P（血浆鱼精蛋白副凝）试验阳性；⑤血涂片中破碎红细胞超过 2%。满足五项中的三项以上结合临床上有休克及微血管栓塞症状和出血倾向等可诊断为 DIC。

（7）胃肠黏膜内 pH 值监测　胃黏膜内 pH（intramucosal pH，pHi）能反映该组织局部灌注和供氧的情况，也可能发现隐匿性休克。pHi 的正常范围：$7.35 \sim 7.45$。

（七）治疗

消除病因，改善循环，纠正缺氧，维持重要器官功能。恢复灌注和对组织提供足够的氧是治疗休克的重点。恢复有效循环血容量，改善组织的低灌注状况，保证各脏器的正常功能是休克治疗的主要目标。

1. 一般紧急处理 包括积极处理引起休克的原发伤、病，如止血、制动、保持呼吸道通畅等。休克患者急救时可采取头和躯干抬高 20°～30°，下肢抬高 15°～20°的体位，以利于呼吸和下肢静脉血的回流。及早建立静脉通路，并以药物维持血压。早期给予鼻导管或面罩吸氧，注意保温，酌情给与镇静或镇痛剂。

2. 补充血容量 是纠正休克引起的组织低灌注和缺氧的关键。应全面综合分析各项监测指标，特别是根据血压和中心静脉压这两者的联合分析，来判断扩容的效果。应根据原发病的种类和休克的程度来选用不同的液体，可分别选用平衡液、晶体液、胶体液、成分血、全血等。休克患者因常有体液丢失在体腔内和组织间，故扩容的液体量常需大于显性丢失量。

3. 积极处理原发病 由外科疾病所引起的休克，多数存在需要手术处理的原发病变，如内脏破裂大出血的控制、坏死肠袢的切除、消化道穿孔的修补、脓液的引流，以及开放性气胸伤口的封闭和张力性气胸的胸腔排气术等。如果只采用恢复有效循环血量的措施，往往难以取得显著的效果，一般应在休克初步纠正之后进行手术。手术应以简单、迅速、安全、有效为原则。

4. 纠正酸碱平衡失调 酸性内环境对心肌、血管平滑肌和肾功能均有抑制作用。休克早期由于呼吸加深加快，呼出过多的 CO_2，而发生呼吸性碱中毒。一般中度以上休克，由于持续缺血缺氧，致使糖、脂肪及蛋白质分解代谢亢进，大量酸性代谢产物堆积而发生代谢性酸中毒。合并呼吸衰竭者，也可因呼吸抑制，CO_2 潴留出现呼吸性酸中毒。应根据病情合理纠正，一般成人中度以上休克可使用 5%碳酸氢钠液予以纠正。用药前需保证呼吸功能正常，以免引起二氧化碳潴留而加重酸中毒。

5. 血管活性药物的应用 在充分容量复苏的前提下需应用血管活性药物，以维持脏器灌注压。理想的血管活性药物应能迅速提高血压，改善心脏和脑血流灌注，又能改善肾和肠道等内脏器官血流灌注。

（1）血管收缩剂 常用于外科的有多巴胺、去甲肾上腺素和间羟胺等。

①多巴胺：是外科休克最常用的血管活性药，兼具兴奋 α 受体、$β_1$ 受体和多巴胺受体作用。其药理作用与剂量有关，小剂量时，主要是 $β_1$ 和多巴胺受体作用，可增强心肌收缩力和增加 CO，并扩张肾和胃肠道等内脏器官血管；大剂量时为 α 受体作用，增加外周血管阻力。抗休克时主要取其强心和扩张内脏血管的作用，宜采取小剂量。为提升血压，可将小剂量多巴胺与其他缩血管药物合用，而不增加多巴胺的剂量。

②多巴酚丁胺：是多巴胺的衍生物，能增强心缩力，能明显扩张肺小动脉，而对其余血管作用较弱，故可用于肺换气功能不佳、肺动脉高压的休克患者。静脉滴注用量为 2.5～10μg/（kg·min）。

③去甲肾上腺素：以兴奋 α 受体为主，轻度兴奋 β 受体。能兴奋心肌，收缩血管，升高血压及增加冠脉血流量，作用时间短。

④间羟胺（阿拉明）：间接兴奋 α、β 受体，对心脏和血管的作用同去甲肾上腺素，但作用弱，维持时间约 30 分钟。

在临床上，可以联合应用两种血管活性药，如：先用中等剂量的多巴胺，增加心搏出量和组织灌注，如果血压仍偏低，则可加用间羟胺；如收缩压上升＞90mmHg，但肢端循环不良、尿量很少，则可加用硝普钠，维持血压，低于原有水平 5～10mmHg，同时仍能改善组织灌注。

（2）血管扩张剂　分 α 受体阻滞剂和抗胆碱能药两类。

① α 受体阻滞剂：包括酚妥拉明、酚苄明等，能解除去甲肾上腺素所引起的小血管收缩和微循环淤滞，增强左心室收缩力。其中酚妥拉明作用快，持续时间短。酚苄明能轻度增加心脏收缩力、心排出量和心率，同时能增加冠状动脉血流量，降低周围循环阻力和血压。

②抗胆碱能药物：包括阿托品、山莨菪碱和东莨菪碱。临床上较多用于休克治疗的是山莨菪碱（人工合成品为 654-2）。

（3）强心药　包括兴奋 α、β 肾上腺素能受体兼有强心功能的药物，如多巴胺和多巴酚丁胺等，其他还有强心苷，如毛花苷 C（西地兰），可增强心肌收缩力，减慢心率。

休克时血管活性药物的选择应结合当时的主要病情，如休克早期主要病情与毛细血管前微血管痉挛有关；后期则与微静脉和小静脉痉挛有关。因此，应采用血管扩张剂配合扩容治疗。在扩容尚未完成时，如果有必要，也可适量使用血管收缩剂，但剂量不宜太大、时间不能太长，应抓紧时间扩容。

为了兼顾各重要脏器的灌注水平，常将血管收缩剂与扩张剂联合应用。例如：去甲肾上腺素 0.1～0.5μg/（kg·min）和硝普钠 1.0～10 μg/（kg·min）联合静脉滴注，可减少外周阻力 45%，增加心脏指数 30%，使血压提高到 80 mmHg 以上，尿量维持在 40mL/h 以上。

6. 治疗 DIC，改善微循环　防治原则是尽早去除病因，消除促发因素，改善微循环，纠正酸中毒。对诊断明确的 DIC，可用肝素抗凝，肝素 1mg/kg，每 6 小时 1 次，成人首次可用 10000U（1mg 相当于 125 U 左右）。有时还使用抗纤溶药，如氨甲苯酸、氨基己酸，抗血小板黏附和聚集的阿司匹林、双嘧达莫和小分子右旋糖酐。

7. 皮质类固醇的应用　皮质类固醇可用于感染性休克和其他较严重的休克。其可以增加心排出量；扩张血管，改善微循环；稳定溶酶体膜，从而防止细胞自溶坏死；改善微循环而间接增强网状内皮系统功能；中和内毒素。一般主张应用大剂量，静脉滴注，一次滴完。为了防止多用皮质类固醇后可能产生的副作用，一般只用 1～2 次。

二、低血容量性休克

低血容量性休克常因大量失血、体液丢失或液体滞留在第三间隙，导致有效循环血容量减少而引起，包括失血性休克和损伤性休克。由脏器出血或大血管损伤造成血容量丢失而引起的休克称为失血性休克；若因各种严重创伤或大手术后同时具有失血及血浆丢失而发生的休克称之为损伤性休克。

低血容量性休克的主要表现为 CVP 降低、回心血量减少、CO 下降所造成的低血压；经神经内分泌机制引起的外周血管收缩、血管阻力增加和心率加快；以及由微循环障碍造成的各种组织器官功能不全和病变。及时补充血容量、治疗其病因和制止其继续失血、失液是治疗此型休克的关键。

（一）失血性休克

失血性休克在外科较为常见，失血、失液后血容量不足是休克发生的始动因素。出血性因素多见于大血管损伤、腹部损伤所致肝脾破裂、上消化道大出血、肝癌破裂、宫外孕出血等；体液丢失的因素如大面积烧伤引起大量血浆丧失，急性肠梗阻或幽门梗阻丢失大量消化液等。

【治疗】

治疗主要包括补充血容量和制止出血两个方面。注意要两方面同时进行，以免病情继续发展引起器官损害。

1. 补充血容量 可根据血压和脉率的变化来估计失血量。失血性休克虽然丢失的是血液，但补充血容量时，并不需要全部补充血液。快速输入胶体液更容易恢复血管内容量和维持血液动力学的稳定，同时能维持胶体渗透压，持续时间也较长，因此可首先经静脉快速滴注平衡盐溶液和人工胶体液（如第三代羟乙基淀粉）。一般认为，维持血红蛋白浓度在 100g/L，HCT 在 30％为好。若血红蛋白浓度大于 100g/L 可不必输血；低于 70g/L 可输浓缩红细胞；在 70～100g/L 时，可根据患者的代偿能力、一般情况和其他器官功能来决定是否输红细胞；急性失血量超过总量的 30％可输全血。临床上常用血压结合中心静脉压的联合分析来指导补液（表 3-2）。

随着血容量补充和静脉回流的恢复，组织内蓄积的乳酸进入循环，应给予碳酸氢钠纠正酸中毒。还可用高渗盐水输注，以扩张小血管、改善微循环、增加心肌收缩力和提高CO。其机制与钠离子增加、细胞外液容量恢复有关。但高血钠也有引起血压下降、继发低钾、静脉炎及血小板聚集的危险，应予注意。

2. 止血 创伤性出血根据出血的部位可采用局部包扎止血、压迫止血、结扎或手术等；上消化道出血大多可以用止血药、垂体后叶素、三腔二囊管（对食管胃底静脉曲张）或者内镜局部处理，缓解出血；少数患者的出血用以上方法仍不能缓解，则需要紧急手术止血，应一边快速扩容、一边施行创伤较轻的手术处理。

（二）创伤性休克

损伤性休克多见于严重外伤，如复杂性骨折、大面积挤压伤或大手术等，引起血液或血浆丧失、损伤处炎性肿胀和体液渗出，导致低血容量。一方面，机体内可出现组胺、蛋白酶等血管活性物质，引起微血管扩张和通透性增强，致有效循环血量进一步减少；另一方面，创伤能够刺激神经系统，引起疼痛和神经内分泌系统反应，影响心功能。部分创伤，如胸部创伤可直接影响心、肺，颅脑损伤有时可使血压下降等。因此，损伤性休克的病情往往比较复杂。

创伤性休克也属于低血容量性休克，且病情变化比较复杂，在有效扩充血容量的同时，及时完善必要的检查，准确判断伤情，以制订全面、合理的治疗方案。创伤后疼痛刺激严重者需适当给予镇痛镇静剂；妥善临时固定（制动）受伤部位；对危及生命的创伤如开放性或张力性气胸、连枷胸等，应做必要的紧急处理。手术和较复杂的其他处理，一般应在血压稳定后或初步回升后进行。创伤或大手术继发休克后，还应使用抗生素，避免继发感染。

三、感染性休克

感染性休克是外科多见和治疗较困难的一类休克。本病常继发于各种严重感染，其中以革兰阴性杆菌感染多见，如烧伤、腹膜炎、化脓性胆管炎、重症胰腺炎、绞窄性肠梗阻、泌尿系感染等。

【临床症状】

感染性休克患者常表现为原发感染病症状、体征、白细胞增高；并伴有寒战、高热，脉细速，神志障碍（烦躁不安、表情淡漠、嗜睡、昏迷），面色苍白，皮肤发绀、湿冷，少尿或无尿，血压下降等；如并发 DIC 则有出血倾向，以及多器官功能障碍或衰竭。

【分型】

感染性休克根据血流动力学的改变分成高动力型和低动力型两种（表 3-4）。

表 3-4 感染性休克的血流动力学分型

临床表现	低排高阻型	高排低阻型
神志	烦躁，淡漠，嗜睡或昏迷	清醒
皮肤色泽	发白，发绀或花斑样发绀	淡红或潮红
皮肤温度	湿冷或冷汗	比较温暖、干燥
毛细血管充盈时间	延长	1～2 秒
脉搏（次/分）	细速	慢，搏动清楚
脉压（mmHg）	< 30	> 30
尿量（小时）	< 25mL	> 30mL

1. 高动力型（高排低阻型、暖休克） 多由革兰阳性菌（金色葡萄球菌、链球菌、肺炎球菌）感染引起，见于中毒性肺炎、脑膜炎、脓毒症等，血管以扩张为主，临床上较少见，表现为外周血管扩张、循环阻力降低、心排出量正常或稍增高，皮肤温暖干燥，又称暖休克。

2. 低动力型（低排高阻型、冷休克） 多由革兰阴性菌（大肠杆菌、类杆菌、变形杆菌、绿脓杆菌）感染引起，如急性化脓性梗阻性胆管炎、绞窄性肠梗阻、弥漫性腹膜炎、大面积烧伤等。血管以收缩为主，临床上较多见。特点是低心排出量、高外周血管阻力、低血压、低中心静脉压，四肢湿冷发绀。

【治疗】

1. 补充血容量 感染性休克的治疗首先以输注平衡盐溶液为主，适当配合的胶体液、血浆或全血，恢复足够的循环血量。感染性休克患者补液量因广泛微循环开放和血液淤滞必须超过正常量外，还要考虑到感染炎性渗出、呕吐、肠麻痹肠内液体增多，以及高热出汗、不能进食等因素导致的体液额外丢失，也包括电解质的丧失。在充分扩容的同时，还要注意细菌毒素对心、肾的损害。如果补液量过多，有体液超载的危险。因此，补充血容量时应尽量精准估计，并根据监测指标进行精细调节。

2. 控制感染 包括应用抗生素和控制局部感染灶两方面。对病原菌尚未确定的患者，根据临床判断的可能的致病菌用药，或选用广谱抗菌药。腹腔内感染多数情况下以肠道的多种致病菌感染为主，可考虑选用第三代头孢菌素加用替硝唑。致病菌明确后，则选用敏感抗生素。原发感染灶的存在是休克发生和持续存在的主要原因，应尽早处理，如切开排脓、切除坏死的肠管等。

3. 纠正酸碱平衡失调 感染性休克的患者，酸碱平衡失调常以代谢性酸中毒为主，且发生较早，需及时纠正。一般在纠正、补充血容量的同时，经另一静脉通路滴注 5% 碳酸氢钠 200 mL，并根据动脉血气分析结果，再补充。

4. 血管活性药物的应用 经上述治疗后休克仍未见明显好转者，可给以血管活性药物，如多巴胺、山莨菪碱等，其中抗胆碱能药山莨菪碱对感染性休克有良效，当休克较顽固时可应用酚苄明，其既能阻滞 α 受体又能间接反射性兴奋 β 受体。感染性休克时，心功能常受损，改善心功能可用强心苷（毛花苷 C）、β 受体兴奋剂多巴酚丁胺。

5. 皮质类固醇激素 糖皮质激素能抑制多种炎症介质的释放和稳定溶酶体膜，缓解全身炎症反应综合征（SIRS）。但应用时机限于早期、用量宜大，可达正常用量的 10 ~ 20 倍，维持不宜超过 48 小时。否则有发生急性胃黏膜损害和免疫抑制等严重并发症的危险。

6. 其他治疗 包括营养支持、防治 DIC、防治重要脏器功能衰竭等。

项目四 多器官功能障碍综合征

【学习目标】

1. 掌握多器官功能障碍综合征的概念；急性肾衰竭的病因分类、少尿期的临床表现及治疗原则。

2. 熟悉急性肾衰竭的诊断要点；急性呼吸窘迫综合征初期的主要临床特征。

3. 了解急性肾衰竭的发病机制；急性呼吸窘迫综合征的病因及治疗原则。

一、概述

多器官功能障碍综合征（multiple organ dysfunction syndrome，MODS）是指在严重感染、创伤和重大手术等急性疾病过程中，同时或序贯继发两个或两个以上的器官或系统的功能障碍。多器官功能障碍综合征的发病具有继发性、序贯性和进行性的特点。迄今为止，对其发病机制尚未完全清楚，有效的治疗方法尚在探索中。

【病因】

任何引起全身炎症反应的疾病均可能发生多器官功能障碍综合征，外科疾病常见于如下情况。

1. 各种外科感染引起的脓毒症，尤其腹腔内感染（胆道感染、胰腺感染、脏器穿孔、术后感染等）。

2. 严重创伤、大面积烧伤或大手术等引起大量失血、失液。

3. 各种外科休克及心跳呼吸骤停复苏后。

4. 各种原因导致肢体、大面积的组织或器官缺血—再灌注损伤。

5. 输血、输液、药物或机械通气等医源性因素。

6. 严重的急腹症。

7. 其他患某些疾病的患者更易发生多器官功能障碍综合征，如心脏、肝脏、肾脏的慢性疾病，糖尿病、免疫功能低下等。

【发病机制】

多器官功能障碍综合征的发病机制非常复杂，目前尚未完全清晰。根据不同的病因，发病机制略有差异。但是，已认识到各种炎症介质、细胞因子的参与加剧了全身炎症反应综合征并导致了多器官功能障碍综合征的发生。

1.肠源性因素　肠道作为细菌的贮存库，当肠道因为缺血-再灌注损伤，肠壁屏障功能受损时，细菌或内毒素可经门静脉、体循环及淋巴系统发生移位，导致全身性内皮细胞活化，炎症介质和细胞因子释放，启动全身炎症反应综合征并引起多器官功能障碍综合征的发生。

2.过度炎症反应　当机体遭受强烈损害时，发生一系列剧烈的防御反应，包括各种免疫细胞、内皮细胞和单核-吞噬细胞系统被激活并产生大量的细胞因子、炎症介质及其他病理性产物。这种炎症反应一旦失控，持续发展可造成广泛的组织破坏，甚至受到重复打击，最终导致多器官功能障碍综合征的发生。

3.炎症反应平衡系统失调　正常状态下机体促炎机制与抗炎机制保持一种动态平衡，维护着内环境的稳定。一旦促炎症介质取得优势，将出现 SIRS 及持续过度的炎症反应，如果抗炎症介质过度释放，则会出现代偿性炎症反应综合征（compensatory anti inflammatory response syndrome，CAIS），导致免疫功能障碍。

此外，单核细胞除了释放促炎症介质外，还同时释放前列腺素（PGE_2），PGE_2 能强烈抑制 T 淋巴细胞的有丝分裂、抑制 IL-2 生成和受体表达、抑制 B 淋巴细胞合成抗体，导致细胞免疫低下；从而加重全身炎症反应综合征，最终导致多器官功能障碍综合征。机体受到一次不太严重的打击也可导致免疫系统处于预激状态，当受到再次打击时，全身炎症反应过激，更容易发生多器官功能障碍综合征。

【临床分型】

1.速发型　是指原发急症在发病 24 小时后有两个或更多的器官同时发生功能障碍，如急性呼吸窘迫综合征（acute respiratory distress syndrome，ARDS）和急性肾衰竭（acute renal failure，ARF），此型发生多由于原发病为急症且甚为严重。对于发病 24 小时内因器官衰竭死亡者，一般只归于复苏失败，而不作为多器官功能障碍综合征。

2.迟发型　是先发生一个重要器官或系统的功能障碍，经过一段较稳定的维持时间，继而发生更多的器官、系统功能障碍。此型多由继发感染或存在持续的毒素或抗原。

【临床表现及诊断】

各器官或系统功能障碍的临床表现可因为障碍程度、对机体的影响、是否容易发现等而有较大差异。

诊断多器官功能障碍综合征应详细分析患者的所有资料，熟悉引起多器官功能障碍综合征的常见疾病，警惕存在的高危因素；及时完善检查，尽快做特异性较强的检查以便能及早做出正确的诊断和鉴别诊断；危重患者应动态监测心脏、呼吸、肾功能；当某一器官出现功能障碍时，注意观察其他器官功能的变化，及时检查有关的病理生理改变；熟悉多器官功能障碍综合征的诊断指标。

【预防和治疗】

因为对多器官功能障碍综合征的病理过程缺乏有效的遏制手段，所以在临床上患者的死亡率相当高。因此，有效预防其发生是提高危重患者救治成功率的重要措施。

1. 积极治疗原发病 无论是否发生多器官功能障碍综合征，首先要抢救患者的生命，并积极治疗原发病，只有控制原发病，才能有效防止和治疗多器官功能障碍综合征。否则，必然使病情加重、恶化。

2. 控制感染 外科感染是引起多器官功能障碍综合征的重要病因，防治感染对预防多器官功能障碍综合征有非常重要的作用。对可能感染或者已经感染的患者，在未查明致病微生物以前，必须合理使用广谱抗生素和联合应用抗菌药物。对已明确的感染病灶，应采取各种措施使炎症局限化，只要可能，应及时做充分的外科引流，以减轻脓毒症。必要时可抽血做培养，采用能利用的各种辅助检查寻找隐藏的病灶。

3. 加强患者生命体征的监测 生命体征是最容易反映患者器官或系统变化的征象，如果患者呼吸快、心率快，应警惕发生心、肺功能障碍；血压下降肯定要考虑周围循环衰竭。对发生多器官功能障碍综合征的高危患者，应进一步扩大监测范围，如中心静脉压、尿量及尿比重、肺动脉楔压、心电图改变等，以期早期发现。

4. 保护肠黏膜的屏障功能 有效纠正休克，改善肠黏膜的灌注能，维护肠黏膜的屏障功能，尽可能采用肠内营养，可防止肠道细菌的移位。

5. 全身支持和免疫调节治疗 必须纠正水、电解质紊乱及酸碱失衡。短时间采用肠外营养，并逐渐根据病情过渡到肠内营养，使用生长激素增加蛋白合成，可补充体内的消耗。对难以控制的全身炎症反应综合征，增强免疫功能有利于防止其加剧。

6. 及早治疗首先发生功能障碍的器官 多器官功能障碍综合征多从一个器官功能障碍开始，连锁反应导致更多器官功能障碍。治疗单个器官功能障碍的效果优于治疗多器官功能障碍综合征。

二、急性肾衰竭

急性肾衰竭（acute renal failure，ARF）属临床危重病症，是一种由多病因引起的双肾排泄功能在短期内（数小时至数周）急剧减退，导致水、电解质代谢紊乱，酸碱平衡失调，体内含氮代谢产物迅速蓄积，而出现一系列症状的临床综合征。尿量明显减少是肾功能受损的表现，成人 24 小时尿量少于 400mL 称为少尿，少于 100mL 称为无尿。

【病因分类】

1. 肾前性 由于有效循环血量减少或肾动脉阻力增高，使肾脏血流灌注减少而导致的急性肾衰竭，常见于脱水、大出血、严重外伤、休克、心脏及血管疾病、肾血流阻力增加等。这种情况下，肾血流灌注压不足，不能维持正常肾小球滤过率，因而引起少尿。初时，肾实质并无损害，属功能性改变；若不及时处理，可使肾血流量进行性减少，发展成为急性肾小管坏死而成为急性肾衰竭。

2. 肾性 由于肾缺血和肾毒素所造成的肾实质性病变，急性肾小管坏死较为常见。肾缺血原因很多，如大出血、感染性休克、创伤性休克及过敏性休克等。肾毒性物质有：药物、重金属、造影剂、生物性毒素、有机溶剂等。此外肾实质弥散性病变，如急性肾小球肾炎、急性肾间质疾病及肾血管病变等，大面积烧伤、挤压综合征及溶血反应可引发肾小管阻塞等。

3. 肾后性 由于尿路梗阻所致，如上尿路结石、泌尿系肿瘤、腹腔肿瘤压迫、前列腺增生、尿道狭窄、手术创伤等。膀胱内结石、肿瘤以及前列腺增生、前列腺肿瘤和尿道狭窄等引起双侧上尿路积水，使肾功能急剧地下降。如能及时解除梗阻，肾功能可以很快恢复，但梗阻时间过长，亦会使肾实质受损害，导致急性肾衰竭。

【临床表现】

1. 少尿型急性肾衰竭 根据典型的临床表现可分为少尿期、多尿期和恢复期。

（1）少尿或无尿期 是整个病程的主要阶段，一般为 7 ~ 14 天，也可长达 1 月余。少尿期越长、病情越重。

1）水、电解质紊乱和酸碱平衡失调 ①水中毒：体内大量水分积蓄，引起高血压、肺水肿、脑水肿及心力衰竭。②高钾血症：正常人 90% 的钾离子经肾排泄，少尿时钾排出受限引起高钾血症，表现为心律失常等，严重时甚至心搏骤停，高钾血症是急性肾衰竭死亡的常见原因之一。③高镁血症：正常情况下 60% 的镁经粪便排泄，40% 由尿液排泄。急性肾衰竭时血钾与血镁呈平行改变，高镁血症出现肌力减弱、呼吸抑制、嗜睡、昏迷，甚至心脏停搏。④低钠血症和低氯血症：由于水中毒引起稀释性低钠血症，由于氯和钠是在相同的比例下丢失，低钠血症常伴低氯血症。⑤高磷血症和低钙血症：正常情况下 60% ~ 80% 的磷由肾脏排出，急性肾衰竭时磷转向肠道排出，与肠道内的钙结合成不溶解的磷酸钙，影响钙的吸收出现低钙血症。血钙过低会引起肌抽搐，并加重高血钾对心肌的毒性作用。⑥代谢性酸中毒：无氧代谢增加引起代谢性酸中毒，酸性代谢产物不能排出体外，肾小管功能受损，碱基和钠盐丢失，分泌 H^+ 及其与 NH_3 结合的功能减退，导致体内酸性代谢产物的积聚和血 HCO_3^- 浓度下降，产生代谢性酸中毒并加重高钾血症酸中毒。

2）代谢产物堆积 含氮类物质不能经肾排出，积聚于血中，称氮质血症。氮质血症时，血内其他毒性物质如酚、胍等亦增加，最终形成尿毒症。表现为恶心呕吐、头痛、烦躁、倦怠乏力、腹胀、呼吸困难、意识模糊，甚至昏迷。

3）出血倾向及贫血 因血小板质量下降，凝血因子消耗和毛细血管脆性增加，常有皮下、口腔黏膜、齿龈及胃肠道出血和贫血等。

（2）多尿期 少尿期之后，当每日尿量增至 400mL 以上，即进入多尿期。此期持续时间约 2 周。当肾功能逐渐恢复后，尿毒症症状逐渐改善。因大量尿液排出，可出现脱水、低血钾、低血钠、低血钙等现象。此时机体抵抗力低，易发生感染，患者并未脱离危险。低血钾和感染是多尿期的主要死因。多尿期尿量增加可表现为突然增加、逐步增加和缓慢增加，若尿量增加一段时间后不再增加，提示肾脏有难以恢复的损害，预后差。多尿期后常需数月肾功能方能恢复正常，少数患者最终遗留不同程度的肾结构和功能缺陷。

（3）恢复期 根据病因、病情轻重程度，多尿期持续时间长短不一。大多数患者经历少尿期及多尿期后，体质虚弱、乏力、消瘦、肌肉软弱无力等症状。肾小球滤过功能多在3～6 个月内恢复正常。但部分病例肾小管浓缩功能不全可持续 1 年以上，若肾功能持久不恢复，可能提示肾脏遗留有永久性损害。

2. 非少尿型急性肾衰竭 无少尿表现，每日尿量在 800mL 以上。临床表现轻，进程缓慢，并发症少，预后相对较好，但临床上不可忽视。

【诊断】

1. 病史及体格检查 询问和检查有无肾缺血因素、肾实质病变、肾毒性物质中毒、尿路梗阻等因素。

2. 尿液分析

（1）尿量 准确记录每小时尿量，危重患者应留置导尿管，观察和收集尿液。

（2）尿液常规 注意尿色改变，如为酱油色尿提示有溶血或软组织严重破坏，尿呈酸性。肾前性急性肾衰竭时尿浓缩，尿比重和渗透压高；肾性急性肾衰竭为等渗尿，尿比重在 1.010～1.014。尿常规检查，镜下见到宽大的棕色管型，即为肾衰竭管型，提示急性肾小管坏死。

3. 肾功能检查 测定血肌酐及尿素氮，并行动态观察其变化情况。每日血尿素氮升高3.6～7.1mmol/L，血肌酐每日升高 44.2～88.4μmol/L。若血尿素氮与血肌酐比例大于 20，则提示有高分解代谢存在。

4. 血生化检查 测定血清钾、钠、氯、钙，血浆碳酸氢根及血清 pH，分析水、电解质及酸碱失衡状况，可了解病情进展情况并用于指导治疗。

5. 相关辅助检查 可采用超声、腹平片、CT 和 MRI 等检查，确定有无肾后性因素，必要时也可采用输尿管镜，既可诊断又可做治疗。

6. 补液试验　可用于区别患者是单纯的血容量暂时不足引起的少尿还是急性肾衰竭，有心肺功能不全者慎用。方法：30 ～ 60 分钟内输入 250 ～ 500mL 5% 葡萄糖或 5% 葡萄糖盐水。若血容量不足者补液后尿量可增加，而肾衰竭者尿量不增加。

【治疗】

急性肾衰竭的治疗原则：维持内环境稳定，促进受损肾细胞的再生和修复。

1. 少尿期治疗

（1）液体管理　根据"量出为入、宁少毋多、调整平衡"的原则，严格记录 24 小时的出入量。每日补液量计算方法是：每日补液量 = 显性失水量 + 非显性失水量 – 内生水。补液量应精准估计，并根据补液监测指标进行精细调节，实际每日补液量以每日体重减少 0.5kg 左右为佳。除了纠正酸中毒，一般不需补充钠盐，应注意钙的补充。

（2）纠正电解质、酸碱平衡紊乱　停止含钾药物及食物的摄入，供给足够热量，控制感染，清除坏死组织，纠正酸中毒，减少库存血输注等。若血钾大于 5.5mmol/L 时应及时处理，必要时透析治疗。血浆 HCO_3^- 低于 15mmol/L 时应用碳酸氢盐治疗，但应注意所用的液量及速度，以免导致血容量过多。

（3）控制感染　急性肾衰竭常并发肺及尿路感染，应严格无菌操作，预防各种介入导管引起的感染。应用抗菌药物预防感染，禁止使用肾毒性药物，根据肾功能及药物敏感试验调整用药剂量及治疗次数，采用半衰期较短的药物。

（4）营养支持　采用低蛋白、高热量、高维生素饮食或肠外营养，提供足够热量，减少体内蛋白分解。如病情允许，肠内营养是首选营养支持途径。

（5）肾脏替代治疗　又称为血液净化，是应用人工办法替代肾脏功能清除体内水分和溶质，同时调节水、电解质与酸碱平衡，是目前治疗肾衰竭的重要办法。常用方法包括：①血液透析：通过血泵将血液输送到透析器，经透析的血液再回输入患者体内，对小分子物质的清除率高，但对炎症介质等中分子物质清除能力较差。②血液滤过：是利用滤过膜两侧的压力差，通过超滤的方式清除水和溶质，有利于中大分子物质的清除，对于全身炎症反应的综合治疗效果更佳。③连续性肾脏替代治疗：利用患者自身血压（静脉或动脉）将血液送入血液滤器，通过超滤清除水分和溶质，血液和替代液体再回输入体内，能更好地维持水电解质和酸碱平衡，清除中、大分子及炎症介质，控制高糖分解，从而改善严重感染及多器官功能障碍综合征患者的预后。④腹膜透析：利用腹膜毛细血管内的血液与透析液之间的浓度差，使血液中的水分、电解质和蛋白质代谢产物进入腹腔，腹腔中的水分和溶质也可经腹膜进入血液，直至双方的离子浓度趋于平衡，优点是不需特殊设备，不会影响血流动力学的稳定，不用抗凝剂，不需要血管通路。缺点是对水、电解质和代谢产物的清除相对较慢，会发生腹腔感染和漏液。

2. 多尿期治疗 多尿期治疗重点是维持水、电解质和酸碱平衡，积极防治各种并发症状态。肾小管功能尚未完全恢复，注意防范缺水、低钾血症、低钠血症等，随时调整治疗方案。一般补充前一天尿量的 1/2 ～ 2/3，使机体呈轻度负平衡又不出现脱水。当 24 小时尿量超过 1500mL 时，应酌量口服钾盐，当 24 小时尿量超过 3000mL 时，应补充钾盐 3 ～ 5g/ 天。适当补充胶体液，提高胶体渗透压。

3. 恢复期治疗 定期复查肾功能。避免使用对肾功能有损害的药物，少数患者需终身依赖透析治疗。

三、急性呼吸窘迫综合征

急性呼吸窘迫综合征（acute respiratory distress syndrome，ARDS）是因肺实质发生急性弥漫性损伤而导致的急性缺氧性呼吸衰竭。以进行性呼吸窘迫、顽固性低氧血症和非心源性肺水肿为主要临床特征。该病起病急，发展快，预后差，其病死率为 48% ～ 75%，常是多器官功能障碍综合征的先兆或重要组成部分。

【病因】

诱发急性呼吸窘迫综合征的病因可大致分为直接损伤和间接损伤两类。

1. 直接原因 误吸、溺水、有毒气体吸入、肺挫伤、机械通气引起的肺损伤及弥漫性肺部感染等。

2. 间接原因 各种休克、严重的非胸部创伤、脂肪栓塞、体外循环以及大血管手术等。

【病理生理】

各种诱因致使肺泡上皮细胞损伤，肺泡 - 毛细血管通透性增加，体液和血浆蛋白渗出血管外至肺间质和肺泡腔内，形成非心源性肺水肿。肺表面活性物质减少和活性的降低是急性呼吸窘迫综合征发生顽固性低氧血症和肺顺应性降低的主要原因。肺内分流增加及通气 / 血流比例失调都可引起低氧血症，肺内分流的增加进一步促使顽固性低氧血症的发生。急性呼吸窘迫综合征的肺机械性能改变表现为肺顺应性降低，肺顺应性是反应肺组织的弹性特点，顺应性降低表现为需要较高的气道压力才能维持正常的潮气量，患者呼吸困难明显。

【临床表现】

急性呼吸窘迫综合征一般在原发病后 12 ～ 72 小时发生，主要临床表现如下。

1. 初期 无明显的呼吸困难和发绀。有呼吸窘迫感，且用一般的吸氧方法不能得到缓解。肺部病理学检查和 X 线摄片可无明显异常（肺部原有病变除外）。此期实际上是心脏增加了搏出量，对低氧血症起到一定的代偿作用，而肺部病变则在进展。

2. 进展期 出现明显的呼吸困难和发绀，呼吸道分泌物增多，肺部有啰音，X 线胸片有广泛性点片状阴影，意识发生障碍，体温可增高，白细胞计数增多。此时须做气管插管机械通气支持，才能缓解缺氧症状。

3. 末期 呼吸极度困难，因缺氧引起脑功能障碍，表现为甚至障碍甚至昏迷。肺部啰音明显，可闻及管状呼吸音，心律失常，心跳变慢乃至停止等。

【诊断】

1. 基础病史 有原发病史，如严重创伤、感染或休克、颅脑损伤、体外循环、胃液误吸、急性胰腺炎、急性肺炎等。

2. 临床表现 在基础病抢救过程或基础病已经稳定数小时或数天后，出现呼吸急促，频率大于 28 次 / 分，进行性加重的缺氧，不能用原有的基础病解释，常规氧疗无效。

3. 实验检查 血气分析 $PaO_2 < 60mmHg$、$PaCO_2 < 35mmHg$（晚期可增高），吸入纯氧 15 分钟后，$PaO_2 < 300mmHg$。

4. 辅助检查 早期 X 线多无异常发现，有时可呈轻度间质改变，表现为肺纹理增多；中晚期有斑片状阴影或大片实变。

5. 其他 排除肺部慢性疾病以及心源性或其他原因引起的肺水肿。

【治疗】

急性呼吸窘迫综合征目前缺乏特效的治疗，其治疗原则包括消除原发病因、支持呼吸、改善循环、维护肺和其他器官功能、防治并发症等。

1. 呼吸支持 机械通气是目前治疗急性呼吸窘迫综合征最重要、最具疗效的方法，其目的是维持气体交换，恢复肺毛细血管通透性，纠正低氧血症。

（1）初期 症状较轻时可用戴面罩的持续正压通气（CPAP），促使肺泡复张，增加交换面积，并增加吸入氧浓度。

（2）进展期 呼吸困难及缺氧加重，需插入气管导管或行气管切开，多选用呼气末正压通气（PEEP），呼气末气压一般从 $3 \sim 5cmH_2O$ 开始，最高不超过 $15cmH_2O$，过高的气压会减少静脉回心血量和心排出量，并导致气压性肺损伤及颅内压增高。控制潮气量一般为 $6 \sim 8mL/kg$，气道压应 $< 40 \sim 45cmH_2O$。

2. 改善循环 维持循环系统稳定是一切治疗的基础。患者若有低血容量，必须及时输液予以纠正。输液速度不宜过快，应做尿量、中心静脉压监测，以输入晶体液为主，适当给予白蛋白或血浆，再酌情用利尿剂。

3. 药物治疗

（1）肾上腺皮质激素　如氢化可的松、地塞米松等可减轻炎症反应，但宜短期内（3～4天）使用，以免出现免疫抑制。

（2）低分子右旋糖酐　可减少红细胞聚集及微血栓形成，改善肺的微循环。

（3）肺表面活性物质　经雾化吸入可降低肺泡表面张力，改善通气功能。

（4）一氧化氮（NO）　可明显降低肺动脉压，减少肺内分流，改善低氧血症，同时具有抑制肺泡巨噬细胞致炎效应、防止肺毛细血管通透性增加和改善肺损伤的作用。

（5）川芎嗪　可减轻肺水肿。

4. 防治并发症

（1）休克　积极治疗休克是延缓病情进展、恢复脏器功能的重要环节，而且感染性休克是急性呼吸窘迫综合征患者最主要的死亡原因。

（2）DIC　急性呼吸窘迫综合征患者应每日检查血小板计数，若逐日减低，应考虑有DIC存在的可能，可参考其他指标，及时采用抗凝疗法。

（3）感染　感染是导致急性呼吸窘迫综合征的高危因素；已发生急性呼吸窘迫综合征者，易并发感染。有明确的感染征象时，应采用抗生素治疗。

（4）心律失常　缺氧、酸碱失衡、电解质紊乱等，均可导致心律失常，应及时纠正。

（5）氧中毒　长时间吸入高浓度氧可致氧中毒，损害肺毛细血管内皮，妨碍气体交换，引起局灶性肺泡不张与透明膜形成。在肺组织缺氧或已有损伤的情况下，氧中毒更易发生。吸入氧浓度应保持在40%～50%。

5. 其他　肺外器官衰竭是急性呼吸窘迫综合征最重要的死亡危险因素，因此要兼顾肝、肾等功能障碍的治疗，注意维持体液平衡和营养代谢。

项目五　麻　醉

【学习目标】

　1. 掌握麻醉的概念和目的，麻醉前准备的项目及内容，局部麻醉药物的不良反应及处理，局部麻醉方法和注意事项。

　2. 熟悉椎管内麻醉的适应证、方法、要点及常见并发症的预防。

　3. 了解全身麻醉的方法、适应证。

案例导入

患者，男性，45 岁，外伤致右前臂开放性骨折，拟行清创术。

问题：选择哪种麻醉方式更合理？说出理论依据？

一、概述

麻醉（anesthesia）是指应用药物或其他方法消除患者手术时的疼痛。麻醉学包括临床麻醉、复苏急救、重症监测治疗和疼痛治疗等。麻醉学是临床医学的一个重要学科，为各临床学科的发展提供支持。临床麻醉不但要消除手术的疼痛，而且要确保手术患者的生命安全、为手术创造良好的条件。

（一）麻醉前准备

为了保障手术患者在围手术期的安全，增强患者对手术和麻醉的耐受能力，避免或减少围手术期的并发症，麻醉前要全面评估患者对麻醉及手术的耐受能力，并做好准备工作

1. 熟悉病情 麻醉前访视患者仔细阅读病历，详细了解临床诊断、病史记录及与麻醉有关的检查。详细查体，重点检查生命体征，心、肺及呼吸道、脊柱及神经系统的功能状态。根据病情进行必要的辅助检查，以便能彻底了解病情。

此外，还应参照国际通用的美国麻醉医师协会（ASA）分级，将病情初步分级，以便能正确评估病情。表 3-5 提示 ASA 病情分级与围手术期死亡率的关系。

表 3-5　ASA 病情分级和围手术期死亡率

分级	标准	死亡率（%）
I	体格健康，发育正常，营养良好各器官功能正常	0.06～0.08
II	除外科疾病外，有轻度并存疾病，功能代偿健全	0.27～0.40
III	并存疾病较严重，体力活动受限，但尚能应付日常工作	1.82～4.30
IV	并存疾病严重，丧失日常工作能力，经常面临生命威胁	7.80～23.0
V	无论手术与否，生命难以维持 24 小时的濒死患者	9.40～50.7
VI	确诊为脑死亡，其器官拟用于器官移植手术供体	—

分析该表可发现 I～II 级患者对麻醉和手术的耐受性良好，风险性较小；III 级患者的器官功能虽在代偿范围内，但对麻醉和手术的耐受能力减弱，风险性较大，如术前准备充分，尚能耐受麻醉；IV 级患者因器官功能代偿不全，麻醉和手术的风险性很大，即使术前准备充分，围手术期的死亡率仍很高；V 级者为濒死患者，麻醉和手术都异常危险，不宜行择期手术。急症病例在相应 ASA 分级后加注"急"或"E"，表示风险较择期手术增加。

2. 纠正和改善病理生理状态 营养不良的患者耐受麻醉、手术创伤及失血的能力降低，术前应予以纠正，一般要求血红蛋白 ≥ 80g/L，血浆清蛋白 ≥ 30g/L，并纠正缺水、电解质紊乱和酸碱平衡失调。高血压患者，最好控制在正常范围，收缩压 < 180mmHg，舒张压 < 100mmHg 较为安全。糖尿病患者，择期手术应控制空腹血糖不高于 8.3 mmol/L，尿糖低于（++），尿酮体阴性。合并呼吸系统疾病者，术前应检查肺功能、动脉血气分析和肺 X 线片；停止吸烟至少 2 周，并进行呼吸功能训练；给予对症治疗控制肺部感染。

3. 精神状态的准备 患者术前对手术、麻醉多颇感紧张、恐惧，访视患者时应表现出关爱之心，以消除其思想顾虑。有心理障碍者，可请心理专家协助处理。将麻醉方法、术中可能发生的各种意外情况，及手术前后的注意事项向患者和家属做恰当的解释，取得患者及家属的理解、信任和合作，并签署麻醉知情同意书。

4. 胃肠道的准备 择期手术前应常规排空胃，以免发生胃内容的反流、呕吐或误吸，以及由此而导致的窒息和吸入性肺炎。因此，成人择期手术前应禁食 8 ～ 12 小时，禁饮 4 小时，急症患者也应充分考虑胃排空问题，饱胃又需立即手术时，即使是区域阻滞或椎管内麻醉，也有发生呕吐和误吸的危险。选用全麻时，可考虑行清醒气管内插管，有利于避免或减少呕吐和误吸的发生。

5. 麻醉设备、用具及药品的准备 为了使麻醉和手术能安全顺利进行，防止任何意外事件的发生，麻醉前必须对麻醉和监测设备、麻醉用具及药品进行准备和检查。无论实施何种麻醉，都必须准备麻醉机、急救设备和药品。

（二）麻醉前用药

1. 用药原则 麻醉前用药应根据麻醉方法和病情来选择用药，一般遵循以下原则：全麻患者以镇静药和抗胆碱药为主，有剧痛者加用麻醉性镇痛药；腰麻患者以镇静药为主；硬膜外麻醉必要时给予镇痛药；冠心病及高血压患者的镇静药剂量可适当增加；心脏瓣膜病、心功能差及病情严重者，镇静及镇痛药的剂量应酌减；一般状况差、年老体弱者、恶病质及甲状腺功能低下者，对镇静药及镇痛药较敏感，用药量应减少；年轻体壮或甲状腺功能亢进患者，用药量应酌增。

2. 用药目的 ①消除紧张、恐惧心理，使患者情绪稳定；②提高痛阈，增强麻醉效果；③抑制腺体分泌，保持呼吸道通畅；④消除因手术或麻醉造成的不良反应，使麻醉过程平稳。

3. 常用药物

（1）安定镇静药 具有镇静、催眠、抗焦虑及抗惊厥作用，常用药物：①地西泮（安定），口服 2.5 ～ 5mg，肌内注射 5 ～ 10mg；②咪达唑仑，肌内注射 5 ～ 10mg；③异丙嗪，肌内注射 12.5 ～ 25mg。

（2）催眠药　主要为巴比妥类药，具有镇静、催眠和抗惊厥作用，常用药物：苯巴比妥（鲁米那），肌内注射 0.1～0.2g。

（3）镇痛药　具有镇痛及镇静作用，与全麻药有协同作用，常用药：①吗啡，肌内注射 0.1mg/kg；②哌替啶，肌内注射 1mg/kg。

（4）抗胆碱药　具有抑制腺体分泌、解除平滑肌痉挛和迷走神经兴奋作用，常用药物：①阿托品，肌内注射 0.01～0.02mg/kg；②东莨菪碱，肌内注射 0.2～0.6mg。

二、局部麻醉

局部麻醉是应用局部麻醉药暂时阻断身体某一区域的神经传导而产生麻醉作用，简称局麻。局部麻醉简便易行，安全性大，并发症少，对患者生理功能干扰小。适用于较表浅局限的中、小型手术。

（一）常用局部麻醉药

1. 普鲁卡因　是一种弱效、作用时间短但较安全的常用局部麻醉药。由于它毒性较小，适合用于局部浸润麻醉，常用浓度 0.5%，成人一次限量为 1g。

2. 利多卡因　又名赛罗卡因，是中等效能和时效的局部麻醉药。其组织弥散性能和黏膜穿透力都很好，可用于各种局部麻醉方法，但使用的浓度不同。适用于神经阻滞和硬脊膜外隙阻滞，常用浓度为 1%～2%；用于表面麻醉的浓度为 2%～4%；局部浸润麻醉的浓度为 0.25%～0.5%。成人一次限量为表面麻醉 100mg，局部浸润麻醉和神经阻滞 400mg，反复用药可产生快速耐药性。

3. 布比卡因　又名丁哌卡因，是一种强效和长效局部麻醉药，常用于神经阻滞，浓度为 0.25%～0.5%；很少用于局部浸润麻醉，使用浓度为 0.25%。其透过胎盘的量少，较适用于产科麻醉。成人一次限量为 150mg。

4. 罗哌卡因　是一种酰胺类局部麻醉药，心脏毒性低，硬膜外阻滞麻醉的选用浓度为 0.25%～0.75%；高浓度 0.75%～1%时，可较好地阻滞运动神经。成人一次限量为 150mg。

（二）局部麻醉方法

1. 表面麻醉　将穿透力强的局部麻醉药使用于黏膜表面，使其穿透黏膜而阻滞其浅表的神经末梢以产生黏膜麻醉，称为表面麻醉。常用于眼、鼻、口腔、咽喉、气管、尿道等处的浅表手术或检查。方法有点滴、涂敷、喷雾、灌注等。

2. 局部浸润麻醉　将局部麻醉药注射于手术部位的各层组织内，使神经末梢发生传导阻滞，称为局部浸润麻醉。操作时应遵循如下原则：①一针技术，操作时先在皮肤切口一端皮内注射一皮丘，继沿切口走行方向做成一连串皮丘，做新皮丘时注射针应在前一皮丘内刺入方无疼痛。②逐层浸润，注射时根据手术需要由皮丘按解剖层次向四周，及深部逐层浸润。注药时加压注入，使麻药能与神经末梢广泛而均匀地接触，增强麻醉效果。③

回抽无血方可注入。④控制浓度，为避免出现麻醉药物中毒。⑤为延缓局部麻醉药的吸收，延长作用时间，药液中可加入肾上腺素，配成 1：（20 万～40 万）浓度，即 2.5～5μg/mL。

3. 区域阻滞 在手术部位的四周和底部注射局部麻醉药，以阻滞神经纤维的向心传导，称为区域阻滞。区域阻滞能避免刺入肿瘤组织、避免局部麻醉药注入手术区而影响局部解剖，增加手术难度。常用于囊肿切除、肿块活组织检查等。

4. 神经阻滞 将局部麻醉药注射于神经干、丛、节的周围，以阻滞其神经传导，使该神经支配区产生麻醉作用，称为神经阻滞。此法能以少量的局部麻醉药产生较大的无痛区，效果好而安全，常用臂神经丛阻滞、颈神经丛阻滞、肋间神经阻滞、指（或趾）神经阻滞等方法。麻醉药物常用 1%～1.5% 利多卡因。

（1）指（或趾）神经阻滞 适用于手指（或脚趾）手术。在指（或趾）根部背侧进针，向前滑过指（或趾）骨至掌侧皮下，术者用手指抵于掌侧可感到针尖，此时后退 0.2～0.3cm，注射 1% 利多卡因 1mL；再将针退至在进针点皮下，注药 0.5mL（图 3-1），手指另一侧如法注射。

（2）臂神经丛阻滞 臂神经丛主要由第 5～8 颈神经和第 1 胸神经的前支组成，传导和支配上肢的感觉和运动。臂神经丛阻滞可在肌间沟、锁骨上和腋窝三处进行，分别称为肌间沟径路、锁骨上径路和腋径路（图 3-2）。臂神经丛阻滞适用于上肢手术，肌间沟径路可用于肩部手术，腋径路更适用于前臂和手部手术。

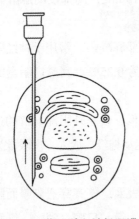

图 3-1 指（趾）神经阻滞

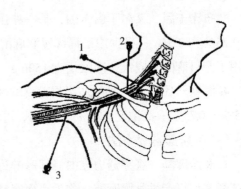

图 3-2 臂神经丛阻滞

①肌间沟径路：患者仰卧，头偏向对侧，手臂贴身旁使肩下垂。患者略抬头以显露胸锁乳突肌的锁骨端，术者手指在其后缘向外滑动，可摸到一条小肌肉，即前斜角肌。前中斜角肌之间的凹陷即肌间沟。取环状软骨水平线与肌间沟的交点为穿刺点，穿刺针垂直进入，穿破椎前筋膜时可有突破感，然后向内向脚方向进入少许，当针触及臂神经丛时，患者述异样感，回抽无血或脑脊液，即可注射局部麻醉药，一般用含 1：20 万肾上腺素

（5μg/mL）的 1.3% 利多卡因 25mL。

②锁骨上径路：患者体位同肌间沟径路，但患侧肩下垫一薄枕，充分显露颈部。确定锁骨中点，在锁骨上窝深处摸到锁骨下动脉的搏动，臂神经丛即在其外侧。在锁骨中点上 1cm 处，做一皮丘，经皮丘向内、后及下方推进，当患者出现异感时即停止前进，回抽无血或空气即可注药。如未遇到异感，针尖进入 1～2cm 深度时将触及第一肋骨，可沿第一肋骨的纵轴向前后探索，引出异感后注药，或沿肋骨做扇形封闭，即可阻滞臂丛神经。

③腋径路：患者仰卧，患肢外展 90°，前臂再向上屈曲 90°，呈行军礼姿势。在胸大肌下缘与臂内侧缘相接处触摸到腋动脉的搏动，向腋窝顶方向追踪到搏动的最高位置（图 3-3）。用左示指和中指固定皮肤和腋动脉，右手持注射针头在动脉的桡侧缘或尺侧缘与皮肤垂直方向刺入。刺破鞘膜时有明显的突破感，即停止前进。松开手指可见针头随腋动脉搏动而跳动，表明针尖在腋鞘内，回抽无血，即可注入麻药。此法麻醉范围较小，有时桡神经阻滞不全，仅适用于肘关节以下的手术。

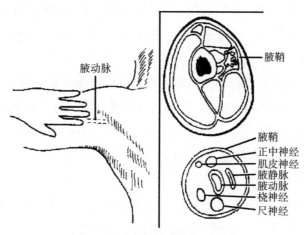

图 3-3 腋窝径路臂神经丛阻滞

（3）颈神经丛阻滞 包括深丛阻滞和浅丛阻滞两种方法。主要适用于颈部外科手术，如甲状腺手术、气管切开术和颈动脉内膜剥脱术等。

①深丛阻滞：有颈前阻滞法、肌间沟阻滞法两种。颈前阻滞法常采用第 4 颈椎横突一处阻滞法，患者仰卧头转向对侧，从乳突尖端至第 6 颈椎横突做一连线，穿刺点在此线上。第 4 颈椎横突位于胸锁乳突肌和颈外静脉交叉点附近，用手指按压可摸到横突。在此水平刺入 2～3cm 可触及横突骨质，回抽无血和脑脊液，注入局部麻醉药；肌间沟阻滞法同臂神经丛阻滞的肌间沟径路法，但穿刺点在肌间沟尖端，刺过椎前筋膜后，不寻找异感，注入局部麻醉药液，并压迫肌间沟下方，避免药液下行而阻滞臂神经丛。

②浅丛阻滞：体位同上，在胸锁乳突肌后缘中点垂直进针至皮下，注射 1% 利多卡因 6～8mL 再沿胸锁乳突肌后缘向头侧和尾侧各注射 2～3mL。

（三）局部麻醉药的不良反应

1. 毒性反应　指单位时间内血液中局部麻醉药浓度超过了机体的耐受力而引起的中毒症状。严重者可危机患者生命安全，其程度与血药浓度有直接关系。

（1）发生原因　①一次用药超量；②注药部位血管丰富，局部麻醉药吸收过快；③误注入血管内。④机体对局部麻醉药的耐受性降低。

（2）临床表现　主要表现为中枢神经系统及心血管系统的变化，而中枢神经系统对局部麻醉药更敏感。在中枢神经系统先表现中枢兴奋和惊厥，如局部麻醉药浓度再升高，则表现为全面抑制，如神志淡漠或昏迷、呼吸抑制或停止、循环衰竭等。

（3）治疗原则　①立即停用局部麻醉药；②支持呼吸和循环功能，如人工呼吸、给氧和使用升压药，心跳停止时应立即复苏；③抗惊厥，静注安定 0.1 ～ 0.2mg/kg 或 2.5％硫喷妥钠 3 ～ 5mL，对于惊厥反复发作者亦可用速效肌松药。

（4）预防　一次用药不应超过限量，注药前应回抽无血，根据具体情况和用药部位酌减剂量，药液内加入适量肾上腺素（足趾、手指和阴茎等处做局部麻醉时，不应加肾上腺素。老年患者和患有甲状腺功能亢进、心律失常、高血压和周围血管疾病者亦不宜使用）。局部麻醉前应给予适量镇静药。

2. 过敏反应　有极少数患者在使用局部麻醉药后出现皮肤黏膜水肿、荨麻疹、哮喘、低血压或休克等症状，称为过敏反应。凡患者属过敏体质或有过敏史者应更加注意。酰胺类较酯类局部麻醉药过敏反应发生率低。酯类过敏者，可改用酰胺类。

三、椎管内麻醉

椎管内麻醉是指将局部麻醉药注入椎管内不同腔隙，阻滞脊神经根或脊神经的传导，使所支配的区域产生麻醉效果。根据局部麻醉药注入间隙不同，分为蛛网膜下隙阻滞（腰麻）、硬脊膜外隙阻滞、蛛网膜下隙—硬膜外间隙联合阻滞 3 种。

（一）蛛网膜下隙阻滞

将局部麻醉药注入蛛网膜下隙，阻滞部分脊神经的传导，称为蛛网膜下隙阻滞。

1. 适应证　适用于 2 ～ 3 小时以内的下腹部、下肢及会阴肛门区的手术。

2. 禁忌证　①中枢神经系统疾病，如脑膜炎、脊髓前角灰白质炎、结核及肿瘤等；②穿刺部位感染或脓毒症；③心血管功能不全，如严重贫血、休克、心力衰竭、高血压、冠心病等；④腹水或腹腔内巨大肿瘤；⑤凝血功能障碍。

3. 常用药物　丁卡因、丁哌卡因、罗哌卡因。注入蛛网膜下腔的局部麻醉药直接进入脑脊液中，通过脑脊液而不断扩散。一般均用重比重的溶液。

4. 穿刺方法　常取侧卧位，背部与手术台的边缘平齐，两手抱膝，脊椎尽量弯曲，使腰椎棘突间隙加宽。穿刺点选择在腰椎 3 ～ 4 或 4 ～ 5 间隙。消毒皮肤，覆盖消毒巾，在穿刺点用 0.5%～1% 普鲁卡因做浸润麻醉，选用细腰椎穿刺针穿刺，腰穿针与棘突平行方向刺入，针尖经过皮肤、皮下、棘上韧带、棘间韧带、黄韧带而进入硬膜外隙，再向前推进，刺破硬脊膜进入蛛网膜下隙。穿过黄韧带和硬脊膜时常有明显的突破感。拔出针芯有脑脊液流出便可注入局部麻醉药。

5. 并发症

（1）血压下降、心率减慢　血压下降的发生率和严重程度与麻醉平面密切相关。麻醉平面愈高，阻滞范围愈广，血压下降愈明显。若麻醉平面超过第 4 胸椎，心加速神经被阻滞，迷走神经相对亢进，易引起心动过缓。当血压明显下降，可先快速静脉输液，扩充血容量，必要时可静注麻黄碱。心率过缓者可静注阿托品。

（2）呼吸抑制　常出现于腰麻平面过高的手术患者，因胸段脊神经阻滞，肋间肌麻痹，患者感到胸闷气短，吸气无力，说话费力，胸式呼吸减弱，发绀。当全部脊神经被阻滞，即发生全脊椎麻醉，患者呼吸停止，血压下降甚至心搏骤停。此外，平面过高可引起呼吸中枢的缺血缺氧，这也是呼吸抑制的原因。呼吸功能不全时应给予吸氧或辅助呼吸以维持足够的肺通气量。一旦呼吸停止，应立即气管内插管和人工呼吸。

（3）头痛　由于腰穿后脑脊液漏出过多，致颅内压下降。多发生于麻醉后 2～7 天，抬头或坐起时加重，平卧后减轻或消失。约半数患者的症状在 4 天内消失，一般不超过 1 周，但也有持续时间很长者。头痛发生后主要是卧床休息，静脉输液和对症治疗，必要时用生理盐水（或右旋糖酐）做硬膜外腔填充疗法。

（4）尿潴留　主要因支配膀胱的副交感神经纤维对局部麻醉药很敏感，阻滞后恢复较慢，即使皮肤感觉恢复，仍可发生尿潴留。下腹部或肛门会阴部手术后伤口疼痛以及患者不习惯卧床排尿等因素也可引起尿潴留。可予热敷、理疗、针刺等对症处理。必要时留置导尿管。

（5）恶心呕吐　多由于麻醉平面过高、迷走神经亢进、腹腔内脏牵拉等原因所致。针对原因及时处理，如提升血压、吸氧、麻醉前用阿托品、暂停手术牵拉等。氟哌利多、昂丹司琼（枢复宁）等药物也有一定的预防和治疗作用。

（二）硬脊膜外隙阻滞

将局部麻醉药注入硬脊膜外隙，阻滞部分脊神经的传导功能，使躯干的某一节段产生麻醉作用，称硬脊膜外隙阻滞，简称硬膜外麻醉。根据给药方式不同，可分为单次法和连续法两种。连续法临床最常用，因可根据病情和手术需要调整用药量，安全性大，麻醉时间又可随意延长；单次法因用药量颇大，易引起局部麻醉药中毒，如不慎误注入蛛网膜下隙，则危险性更大，故目前很少应用。

1. 适应证　凡脊神经支配区域的手术均可行硬膜外麻醉，临床上最常用于腹部、腰部及下肢手术。

2. 禁忌证 与腰麻相似，如中枢神经系统疾病、脊柱严重畸形等。

3. 常用药物 包括 1.5%～2% 利多卡因、0.25%～0.33% 丁卡因、0.5%～0.75% 丁哌卡因及 0.75% 罗哌卡因。如患者无高血压，可在局部麻醉药中加入 1:20 万的肾上腺素，延长药物作用时间。

4. 穿刺方法 硬膜外穿刺可在颈、胸、腰、骶各段间隙进行。由于硬膜外腔内无脑脊液，药液注入后依赖本身的容积向两端扩散，所以穿刺点应根据手术部位选定，取支配手术范围中央的相应棘突间隙。穿刺体位、进针部位和穿刺针所经过的解剖层次与腰麻基本相同。硬膜外穿刺时针尖突破黄韧带后即达硬膜外隙。硬膜外穿刺成功的关键是不能刺破硬脊膜。通过阻力突然消失、负压试验、阻力试验来确定针尖在硬膜外腔后，回抽无血液无脑积液，便可通过穿刺针置入导管，拔针后导管应留置 3～4cm 于硬膜外隙内。先经导管注射 2% 利多卡因 3～5mL 试验剂量，观察 5～10 分钟，无腰麻现象后再注入维持量。

5. 并发症

（1）术中并发症

①全脊椎麻醉：是硬膜外阻滞最严重的并发症，往往是注入硬膜外隙的大部分或全部局部麻醉药误注入蛛网膜下隙所致，表现为注药后几分钟内即出现呼吸困难，血压下降、意识消失、继而呼吸停止。一旦发生，立即气管内插管行人工呼吸，同时加快输液并给予升压药维持循环。

②局部麻醉药毒性反应：硬膜外隙内有丰富的静脉丛，对局部麻醉药的吸收很快，局部麻醉药用量过大或误注入血管内，都可引起轻重不等的毒性反应。

③血压下降：因交感神经被阻滞，麻醉区域血管扩张，回心血量减少，心排血量下降，故血压下降。常在注药后 20～30 分钟内出现，必要时给予麻黄碱、阿托品处理。

④呼吸抑制：见于颈部和上胸部阻滞，严重时可致呼吸停止。

⑤恶心呕吐：与腰麻同。

（2）术后并发症 硬膜外阻滞的术后并发症一般较腰麻为少。

①神经损伤：多是穿刺时操作粗暴所致，导管质地过硬不合规格也可引起。常见的是脊神经根损伤，患者当时即有电击样异感，向一侧肢体放射，术后出现该神经根分布区疼痛，感觉障碍，可采取对症治疗。

②硬膜外血肿：虽然出血发生率较高，一般都能很快停止出血。若发现麻醉作用持久不消退，或消退后又复出现，同时腰背部剧痛，都是血肿形成的征兆，应及早做出诊断，及时处理。

③硬膜外脓肿：多由于消毒或无菌操作不严格，或穿刺针经过感染组织所致。若患者出现神经根受刺激引起的放射性疼痛，继而肌无力，随之截瘫，并伴有感染征兆，可提示该症。治疗应予大剂量抗生素，并及早在出现截瘫前行椎板切开引流。

④脊髓前动脉综合征：由于脊髓前动脉较长时间血供不足，引起脊髓缺血性改变，甚

至坏死。表现为躯体沉重，翻身困难，但一般无感觉障碍，部分患者可逐渐恢复，也有患者病情不断恶化，终至截瘫。

（三）蛛网膜下隙—硬膜外间隙联合阻滞

蛛网膜下隙与硬脊膜外隙联合阻滞又称腰麻—硬膜外间隙联合阻滞，具有腰麻起效快、镇痛完全与肌肉松弛的优点，又有硬膜外间隙阻滞时调控麻醉平面、满足长时间手术的需要等长处。

四、全身麻醉

全麻药经呼吸道吸入或静脉、肌内注射进入人体内，产生中枢神经系统的抑制，表现为神志消失、全身的痛觉丧失、遗忘、反射抑制和一定程度的肌肉松弛，这种方法称为全身麻醉。这种抑制是完全可逆的。

（一）吸入麻醉

麻醉药经呼吸道吸入进入血循环，作用于中枢神经系统而产生麻醉作用者，称为吸入麻醉。

1. 常用药物

（1）氧化亚氮　俗名笑气。麻醉作用较弱，但有一定镇痛作用，诱导、苏醒很快而舒适，对生理功能影响最小，副作用极少，是复合麻醉中最常用的辅助药。吸入浓度为50%～70%。

（2）恩氟烷（安氟醚）　麻醉性能较强，对中枢神经系统有抑制作用，对呼吸道无刺激，对呼吸的抑制作用较强。常用于麻醉维持，吸入浓度为0.5%～2%。

（3）异氟烷（异氟醚）　麻醉性能强，有扩张冠状动脉作用，对呼吸有轻度抑制作用，对呼吸道有刺激，对肝、肾功能无明显影响。常用浓度为0.5%～2%，临床可用于麻醉诱导和维持。

（4）七氟烷（七氟醚）　麻醉性能较强，对呼吸的抑制作用比较强，临床用于麻醉诱导和维持。

（5）地氟烷（地氟醚）　麻醉性能较弱，几乎全部由肺排出，因而其肝、肾毒性很低，临床可用于麻醉维持。

2. 麻醉方法　麻醉应准备好麻醉机、气管插管用具及吸引器等，开放静脉和胃肠减压管，测定血压和心率的基础值，有条件者应监测心电图、SpO_2。

（1）吸入诱导法　全身麻醉的诱导是指患者接受全麻药后，由清醒状态到神志消失，并进入全麻状态后进行气管内插管，这一阶段称为全麻诱导期。采用面罩吸入诱导，将麻醉面罩扣于患者口鼻部，开启麻醉药蒸发器并逐渐增加吸入浓度，待患者意识消失并进入麻醉状态时，静注肌松药后行气管内插管。

（2）吸入麻醉药维持 目前吸入的气体麻醉药为氧化亚氮，但浓度不易控制；挥发性麻醉药如七氟烷、异氟烷等，肌松效果却不理想。故临床上常将 N_2O-O_2- 挥发性麻醉药合用来维持麻醉，需要肌肉松弛时加用肌松药。有条件者可连续监测吸入麻醉药浓度，使麻醉深度更容易控制。

（二）静脉麻醉

将麻醉药注入静脉，作用于中枢神经系统而产生全身麻醉作用者称静脉麻醉。

1. 常用药物

（1）硫喷妥钠 为超短效的巴比妥类静脉全麻药，对中枢神经系统有强烈而短暂的抑制作用，但镇痛效能差，对呼吸中枢有明显的抑制作用，特别是当静脉注射速度过快时更为显著。适用于全麻诱导、抗惊厥治疗及小儿基础麻醉。常用浓度 2.5%。

（2）氯胺酮 为速效、短效的静脉麻醉药，镇痛作用显著；静脉注射后 30～60 秒患者意识消失，作用时间 15～20 分钟，肌内注射后约 5 分钟起效，15 分钟作用最强。可用于全麻诱导，剂量 1～2mg/kg 静注。以 15～45μg/（kg·min）速度输注可用于麻醉维持。

（3）依托咪酯（乙咪酯） 为短效催眠药，无镇痛作用。起效快，静脉注射后约 30 秒钟患者意识即可消失，1 分钟时脑内浓度达到峰值。对呼吸的作用明显轻于硫喷妥钠。主要用于全麻诱导，适用于年老体弱和危重患者的麻醉。一般剂量 0.15～0.3mg/kg。

（4）丙泊酚（异丙酚、普鲁泊福） 具有镇静、催眠作用，有轻微镇痛作用。起效快，静脉注射 1～2mg/kg 后 30～40 秒患者即入睡，维持时间仅 3～10 分钟，停药后苏醒快而完全。临床用于全麻静脉诱导，剂量 1.0～2.5mg/kg。

2. 麻醉方法

（1）静脉诱导 法与吸入诱导法相比，静脉诱导较迅速，患者也较舒适，无环境污染；但麻醉深度的分期不明显，对循环的干扰较大。开始诱导时，先以口罩吸入纯氧 2～3 分钟，增加氧储备并排出肺及组织内的氮气。根据病情选择合适的静脉麻醉药及剂量，如硫喷妥钠、丙泊酚等，从静脉缓慢注入并严密监测患者的意识、循环和呼吸的变化。待患者神志消失后再注入肌松药，待全身骨骼肌及下颌逐渐松弛，呼吸由浅到完全停止时，应用麻醉面罩进行人工呼吸，然后进行气管内插管。插管成功后，立即与麻醉机相连接并行人工呼吸或机械通气。

（2）静脉麻醉药维持 为全麻诱导后经静脉给药维持适当麻醉深度的方法。静脉给药方法有单次、分次和连续注入法三种，应根据手术需要和不同静脉全麻药的药理特点来选择给药方法。目前所用的静脉麻醉药中，除氯胺酮外，多数都属于催眠药，缺乏良好的镇痛作用。因此，单一的静脉全麻药仅适用于全麻诱导和短小手术的麻醉维持，而对复杂或时间较长的手术，多选择复合全身麻醉。

复合全身麻醉是指两种或两种以上的全麻药复合应用，以达到最佳临床麻醉效果，是当前临床研究和使用最广的一种方法。实施复合全身麻醉时，因应用了多种药物抑制或干涉一些生理功能，因此给全身麻醉深度的判断增加了难度，表3-6对于掌握麻醉深度有一定的参考意义。

表3-6　通用临床麻醉深度判断标准

麻醉分期	呼吸	循环	眼征	其他
浅麻醉期	不规则，呛咳，气道阻力↑，喉痉挛	血压↑，心率↑	睫毛反射（-）眼睑反射（+）眼球运动（+）流泪	吞咽反射（+）出汗，分泌物↑，刺激时体动
手术麻醉期	规律，气道阻力↓	血压稍低但稳定，手术刺激无改变	眼睑反射（-）眼球固定中央	刺激时无体动，黏膜分泌物消失
深麻醉期	膈肌呼吸，呼吸↑	血压↓	对光反射（-）瞳孔散大	

（三）并发症

1. 反流与误吸　全麻时容易发生反流和误吸，尤其以产科和小儿外科患者的发生率较高。全麻诱导时因患者的意识消失，咽喉部反射消失，一旦有反流物即可发生误吸，引起急性呼吸道梗阻，出现窒息、缺氧，如不能及时解除梗阻，可危及患者的生命。故麻醉期间预防反流和误吸是非常重要的。主要措施：减少胃内容物的滞留，促进胃排空，加强对呼吸道的保护等。

2. 呼吸道梗阻

（1）上呼吸道梗阻　常见原因为机械性梗阻，如舌后坠、口腔内分泌物及异物阻塞、喉头水肿等。典型表现是吸气性呼吸困难，伴有鼻翼扇动和三凹征等。处理时，可根据病因进行处理，如系舌后坠时可将头后仰、托起下颌、置入口咽或鼻咽通气道；喉头水肿时，轻者可静注皮质激素或雾化吸入肾上腺素，严重者应行紧急气管切开。

（2）下呼吸道梗阻　常见原因为气管导管扭折、导管斜面过长而紧贴在气管壁上、分泌物或呕吐物误吸入后堵塞气管及支气管。典型表现是呼气性呼吸困难，如处理不及时可危及患者的生命。麻醉前应仔细挑选气管导管，术中应经常检查导管的位置，避免因体位改变而引起导管扭折。经常听诊肺部，及时清除呼吸道内的分泌物，必要时可静注氨茶碱0.125～0.25g或氢化可的松100mg。

3. 低血压　麻醉期间收缩压下降超过基础值的30%或绝对值低于80mmHg者，应及时处理。包括调节麻醉深度、补充血容量、用血管收缩药、解除手术刺激等。

4. 高血压　麻醉期间舒张压高于100mmHg或收缩压高于基础值的30%，都应根据原因进行适当治疗。

5. 心律失常　窦性心动过速与高血压同时出现时，常为浅麻醉的表现，应适当加深麻醉。低血容量、贫血及缺氧时，心率均可增快，应针对病因进行治疗。手术牵拉内脏（如胆囊）时，可因迷走神经反射致心动过缓，严重者可致心搏骤停，应请外科医师立即停止操作，必要时静注阿托品。发生期前收缩时，应先明确其性质并观察其对血流动力学的影响，如室性早搏为多源性、频发或伴有 R-on-T 现象，表明有心肌灌注不足，应积极治疗。

6. 高热、抽搐和惊厥　常见于小儿麻醉。由于婴幼儿的体温调节中枢尚未发育完善，体温极易受环境温度的影响。因此，小儿麻醉时应重视体温的监测，尤其是手术时间长者。一旦发现体温升高，应积极进行物理降温。特别是头部降温以防发生脑水肿。

项目六　疼痛治疗

【学习目标】

1. 掌握慢性疼痛的常用治疗方法。
2. 熟悉疼痛性疾病的诊断要点和处理方法。
3. 了解术后镇痛的常用方法。

一、概述

疼痛是人体的一种感觉和体验，是临床许多疾病最先表现的症状。从 20 世纪 70 年代开始，有关疼痛的研究在基础和临床两方面都取得了较快的发展。1973 年国际疼痛学会（IASP）成立，并于 1975 年在意大利召开了第一次国际疼痛会议，标志着疼痛学作为一个新学科的兴起。关于疼痛的定义，1979 年 IASP 解释为："疼痛是一种不愉快的感觉和情绪上的感受，伴随着组织损伤或潜在的组织损伤。疼痛往往是主观的，每个人在生命的早期就通过损伤的经历学会了表达疼痛的确切词汇。无疑这是身体局部或整体的感觉，而且也总是令人不愉快的一种情绪上的感受。"

（一）疼痛的临床分类

1. 根据疼痛的程度分类　①轻微疼痛；②中度疼痛；③剧烈疼痛。

2. 根据起病的急缓分类　①急性疼痛；②慢性疼痛。

3. 根据疼痛部位分类　①浅表痛：位于浅表或黏膜，以角膜和牙髓最敏感；②深部痛：内脏、关节、韧带等部位的疼痛，通常为钝痛，定位不明确。

（二）疼痛程度的评估

疼痛是一种主观感觉，目前尚无堪称精确测痛的方法，要客观判定疼痛的程度比较困难。

1. 语言描述评分法（VRS）　患者描述自身感受的疼痛状态，一般将疼痛分为四级：

①无痛；②轻微疼痛；③中度疼痛；④剧烈疼痛。每级 1 分，如为"剧烈疼痛"，其评分为 4 分。此法虽很简单，患者也容易理解，但不够精确。

2. 视觉模拟评分法（VAS） 在纸上划一 10cm 长直线，两端分别标明有"0"和"10"字样，"0"端代表无痛，"10"端代表最痛。让患者根据自己所感受的疼痛程度，在直线上做出标记，然后量出起点至记号点的距离（以 cm 表示），即为评分值。评分值越高，表示疼痛程度越重。应用结果显示，VAS 具有敏感、结果可靠和使用方便的特点。

二、术后疼痛

术后疼痛与手术创伤的大小、侵袭内脏器官的强度及手术时间的长短有密切关系，同时也与患者的精神状态有关。

（一）疼痛特点

1. 切口疼痛 主要由皮肤感觉引起，疼痛表浅、局部。安静时表现为钝痛，深呼吸、咳嗽或翻身时疼痛加剧。若合并有皮下血肿、切口炎症时，疼痛更为严重。

2. 内脏疼痛 由于手术对内脏器官的牵拉、撕扯造成，表现为深在的、弥散性的疼痛。开腹手术后胃、肠内气体的滞留，开胸手术后引流不畅，胸腔内积血、积液都可使疼痛加剧。

（二）疼痛治疗

1. 硬膜外镇痛 硬膜外穿刺成功后，可以单次给药或经硬膜外置管重复给药。临床常选用阿片类镇痛药，如吗啡。常有恶心、呕吐、皮肤瘙痒、尿潴留及呼吸抑制等不良反应。

2. 患者自控镇痛（PCA） 让患者在感觉疼痛时可自行按压 PCA 装置的给药键，将设定剂量的镇痛药物注入，以获得满意的镇痛效果。镇痛途径有患者自控静脉镇痛（PCIA）和患者自控硬膜外镇痛（PCEA）两种。PCIA 主要以麻醉性镇痛药为主，如吗啡、芬太尼或曲马朵；PCEA 则以局部麻醉药和麻醉性镇痛药复合应用，常用 0.1% ～ 0.2% 丁哌卡因加少量的芬太尼或吗啡。

三、慢性疼痛

慢性疼痛指疼痛持续时间超过相关疾病的一般病程或超过损伤愈合所需的一般时间，或疼痛复发持续超过 1 个月。

（一）诊疗范围

能引起慢性疼痛的疾病很多，因治愈较难或无法治愈而影响着患者的生理和心理功能，甚至部分患者因疼痛而厌世轻生，故应引起高度重视。

慢性疼痛有以下几种：①头痛：偏头痛、紧张性头痛；②颈肩痛和腰腿痛：颈椎病、颈肌筋膜炎、肩周炎、腰椎间盘突出症、腰椎骨质增生症、腰背肌筋膜炎、腰肌劳损；③四肢慢性损伤性疾病：滑囊炎、狭窄性腱鞘炎（弹响指和弹响拇）、腱鞘囊肿、肱骨外上髁炎（网球肘）；④神经痛：三叉神经痛、肋间神经痛、带状疱疹和带状疱疹后遗神经痛；⑤周围血管疾病：血栓闭塞性脉管炎、雷诺病；⑥癌症疼痛；⑦艾滋病疼痛：由于感觉神经病变和 Karposi 肉瘤病变引发疼痛；⑧心理性疼痛。

（二）治疗方法

1. 药物治疗 是治疗疼痛最基本、最常用的方法。一般慢性疼痛患者需较长时间用药，以维持最低有效的血浆药物浓度，否则效果不可能理想。

（1）解热镇痛药 此类药物常用的有阿司匹林、对乙酰氨基酚、双氯芬酸等。它们的镇痛作用都是外周性的，系通过抑制体内前列腺素的生物合成而发挥作用。对于头痛、牙痛、神经痛、肌肉痛或关节痛的治疗效果较好，对创伤性剧痛和内脏痛无效。药物（对乙酰氨基酚除外）不但镇痛，还有较强的消炎和抗风湿作用。

（2）麻醉性镇痛药 因这类药物很多有成瘾性，仅用于急性剧痛和生命有限的晚期癌症疼痛。常用的有吗啡、哌替啶、芬太尼、美沙酮、可待因、二氢埃托啡等。

（3）催眠镇静药 以苯二氮类最常用。如地西泮、硝西泮和巴比妥类药物。多用苯巴比妥、异戊巴比妥、戊巴比妥和司可巴比妥等。此类药物反复应用可引起药物依赖性和耐药性，故不宜使用过多。

（4）抗癫痫药 苯妥英钠和卡马西平治疗三叉神经痛有效。

（5）抗抑郁药 患者因受长期慢性疼痛折磨，可出现精神抑郁、情绪低落、言语减少、行动迟缓等，需用抗抑郁药。常用的有丙咪嗪、阿米替林、多塞平（多虑平）。

2. 神经阻滞 是治疗慢性疼痛的主要手段，多选用长效局部麻醉药，以达到长期止痛目的。因许多疼痛与交感神经有关，故可通过交感神经阻滞进行治疗。常用的交感神经阻滞法有星状神经节阻滞和腰交感神经阻滞。

3. 椎管内注药 ①蛛网膜下隙注药：用无水乙醇或 5% ～ 10% 酚甘油注入，治疗晚期癌痛。②硬脊膜外间隙注药：临床常用糖皮质激素治疗颈椎病和腰椎间盘突出症；阿片类药物因有成瘾问题而仅限于癌症疼痛；局部麻醉药，除单独使用外，常与类固醇或阿片药物合用。

4. 痛点注射 许多慢性疼痛疾病，如腱鞘炎、肩周炎、肱骨外上髁炎、腰肌劳损等，疼痛处常有明显的压痛点。治疗时可在每一痛点注射 1% 利多卡因或 0.25% 丁哌卡因 1 ～ 4mL，加泼尼松龙混悬液 0.5mL（12.5mg），每周 1 ～ 2 次，3 ～ 5 次为一疗程，可取得良好效果。

5. 针灸疗法 针灸疗法在我国具有悠久的历史，对于各种急、慢性疼痛可酌情选用。针刺方法有体针和耳针两种，根据取穴原则选取相应的穴位进行治疗。

6. 推拿疗法　遵照推拿规则，施行推拿手法，也具有治疗、止痛效果。常用于颈椎病、腰肌劳损等的治疗。

7. 物理疗法　简称理疗，在疼痛治疗中应用很广。包括电疗、光疗、磁疗和石蜡疗法等。具有消炎、镇痛、解痉、改善组织血运、软化瘢痕及兴奋神经肌肉等功效。

8. 经皮神经电刺激疗法　采用电脉冲刺激治疗仪，能达到提高痛阈、缓解疼痛的功效。

9. 心理疗法　心理疗法能帮助患者消除焦虑、忧郁和恐惧等不良心理因素，从而调动患者主观能动性，增强机体抗病痛的能力，并树立信心，为配合治疗创造良好条件。除支持疗法外，还有催眠和暗示、松静疗法（放松疗法）、认知疗法以及生物反馈法等。

（三）癌痛的三阶梯疗法

晚期癌症患者常因肿瘤浸润、压迫神经而导致疼痛剧烈难忍，严重影响生存质量，故临床应予以有效止痛。1986 年由世界卫生组织提出的癌痛三阶梯治疗方案，能使癌痛得到有效缓解。

1. 基本内容

（1）第 1 阶梯　采用非阿片类镇痛药，如阿司匹林、对乙酰氨基酚、布洛芬、对乙酰氨基酚等，必要时加辅助药如安定、三环抗抑郁药等。

（2）第 2 阶梯　第 1 阶梯治疗无效的患者，改用弱阿片类镇痛药，如可卡因，必要时加辅助药。

（3）第 3 阶梯　以上治疗后疼痛不缓解者，应用强阿片类镇痛药，如吗啡、哌替啶等，也可与非阿片类镇痛药辅助结合使用。以上三个阶梯的给药应遵循定时给药的原则，以维持血药浓度在恒定的治疗水平。

2. 基本原则　①根据疼痛程度选择镇痛药物；②给药途径应先口服，再逐步改为皮下、肌肉或静脉注射；③按时服药，根据药理特性有规律地按时用药；④根据具体患者和疗效进行个体化用药。

项目七　围手术期处理

【学习目标】

1. 掌握围手术期的概念，术前生理准备。

2. 熟悉术前特殊准备、术后处理的项目、内容。

3. 了解术后常见并发症的预防和处理方法。

📖 **案例导入**

患者，男，24岁。转移性右下腹痛12小时入院，初步诊断为急性阑尾炎。拟行阑尾切除术。

问题：该患者手术前应做哪些准备？你是从哪些方面思考的？

围手术期是指患者从决定手术治疗时起到与本次手术有关的治疗结束为止的这段时间。包括术前、术中和术后三个阶段。术前做好充分的准备，能使患者更安全地耐受手术；术后采取综合的治疗措施，防治各种可能的并发症；术中处理内容麻醉已讲述，所以不再阐述。临床实践中，不同的手术及同种手术的不同患者，围手术期的处理不尽相同。这就要求外科医生在术前准备、术中及术后处理时做出相应的调整。

一、术前准备

术前准备是指患者决定手术治疗时起到手术开始前所运用的各项措施。术前准备与疾病的轻重缓急、手术范围的大小、患者有无并发症等有密切关系，亦与手术预后关系密切。

（一）做好心理辅导，配合检查治疗

医护人员术前应与患者及亲属多进行交谈，根据患者的年龄、性别、职业、经历、文化修养等不同情况，有针对性地解释、开导，鼓励患者消除疑虑，充分调动患者的积极性配合治疗。对于感情脆弱或有心理抑郁患者，交代病情时需慎重，尽量避免直率。

（二）完善术前检查，明确疾病诊断

术前必须详细询问病史，全面地进行体格检查，除了完善常规的实验室检查外，还可根据患者的具体情况做一些必要的特殊检查，以求尽可能地完善和明确诊断。对于确定手术的患者，应当全面掌握全身情况，查出可能影响手术及预后的各种潜在因素，包括各个脏器的功能状态及营养和心理状态等。

（三）确定手术时间，加强术前沟通

1.手术分类　按照手术的时限性，可将手术分为3种：①急症手术：需在最短时间内进行必要的准备后所实施的手术。②限期手术：手术时间虽然可以选择，但不宜过久延迟，否则会失去手术时机，例如各种恶性肿瘤根治术。③择期手术：在充分的术前准备后实施的手术，例如腹股沟疝修补术等。

2.组织术前讨论　术前认真研究患者的病情资料，组织有关人员进行讨论，确定手术方案及预案，并做好记录。切实履行书面知情同意手续，包括手术、麻醉的知情同意书和输血治疗同意书等，由患者本人或法律上有责任的亲属（或监护人）签署。因亲属未到而

需挽救生命所做的紧急手术，须在病史中记录清楚且上报备案。

（四）重视生理准备，提高手术成功率

这里是指针对患者生理状态的准备，使患者能够在较好的状态下，安全度过手术和术后的治疗过程。

1. 适应手术后变化的锻炼　术前让患者练习在床上大小便，教会患者正确咳嗽和咳痰的方法。吸烟的患者，术前 2 周停止吸烟。

2. 输血和补液　施行大、中型手术者，术前应做好血型鉴定和交叉配合试验，备好一定数量的血制品。对有水、电解质及酸碱平衡失调和贫血、低蛋白血症的患者，均应在术前予以适当纠正。

3. 预防感染　手术前采取多种措施预防感染，手术中严格遵守无菌原则。若涉及感染病灶或切口接近感染区域手术、肠道手术、开放性创伤、脏器移植术等，可预防性应用抗生素；对营养不良、术中放置植入物、糖尿病等高危人群，合理选择抗生素。预防性抗生素给药方法是：术前 0.5 ～ 2 小时或麻醉开始时首次给药；手术时间超过 3 小时或失血量大于 1500mL，术中可给予第 2 剂。总预防用药时间一般不超过 24 小时，个别可延长至48 小时。

4. 营养支持　对存在较严重营养不良或高营养风险的患者，术前给予短时间（约 1 周）营养支持（特别是肠内营养），通过口服或静脉途径，提供充分的热量、蛋白质和维生素。

5. 胃肠道准备　从术前 8 ～ 12 小时开始禁食，术前 4 小时开始禁饮，防止因麻醉或手术过程中的呕吐而引起窒息或吸入性肺炎，必要时可用胃肠减压。涉及胃肠道手术者，术前 1 ～ 2 日开始进流质饮食，若为幽门梗阻的患者，尚需在手术前洗胃。通常胃肠道手术，术前 1 ～ 2 日进流食。如果施行的是结肠或直肠手术，应在术前 1 日及手术当天清晨行清洁灌肠，并于术前 2 ～ 3 天开始进流质饮食、口服肠道制菌药物，以减少术后并发感染的机会。

6. 其他　手术前日，若患者惊恐不安，当晚可给予镇静剂；若妇女月经来潮，非急症手术时应延迟手术日期。另外，对于估计手术时间长的患者，或者施行的是盆腔手术，还应留置导尿管。若患者有活动义齿，应予取下。

（五）纠正并存症，防范和减少并发症

外科患者的全身情况与手术死亡率之间关系密切，因此对于术前系统或脏器存在并存症的严重性要有足够的认识。

1. 营养不良　营养不良的患者常伴有低蛋白血症，往往与贫血、血容量减少同时存在，因而耐受失血、休克的能力降低。低蛋白血症可引起组织水肿，影响愈合；营养不良的患者抵抗力低下，易并发感染。因此，术前应尽可能纠正。

2. 高血压 高血压患者的手术危险性与高血压的程度及病程长短呈正相关。若患者血压在 160/100mmHg（21.3/13.3kPa）以下，可不做特殊准备。若血压过高时，可并发脑血管意外或充血性心力衰竭。因此，对于血压过高者（＞180/100mmHg），术前应选用适当的降血压药物，但不要求血压降至正常后才做手术。对于原有高血压病史，进入手术室血压急骤升高的患者，应与麻醉医师共同处理。

3. 心脏病 伴有心脏疾病的患者，施行手术的死亡率无疑将高于非心脏病者，手术前应认真纠正以下内容：①水、电解质失衡；②贫血者要少量多次输血；③心房纤颤伴心率增快（100/min 以上）者，术前口服普萘洛尔，尽可能使心率控制在正常范围；冠心病出现心动过缓（50/min 以下）者，术前可皮下注射阿托品 0.5～1mg 增加心率；④急性心肌梗死患者 6 个月内不施行择期手术。心力衰竭患者，最好在心力衰竭控制 3～4 周后再施行手术。

4. 肺功能障碍 外科术后患者的肺部并发症和相关的死亡率仅次于心血管系统居第二位，故术前有肺病史或预期行肺切除术者、食管或纵隔肿瘤切除术者术前应进行肺功能评估。危险因素包括慢性阻塞性肺疾病、吸烟、年老、肥胖、急性呼吸系统感染等。

（1）抽烟者术前 2 周停止吸烟，多练习深呼吸和咳嗽，以增加肺通气量和排出呼吸道分泌物。

（2）阻塞性肺功能不全患者，术前应用麻黄碱、氨茶碱等支气管扩张剂及异丙肾上腺素等雾化吸入剂，有较好作用。

（3）痰液稠厚的患者，可采用蒸汽吸入或口服药物使痰液稀薄、易于咳出。

（4）急性呼吸系统感染者，择期手术推迟至治愈后 1～2 周。

5. 肝疾病 伴有慢性肝炎、肝炎后肝硬化患者术后并发症发生率明显比肝功能正常者为高。术前应检查肝功能，凡是肝功能不全患者，择期手术前应充分准备，给予护肝，补充蛋白及多种维生素，尤其是维生素 K_1，以期改善肝功能。

6. 肾疾病 麻醉、手术创伤都会加重肾的负担，严重者可导致急性肾衰竭。因此，凡有肾病者，都应进行肾功能检查。术前最大限度地改善肾功能，给予低蛋白、高热量饮食，维持水、电解质和酸碱平衡，控制感染。必要时可透析后手术。

7. 糖尿病 糖尿病患者的手术耐受力差，术前需控制血糖水平，血糖维持在 5.6～11.2mmol/L 较为适宜。如果患者仅以饮食控制病情者，术前不需特殊准备；口服降糖药的患者，继续服用至手术的前一天晚上；平时用胰岛素者，术前应以葡萄糖和胰岛素维持正常糖代谢，手术日晨停用胰岛素；伴有酮症酸中毒而需接受急症手术者，应尽可能纠正酸中毒、血容量不足、电解质失调等。对于糖尿病患者，在术中应根据血糖监测结果，静脉滴注胰岛素控制血糖。

二、术后处理

术后处理是指患者从手术结束后送回病房起，直到出院这一段时间所采取的有关措施。术后处理得当能使手术应激反应减轻到最低程度。

（一）一般处理

1. 监测 术后患者的监测方式和内容应当根据手术的种类、病情的严重程度而异。监测方式有病房监测、苏醒室监测和重症监护室（ICU）监测3种。监测内容包括神志、体温、脉搏、呼吸、血压、尿量、出入量等。危重患者尚可增加中心静脉压（CVP）、肺动脉楔压（PAWP）、心电监护等项目。

2. 体位 应根据麻醉方法、手术部位和方式，以及患者的全身情况等选择卧床姿势。全身麻醉尚未清醒的患者，取平卧位，头转向一侧；蛛网膜下隙阻滞患者，应平卧或头低卧位12小时；全身麻醉清醒后、蛛网膜下隙阻滞12小时后、硬脊膜外隙阻滞、局部麻醉等患者，可根据手术需要选择体位。施行颅脑手术后，如无休克或昏迷，以上身抬高15°～30°的斜坡位较好。施行颈、胸手术后，多采用高半坐位卧式，便于呼吸及有效引流。腹部手术后，多取低半坐位卧式或斜坡卧位，以减少腹壁张力。脊柱或臀部手术后，可采用俯卧或仰卧位；肥胖患者可取侧卧位，有利于呼吸和静脉回流。

3. 饮食 何时开始、进何种饮食与手术范围大小及是否涉及胃肠道有关，通常可以根据下列两种情况来掌握。

（1）非腹部手术 视手术大小、麻醉方法和患者的反应决定开始饮食的时间。一般体表或肢体的手术，全身反应较轻者，术后即可进食；局部麻醉下施行手术又无任何不适或反应者，术后即时随患者要求而给予饮食；蛛网膜下隙阻滞和硬脊膜外隙阻滞者，术后3～6小时可进饮食；全身麻醉者，待麻醉清醒，恶心、呕吐反应消失后，方可进食。

（2）腹部手术 尤其是胃肠道手术后，一般需2～3日肠道蠕动恢复后，可以进少量流质饮食，逐步增加到全流质饮食，第5～6日开始进半流质，第7～9日可以恢复普通饮食。在禁食及进少量流质饮食期间，应经静脉输液来供给水、电解质和营养。如禁食时间较长，需通过静脉提供高价营养液，以免内源性能量和蛋白质过度消耗。

4. 活动和起床 可以根据手术性质、患者术后恢复情况而定。原则上鼓励患者早期床上活动，争取在短期内起床活动，以减少深静脉血栓形成、腹胀和尿潴留等并发症。有休克、心力衰竭、严重感染、出血、极度衰弱等情况，以及施行特殊固定、有制动要求的手术患者，则不宜早期活动。

5. 引流物的处理 引流的种类较多，可分别置于切口、体腔（如胸、腹腔引流管等）和空腔脏器（如胃肠减压管、导尿管等）。术后要经常检查术中放置的引流物有无阻塞、扭曲、脱出等，并应观察、记录引流出的内容物的量、性质和颜色的变化，可提示有无内出血、消化道瘘等。并适时拔出引流管。

6. 拆除缝线　缝线的拆除时间可根据切口部位、局部血液供应情况、患者年龄来决定。一般头、面、颈部在手术后 4～5 天拆线；下腹部、会阴部在术后 6～7 天拆线；胸部、上腹部、背部、臀部手术后 7～9 天拆线；四肢手术后 10～12 天拆线（近关节处可适当延长）；减张缝线 14 天拆线。

7. 切口分类　根据手术的无菌程度将切口分为 3 类：①清洁切口（Ⅰ类切口），指缝合的无菌切口，如甲状腺大部分切除术等；②可能污染切口（Ⅱ类切口），指手术时可能带有污染的缝合切口，如胃大部切除术等；③污染切口（Ⅲ类切口），指邻近感染区或组织直接暴露于污染或感染物的切口，如阑尾穿孔的阑尾切除术、肠梗阻坏死肠管的切除术等。

8. 切口愈合　根据切口愈合的情况，可将切口分为 3 级，分别用甲、乙和丙表示。①甲级愈合：用"甲"字代表，指愈合优良，无不良反应；②乙级愈合：用"乙"字代表，指愈合处有炎症反应，如红肿、硬结、血肿、积液等，但未化脓；③丙级愈合：用"丙"字代表，指切口化脓，需要做切开引流等处理。手术患者出院时应对切口愈合情况做出记录。如甲状腺大部切除术后愈合优良，则记以"Ⅰ/甲"；胃大部切除术后切口血肿，则记以"Ⅱ/乙"；余类推。

（二）各种不适的处理

1. 疼痛　麻醉作用消失后，切口会出现疼痛，咳嗽、翻身、活动肢体时会加剧切口疼痛。术后 24 小时内最剧烈，随后逐渐减轻，至术后第三日基本消失。若切口持续疼痛或在减轻后再度加重，必须查明原因，判断是否有切口感染等发生，及时处理。疼痛除造成患者痛苦外，重者还可以影响器官的生理功能，有效解除疼痛会改善大手术的预后。常用的麻醉类镇痛药有吗啡、哌替啶和芬太尼。临床应用时，在达到有效镇痛的前提下，药物剂量易小，用药间隔时间应逐渐延长，及早停用镇痛剂有利于胃肠动力的恢复。硬膜外阻滞可留置导管数日，连接镇痛泵以缓解疼痛，特别适合于下腹部手术和下肢手术的患者。

2. 恶心、呕吐　早期常见原因是麻醉反应，待麻醉作用消失后即可停止。如腹部手术后反复呕吐，有可能是急性胃扩张或肠梗阻。处理时除了应用镇静、镇吐药物减轻症状外，应着重查明原因，进行针对性治疗。

3. 腹胀　术后早期腹胀一般是由于胃肠道蠕动受抑制，肠腔内积气所致，随着胃肠道蠕动恢复，肛门排气后，即可自行缓解。胃和空肠术后，上消化道推进功能的恢复需 2～3 日，右半结肠需 48 小时，左半结肠需 72 小时。如手术后数日仍未排气，兼有腹胀、肠鸣音消失，可能是肠麻痹；腹胀伴有阵发性绞痛，肠鸣音亢进，考虑早期肠粘连或其他原因（如腹内疝等）所引起的机械性肠梗阻。应做进一步检查和处理。若严密观察下，经非手术治疗不能好转者，尚需再次手术。

4. 呃逆 呃逆的原因可能是神经中枢或膈肌直接受刺激引起。手术后发生呃逆者并不少见，多为暂时性，但有时可为顽固性。手术后早期发生者可采用压迫眶上缘，短时间吸入二氧化碳，抽吸胃内积气、积液，给予镇静或解痉药物等措施。施行上腹部手术后如果出现顽固性呃逆，要特别警惕膈下积液或感染的可能。此时应做影像学检查明确诊断及时处理。

5. 尿潴留 多发生于肛门直肠和盆腔手术后的老年患者及不习惯在床上排尿的患者。处理时应安定患者情绪，如无禁忌，可协助患者坐于床沿或立起排尿，下腹部热敷，轻柔按摩，用止痛镇静药解除切口疼痛，或用氯贝胆碱等刺激膀胱壁层肌收缩药物，都能促使患者自行排尿。如采用上述措施无效，则可在严格无菌技术下进行导尿。

三、术后并发症及处理

1. 术后出血 术中止血不完善，创面渗血未完全控制，原痉挛的小动脉断端舒张，结扎线脱落等，都是造成术后出血的原因。

术后出血可以发生在手术切口、空腔器官及体腔内。手术后最初数小时覆盖切口敷料被血渗湿，打开敷料后见伤口有血液持续涌出，就应疑有切口出血；腹腔手术后24小时之内出现休克，就应考虑内出血；胸腔手术后从胸腔引流管内每小时引流出血液量持续超过100mL，就提示有内出血。术后早期出现循环功能改变的各种临床表现，应警惕有内出血的可能。手术时务必严格止血，结扎规范牢靠，切口关闭前务必检查手术野有无出血点是预防术后出血的要点。若确诊术后出血，须再次手术止血。

2. 切口裂开 切口裂开可以发生在全身各个部位，但多见于腹部及肢体邻近关节部位。主要原因：营养不良，组织愈合能力差；切口缝合技术有缺陷；腹腔内压力突然增高。切口裂开常发生于术后1周左右，往往在患者一次腹部突然用力时，自觉切口疼痛和突然裂开，肠或网膜脱出，大量淡红色液体自切口流出。发现切口完全裂开时要立刻用无菌敷料覆盖切口，送手术室，在良好的麻醉条件下重新缝合，同时加用减张缝线。切口部分裂开的处理，按具体情况而定。

3. 切口感染 切口感染的原因除了细菌侵入外，还与血肿、异物、局部组织血供不良、全身抵抗力削弱等因素有关。表现为术后3～4日，切口疼痛加重，或减轻后又加重，并伴有体温升高，切口局部红、肿、热和压痛，或有波动感等典型体征。有疑问时，可局部穿刺，或拆除部分缝线。分泌物应做细菌学检查，以便明确诊断，并为选择有效抗生素提供依据。

4. 术后肺炎与肺膨胀不全 常发生在胸、腹部大手术后，多见于老年人、长期吸烟和患有急、慢性呼吸道感染者。肺膨胀不全最常发生在术后48小时之内，如超过72小时，肺炎则不可避免,但多数患者都能自愈。如术后并发肺膨胀不全要鼓励患者深吸气,勤翻身,解除支气管阻塞,使不张的肺重新膨胀,教会患者咳痰,痰液黏稠不易咳出者可使用蒸汽吸入、超声雾化器或口服痰液稀释剂等。

5.下肢深静脉血栓形成 危险因素包括年龄在 40 岁以上、肥胖、静脉曲张、吸烟、高黏血症,尤其是大手术后长期卧床或制动的患者。因下肢静脉回流受阻,表现为下肢肿胀、疼痛、压痛,浅静脉扩张,患肢皮温升高等。一旦血栓脱落,随血流进入肺动脉可引起急性肺栓塞。因此对有静脉血栓形成高危因素的患者应积极预防,适当给予抗凝、祛聚药物,鼓励患者早期下床活动,尤其是下肢的主动或被动活动,促进血液回流。下肢深静脉血栓形成后需卧床休息、抬高患肢以减轻水肿,给予祛聚、抗凝、溶栓等治疗。

项目八 心肺脑复苏

【学习目标】

1.掌握心肺脑复苏概念、心搏呼吸骤停的识别、心肺脑复苏的程序及基本技能。

2.熟悉高级生命支持及复苏后的治疗原则、复苏药物的应用。

3.了解急救生存链。

案例导入

患者,男性,45 岁,晨练过程中突发胸闷、晕厥,你作为急救医师随急救车来到现场。体格检查:呼之不应,口唇发绀,颈动脉搏动消失,无自主呼吸,心音听不到。

问题:在现场应采取何种急救措施?

一、概述

心肺脑复苏(CPCR)是针对各种原因导致的心搏呼吸骤停造成机体组织细胞缺血缺氧和器官衰竭所采取的心脏按压、人工呼吸等以恢复患者的循环、呼吸和中枢神经功能的急救医疗措施。凡能导致心搏出量减少、冠状血管灌流量下降、心律失常、气道阻塞、心肺功能衰竭的各种因素,均可引起心跳、呼吸停止。脑是人体对氧依赖性最大的器官之一，从心搏骤停到细胞缺血缺氧坏死的时间以脑细胞最短，心搏骤停3秒，人就会感到头晕；10～20秒可发生晕厥或抽搐；30～45秒可出现昏迷；60秒后呼吸停止；4～6分钟脑组织开始发生不可逆损害；8分钟出现脑死亡，呈"植物状态"。因此，CPCR成功率与开始复苏的时间密切相关，心肺复苏应力争在心脏停止后4分钟内的黄金时间进行。成功的心肺复苏是脑复苏的前提，而脑复苏又是心肺复苏的关键。

CPCR分为三个阶段，即基本生命支持、高级生命支持和复苏后治疗。

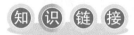

急救生存链1992年美国心脏协会（AHA）首次提出急救生存链，是指对突然发生的心搏骤停的成年患者通过遵循一系列规律有序的步骤所采取的规范有效的抢救措施，将这些抢救措施序列以环链形式连接起来构成了一个挽救生命的"生存链"。2015年10月15日，美国心脏学会（AHA）在2010版心肺复苏指南的基础上进行了更新。《2015AHA心肺复苏及心血管急救指南更新》成人生存链分为两条：一链院外救治体系，二链院内救治体系。其每条生存链均为5个环节组成，一链院外救治体系（图3-4a）：识别和启动应急反应系统—即时高质量心肺复苏—快速除颤—基础及高级急救医疗服务—高级生命维持和骤停后护理；二链院内救治体系（图3-4b）：监测和预防—识别和启动应急反应系统—即时高质量心肺复苏—快速除颤—高级生命维持和骤停后护理（图3-4）。

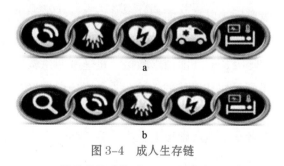

图3-4　成人生存链

a.一链院外救治体系　b.二链院内救治体

二、基本生命支持

基本生命支持（BLS）是心搏骤停后挽救患者生命的基本急救措施，又称初期复苏或心肺复苏（CPR），其程序为CABD（图3-5），其主要任务是迅速有效地恢复生命器官特别是心和脑的血液灌注和供氧。在心脏停搏后 4 分钟内开始复苏，8 分钟内开始后期复苏者的恢复出院率高。

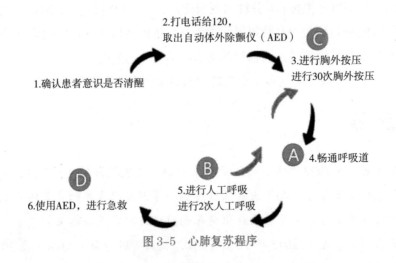

图 3-5　心肺复苏程序

（一）迅速识别心搏骤停和启动紧急医疗服务系统（EMSS）

1. 判断现场环境　评估现场是否安全、发生事故的原因和受伤人数等。急救者要做好自我防护，如现场安全无危险因素存在应就地实施抢救。

2. 判断患者意识和启动 EMSS　时间是心肺脑复苏成功与否的关键，因此，为了避免在判断过程中花费过多时间，专业救治人员力争在 10 秒内同时迅速准确检查患者的呼吸和脉搏。非专业救治人员如果发现有人突然神志丧失或晕厥，可以用一定力量拍打其双肩，拍打的同时在其耳边大声呼喊或问话，若患者无反应，即可初步确定患者意识丧失。急救者宜在打开患者呼吸道后，以耳及面颊贴近其口鼻，头偏向患者胸部，如听不到气流通过的声音，需要观察其胸廓有无起伏动作，即可确定患者有无呼吸。一经初步确定患者意识丧失、无呼吸或异常呼吸，应立即请求救援。迅速呼叫急救中心并启动急救医疗服务系统（EMSS），使患者得到最快和最佳的救治。求救时应向调度员说明事发现场的具体地点、发生经过及伤者人数、伤者病情、已采取的急救措施等。

3. 取复苏体位　置患者于平地或硬板上，头、颈、躯干平直无扭曲，两上肢放置于身体两侧，解开患者上衣，充分暴露胸部。

4. 判断患者有无心搏　急救者双膝跪地于患者一侧，用一手示、中指触及气管正中部位，两手指向旁滑移 2～3cm 至甲状软骨和胸锁乳突肌之间的凹陷，稍加力度触摸颈动脉有无搏动。检查时间一般不超过 10 秒，不可用力压迫颈动脉以免刺激颈动脉窦导致迷走神经兴奋，反射性地引起心搏骤停，如 10 秒内不能确定有无脉搏，即应实施胸外按压。

（二）心脏按压

心脏按压术是现场或紧急状态下以间接或直接按压心脏建立人工循环，有效维持心脏的被动充盈和血液搏出，并诱发心脏自律性搏动的方法。其目的是预防重要生命器官因长时间的缺血、缺氧导致的不可逆损害，并最终恢复心脏的自主搏动及机体循环功能。心脏按压术有胸外心脏按压、经腹膈下按压、开胸心脏按压，其中以胸外按压较为常用。

胸外心脏按压适用于各种原因导致的心脏骤停患者，但对于胸壁开放性损伤及肋骨骨折、心脏压塞、张力性气胸、重度二尖瓣狭窄、心脏瓣膜置换术后、胸廓或脊柱严重畸形、晚期妊娠、大量腹水患者不宜使用。心脏骤停可表现为：心室纤颤（VF）、无脉性室性心动过速（PVT）、无脉性心电活动（PEA）和心搏停止。不管何种原因引起的心搏骤停，都可导致组织细胞缺血缺氧。因此，尽早建立有效的人工循环，能预防生命重要器官因较长时间的缺血缺氧而导致的不可逆改变。胸外心脏按压是 CPR 的重要措施，一经确定心搏骤停，立即给予胸外按压。

1. 胸外心脏按压　在胸骨上施压，使心脏（或胸腔）的容积改变，从而推动血液循环的方法，称为胸外心脏按压。近年来有研究者认为：胸外心脏按压压迫胸壁所致的胸内压改变在急救中发挥了重要作用。但无论其机制如何，只要正确操作即能建立暂时的人工循环，动脉压可达 80～100mmHg，足以防止脑细胞的不可逆损害。

（1）按压要点

①患者体位：患者去枕取平卧位，于硬板床或地上，松解衣扣及腰带。术者立于或跪于患者一侧。

②按压部位：胸骨中下 1/3 交接处，成人为两乳头连线与胸骨交叉处，或示指、中指沿肋缘向上触摸至剑突上两横指处。

③按压手法：将一手掌根部置于按压点，另一手掌根部覆于前者之上，双手指相互紧扣，手指向上方翘起离开胸壁，身体前倾，两臂伸直，借助自身重力通过双臂和双手掌，垂直向胸骨加压，然后立即放松，使胸廓自行恢复原位，按压和放松时间一致，比例为 1：1，为使每次按压后胸廓充分回弹，实施者必须避免在按压间隙依靠在患者胸上。儿童只用单手按压即可；婴儿用示指和中指两指尖按压即可。

④按压深度：按压力度使成人胸骨下陷至少 5cm，但不超过 6cm（图 3-6），婴儿约 4cm，儿童约 5cm。

⑤按压频率：100～120 次 / 分钟。按压过程中无论是单人还是双人复苏，按压 / 通气比均为 30：2，每个周期为 5 组，30：2 时间大约为 2 分钟。

（2）胸外按压的有效标志　①监测呼气末 CO_2 分压（$P_{ET}CO_2$）；②触及颈动脉或股动脉恢复搏动并测到血压，

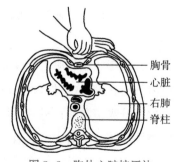

胸骨
心脏
右肺
脊柱

图 3-6　胸外心脏按压法

肱动脉收缩压 ≥ 60mmHg；③发绀的皮肤黏膜转红润；④有尿液流出或尿量增加。其中 $P_{ET}CO_2$ 对于判断胸外心脏按压的效果更为可靠，$P_{ET}CO_2$ 升高表明心排出量增加，肺和组织的灌注改善。另外，瞳孔的变化也可作为复苏效果的参考。如心脏按压过程中瞳孔立即缩小并有对光反射者，预后较好；瞳孔始终完全散大且角膜呈灰暗色者，预后一般不良。

2. 开胸心脏按压　如因心肺复苏操作不正确，胸外按压部位和手的姿势不正确，用力过猛或老龄患者骨质松脆导致肋骨骨折、胸骨骨折、血气胸、心包积血或填塞、肝脾破裂等，在条件许可时应及时改为开胸心脏按压。开胸直接心脏按压更容易增加心肌和脑组织的灌注压和血流量，有利于自主循环恢复和脑细胞的保护。但开胸心脏按压要求的条件和技术比较高，且难以立即开展，可能会延迟复苏时间。胸外心脏按压效果不佳并超过 10 分钟者，只要具备开胸条件，应采用开胸心脏按压。尤其在手术室内，应于胸外心脏按压的同时，积极做开胸的准备，一旦准备就绪而胸外心脏按压仍未见效时，应立即行开胸心脏按压。

（三）呼吸道管理

昏迷患者易发生舌后坠、分泌物积聚在呼吸道内、呕吐吸入或其他异物导致呼吸道梗阻。由于呼吸是维持机体新陈代谢和其他功能活动所必需的基本生理过程之一，一旦呼吸停止，生命也将终结。因此，保持呼吸道通畅是人工呼吸的首要条件。在施行人工呼吸前必须清除呼吸道内的异物或分泌物。消除因舌根后坠引起的呼吸道梗阻，用抬颈法或（和）仰头提颏法（图3-7）。有条件时（后期复苏）可通过放置口咽或鼻咽通气道、气管内插管、气管切开等办法，以维持呼吸道通畅。

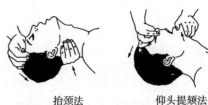

抬颈法　　　　仰头提颏法

图 3-7　开放气道

（四）人工呼吸

在实施 CPR 过程中，应按 CAB 程序有序进行，先心脏按压 30 次，再行人工呼吸 2 次。人工呼吸与心脏按压同样重要。有效的人工呼吸，能保持患者的 PaO_2 和 $PaCO_2$ 接近正常。

1. 徒手人工呼吸　现场以口对口人工呼吸效果最好，遇电击张口困难患者可采取口对鼻吹气。在施行口对口人工呼吸时，先将患者的头后仰，并一手将其下颌向上、后方钩起以保持呼吸道顺畅；另一手压迫于患者前额保持头部后仰位置，同时以拇指和示指将患者的鼻孔捏闭。然后术者深吸一口气，张嘴对准患者口部并将其完全包裹，然后将气用力吹入，以胸廓升起为准。每次送气的时间应大于 1 秒（图3-8），每 6 秒一次呼吸，每次吹气须使患者胸廓隆起，每次吹气后将口移开及松开捏闭鼻孔的手指，并做深吸气，此时患者凭其胸廓的弹性被动地完成呼气，此时潮气量 500 ～ 600mL，尽量避免过度通气。注意，不能因人工呼吸而中断心脏按压。

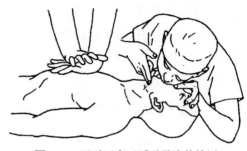

人工呼吸的有效指征：①吹气时看到患者胸廓明显升起，患者胸廓复原被动排气时应能感觉到呼出气声。②与有效的胸外按压配合，能看到患者面色、唇色由苍白、发绀转为红润。

图 3-8　口对口人工呼吸及胸外按压

2.简易人工呼吸器和机械通气　主要用于高级生命支持和复苏后治疗，须由专业人员使用。凡便于携往现场施行人工呼吸的呼吸器都属于简易呼吸器，例如临床常用的面罩—呼吸囊。人工呼吸器是由面罩、呼吸活瓣和呼吸囊组成。利用机械装置（呼吸机）辅助或取代患者的自主呼吸，称机械通气。进行机械通气，必须有人工气道，主要用于医院内、ICU 或手术室等固定医疗场所。

（五）电除颤

电除颤有同步直流电除颤和非同步直流电除颤两种治疗模式。非同步直流电除颤在心室颤动和心室扑动等急救状态下应用。

1.适应证　在心脏停搏中以心室纤颤的发生率最高。电除颤是目前治疗室颤和无脉室速的最有效方法。室颤后 4 分钟内、CPR 8 分钟内除颤可使预后明显改善。因此，凡具备除颤条件者，应尽快施行电除颤。室颤有细颤和粗颤之分，如不能将细颤转变为粗颤，治疗效果不佳。初期复苏的各种有效措施再加注射肾上腺素，一般均能使细颤转变为粗颤。

2.操作要领　电除颤是以一定量的电流冲击心脏，使室颤终止的方法。如果已开胸，可将电极板直接放在心室壁上进行电击，称胸内除颤。当监测到心室颤动时应立即行电除颤。首次胸外除颤所需电能成人首次 ≤ 200J，第二次增至 200 ～ 300J，第三次可增至 360J；小儿为 2J/kg 开始，第二次至少为 4J/kg，最大不超过 10J/kg。胸内除颤成人为 10 ～ 40J，小儿为 5 ～ 20J。胸外除颤时，先充分暴露患者胸壁，将除颤机接通电源，选择按非同步按钮，将能量调节按钮调节至 200J，打开监视器。取下除颤电极板，均匀涂抹导电糊，将两个电极板，一个置于胸骨右缘的第 2 ～ 3 肋间，一个置于胸前心尖部，按下充电按钮，充电到指定功率，确认无人与患者及病床接触后，同时按压两个电极板的放电电钮。此时患者身躯和四肢抽动一下，立即听诊心脏并观察心电监测，观察患者的心律是否转为窦性心律。除颤后应立即行胸外按压和人工呼吸。

（六）复苏的有效指标

CPR 可以采用"听、看、感觉"和触摸颈动脉搏动检查呼吸与循环恢复情况。急救者操作每隔 2 分钟应检查一次生命体征，每次检查的时间不得超过 10 秒，如未成功，则继续进行 CPR，如此反复进行直至自主循环恢复，否则复苏无效。心肺复苏有效指标：

1. 皮肤黏膜颜色由发绀转为红润。

2. 可见患者眼球活动，瞳孔由大变小并有对光反射，睫毛有反射，甚至肢体开始活动。

3. 恢复自主呼吸。

4. 能触及大动脉搏动。

三、高级生命支持

高级生命支持（ALS）是基本生命支持的继续，通常在专业急救人员到达现场或在医院内进行，是借助于器械和设备、先进的复苏技术和药物以争取最佳疗效的复苏阶段，是生存链中的重要环节。

（一）呼吸支持

复苏时，如有条件应尽早建立高级人工气道给予患者呼吸支持。适时建立人工气道更有利于心脏复苏，常用方法：气管内插管、气管切开术等。其中气管内插管急救是最可靠、最有效的通气方法。而对于不适宜气管内插管者，可施行气管切开术以保持呼吸道的通畅。有条件者可连接多功能呼吸器，不仅能进行有效的机械通气，而且能纠正患者的某些病理生理状态，起到呼吸治疗的作用。

（二）密切监测

识别心搏骤停的原因，如低血容量、低氧血症、酸中毒、低 / 高钾血症、心肌梗死、原发性心律失常、肺栓塞等，并鉴别诊断，以确定有特殊治疗的、可逆转的病因。同时尽早给予复苏监测。主要监测内容包括：

1. 监测生命体征　维持最低收缩压 ≥ 90mmHg。

2. 心电图　针对心搏骤停患者尽早给予心电监测，监护心律失常的再发，为进一步治疗提供依据。心脏停搏时的心律可能是心搏停止，也可能是心室纤颤。其临床表现虽然相同，但治疗却不相同。只有心电图（或开胸直视）才能对二者进行鉴别。在复苏过程中还可能出现其他心律失常，心电图监测可以明确性质，为治疗提供极其重要的依据。

3. 呼气末 CO_2 分压（$P_{ET}CO_2$）　当 $P_{ET}CO_2 < 10$mmHg 提示预后不良。自主循环恢复后，维持 $P_{ET}CO_2$ 在 35 ~ 40mmHg，P_aCO_2 40 ~ 50mmHg。当 $P_{ET}CO_2 > 20$mmHg 时，提示组织灌注得到改善；当自主循环恢复时，最早的变化是 $P_{ET}CO_2$ 突然升高，可达 40mmHg 以上。因此，在复苏过程中连续监测 $P_{ET}CO_2$ 可以判断胸外心脏按压的效果，能维持 $P_{ET}CO_2 > 10$mmHg 表示心脏复苏有效。

4. 冠状动脉灌注压（CPP）和动脉血压　CPP 为主动脉舒张压与右房舒张压之差，

但在 CPR 期间很难监测，而动脉血压临床常用。如胸外心脏按压时，动脉舒张压低于 20mmHg 时，自主循环很难恢复，应提高 CPR 质量，或同时应用肾上腺素或血管加压素。

5. 中心静脉血氧饱和度（$ScvO_2$） 正常值为 70% ～ 80%，是反映组织氧平衡的重要参数。如 $ScvO_2 > 40\%$，则有自主循环恢复的可能；如 $ScvO_2$ 在 40% ～ 72% 之间，自主循环恢复的概率逐渐增大；如 $ScvO_2 > 72\%$ 时，自主循环可能已经恢复。

（三）药物治疗

复苏用药的目的是为了激发心脏复跳并增强心肌收缩力，防治心律失常，调整酸碱失衡，补充体液和电解质。首选给药途径为经静脉或骨内注射，骨髓腔内有不会塌陷的血管丛通路，在不能建立静脉通道时，可以采用骨髓内给药。静脉可选择中心静脉或肘静脉，骨内注射可选择胫骨前、粗隆下 1 ～ 3cm 处垂直刺入胫骨，注射器回抽可见骨髓即穿刺成功，效果与经静脉给药相当。在患者已行气管内插管而尚未开放静脉通道前，可经气管内给予复苏药物。剂量应是静脉给药剂量的 2 ～ 2.5 倍，并用 5 ～ 10mL 生理盐水或注射用水稀释后注入气管内。肾上腺素、利多卡因和阿托品都可经气管内给药，而碳酸氢钠、氯化钙不能经气管内给药。注药后立即行人工呼吸，使药物弥散到两侧支气管系。借助一细导管经气管内导管深入到支气管内注药的效果最好。

1. 肾上腺素 是心肺复苏的首选药物。具有 α 与 β 肾上腺能受体兴奋作用，有助于自主心律的恢复。其 α 受体兴奋作用可使外周血管阻力增加，而不增加冠脉和脑血管的阻力，因而可增加心肌和脑的灌流量；能增强心肌收缩力，使心室纤颤由细颤转为粗颤，提高电除颤成功率。在心脏按压的同时用肾上腺素能使冠状动脉和心内、外膜的血流量明显增加，并增加脑血流量。每次静脉用量为 0.5 ～ 1.0mg 或 0.01 ～ 0.02mg/kg，必要时每 3 ～ 5 分钟可重复一次。

2. 血管加压素 又称抗利尿激素。是非肾上腺素能外周缩血管药物。在复苏中的作用与标准剂量肾上腺素无明显优势。

3. 利多卡因 是治疗室性心律失常的有效药物，尤其适用于治疗室性早搏或阵发性心动过速，抑制心室异位节律，提高室颤阈值。用于治疗因心室颤动或无脉性室性心动过速引起的心搏骤停。对于除颤后又复心室纤颤而需反复除颤的患者，利多卡因可使心肌的应激性降低，或可缓解心室纤颤的复发。常用剂量为 1 ～ 1.5mg/kg，缓慢静脉注射，必要时可重复应用，亦可以 2 ～ 4mg/min 的速度连续静脉滴注。

4. 胺碘酮 属于Ⅲ类抗心律失常药物。作用于钠、钾、钙离子通道，延长心肌细胞动作电位，并有 α 与 β 肾上腺能受体阻滞功能，在 CPR 时，如果室颤或无脉室速对电除颤、CPR 或血管加压药无效，可考虑应用胺碘酮。成人初始剂量 300mg（或 5mg/kg）溶入 20 ～ 30mL 生理盐水静脉注射，3 ～ 5 分钟后再静脉注射 150mg，维持剂量 1mg/min

持续 6 小时。每日总量不超过 2g。

5. 阿托品 对副交感神经有直接阻断作用，能降低心肌迷走神经的张力，提高窦房结的兴奋性，促进房室传导，对窦性心动过缓和房室传导阻滞有较好的疗效。阿托品对呼吸道平滑肌的松弛作用和抑制腺体分泌有助于改善通气。而对于严重心肌缺血引起的心脏静止和 PEA，最有效的方法是心脏按压及应用肾上腺素。

6. 氯化钙 氯化钙可使心肌收缩力增强，延长心脏收缩期，并可提高心肌的激惹性。但临床研究发现，钙剂在促进心脏静止和 PEA 的恢复中几乎没有任何效果。因此，心搏骤停不是应用钙剂的适应证，但在合并高钾血症、低钙血症、低镁血症时可考虑应用氯化钙。成人常用 10% 氯化钙 2.5 ～ 5mL 或 2 ～ 4mg/kg。

7. 碳酸氢钠 复苏时不主张常规使用碳酸氢钠，因为在心脏按压时心排出量很低，通过人工气道虽然可以维持动脉血的 pH 接近正常，但静脉血和组织中的酸性代谢产物及 CO_2 不能排出，导致 PCO_2 升高和 pH 降低。如果给予碳酸氢钠，可解离出更多的 CO_2，使 pH 更低，而 CO_2 的弥散力很强，使脑组织和细胞内产生更加严重的酸中毒。故最好根据血液 pH 及动脉血气分析结果来指导应用。仅用于一些特殊情况，如原本就有代谢性酸中毒、高钾血症、三环类抑郁药过量。方法：首次剂量为 1mmol/kg，静脉注射，以后可根据动脉血气测定结果调整剂量。

四、复苏后治疗

复苏后治疗（PCAC）是进一步生命支持的延续。此阶段是心搏骤停患者自主循环和呼吸恢复后的治疗。发生心搏骤停的患者，采取高质量的心肺脑复苏后，自主循环恢复可对脑、心、肺、肾、胃肠道等造成再灌注损伤。有时心搏骤停仅 4 分钟，却因细胞缺血缺氧，复苏患者往往有数小时至数日的多系统器官功能不全或衰竭。因此，应密切监测病情变化，维持良好的呼吸和适度的血压、控制感染、减少肺损伤。尤其是缺血缺氧性脑病损伤。

（一）维持良好的呼吸功能

复苏后应对呼吸系统进行详细检查并做胸肺 X 线片，以判断气管内插管的位置，有无肋骨骨折、气胸及肺水肿。如果自主呼吸未恢复、有通气或氧合功能障碍者，应进行机械通气治疗。并根据血气分析结果调节呼吸器，维持 SpO_2 在 94% ～ 96%、PaO_2 为 100mmHg 左右；$PaCO_2$ 为 40 ～ 45mmHg。

（二）维持血流动力学稳定

循环功能的稳定是一切复苏措施有效的先决条件，复苏后期必须严密监测循环功能。血流动力学监测十分必要，重症患者应监测 ECG、动脉压、CVP 及尿量，必要时应放置 Swan–Ganz 漂浮导管监测 PCWP 和心排出量以指导临床治疗。维持血压在正常或稍高于正常水平为宜，平均动脉压 ≥ 65mmHg，$ScvO_2$ ≥ 70% 有利于脑内微循环血流的重建。复苏后期可能仍需要应用某些药物来支持循环功能，其目的是为了给其他更重要的治疗措施创造条件，但不能完全依赖药物，并应及早脱离这些支持。只有在不需要任何药物的支持下仍能保持循环功能正常时，才能视为循环功能确已稳定。

（三）多器官功能障碍或衰竭的治疗

多器官功能障碍是指急性疾病过程中两个或两个以上的器官或系统同时发生或序贯出现的功能障碍，以至于在无干预治疗的情况下不能维持内环境的稳定。因此，复苏后应做好各脏器功能的监测，如心、肺、肾、胃肠、肝、脑等，以便早期发现脏器功能的改变和及时进行治疗。

（四）脑复苏

为防治心脏停搏后缺氧性脑损伤，以保护神经功能为目的所采取的救治措施称为脑复苏，近代 CPCR 是以患者完全恢复智能、生活和工作能力为最终目的。因此，及早高质量的 CPR 和电除颤是脑复苏最初最重要的措施，尽早采取脑复苏的综合治疗是进一步生命支持和延续生命支持的重点。脑复苏的主要任务是防治脑水肿和颅内压升高，以减轻或避免脑组织的再灌注损伤，保护脑细胞的功能。

1. 低温疗法 低温是脑复苏综合治疗的重要组成部分，对脑和其他器官功能都有作用保护，对于心搏骤停自主循环恢复后仍处于昏迷者，即对于口头指令没有反应者，都主张进行低温治疗。

（1）适应证 心跳停搏时间较久（> 4 分钟），自主循环已恢复仍处于昏迷者或患者呈现体温快速升高或肌张力增高者，应予降温；而对于心脏停搏未超过 3 ～ 4 分钟或患者已呈软瘫状态时，则不适宜于低温疗法。

（2）降温幅度 降温幅度以使肌张力松弛，呼吸、血压平稳为准。2015 年 AHA 心肺复苏指南推荐，对于院外、因室颤发生的心搏骤停，经 CPR 已恢复自主循环但仍处于昏迷的成年患者，为帮助患者预防大脑退化损伤，目标温度管理范围可以扩宽到 32 ～ 36℃并维持至少 24 小时。

（3）复温原则 当患者神志开始恢复，尤其是听觉恢复后即开始复温。有的 24 小时后即恢复；如 24 小时仍未恢复者，可持续低温 72 小时，但一般不超过 5 天。复温时只需逐步减少冰袋使体温缓慢回升即可，降温所用的辅助药则宜于体温恢复 1 ～ 2 日后再行停药。

2. 防治脑水肿 只要循环和肾功能良好，尽早使用脱水剂，防治脑水肿。脱水一般以渗透性利尿为主，20% 甘露醇是防治脑水肿首选药，每次 0.5 ～ 1.0mg/kg，每 24 小时 4 ～ 6 次，快速静脉滴入。应用甘露醇时应注意防止急性肾衰竭和水、电解质紊乱。必要时加用袢利尿药呋塞米 20 ～ 40mg 肌内或静脉滴注，每 24 小时 3 ～ 4 次静脉注射。脑水肿一般在第 3～4 天达到高峰，因此脱水治疗至病情稳定，脑水肿消除后逐渐将脱水剂减量至停药。使用时应注意预防消化道出血、低血钾、尿潴留、感染扩散等并发症。

3. 促进脑血流灌注　脑血流量取决于脑灌注压，脑灌注压为平均动脉压与颅内压之差。因此，适当提高动脉压，能降低颅内压和防治脑水肿。目前，脱水、低温和肾上腺皮质激素的应用仍是防治急性脑水肿和降低颅内压的重要措施，但适当的血液稀释（HCT为 30%～35%）有利于改善脑血流灌注，促进神经功能的恢复。

4. 药物治疗　可选用三磷腺苷（ATP）、辅酶 A（CoA）、脑活素等改善脑代谢、促使患者意识苏醒。肾上腺皮质激素在脑复苏治疗中有很多优点，但临床应用仍有争议。实验研究中激素能缓解神经胶质细胞的水肿，临床经验认为激素对于神经组织水肿的预防作用似较明显，但对于已经形成的水肿，其作用则难以肯定。一般使用 3～4 日即可全部停药，以免发生并发症。

5. 高压氧疗法　心肺复苏后，呼吸循环不稳定、末梢发绀、全身缺氧明显、脑缺氧 - 脑水肿 - 颅内增高的恶性循环不能阻断、缺氧性抽搐反复发作而止痉不满意者，均可考虑应用高压氧治疗。高压氧疗法可增加血氧含量、血氧张力和氧弥散率，有利于改善全身缺氧；脑组织氧供改善可中断脑缺氧 - 脑水肿恶性循环；高压氧结合低温疗法可使循环阻断的安全时限明显延长，有利于防止急性脑缺氧；高压氧下椎动脉血流增加，网状激活系统和脑干氧分压相对增高，有利于改善觉醒状态和生命功能活动，促进意识的恢复。

项目九　外科患者的营养支持

【学习目标】

1. 掌握肠内营养和肠外营养的适应证、输注方法及并发症的处理。

2. 熟悉肠内营养和肠外营养的概念及制剂。

3. 了解外科患者的代谢特点及营养需求。

4. 具备对患者营养代谢做出正确诊断及选择并制订切实可行的支持计划的能力。对不同类型的患者提供合适的治疗方案，告知患者营养支持的必要性，并对患者进行科学的饮食指导。

案例导入

患者，男，54 岁。肝癌晚期术后，行锁骨下静脉穿刺置管输注营养液治疗。置管后第 8 天，患者出现寒颤、高热、烦躁，而后出现休克。

问题：**1.** 该患者的诊断是什么？

2. 如何处理该患者目前的情况？

一、概述

机体良好的营养状态和正常代谢是维持生命活动的重要保证。任何营养不良或代谢紊乱都可以影响组织及器官功能，甚至导致器官功能衰竭。自 20 世纪 80 年代以来，营养支持广泛用于临床，效果突出，挽救了许多危重患者的生命。营养支持（NS）是指在饮食摄入不足或不能正常进食的情况下，通过消化道或静脉将特殊制备的营养物质送入患者体内的治疗方法，包括肠外营养和肠内营养两种。

（一）人体的基本营养代谢

人体在正常情况下的物质代谢是通过碳水化合物、蛋白质和脂肪等营养物质在体内的分解代谢与合成代谢而获得能量。为人体提供能量则是食物的主要营养功能。

1. 碳水化合物　主要功能是提供能量，同时也是细胞结构的重要成分。正常情况下，维持机体正常功能所需的能量中 55%～65% 由碳水化合物供给。人体大脑神经组织等则完全依赖葡萄糖氧化供能，但糖原的储备有限，在饥饿状态下仅能供 12～24 小时之用。

2. 蛋白质　组成蛋白质的基本单位是氨基酸。其主要功能是参与合成细胞成分以实现组织的自我更新和修复，或用于合成酶、激素等生物活性物质。而为机体提供能量则是氨基酸的次要功能。只有在长期不能进食或机体极度消耗时，机体才会依靠组织蛋白质分解所产生的氨基酸供能，以维持必要的生理功能。

3. 脂肪　脂肪在机体的储能形式是甘油三酯，是机体的重要能量来源。其主要生理功能是储存能量及氧化供能。此外，脂肪还有保持体温、保护内脏、协助脂溶性维生素吸收的功能。正常人生理活动所需能量的 17%～25% 由脂肪供给，空腹时机体 50% 以上的能量来自脂肪的氧化。1g 甘油三酯彻底氧化可产生 38kJ 的能量，而 1g 蛋白质或碳水化合物只产生 17kJ 的能量。相同重量的甘油三酯产生的代谢能是糖原的 6 倍。因此，脂肪是禁食、饥饿时体内能量的主要来源。

（二）创伤与感染的代谢变化与营养需求

创伤、感染等应激状态下，机体代谢变化的特征为静息能量消耗增高、高血糖及蛋白质分解增强。

1. 静息能量消耗（REE）的代谢变化　创伤和感染时视其严重程度 REE 可增加 20%～30%；大面积烧伤可增加 50%～100%；通常的择期手术，REE 增加 10% 左右。

2. 碳水化合物的代谢变化　应激状态下，内源性葡萄糖异生明显增强。机体对糖的利用率下降，组织器官葡萄糖的氧化作用下降，外周组织对胰岛素抵抗，从而造成高血糖、糖尿。

3.蛋白质的代谢变化 蛋白质分解增加，尿氮排出增加，出现负氮平衡，其程度和持续时间与创伤应激程度、创伤前营养状况、患者年龄、应激后营养摄入有关。

4.脂肪的代谢变化 脂肪是应激患者的重要能源，创伤应激时机体脂肪组织的分解增强，其分解产物可作为糖异生作用的前体物质，从而减少蛋白质分解，保存机体蛋白质，对创伤应激患者有利。

（三）营养状态评定

营养状态评定是通过临床检查、人体测量和实验室检查等方法评估患者机体营养状态，既可诊断患者营养不良的程度，又是营养支持治疗效果的客观指标。

1.临床检查 是通过病史采集和细致的体格检查评定患者是否存在营养不良。病史采集包括患者的病史、膳食情况、用药史、生理功能史等。通过体格检查可以及时发现肌肉萎缩、毛发脱落、皮肤损害、水肿或腹水、必需脂肪酸及维生素缺乏的体征。

2.人体测量 是临床上应用最广泛的营养评定方法。

（1）体重和身高 体重是机体脂肪组织、水和矿物质的总和。通常采用实际体重占理想体重的百分比来表示。理想体重（kg）= 身高（cm）–105 或 100（男或女）。实际体重占理想体重百分比（%）=（实际体重 / 理想体重）×100%。结果评定：80% ～ 90% 为轻度营养不良，70% ～ 79% 为中度营养不良，0% ～ 69% 为重度营养不良，110% ～ 120% 为超重，> 120% 为肥胖。

（2）体重指数（body mass index，BMI） 体重指数（BMI）反映蛋白质热量营养不良及肥胖症的可靠指标。体重指数（BMI）= 体重（kg）/ 身高^2（m^2）正常值为 19 ～ 25，27.5 ～ 30 为轻度肥胖，30 ～ 40 为中度肥胖，> 40 为重度肥胖。17.0 ～ 18.5 为轻度营养不良，16 ～ 17 为中度营养不良，< 16 为重度营养不良。

（3）三头肌皮皱厚度和上臂周径测量 通过三头肌皮皱厚度和上臂周径可以推算机体脂肪和肌肉总量，并间接反映热能的变化。

（4）握力测定 正常男性握力≥ 35kg，女性≥ 25kg。握力是营养状态评定的一个良好客观指标，是反映肌肉功能十分有效的指标。

3.实验室检查

（1）血浆蛋白 血浆蛋白是反映机体蛋白质营养状态、疾病的严重程度。较常用的血浆蛋白包括白蛋白、前白蛋白、转铁蛋白。血浆白蛋白浓度降低是营养不良最明显的生化指标，但其半衰期较长，难以评定短期营养支持的效果。前白蛋白半衰期短，是营养不良早期诊断的敏感指标。

（2）氮平衡测定 氮平衡是反映机体的蛋白质摄入与分解的平衡状况。氮平衡（g/d）

= 氮摄入量 – 排出氮（24 小时尿素氮），当氮摄入量大于排出量时，称为正氮平衡；反之为负氮平衡，以此来指导营养支持治疗。

（3）总淋巴细胞计数 测定外周血总淋巴细胞计数是评价细胞免疫功能的简易方法，其正常值为（2.5 ～ 3.0）×10⁹/L。（1.5 ～ 1.8）×10⁹/L 为轻度营养不良，（0.9 ～ 1.5）×10⁹/L 为中度营养不良，＜ 0.9×10⁹/L 为重度营养不良。

二、肠外营养

肠外营养（parenteral nutrition，PN）是通过静脉途径提供营养支持，以维持机体正常代谢的治疗方法。根据不同疾病的需要和输入途径的不同，肠外营养分为中心静脉营养和周围静脉营养。中心静脉营养又称完全肠外营养，患者需要的所有营养物质均经静脉输入；周围静脉营养仅是部分营养物质经静脉输入，是对肠内营养患者摄入不足的补充。

（一）适应证与禁忌证

1. 适应证 凡需要营养治疗，但又不能或不宜接受肠内营养治疗的患者均是肠外营养的适应证。① 1 周以上不能进食或因胃肠功能障碍或不能耐受肠内营养的患者；②通过肠内营养无法达到机体需要的目标量的患者。

2. 禁忌证 ①无明确治疗目的，或已确定为不可治愈、无复活希望而继续盲目延长治疗者；②心血管功能紊乱或严重代谢紊乱期间需要控制或纠正者；③预计进行肠外营养，其并发症的危险性大于其可能带来的益处。

（二）肠外营养制剂

肠外营养制剂的成分包括碳水化合物、脂肪乳剂、氨基酸、维生素、微量元素、电解质和水等，均系中小分子营养素。

1. 碳水化合物 葡萄糖是肠外营养的最主要能源物质，而且来源丰富、价格低廉。常用的有 5%、10%、50% 葡萄糖，供给量一般为 3.0 ～ 3.5g/（kg·d），供能约占总热量的 50%。

2. 脂肪乳剂制剂 脂肪乳剂是肠外营养中较理想的重要能源，能提供 30% ～ 50% 的总能量。目前临床上的脂肪乳剂有长链脂肪乳剂、中 / 长链脂肪乳剂、含橄榄油的脂肪乳剂及含鱼油的脂肪乳剂，不同的脂肪乳剂各有特点。其常用的有 10%、20% 和 30% 的脂肪乳剂。脂肪乳剂具有能量密度高、等渗、不从尿排泄、富含必需氨基酸、对静脉无刺激、可经外周静脉输入等优点，但若输注过快易出现发热、畏寒、胸闷、心悸、呕吐等急性反应。临床实践中输注脂肪乳剂的速度一般维持在 1.2 ～ 1.7mg/（kg·min），通常在最初的 15 ～ 30 分钟内速度不超过 1mL/min，半小时后可逐渐加快。当患者血甘油三酯＞ 4.6mmol/L 时，脂肪乳剂摄入量应减少或停用。肝功能不良的患者宜选用中 / 长链脂肪乳剂。

3. 氨基酸制剂 氨基酸制剂是肠外营养的唯一氮源，是机体合成蛋白质的底物。因此在输注氨基酸液时应考虑各种氨基酸的配比合理，才能提高氨基酸的利用率，促进蛋白质的合成。推荐氨基酸的摄入量为 $1.2 \sim 1.5g/（kg \cdot d）$，严重分解状态代谢下可增至 $2.0 \sim 2.5g/（kg \cdot d）$。在输注氨基酸时应同时提供足够的非蛋白热卡，以保证氨基酸被机体有效地利用。

4. 电解质制剂 肠外营养时需注意维持钾、钠、氯、钙、镁及磷等电解质的平衡，保持人体内环境的平衡，维护各种酶的活性和神经、肌肉的应激性。临床常用的有 $10\%KCl$、$10\%NaCl$、10% 葡萄糖酸钙、$25\%MgSO_4$ 格林福斯。根据每日急查电解质结果酌量选用。

5. 维生素及微量元素制剂 包括水溶性和脂溶性维生素及锌、铜、铁、铬、碘等微量元素，维生素及微量元素均为复方制剂。包含正常人每日基本的生理需要量，对于维持人体正常代谢和生理功能不可或缺。基因重组的人生长激素具有明显的促合成代谢作用。对于特殊患者，例如烧伤、短肠综合征、肠瘘等，同时应用生长激素能增强肠外营养的效果，利于伤口愈合和促进康复。应用时，要避开严重应激后的危重期，且不宜长期使用。

6. 全营养混合液（TNA） 将人体所需的营养要素利用无菌技术在体外先混合置入由聚合材料制成的 3L 输液袋内，称全营养混合液。目前有将 TNA 液制成三腔袋的产品，腔内分别装氨基酸、葡萄糖和脂肪乳剂，有隔膜将各成分分开，以防相互反应。临用时用手加压即可撕开隔膜，使各成分立即混合。TNA 方式提供肠外营养具有增加节氮效果、简化输液过程、节省护理时间、降低与肠外营养有关的并发症发生率、减少单瓶输注反复更换输液瓶带来的污染机会等优点。

（三）输入途径

肠外营养的输注途径主要有中心静脉和周围静脉途径。

1. 中心静脉途径 适用于需要长期（＞2周）肠外营养，需要高渗透营养液的患者。临床上常用的中心静脉途径有：颈内静脉、锁骨下静脉、经头静脉或贵要静脉插入中心静脉导管（PICC）。

2. 周围静脉途径 适用于预期只需短期（＜2周）肠外营养支持的患者。周围静脉是指浅静脉，大多数是上肢末梢静脉。周围静脉途径应用方便、安全性高、并发症少。

（四）并发症及防治

充分认识肠外营养的各种并发症，采取措施予以预防及积极治疗，是实行肠外营养的重要环节。肠外营养并发症可分为置管技术性、感染性和代谢性 3 类。

1. 置管技术性并发症 如气胸、血管损伤、神经损伤及空气栓塞等。其中，空气栓塞是最严重的并发症，一旦发生，后果严重，甚至可以导致患者死亡。熟练掌握置管技术可以预防以上并发症，操作中和操作后应严密观察患者情况，如出现胸闷、胸痛、呼吸困难、置管同侧呼吸音减弱时，应怀疑气胸或空气栓塞的发生。若怀疑是气胸应立即行胸部

X 线检查，视气胸的严重程度给予观察、胸腔抽气减压或胸膜腔闭式引流。一旦怀疑空气栓塞，立即置患者于左侧卧位，使空气进入右心室，避开肺动脉入口。空气栓塞可发生于静脉穿刺时，或因导管塞脱落或连接处脱落所致，大量空气进入可导致患者死亡。故穿刺时应置患者于平卧位，屏气；置管成功后及时连接输液管道；牢固连接；输液结束应旋紧导管塞。

2. 感染性并发症 如静脉炎、败血症、脓毒血症和肠源性感染等，其发生与置管技术、导管使用及导管护理有密切关系。肠源性感染与长期肠外营养时肠道缺少食物的刺激而影响胃肠道激素分泌引起肠黏膜萎缩、肠屏障功能减退、肠内细菌和内毒素移位有关。严密观察患者有无发热、寒战，局部穿刺部位有无红肿、渗出等。怀疑感染者，应做营养液细菌培养及血培养；更换输液袋及输液管；观察 8 小时后仍不退热着，拔除中心静脉导管，导管端送培养。24 小时后仍不退热者，应用抗生素治疗。

3. 代谢性并发症 当输入葡萄糖总量过多或速度过快，超过机体代谢能力时，患者可出现血糖异常升高，甚至高渗性非酮性昏迷等，这种并发症比较常见。与外科应激和患者对葡萄糖耐受力及利用率降低、输入葡萄糖浓度过高、速度过快有关。主要表现为血糖异常升高，严重者出现渗透性利尿、脱水、电解质紊乱、神志改变，甚至昏迷等。出现上述症状应停止输葡萄糖液或含大量糖的营养液，可适当输入低渗或等渗盐水以纠正高渗环境，加用适量胰岛素以降低血糖，但应避免血浆渗透压下降过快引起急性脑水肿。当脂肪乳剂输注总量过多或速度过快，超过机体代谢能力时，患者可发生高脂血症或脂肪超载综合征。脂肪超载综合征表现为发热、急性消化道溃疡、血小板减少、溶血、肝脾大及骨骼肌疼痛等。一旦出现相关症状，应立即停止输注脂肪乳剂。对长期应用脂肪乳剂的患者，应定期了解患者对脂肪的代谢、利用能力。

三、肠内营养

肠内营养（enteral nutrition，EN）是通过胃肠道口服或管饲用以提供代谢所必需的营养物质和所需各类营养物质的营养支持途径。与肠外营养相比，肠内营养更加符合人体生理调节特性，保护胃肠道黏膜效果明显，而且副作用小、给药方便和费用低廉。对于一些需要长期给予营养支持的患者来讲，肠内营养是最好的选择。肠内营养包括经口营养和管饲营养两种。

（一）适应证与禁忌证

1. 适应证 只要胃肠道具有吸收所提供的各种营养素及肠道能耐受肠内营养制剂的能力，在患者因原发病或因治疗需要而不愿或不能经口进食，或摄食量不足以满足机体合成代谢需要时，均可采用肠内营养。

2. 禁忌证 ①严重吸收不良综合征及极度衰弱的患者；②小肠广泛切除后 6 ～ 8 周内

的患者；③胃部分切除后不能耐受高渗糖的肠内营养患者；④处于严重应激状态、麻痹性肠梗阻、休克、上消化道出血、顽固性呕吐患者。

（二）肠内营养制剂

肠内营养制剂是易消化吸收或不需消化即能吸收的食物，需要在医疗监护下使用。根据其组成成分可分为非要素型、要素型、组件型及疾病专用型肠内营养制剂类型。

1. 非要素型制剂　也称整蛋白型制剂，以整蛋白或蛋白质游离物为氮源，渗透压接近等渗。适用于胃肠道功能较好的患者，是应用最广泛的肠内营养制剂。该类制剂口感好，口服或管饲均可。

2. 要素型制剂　该制剂是氨基酸或多肽类、葡萄糖、脂肪、矿物质和维生素的混合物。适用于胃肠道消化、吸收功能部分受损的患者，如短肠综合征、胰腺炎等患者。具有成分明确、营养全面、不需要消化即可直接或接近直接吸收、含渣少、不含乳糖等特点，但口感差。

3. 组件型制剂　是以某种或某类营养素为主的肠内营养制剂，以补充或强化某成分的比例，弥补完全营养制剂在适应个体差异方面欠缺灵活性的不足。主要有蛋白质组件、脂肪组件、糖类组件、维生素组件及矿物质组件等。

4. 疾病专用型制剂　根据疾病特征设计的针对特殊患者的专用制剂，即专病专用。以满足特殊疾病状态下代谢的需要。临床常用的有肝功能衰竭制剂、肾衰竭制剂、免疫增强制剂、糖尿病制剂和先天性氨基酸代谢缺陷症制剂等。

（三）投入方法

肠内营养的投入方法因营养素剂型、患者的耐受程度和进入途径等而有所不同。

1. 投入途径　具体取决于疾病情况、喂养时间长短、患者精神状态及胃肠道动能。

（1）鼻胃/十二指肠、鼻空肠置管临床应用最多，适用于各种完全性营养配方，但时间一般不超过2周，因长期置管可出现咽部红肿不适，呼吸系统并发症增多。

（2）胃及空肠造口　常用于长时间进行肠内喂养的患者，但需要手术造口或经皮内镜辅助胃/空肠造口。

2. 肠内营养输注　输注方式有一次性投给、间歇性重力滴注及连续性经泵输注3种。

（1）一次性投给　将选定的营养液用注射器缓慢注入喂养管内，每次200mL左右，每日6～8次，每次入量在10～20分钟完成，适用于需长期家庭肠内营养的胃造瘘患者。

（2）间歇性重力滴注　将营养液经输液管与肠道喂养管连接，借重力将营养液缓慢滴入胃肠道内，每次250～400mL，每次入量在2～3小时完成。

（3）连续经泵输注　应用输液泵12～24小时均匀持续输注，临床应用最广。优点是输注效果更接近胃肠道的工作状态，营养素吸收好，胃肠道不良反应轻；缺点是持续时间长，患者不便离床活动。

（四）并发症

肠内营养安全易行，但也可因营养制剂选择或配制不合理、营养液污染及护理不当等因素而产生一系列的并发症。

1. 机械性并发症 如鼻咽部和食道黏膜损伤、喂养管阻塞等。加强观察患者，输注前须确定导管的位置是否恰当，必要时可借助 X 线透视、摄片确定管端位置。

2. 胃肠道并发症 如恶心呕吐、腹胀、肠痉挛、便秘和腹泻等，其中最常见的是腹泻。倾听患者主诉，若出现上述不适，查明原因；针对性采取措施，如减慢输注速度或降低浓度；若对乳糖不耐受，应改用无乳糖配方营养制剂。

3. 代谢性并发症 因胃肠道具有缓冲作用，肠内营养治疗时较少发生代谢性并发症。常见的并发症是水、电解质及酸碱代谢异常、高血糖等。输注时注意营养液的浓度、速度及温度。用肠内营养专用输注泵控制输注速度为佳，保持营养液温度合适（38～40℃）。

4. 感染性并发症 吸入性肺炎是肠内营养最严重的并发症。常见于小儿、老年患者及昏迷患者经胃管行肠内营养发生误吸者。与胃排空障碍、喂养管位置、患者意识和体位等有关。如患者突然出现呛咳、呼吸急促或咳出类似营养液的痰，应疑有误吸的可能。一旦发生误吸，应停止注食，床头抬高 30°、吸氧、吸痰、清理呼吸道、抽出反流物，根据患者情况酌情使用抗生素预防感染。肠内营养时，检查患者意识状况、咽反射情况及有无误吸高危因素存在；喂食时与喂食后的半小时上身抬高 30°避免反流；每次注入前要确定鼻饲管在胃内；速度不宜过快、过急。每次注入量应＜ 200mL；昏迷患者注食后 1 小时内尽量少翻动患者，以免食物反流，引起误吸。

项目十 外科微创技术

【学习目标】

1. 掌握微创技术在外科疾病中的适应证及常用的手术。
2. 熟悉微创技术的概念及常用的手术器械。
3. 了解微创外科技术的发展现状。

微创外科是 20 世纪 90 年代发展起来的一项新技术。它以腹腔镜技术在临床外科手术中的应用为标志。外科微创技术是指通过微小切口或自然通道，对疾病进行诊断与治疗的一种手段和方法。其最典型特征是在实施诊疗操作的过程中把对人体的解剖组织结构造成的损伤控制到最低程度，对患者的创伤明显小于传统外科手术。微创手术患者伤口小、术中出血较少、术后恢复快、疼痛低、住院天数少。已逐渐成为传统手术方法的重要补充，同时为患者的治疗方案增加了一种选择。

近年来，随着医学科技的发展及先进医疗设备和器材的更新，如超声、CT、MRI、各种腔镜、内镜、超声刀、机器人手术系统等，使"微创"技术所涉及的领域更为广泛，成为多学科的交叉和边缘学科，目前广泛应用于手术学科的各个专业，如骨科、手外科、妇科、普外科、泌尿外科、神经外科及眼耳鼻喉科。

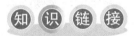

1795年德国人Bozzini将细铁管插入患者直肠观察直肠病变。

1957年纤维胃－十二指肠镜的研制标志着进入了纤维内镜发展阶段。

1983年研制成功的借助微型CCD图像传感器将图像显示至电视屏上的电子内镜。

1910年瑞典的Jacobaeus首次将腔镜用于观察人的腹腔。

1938年匈牙利的Veress发明了弹簧安全气腹针一直沿用至今。

20世纪50年代，英国物理学家Hopking发明了柱状透镜使光传导损失减小，腹腔镜的图像更为清晰，极大地促进了腹腔镜在妇科、消化内科疾病诊断和治疗中的应用。

20世纪60至70年代，德国Semrn使用自己设计的自动气腹机、冷光源、内镜热凝装置及许多腹腔镜的专用器械施行了大量的妇科腹腔镜手术。

1987年法国Moyret用腹腔镜（LC）在为一妇女治疗妇科疾病的同时切除了病变胆囊。从此，开启了腹腔镜手术为代表的微创外科时代。

2000年7月，达芬奇手术机器人（da Vinci.Si）外科手术系统成为美国FDA批准的第一个用于腹腔镜微创手术的自动控制机械系统。

一、内镜外科技术

内镜技术在微创外科中是最典型的代表，是指以内镜如纤维胃镜、膀胱镜、纤维结肠镜、输尿管镜、十二指肠镜、宫腔镜等经自然通道进入体腔内实施染色、放大、造影、高频电切及超声刀、活组织检查、激光、射频等诊疗手段和方法。特别是消化内镜外科技术发展最为全面和成熟，已经深刻地改变和影响了人们对一些疾病的临床治疗思路。其具有简便、快速、高效、安全、创伤小、并发症少、死亡率低等优点，易于为广大患者，特别是被危重、高龄、多病者及婴幼儿所接受。

（一）内镜外科

目前，内镜诊疗操作技术已成为内镜外科的基本技术，临床应用十分广泛。

1. 消化道疾病

（1）消化道出血 内镜急性止血适用于曲张静脉性出血和非曲张静脉性出血。门静脉压增高症引起的食管 – 胃底静脉曲张破裂出血是曲张静脉性出血最常见的原因，而胃及十二指肠溃疡出血、消化道肿瘤出血、消化道息肉出血等则为非曲张性出血。对于较大的动脉性出血、出血伴大穿孔及广泛性渗血等则为内镜止血所禁忌。

曲张静脉性出血的内镜止血技术包括：①硬化止血术：采用环绕出血点静脉内、旁注射和出血点直接注射技术，经内镜注射硬化剂（常用1% 乙氧硬化醇，最大剂量不超过15mL），可以使出血立即停止；②栓塞止血：于出血点经内镜直接注射组织黏合剂加以止血；③结扎止血：在直视下使用结扎器对曲张静脉出血进行止血。

非曲张静脉性出血可以单独采用注射、电凝、微波、激光、氩气刀、热探头及止血夹等方法进行有效止血，也可联合其他几种方法完成止血。其中，注射止血、止血夹止血和联合止血术最为有效和常用。氩气刀凝切（APC）止血术对恶性肿瘤性出血最为有效。

（2）消化道恶性肿瘤 主要适用于切除早期癌，即直径小于2cm的消化道原位癌、黏膜或黏膜下层癌，无肌层浸润、无远处淋巴结转移者。在切除前应使用超声内镜检查，确定病变的浸润程度、范围大小及有无淋巴结转移。早期癌内镜切除的近期效果尚可，但远期疗效尚需观察。若应用内镜方法治疗晚期肿瘤仅是一种姑息疗法，主要用于对症止血、再通腔道、缓解症状、提高生活质量等，治疗方法包括注射硬化坏死术、热凝坏死术、扩张术及支撑管置放术等。

（3）消化道良性狭窄 内镜方法可以有效地缓解症状，部分可以治愈。主要适用于食管、胃、结肠或直肠的局限性炎症、溃疡愈后狭窄、术后吻合口狭窄等。

（4）其他 如胃肠道息肉、良性肿瘤等均可采用内镜切除术。

2. 肝胆胰疾病 随着内镜技术和设备的发展，内镜技术由原来的单一诊断功能演变为诊断和治疗的有机结合。如肝胆管内镜技术对肝内疾病既能诊断，又能治疗；胰胆管内镜技术现已成为胰胆疾病的重要治疗手段。

（1）胆管结石 胆管结石容易导致严重的并发症，如急性化脓性胆管炎、急性胰腺炎、胆汁淤积性黄疸等，若选择常规开腹手术危险性很高，但选择内镜下十二指肠乳头切开、取出胆管结石则更加安全。因此，内镜下十二指肠乳头切开取石术，目前已成为胆总管结石治疗的首选方法。

（2）肝管结石 肝内胆管结石的传统治疗方法是手术切开肝胆管取石或将部分肝叶切除，但是术后结石残留率和再手术率均较高。肝胆管内镜术现已是肝胆管结石重要治疗方法，而经皮经肝胆道镜（PTCS）既能有效地清除所有内镜下可以观察到的肝内胆管结石，又可采用 APC 凝切或扩张的方法解除肝管狭窄，具有创伤小、并发症低，可以多次碎石、取石并完全清除肝内胆管结石的优点。

（3）胰腺炎　胰腺炎的治疗非常棘手，若能通过内镜成功解除胰管内高压，则可以缓解症状，直至痊愈。内镜下治疗胰腺炎的方法有很多种，如十二指肠主乳头切开术、胰管扩张术、胰管取石术、胰管引流术等。

3. 泌尿、男性生殖系统外科疾病　泌尿外科常用的内镜有尿道膀胱镜、输尿管镜、肾镜等，主要应用于泌尿系统疾病的诊断和治疗，如尿石症、尿路上皮肿瘤、前列腺增生症等。

（1）膀胱尿道镜　标准的膀胱尿道镜由外鞘、固定器和镜管组成，镜管有 0°、30°、70°的视角。有不同的规格，8～12F 适用于儿童，16～25F 适用于成年。可在尿道、膀胱镜内实施全面系统的检查，并可以取活体组织进行病理学检查和实施病灶电切术或取出术。对于尿道狭窄、膀胱容量过小、膀胱炎患者不可行此项检查。

（2）输尿管镜和肾镜　适用于尿石症、原因不明肉眼血尿或细胞学检查阳性、上尿路充盈缺损等患者。严重心肺功能不全、未控制的泌尿系感染、病变以下梗阻、未控制的出血性疾病不宜使用。临床上常用的输尿管镜有软性和硬性两种类型，经尿道、膀胱置入输尿管及肾盂；肾镜经皮肾造瘘进入肾盏，可直接窥输尿管、肾盂内有无病变，并可直视下取石、电灼或切除肿瘤。

（二）超声内镜外科

超声内镜（EUS）是指融合超声和内镜的优点，对病变的性质、程度等进行判断的一种方法。超声内镜的出现使内镜技术实现了飞跃性的发展，不仅可以进行诊断，同时也可在超声引导下完成治疗。

1. 确定消化道黏膜下肿瘤的起源与性质　超声内镜可以通过肿瘤起源层次、大小、回声特点等初步判定肿瘤性质，可以鉴别消化道的隆起是否为黏膜下肿瘤或壁外病变压迫所致。

2. 判断消化道肿瘤的侵犯深度及外科手术切除的可能性　超声内镜可应用于食管癌、胃癌、结肠癌、直肠癌的术前分期，并可较准确地诊断消化道早期癌，为早期癌的内镜下切除提供保障。超声内镜对于肿瘤浸润深度的判断及壁外淋巴结的肿大诊断较准确，优于腹部 CT 等影像学检查。

3. 胰、胆肿瘤　超声内镜可清晰地发现胰腺小的肿瘤、胆管末端肿瘤或十二指肠乳头部肿瘤。对于超声内镜诊断胰腺、胆道肿瘤浸润大血管或周围重要脏器的可靠性较高，可避免不必要的开腹手术探查。

4. 胰腺炎　超声内镜是诊断慢性胰腺炎的敏感工具，可清晰地显示胰腺的实质结构和胰管的细小改变。

二、腔镜外科技术

外科医师利用腔镜和图像显示器等系统，并使用细长的器械通过穿刺孔引导实施手术，称为腔镜外科手术。进入 21 世纪以来，腔镜手术已在外科各个专科开展，如外科手术在腹腔中实施时称为腹腔镜手术，在关节腔中实施时称为关节腔镜手术，在胸腔中实施时则称为胸腔镜手术。

（一）腹腔镜外科

腹腔镜外科是在腹腔内注入二氧化碳，形成人工气腹，为完成手术提供观察和操作的空间。

1. 手术设备、器械与基本技术

（1）图像显示与存储系统　该系统由腹腔镜、高清晰度微型摄像头、数模转换器、高分辨率显示器、全自动冷光源及图像存储系统等组成。

（2）二氧化碳气腹系统　主要由全自动大流量气腹机、二氧化碳钢瓶、带保护装置的穿刺套管鞘、弹簧安全气腹针组成。建立气腹的主要目的是为手术提供足够的空间和视野，避免意外损伤。

（3）手术设备与器械　主要有高频电凝装置、激光器、超声刀、腹腔镜超声、冲洗吸引器等。手术器械有电钩、分离钳、持钳、抓钳、吸引管、肠钳、穿刺针、扇形牵拉钳、术中胆道造影钳、施夹器、打结器、各类腔内切割缝合与吻合器等。

（4）基本技术　①建立气腹：预设压力 13mmHg，常用压力应小于预设压力，为 8～12mmHg，压力太低影响操作空间，压力太高对心肺循环功能影响较大，还可因二氧化碳弥散而致高碳酸血症等。有闭合法和开放法两种。②腹腔镜下止血：有电凝止血、钛夹、超声刀、自动切割吻合器、闭合器、热凝固、内套圈结扎及缝合等。③腹腔镜下组织分离与切开：主要方法有电凝切开、剪刀锐性剪开、超声刀凝固切割、分离钳钝性分离及高压水柱分离等。④腹腔镜下缝合：操作比较困难，需进行体外训练和手术实践。⑤标本取出：小于或略大于套管鞘的标本可以直接从套管鞘内取出，取出时应先将标本放入塑料标本袋内，若标本较大时扩大操作孔予以取出。

2. 适应证　炎性疾病（如阑尾炎、胆囊炎）、一部分无症状的胆囊结石、胆囊良性隆起样病变、糖尿病患者合并胆囊结石、先天性发育异常（如小儿巨结肠）、腹股沟疝、外伤及良性肿瘤等均可通过腹腔镜外科手术进行治疗。

3. 禁忌证　急性梗阻性化脓性胆管炎、急性坏死性胰腺炎、慢性胆囊结石合并严重腹腔内感染、严重高危胆囊结石患者、伴有严重肝硬化门脉高压症及严重出血性疾病、疑有胆囊癌者、妊娠期胆囊结石、肠穿孔、绞窄性疝、广泛呈浸润性的炎症和新生物病灶、肿瘤过大，浸润临近脏器的肿瘤、麻醉禁忌证者均不宜选用腹腔镜手术治疗。

4. 并发症

（1）二氧化碳气腹相关的并发症　包括皮下气肿、气胸、心包积气、气体栓塞、高碳酸血症与酸中毒、心律失常、下肢静脉淤血及血栓形成等。

（2）与腹腔镜手术相关的并发症　包括血管损伤（如腹主动脉、下腔静脉、髂动静脉、门静脉等）、内脏损伤（如肝外胆管、小肠、结肠、肝、脾等）、腹壁戳孔感染、戳孔疝等。

（二）胸腔镜外科

胸腔镜外科只要用小切口进入胸腔及采用双腔气管插管，令一侧肺部塌下，不需注入二氧化碳，即可形成人工气胸。相比较开胸手术而言，对减少术后痛楚、减低手术对呼吸功能的影响及患者的康复意义巨大。胸腔镜外科手术有很多，如肺气泡切除、肺叶切除、胸腺切除等。

（三）达芬奇 da Vinci.Si 机器人手术系统

21 世纪是微创外科迅猛发展的时代，国外微创外科新技术、新方法不断涌现。da Vinci.Si 机器人的手术运用，突破了人类在外科手术领域的局限性，开创了外科手术的新纪元。这是外科史上继微创技术及电脑辅助应用以来的第三次变革，成功引入一个全球外科技术共享的理念，其理念和技术已经渗透到外科的各个领域，并取得了令人满意的效果，它是传统外科的升级。

da Vinci.Si 机器人由医生操作系统、床旁机械臂系统、视频处理系统组成。其运动模式保持了相应的手眼一致，手与机械端运动一致，从而对器械进行有序的控制。这有助于医生将开放手术中的经验利用到机器人手中。医生手上动作幅度可按比例调整，滤出人手颤抖，并精确的传递至患者身旁的机器臂及器械上，可完全模仿人手腕动作，活动范围甚至远大于人手，尤其是在狭窄解剖区域的手术比人手更灵活，突破了人手的极限，更灵活易控的操作。视频处理系统采用全新增强的高清晰三维立体的成像系统，突破了人眼的局限。与 da Vinci.Si 手术机器人系统相匹配的腔镜有 12mm 的立体腔镜和 5mm 的二维腔镜。通过光纤达到腔镜，然后投射到手术区，其腔镜上的雾气能在光纤热量的帮助下消除。图像由腔镜经过左右通道发回到摄像头上，由摄像头连接到左右镜头的控制单元和焦距控制器。利用 da Vinci.Si 机器人系统进行手术，能够使患者受益很多，手术切口小、康复所需时间、住院时间短。对于患者来说，复原时间的缩短能够使患者尽快恢复以前的正常作息时间。还有所需的麻醉量少、感染的几率小、创伤和瘢痕小，减轻了患者心理上和生理上的痛苦等优点。da Vinci.Si 手术机器人系统的出现，使外科微创技术的应用范围扩大，目前广泛应用于泌尿外科、心胸外科、妇产科、普外科、小儿外科、耳鼻喉科等专科。

三、外科疾病的介入治疗技术

介入治疗是 20 世纪 70 年代开始发展起来的一门医学影像学与临床治疗学相结合的新兴边缘学科。介入治疗技术是利用现代高科技手段的一种微创性治疗技术，其以放射影像学为基础，将特制的导管、导丝等精密器械引入人体，对疾病进行诊断和局部治疗，具有不开刀、创伤小、恢复快、效果好等特点。根据介入途径不同分为经血管介入放射学、非血管介入放射学两类。

（一）常用外科介入治疗技术

1. 血管性介入治疗技术　经穿刺将导管插入血管腔内，在血管造影诊断的基础上，根据病变的部位、性质和范围，选择性或超选择性插管到相关血管进行栓塞、血管成形、药物灌注、溶栓术、血栓摘除、血管内放置支架等介入治疗。

（1）灌注药物　术经导管将药物直接注射到靶器官的供血动脉或静脉。适应证：①消化道出血：如上、下消化道出血时，可选择血管加压素灌注；②恶性肿瘤：现常采用动脉内抗癌药物灌注和栓塞复合治疗，常用药物如 5- 氟尿嘧啶、阿霉素、顺铂等；③器官缺血：如脑血管痉挛、急性非闭塞性肠系膜血管缺血等，常用药物如硝酸甘油、妥拉苏林、罂粟碱等；④动脉血栓形成：如发生在心、肺、脑、肾、肠管等脏器血管内的血栓可以进行快速溶解，常用药物如尿激酶、链激酶等。

（2）动脉栓塞术　经选择性动脉插管注入栓塞药物，达到永久性或暂时性栓塞效果。若注入抗肿瘤药物和栓塞剂，可用于杀灭肿瘤细胞，如不可切除的肝癌晚期姑息性治疗；若注入如明胶海绵颗粒、碘油乳剂、无水乙醇、聚乙烯醇等用于血管栓塞的栓塞物品，可用于消化道止血、大咯血及肝、脾等外伤性大出血。

（3）经皮血管腔内成形术　经皮穿刺将球囊导管置入到血管腔内，对狭窄段血管进行扩张成形的一种技术。主要适用于粥样动脉硬化、大动脉炎、血管壁肌纤维发育不良等。

（4）经颈静脉肝内门静脉分流术　穿刺通过颈内静脉入口，最后置入金属支架以建立肝内肝静脉与门静脉之间的分流，以降低门静脉压力。主要适用于门静脉高压症并发食管静脉曲张破裂出血、顽固性腹水的治疗，特别适用于肝功能较差不能耐受外科手术者或等待肝移植的患者。

（5）经皮血管内导管药盒系统植入术　采用 Seldinger 技术将药盒连接管超选择地留置在靶血管内，外接埋在皮下的药盒以便经此途径注药进行长期治疗。临床应用方法有：①经皮左锁骨下动脉导管药盒系统植入术，适用于各种实体肿瘤，如肺癌、肝癌等。②经皮肝门静脉导管药盒系统植入术，适用于少血供型的转移性肝癌门静脉化疗；或经门静脉输注非化疗药物如干扰素、胰岛素和胰源性激素，以增加肝细胞的营养；或经门静脉进行肝细胞移植如胰岛细胞和肝细胞移植，治疗糖尿病和终末期肝病。

2. 非血管介入治疗技术 非血管途径的介入治疗途径很多，在影像设备的引导下，避开血管直接注射到靶器官的供血动脉或静脉，以提高病变局部的药物浓度和治疗效果。如经皮经肝穿刺胆道外引流术、经皮穿刺植入式微波组织凝固治疗术和射频消融术、经皮无水乙醇注射治疗术、前列腺细针穿刺活检诊断前列腺癌、经皮穿刺椎间盘切除术等。

（二）并发症

1. 血管性介入治疗技术并发症

（1）穿刺并发症 如穿刺部位出血、血肿、血管内膜损伤或假性动脉瘤形成。故操作前应注意检查患者凝血功能，操作时动作轻柔，以减少并发症发生。

（2）造影剂的反应 如过敏反应、肾功损害，但非常少见。故对于过敏体质、肾功能不全、年老体弱者应高度重视。

2. 非血管性介入治疗技术 主要为脏器损伤，如胆囊损伤、肠管损伤、肺损伤等。

复习思考题

1. 简述代谢性酸中毒的特点及处理。

2. 简述休克早期的临床表现。

3. 简述椎管内麻醉常见并发症。

4. 简述输血的注意事项及常见并发症。

5. 叙述胸外心脏按压的基本操作。

扫一扫，看课件

模 块 四

外科感染

【学习目标】

1. 掌握皮肤、软组织感染的临床表现及治疗方法。

2. 熟悉外科感染、特异性感染、二重感染、痈、破伤风的概念。

3. 了解外科感染的分类及一般处理。

病案导入：

　　患者，男，35 岁，背部肿块、红、肿痛 3 天，寒战，发热 39℃。查体：背部肿物 4cm×5cm，触之有波动感。

　　问题：**1.** 根据患者的临床表现和体征，请做出初步诊断？

　　　　　2. 需要进行哪些方面的治疗？

项目一　概　述

　　外科感染是指需要进行手术治疗的感染性疾病和发生于创伤、手术后的感染。外科感染在外科领域中最常见，其病原菌构成复杂、治疗困难。

【病因及分类】

1. 病因　外科感染是否发生，取决于机体抵抗力和病原菌数量及细菌毒力等综合因素。

（1）机体抵抗力减弱　①局部抵抗力降低，如各种开放性损伤、烧伤、胃肠道破裂、手术、体腔内或血管内异物留置、管腔阻塞致使内容物淤积等。②全身抵抗力降低，如休克、糖尿病、尿毒症、长期使用免疫抑制剂、长期营养不良、先天性或后天获得性免疫缺陷等。

（2）致病菌入侵　在外科感染的发生及发展中，致病菌起着主导作用。常见的致病菌如葡萄球菌、链球菌、大肠埃希菌、厌氧类杆菌、破伤风杆菌等，均可导致外科感染。

2. 分类

（1）按致病菌种类和病变性质分类　①非特异性感染：亦称为化脓性感染或一般感染，由葡萄球菌、链球菌、大肠埃希菌等化脓性细菌所引起，临床常见疾病有疖、痈、急性淋巴结炎、急性手部感染、急性乳腺炎、急性骨髓炎、急性腹膜炎等；②特异性感染：由结核杆菌、破伤风杆菌、坏疽杆菌等引起，临床常见有结核病、破伤风、气性坏疽等。

（2）按病程分类　外科感染可分为急性、亚急性和慢性感染3种。①病程在3周之内，为急性感染，一般化脓性感染大多数属此类；②病程超过2个月者，为慢性感染；③介于两者之间，则为亚急性感染。

（3）按感染发生条件分类　①条件性感染：指平常为非致病菌或致病力低的细菌，在人体抵抗力弱、致病菌数增多时可趁机而入引起的感染；②二重感染：指长期使用广谱抗生素，使敏感菌群受到抑制，而一些不敏感菌（如真菌等）则趁机生长繁殖，产生新的感染；③医院获得性感染，指入院时不存在，也不处于潜伏期，是在医院内发生的感染。

【临床表现】

1. 局部症状　炎症局部区域出现红、肿、热、痛及功能障碍是急性化脓性感染的典型症状。一般病变范围小、炎症轻或位置较深的感染，则局部症状不明显；相反，病变范围大而位置表浅或（和）炎症重的感染，则局部症状十分明显。浅部感染形成脓肿时，触诊可有波动感。特异性感染：如气性坏疽则表现为伤部剧痛，局部进行性肿胀并有气泡；结核病者可发生寒性脓肿；真菌感染者局部可发生溃疡、脓肿、瘘管，其分泌物奇特。感染侵及某一器官时，该器官或系统可出现功能异常，例如泌尿系统感染时有尿频、尿急；肝脓肿时可有腹痛、黄疸；腹内脏器发生急性感染时常有恶心、呕吐等。

2. 全身症状　感染轻者一般无全身症状。感染较重者，常有畏寒、发热、头痛、乏力、全身不适、食欲减退等感染中毒症状。病程长者，可出现营养不良、贫血、消瘦或低蛋白水肿。全身性感染严重者，可发展为中毒性休克，以及多器官功能障碍综合征（MODS）。

【辅助检查】

1. 实验室检查

（1）血常规检查　白细胞计数明显增加并有核左移，细胞内出现中毒颗粒。严重细菌感染时，如果血白细胞计数减少并核右移，常提示患者免疫功能衰弱，病情危重。

（2）细菌培养及药物敏感试验　脓液或分泌物做细菌培养和药物敏感试验，不但可明确致病菌的种类，还可指导临床选用抗菌药物。

（3）血培养　对疑有全身性感染的患者，应做血培养。一次培养结果阴性者，必要时可做多次培养检查；如若多次做血液细菌普通培养仍为阴性者，可抽血做厌氧菌培养，或者做尿液和血液真菌检查及培养。

2. 影像学检查　对深部感染或内脏脓肿者，如采用一般方法其诊断仍有困难时，可酌情选用 X 线检查、超声波检查、CT 或 MRI 等检查。

【诊断】

根据红、肿、热、痛、功能障碍的局部表现及感染全身中毒症状即可做出正确诊断，必要时结合实验室检查及影像学检查协助诊断。

波动感是浅部脓肿的主要诊断依据；对于深部脓肿，因其局部表现不明显，可在局部压痛最明显部位做诊断性穿刺，有利于明确诊断。

【治疗】

1. 局部疗法　一般轻症感染者仅用局部疗法便可治愈。

（1）患部制动、休息　保护患部不受挤压损伤，局部制动、抬高、休息，必要时加以固定，有利于炎症消散或局限化。

（2）物理疗法　患处可酌情采用热敷、红外线、超短波等治疗，有改善局部血液循环，增强局部抵抗力，促进炎症吸收或局限化的作用。

（3）药物外敷　大多适用于浅部感染者。能改善局部血液循环，消炎止痛，加速感染局限化。如 50% 硫酸镁溶液湿敷，可用于治疗蜂窝织炎、淋巴结炎等；新鲜蒲公英、紫花地丁、马齿苋、败酱草等捣烂外敷，对于浅部感染初期有效。

（4）局部封闭或注药　如急性化脓性关节炎，关节腔穿刺抽脓后注入抗生素；寒性脓肿，可于局部潜行穿刺抽脓后注入抗结核药物。

（5）手术疗法　①切开或引流：如位置表浅的脓肿，及时切开引流；位置较深的脓肿，可在 B 型超声波或 X 线引导下穿刺置管引流。②病灶切除术：常为控制外科感染的关键环节，如坏疽性阑尾炎的阑尾切除术、坏疽性胆囊炎的胆囊切除术等。

2. 全身疗法　对于感染较重，特别是全身性感染的患者，应采用局部疗法和全身疗法两者并重的综合治疗。

（1）支持疗法　目的是改善患者的全身情况和增强抗病能力。①能进食者，给予高热量和易消化的饮食，补充多种维生素，尤其是维生素 B、C；不能正常进食者，应经静脉输液，补充机体所需的热量，并纠正水、电解质代谢和酸碱平衡失调。②有贫血、低蛋白血症或全身性消耗疾病者，应予输血、血浆或白蛋白；严重感染的患者可给予胎盘球蛋白、丙种球蛋白以增加免疫能力。

（2）应用抗生素 正确合理地应用抗生素是治疗和预防外科感染的重要措施，但抗生素不能取代外科治疗。用药时应根据细菌培养及药物敏感试验选用，若尚无结果时则可根据感染部位、临床表现、脓液性质进行经验用药。一般感染可通过口服或肌注途径给药；对于重症感染，应从静脉途径给药。急性感染一般宜在症状、体征消失，体温和白细胞计数恢复正常后 3 天酌情停药。

项目二　浅部组织化脓性感染

【学习目标】

1. 掌握浅部组织化脓性感染分类及临床表现。
2. 熟悉浅部组织化脓性感染的治疗。
3. 了解浅部组织化脓性感染病因。

一、疖

疖是单个毛囊及其所属皮脂腺的急性化脓性感染。好发部位为皮脂腺丰富的颈项、头面、背部和臀部。若多个疖同时反复发生于身体不同部位，称为疖病。

【病因】

疖的发生与皮肤不洁、损伤及机体抵抗力降低相关，尤其常见于营养不良的小儿或糖尿病患者。致病菌大多为金黄色葡萄球菌或表皮葡萄球菌。

【临床表现】

1. 局部表现 初起局部皮肤出现红、肿、热、痛的小硬结（直径＜2cm），可自行吸收消散，或在数日后硬结顶部出现黄白色的小脓栓，伴有炎症反应。再过数日后脓栓脱落，排出脓液，炎症逐渐消退而愈。疖一般无明显的全身症状，但有时可引起淋巴管（结）炎。

2. 颅内静脉窦炎 鼻、上唇部及周围"危险三角区"的疖，如遇挤压或挑刺后，感染极易经内眦静脉和眼静脉进入颅内海绵状静脉窦，引起化脓性海绵状静脉窦炎，出现眼部及其周围的组织进行性红肿、硬结和压痛，并出现头痛、寒战、高热，甚至昏迷等严重症状。

【辅助检查】

本病易于诊断，一般不需做特殊检查。若全身症状明显、白细胞计数增高、老龄或疖病患者应酌情测定尿糖和血糖，以及做脓液或血液细菌培养及药物敏感试验，有利于指导治疗。

【诊断】

在颈项、头面、背部等处出现红、肿、热、痛的小硬结，或硬结顶部出现黄白色的小脓栓即可诊断。

【治疗】

治疗原则为力争尽早消退炎症，成脓者及时排除脓液。切忌挤压，防止感染扩散。

1. 局部治疗 早期局部可采用热敷、超短波、红外线或其他物理疗法，外敷鱼石脂软膏或中草药制剂等，以促进炎症吸收消退。已有脓头时，可在顶部点涂苯酚或碘酊，并用针头或刀尖将脓栓剔出；若有脓肿形成应切开引流，但面部疖应尽量避免做切开引流；切忌挤压病灶部位，以免造成感染扩散。

2. 全身治疗 面部疖或有全身症状的疖病患者，均应给予抗生素治疗。如有糖尿病或免疫力低下者应同时积极治疗。

二、痈

痈是多个相邻毛囊及其周围组织的急性化脓性感染，或由多个疖融合而成。其好发于皮肤厚韧的项、背部，俗称"对口疔"和"搭背"；也可发生于上唇和腹壁等处。

【病因】

痈的发生多与皮肤不洁、损伤、糖尿病等免疫力降低有关，其中以中老年人多见。致病菌常为金黄色葡萄球菌。

【临床表现】

1. 局部表现 初发时局部皮肤小片硬肿、热痛，肤色暗红，有数个脓点或凸出点，疼痛轻，随后局部硬肿范围扩大，疼痛加剧，质地坚韧、界限不清，水肿及触痛明显，继而在中心部位出现多个脓栓，破溃后状似蜂窝。进而中央部皮肤坏死溶解、塌陷形成溃疡，形似火山口状，溢出脓血性分泌物。区域性淋巴结肿大。

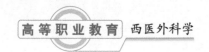

2. 颅内静脉窦炎　患者除出现畏寒、发热、周身不适等全身症状外，发生唇痈时可发展为致命的颅内静脉窦炎。

【辅助检查】

血常规和尿常规是必要的化验检查。脓液或血液的细菌培养和药物敏感试验，以及尿糖和血糖测定是临床诊断和指导治疗的重要方法。

【诊断】

项背部出现局部硬肿，具有疼痛、质地坚韧、界限不清或中心部位出现多个脓栓，以及溃疡后形似火山口状等症即可诊断。

【治疗】

1. 局部治疗

（1）药物外敷　初期仅有红肿时，可用50%硫酸镁湿敷，鱼石脂软膏、金黄散等敷贴，以求病灶局限。

（2）切开引流　除唇痈外，大多数痈需要及早做切开引流术。一般采用"+"字或"++"字切开（图4-1）。切口的长度应超过病变皮肤边缘，深达筋膜，将皮瓣翻起，清除坏死组织，充分减压和排除脓液。唇痈一般不宜手术，可在全身治疗的基础上，在病变处敷以药膏，待其自破而排脓消退。

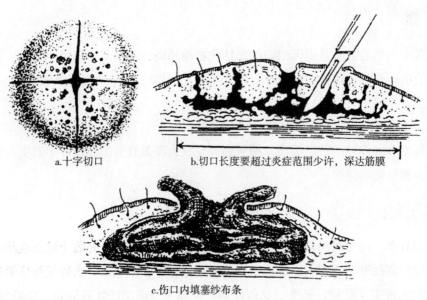

a.十字切口　　b.切口长度要超过炎症范围少许，深达筋膜

c.伤口内填塞纱布条

图4-1　痈的切开引流

2. 全身治疗　可首选青霉素类或磺胺甲恶唑，再根据细菌培养及药物敏感试验结果更换抗生素；有糖尿病或白细胞减少症者应给予相应治疗。

三、急性蜂窝织炎

急性蜂窝织炎是指皮下、筋膜下、肌间隙或深部疏松结缔组织的急性细菌感染的非化脓性炎症。

【病因】

感染可由皮肤、黏膜或软组织损伤后引起，也可由感染扩散，以及经血液或淋巴传播而发生。致病菌主要为溶血性链球菌，其次为金黄色葡萄球菌，也可为大肠埃希菌或厌氧类杆菌。

【临床表现】

常因机体条件，致病菌的种类、毒力作用和感染部位的深浅不同而有所差异。

1. 浅表急性蜂窝织炎　局部明显红、肿、热、痛，可有水疱，并迅速向四周扩散，与正常组织界限不清，中央部位因缺血常出现组织坏死，邻近淋巴结有触痛。全身症状较轻。

2. 深部急性蜂窝织炎　局部红肿多不明显，但局部水肿和深压痛却较为明显。畏寒、发热、头痛、乏力等全身症状尤为突出。

3. 特殊类型蜂窝织炎

（1）口底、颌下蜂窝织炎　小儿多见，感染多起源于口腔或面部，因易发生喉头水肿，故可引起呼吸困难甚至窒息。

（2）产气性皮下蜂窝织炎　致病菌以厌氧菌为主，因局部产气，可有捻发音，又称之为捻发音性蜂窝织炎。多发生于被胃肠内容物污染的腹部或会阴部伤口，且病变扩展迅速，包括皮肤在内的局部组织出现坏死，脓液恶臭，全身中毒症状较为严重。

（3）新生儿皮下坏疽　致病菌主要为金黄色葡萄球菌，病变多发生于背部、臀部，初起时皮肤发红，触之稍硬，加重后有皮下浮动感，皮肤坏死后肤色呈灰褐色或黑色，并可破溃，严重者也可出现全身症状。

【辅助检查】

血常规检查有白细胞计数增加，必要时可做超声检查，以便明确病变部位和范围；有脓性分泌物者可涂片检查致病菌；病情严重者可做脓液或血液细菌培养和药物敏感试验，有利于病因诊断和病情观察。

【诊断】

根据病史并结合临床表现可做出诊断。局部穿刺检查可帮助确诊。

【治疗】

1.局部治疗 炎症早期热敷或物理疗法，酌情外敷中西药膏，以促进炎症吸收或局限。如经上述处理无效，病变迅速扩散或全身症状不断加重者，应及时做广泛的切开减压及引流。口底、颌下、颈部的急性蜂窝织炎，若经短期内积极治疗无效者，应及早切开减压，以防发生喉头水肿或压迫气管；产气性皮下蜂窝织炎应及早做广泛的切开，彻底清除坏死组织，并用3%过氧化氢溶液或甲硝唑溶液冲洗或湿敷伤口。

2.全身治疗 加强全身支持，使用足量有效的抗生素控制感染。开始一般先用新青霉素或头孢类抗生素，疑有厌氧菌感染时加用甲硝唑，后根据临床治疗效果及细菌培养、药物敏感试验进行调整。

四、丹毒

丹毒是皮内网状淋巴管的急性非化脓性炎症。其好发于下肢和面部，尤其小腿多见。丹毒蔓延极快，但很少发生组织坏死或化脓。

【病因】

致病菌常从患者先有的皮肤、黏膜的破损或糜烂处入侵而致病，如足趾皮肤损伤、足癣、口腔溃疡、鼻窦炎等。致病菌主要为乙型溶血性链球菌。

【临床表现】

1.局部表现 初起时局部表现为片状红疹，色鲜红、压之退色、境界清楚，高于正常皮肤，局部有灼热及疼痛。红肿向四周蔓延，中央部位红色消退而呈棕黄色，常有轻度脱屑，有时可发生血性水疱。附近淋巴结常有肿大和疼痛。发生在下肢的丹毒，应高度警惕足癣或血丝虫感染所致，若久治不愈或反复发作，则可导致淋巴管阻塞，从而引起下肢水肿，甚至象皮肿。

2.全身表现 起病急，患者常有寒战、高热、头痛、周身不适，甚至谵妄等全身症状。

【辅助检查】

血常规检查可见白细胞总数或中性粒细胞增多，血沉加快。

【诊断】

根据小腿、面部等处出现鲜红、触痛、灼热和边界清楚的硬性红斑，皮损表面有水疱、大疱、脓疱和坏疽等表现即可做出诊断。

【治疗】

1. 局部治疗　卧床休息，抬高患肢，局部可用50%硫酸镁溶液湿热敷，并酌情外敷中草药膏。

2. 全身治疗　应用足量有效的抗生素治疗，如静脉滴注青霉素、头孢类敏感的抗生素等。症状消失后，仍需继续应用抗生素1周，以免复发。如患有足癣或其他相关病症，应予以积极治疗。

五、急性淋巴管炎和淋巴结炎

急性淋巴管炎和淋巴结炎是指致病菌侵入淋巴流所致的淋巴管及淋巴结的急性炎症。好发于四肢，以下肢居多。

【病因】

致病菌从破损的皮肤及黏膜入侵，或从原发感染病灶（如疖或手足癣等）蔓延到邻近的淋巴管内引起淋巴管炎；如炎症继续扩散，以及原发感染病灶中的细菌沿淋巴管侵入淋巴结，则可引起急性淋巴结炎。致病菌主要为乙型溶血性链球菌和金黄色葡萄球菌。

【临床表现】

急性淋巴管炎分为网状淋巴管炎和管状淋巴管炎，网状淋巴管炎即为丹毒。淋巴结炎常发生在浅群淋巴结。

1. 急性淋巴管炎　管内淋巴回流受阻，同时淋巴管周围组织有炎症变化。皮下浅层急性淋巴管炎在表皮下可见红色线条，中医称"红丝疔"。病变部位有触痛，扩展时红线向近心端延伸。皮下深层的淋巴管炎不出现红线，但有条形触痛区。

2. 急性淋巴结炎　轻者仅有局部淋巴结肿大、触痛，与周围组织分界清楚，多能自愈。重者可有多个淋巴结肿大，可融合形成肿块，疼痛加重，表面皮肤发红发热，并伴有全身症状。淋巴结炎可发展为脓肿，脓肿形成时有波动感，少数可破溃出脓。

【辅助检查】

1. 实验室检查　血常规检查可出现白细胞计数升高、嗜中性粒细胞的比例增多。细菌

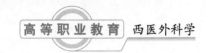

高等职业教育 西医外科学

培养及药敏试验可为临床选择抗生素提供依据，必要时可重复培养。

2.影像学检查 超声波检查能提供病变的部位、深度及大小等信息，必要时可在超声引导下穿刺抽脓、活检。

【诊断】

急性淋巴管炎和淋巴结炎的诊断一般不难，如浅层淋巴管炎常在感染灶近侧皮肤出现一条或数条"红线"，状如条索，硬而压痛；急性淋巴结炎则是局部淋巴结肿大和压痛。

【治疗】

1.急性淋巴管炎 积极治疗原发病变；患肢抬高，制动休息；发现皮肤有红线时，用呋喃西林等液湿敷；如红线向近心侧发展快，可于皮肤消毒后用粗针头，沿红线分点垂直刺入皮下，再用抗菌药液湿敷。

2.急性淋巴结炎 积极治疗原发病灶，如疖、痈、急性蜂窝织炎等，一旦脓肿形成，及时切开引流。全身感染症状明显者，应用足量有效的抗菌药物控制感染。

六、脓肿

脓肿是在急性感染过程中，在组织或器官内发生的组织坏死、液化、脓液积聚，其周围有完整的纤维腔壁。

【病因】

脓肿常继发于急性蜂窝织炎、急性淋巴结炎、疖等化脓性感染；也可发生在损伤后形成的血肿或异物存留处，以及手术切口处；或由远处的原发感染病灶经血流或淋巴途径转移形成。致病菌多为金黄色葡萄球菌和溶血性链球菌，也可为厌氧类杆菌及多种肠道细菌所致的混合感染。

【临床表现】

1.浅表脓肿 全身反应较轻，局部有红、肿、热、痛等表现，与正常组织分界清楚，局部隆起，压之剧痛，有波动感。

2.深部脓肿 局部压痛和波动感不明显，但常在疼痛区的某一部位出现凹陷性水肿；患处常有功能障碍，穿刺可抽出脓液；全身症状也较明显。

【辅助检查】

超声检查、X线检查或CT检查等有助于深部脓肿，尤其是内脏脓肿的定位及诊断；

脓液或血液细菌培养和药物敏感试验可指导临床用药。

【诊断】

根据临床表现，初步诊断不难。浅表脓肿局部穿刺抽得脓液即可确诊；深部脓肿需结合影像学资料，如超声检查、X 线检查或 CT 检查等诊断。

【治疗】

1. 局部治疗 一旦脓肿形成，应及时施行切开引流术，并选用甲硝唑或抗生素溶液冲洗脓腔，确保引流畅通；也可酌情采用穿刺置管冲洗和引流术等方法。同时给予全身支持和抗感染治疗。切开引流时应保证切口要大，引流充分，脓腔纤维隔应全部破坏，切口尽量与皮纹平行等。

2. 全身治疗 根据疾病性质，选择足量有效的抗生素治疗。

项目三　全身性外科感染

【学习目标】

1. 掌握全身性外科感染的分类及临床表现。
2. 熟悉全身性外科感染的治疗。
3. 了解全身性外科感染的病因。

与外科疾病相关的病原菌侵入人体血液循环，并在其内生长繁殖和产生大量毒素引起严重的全身性感染和中毒症状者，称全身性外科感染，严重者可发生感染性休克，甚至多器官功能障碍综合征（MODS）。当前临床常用的名词是脓毒症和菌血症。

脓毒症是对既有明显的全身性炎症反应的表现，又有体温、循环、呼吸等明显改变的外科感染的统称。

菌血症为脓毒症中的一种病理类型。目前系指临床有明显感染症状的菌血症，即血培养检出病原菌者。

【病因】

全身性外科感染是否发生，主要取决于三大因素，即致病菌数量的多少、毒力强弱及机体防御能力的高低。

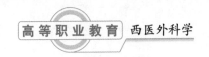

1. 常见致病菌

（1）革兰阴性杆菌 现代外科感染中，革兰阴性杆菌感染已超过革兰阳性球菌，常见的有大肠埃希菌、铜绿假单胞菌、变形杆菌、克雷伯菌、肠杆菌等。引起脓毒症一般比较重，可出现三低现象，即低温、低白细胞和低血压，发生感染性休克者较多。

（2）革兰阳性球菌 ①金黄色葡萄球菌，感染常年不减，易在体内形成转移性脓肿；②表皮葡萄球菌，易黏附在医用塑料制品如静脉导管、气管导管等；③肠球菌，是肠道常驻菌群，耐药性较强，不易找到原发灶。

（3）无芽孢厌氧菌 常见的有拟杆菌、梭状杆菌、厌氧葡萄球菌和厌氧链球菌，在普通培养基上常无法检出，易被忽略。

（4）真菌 常见的有白念珠菌、曲霉菌、毛霉菌、新型隐球菌等，属于条件性感染，如长期联合应用广谱抗生素，则可发生全身性真菌感染。

2. 感染途径 继发于大面积烧伤的创面感染、开放性骨折合并感染、急性弥漫性腹膜炎、急性胆道感染和尿路感染等。除此以外，静脉导管感染、肠源性感染也是全身性外科感染的潜在途径，临床应予以重视。

【临床表现】

1. 脓毒症表现 ①骤起寒战，继而高热可达40～41℃，或体温不升或低于正常，起病急骤，病情危重，发展迅速。②全身症状，如头痛、恶心、呕吐、腹胀、面色苍白或潮红、大量出汗，表情淡漠、反应迟钝或烦躁不安、谵妄甚至昏迷。③心率增快、脉搏细数，呼吸急促或困难。④肝脾可肿大，严重者出现黄疸或皮下瘀血斑，尿中常有蛋白和管型。

2. 常见各型特点

（1）革兰阴性杆菌脓毒症 ①突发性寒战，发热可呈间歇热，严重者体温不升或低于正常。②休克发生早，持续时间长，患者四肢厥冷、发绀、少尿或无尿。③多无转移性脓肿。

（2）革兰阳性球菌脓毒症 ①一般无寒战，发热呈弛张热或稽留热。②患者面色潮红，四肢温暖、干燥，谵妄和昏迷。③常有皮疹、呕吐、腹泻，可出现转移性脓肿，易并发心肌炎。④病程较长，发生休克时间较晚，且少见。

（3）真菌性脓毒症 临床表现除类似革兰阴性杆菌脓毒症外，还具有以下特点：①突然发生寒战高热。②全身情况迅速恶化，出现表情淡漠、嗜睡、血压下降和休克。③部分患者有消化道出血。

【辅助检查】

血常规检查：白细胞计数明显增高，可达（20～30）×10⁹/L以上，或白细胞计数降低、核左移、幼稚型增多，发展迅速。寒战、发热时抽血进行细菌培养，能轻易发现细菌。

【诊断】

全身性外科感染多为继发性，根据病史及原发感染灶的表现和脓液特点，一般不难做出初步判断。但要明确是何种病原菌所致，需做血和脓液细菌培养，阳性者即可确诊。

【治疗】

治疗原则：积极处理原发感染病灶，增强机体抵抗力和消除致病菌。

1. 全身治疗

（1）支持疗法　加强营养，给予营养丰富和易于消化的饮食；补液维持体液平衡，必要时可多次输给适量的新鲜血或血液成分制品，纠正贫血和低蛋白血症。

（2）应用抗生素　先可根据原发感染病灶的性质、脓液的特点来估计致病菌的种类，酌情选用两种有效的抗生素足量联合应用。然后再根据细菌培养和药物敏感试验的结果，调整抗生素的种类和剂量。

（3）对症处理　如患者疼痛明显，应镇静止痛；控制高热或体温过低等。

2. 局部治疗　及时正确地处理原发感染病灶，防止病原菌继续入侵血液循环，为治疗全身性外科感染的重要措施。包括及时彻底清创、切开并充分引流脓肿等。

项目四　手部急性化脓性感染

【学习目标】

1. 掌握手部急性化脓性感染的临床表现。

2. 熟悉手部急性化脓性感染的治疗。

3. 了解手部急性化脓性感染的病因。

手部急性化脓性感染比较常见，易被忽视的微小损伤，如擦伤、刺伤和切伤等均可引起手部严重感染，甚至造成不同程度的病残，影响手部功能。

一、甲沟炎和脓性指头炎

甲沟炎是甲沟及其周围组织的感染。脓性指头炎是手指末节掌面的皮下组织化脓性感染。

【病因】

微小刺伤、挫伤等均可引起甲沟炎和脓性指头炎。致病菌多为金黄色葡萄球菌。

【临床表现】

1. 甲沟炎 初起时，指甲一侧的皮下组织发生红、肿、热、痛，有的炎症可自行消退，有的却迅速化脓。脓液自甲沟一侧蔓延到甲根部的皮下及对侧甲沟，形成半环形脓肿。甲沟炎多无全身症状，感染严重时可以有发热等全身症状。

2. 脓性指头炎 初起阶段，指尖有针刺样疼痛，继而出现愈来愈剧烈的搏动性跳痛，患肢下垂时加重，剧痛常使患者烦躁不安，彻夜不眠。病情严重者可伴有发热、全身不适等全身症状。若出现指骨缺血性坏死，疼痛反而减轻。

【辅助检查】

血常规检查：可有白细胞计数明显增多，中性粒细胞增高。

【诊断】

1. 甲沟炎 有甲沟、甲根部等处外伤史，有指甲旁皮下组织发生红、肿、热、痛或甲根部的皮下及对侧甲沟脓肿表现，即可诊断。

2. 脓性指头炎 有指头外伤史，有指尖的剧痛，呈搏动性跳痛，患肢下垂时加重，疼痛程度较甲沟炎为重。

【治疗】

1. 局部治疗

（1）甲沟炎 炎症早期，均可用热敷、理疗、外敷鱼石脂软膏或三黄散等。已有脓液者，做脓肿切开引流。可在甲旁沟处做纵形切开引流；已累及指甲基部皮下组织时，可在甲根部对应两侧甲沟各做纵形切口，置一小片凡士林纱布条或乳胶片引流（图4-2）。

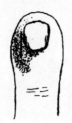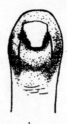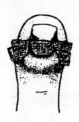

a   b   c

图4-2 甲沟炎的手术切口示意图

a、b.沿甲沟做纵形切口 c.凡士林纱条引流

如甲床下已积脓，可将指甲拔去，或将脓腔上的指甲剪去。拔甲时，应注意避免损伤甲床，以免日后新生指甲发生畸形。

（2）脓性指头炎　早期可用热盐水浸泡多次，每次约20分钟；亦可用药外敷；悬吊前臂平置患手，以减轻疼痛。经上述处理后，炎症常可消退。如一旦出现跳痛，指头的张力显著增高时，即应切开减压、引流（图4-3）。

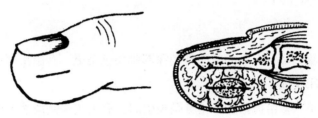

图4-3　脓性指头炎手术切口示意图

2. 全身治疗　可口服头孢拉定等抗菌药物，若感染严重出现全身症状时则可选择静脉用药。

二、急性化脓性腱鞘炎和化脓性滑囊炎

急性化脓性腱鞘炎指发生于腱鞘内的化脓性感染，多发生于手掌侧屈肌腱鞘内；发生于滑液囊的化脓性感染称为化脓性滑囊炎，多由拇指和小指腱鞘炎引起。

【病因】

手的掌面腱鞘炎多因深部刺伤感染后引起，亦可由附近组织感染蔓延，手背伸指肌腱鞘的感染少见；化脓性滑囊炎多由于拇指和小指的腱鞘炎蔓延至桡侧和尺侧滑液囊所致。致病菌多为金黄色葡萄球菌。

【临床表现】

病情发展迅速，24小时后，局部疼痛及炎症反应即较明显。

1. 急性化脓性腱鞘炎　①患指除末节外，余部明显的均匀性肿胀，皮肤极度紧张、苍白；②患指所有关节轻度弯曲，使腱鞘处于松弛位置，以减轻疼痛；③任何微小被动的伸屈指运动，均能引起剧烈疼痛；④炎症可蔓延至手掌深部间隙或经滑液囊扩散至腕部和前臂；⑤检查时，沿整个腱鞘均有压痛；化脓性炎症局限在坚韧的鞘套内，故无波动感出现。

2. 化脓性滑囊炎　桡侧滑液囊感染表现为拇指肿胀、微屈、不能外展和伸直，拇指及大鱼际区压痛。尺侧滑液囊感染表现为小鱼际处和小指腱鞘区肿胀及压痛，尤以小鱼际隆

起与掌侧横纹交界处肿胀最为明显。小指及环指呈半屈位，如试行将其伸直，则引起剧烈疼痛。

【辅助检查】

血常规检查发现白细胞计数明显增高，中性粒细胞升高。

【诊断】

1. 急性化脓性腱鞘炎 有手的掌面腱鞘深部刺伤感染史，有患指疼痛、肿胀、屈伸受限、腱鞘压痛等临床表现。

2. 化脓性滑囊炎 多由拇指和小指腱鞘炎引起。有上述桡侧滑液囊感染和尺侧滑液囊感染的临床表现。

【治疗】

1. 局部治疗 早期治疗与脓性指头炎相同。如经积极治疗仍无好转，应早期切开减压，以防止肌腱受压而坏死。

（1）急性化脓性腱鞘炎 切口应选择在手指侧面，与手指长轴平行，不能在掌面正中做切口，否则易使肌腱脱出，发生粘连和皮肤瘢痕挛缩，影响患指伸屈。手术时要小心认清腱鞘，不能伤及血管和神经。

（2）桡侧滑液囊和尺侧滑液囊感染 切口分别在大鱼际及小鱼际处（图4-4）。

切口近端至少距腕横纹1.5cm，以免切断正中神经的分支。另一种方法是在腱鞘和滑囊上做两个小切口，排出脓液，然后分别插入细塑料管进行冲洗。术后可经细塑料管持续滴注抗生素溶液，另一根作为排出液体的通道，效果较好。

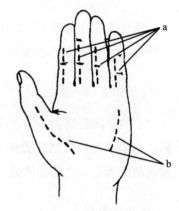

图4-4 掌侧指腱鞘炎、掌滑囊炎切口示意图
a. 掌侧腱鞘炎切开线
b. 掌滑囊炎切开线

2. 全身治疗 可以根据病情选择口服或静脉滴注抗生素。

三、掌深间隙急性细菌性感染

发生于手掌深部间隙的急性感染称为掌深间隙感染。掌深间隙感染分为掌中间隙感染和鱼际间隙感染两种。

【病因】

掌深间隙感染可以由腱鞘炎蔓延引起，也可因直接损伤所致。示指腱鞘炎蔓延至鱼际间隙形成鱼际间隙感染；中指和环指的腱鞘炎蔓延至掌中间隙形成掌中间隙感染。致病菌多为金黄色葡萄球菌。

【临床表现】

1.掌中间隙感染　手掌心正常凹陷消失、隆起，皮肤紧张、发白，压痛明显。中指、环指和小指处于半屈位，被动伸屈指可引起剧痛。手背和指蹼的肿胀较掌心更明显。

2.鱼际间隙感染　大鱼际和拇指指蹼处肿胀明显，并有压痛，但掌心凹陷仍在；拇指外展略屈，示指半屈，活动受限，特别是拇指不能对掌。

【辅助检查】

血常规检查可发现白细胞计数增加，中性粒细胞增多。

【诊断】

1.掌中间隙感染　有中指和环指的腱鞘炎病史；手掌心正常凹陷消失、隆起、压痛明显，中指、环指和小指活动受限。手背和指蹼的肿胀较掌侧明显。

2.鱼际间隙感染　大鱼际和拇指指蹼处肿胀明显，并有压痛，但掌心凹陷仍在；拇指外展略屈，不能对掌。

【治疗】

1.局部治疗　初期局部处理可用短波或红外理疗等方法。

（1）掌中间隙感染　如短期内无好转，应及早切开引流。纵形切开中指与环指间的指蹼，切口不应超过远侧掌横纹，以免损伤动脉的掌浅弓。用止血钳撑开皮下组织，即可达掌中间隙。切开后置入胶片引流。

（2）鱼际间隙感染　引流的切口可直接做在大鱼际最肿胀和波动最明显处。亦可于拇指、示指间指蹼（"虎口"）处做切口，或在第2掌骨桡侧做纵行形切口（图4-5）。

2.全身治疗　选择口服或静脉滴注大剂量抗生素。

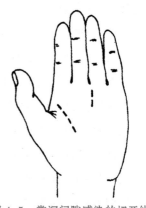

图4-5　掌深间隙感染的切开线

项目五 特异性感染

【学习目标】

1. 掌握特异性感染的临床表现。
2. 熟悉特异性感染的治疗。
3. 了解特异性感染的病因。

一、破伤风

破伤风是由破伤风杆菌入侵人体伤口，并在局部伤口内生长繁殖和产生毒素所引起的一种急性特异性感染。

【病因】

任何开放性损伤，尤其是局部伤口窄而深、缺血、坏死组织多或异物存留、引流不畅，以及合并其他需氧菌混合感染者，极易发生破伤风。除此以外，烧伤、冻伤、虫蛇咬伤、木刺或锈钉刺伤、脐带消毒不严的新生儿、不洁人工流产、产后感染等均可成为破伤风的病因。致病菌为破伤风杆菌。

【临床表现】

1. 潜伏期 一般为 7～14 天，短者可在 1～2 日发病，长者可达数月或数年。潜伏期越短，症状越重，预后越差。个别伤者可在数月或数年后因清除病灶或异物而发病。

2. 前驱期 一般经历 1～2 日。在此期患者感乏力，头痛，烦躁不安，咀嚼无力，局部肌肉有牵拉感，继之有咀嚼肌酸胀不适、张口不便等。

3. 典型发作期 是以肌肉强直性收缩和阵发性痉挛为典型症状。

（1）肌肉强直性收缩 首先发生于咀嚼肌，之后顺序为面肌、颈项肌，背、腹、四肢肌，最后是膈肌和肋间肌。出现相应的征象为：①患者开始感咀嚼不便，张口困难，随后牙关紧闭；②面部表情肌痉挛，呈现独特的"苦笑"面容；③颈项肌收缩，则出现颈强直，头略后仰；④背腹肌同时收缩，因背肌收缩力强大，致使患者腰部前凸，头和足后屈，形似背弓，称为"角弓反张"；⑤四肢肌肉痉挛时，因屈肌力量强大，形成屈膝、弯肘、半握拳等痉挛姿态；⑥膈肌和肋间肌受累，可呈现呼吸困难。

（2）阵发性痉挛 ①诱因：如光、声音、触碰身体、饮水时，均可诱发抽搐发作；②发作过程：发作时患者面色发绀、呼吸急促、口吐白沫、头频频后仰、四肢抽搐不止、大汗淋漓，患者神志始终清楚，表情极为痛苦；③持续时间：长短不一，每次发作可持续数秒甚至数分钟；④并发症：呼吸肌痉挛，可造成呼吸骤停；四肢肌痉挛，可使肌腱断裂，甚至骨折；膀胱括约肌痉挛，可引起尿潴留。

4. 恢复期 破伤风病程一般为 3～4 周，自第 3 周开始抽搐发作的次数渐进减少，症状也有所减轻，缓解期历时约 1 周。在恢复期患者还可出现一些精神异常表现，如幻觉、行动错乱等。

【辅助检查】

辅助检查很难诊断破伤风，当出现并发症时可有针对性地做一些必要检查。

【诊断及鉴别诊断】

1. 诊断 患者有开放性受伤史，有伤后肌肉强直性收缩和阵发性痉挛的典型表现，且发作过程中患者神志始终清楚，即可考虑该病。

2. 鉴别诊断

（1）化脓性脑膜炎 患者虽有"角弓反张"和颈项强直等症状，但无阵发性痉挛抽搐；患者有剧烈的头痛、高热、喷射性呕吐，有时神志不清；脑脊液检查有压力增高，脑脊液白细胞增多等。

（2）狂犬病 有疯狗、猫咬伤史，以咽肌痉挛为主。患者喝水不能咽下，大量流涎。听见水声或看见水，咽肌即发生痉挛，又称"恐水病"。

（3）颞颌关节炎 无外伤史，病程较长，局部肿胀、压痛。表现为张口受限，无牙关紧闭、苦笑面容和全身抽搐。

（4）癔症 无外伤史，多与情绪变化有关，症状变化多端，不因声、光、风等刺激而抽搐发作，张口不困难。

【治疗】

治疗原则：消除诱发因素，控制和解除痉挛，确保呼吸道通畅，中和游离毒素，消除毒素来源和预防并发症发生。

1. 控制和解除痉挛

（1）消除诱因 患者入院后注意隔离，避免声、光等外界刺激，以防止和减少抽搐和痉挛发作。

（2）控制发作 病情轻者可使用镇静剂或安眠药，如地西泮、苯巴比妥钠等；病情较重者，可选择冬眠 I 合剂（由氯丙嗪、异丙嗪各 50mg，哌替啶 100mg 及 5% 葡萄糖 250mL 配成），但低血压时忌用。当上述措施仍不能控制抽搐时，可使用肌松剂，但须在气管切开和控制呼吸的前提下使用。

2.病原治疗

（1）应用破伤风抗毒素　目的是中和游离毒素。一旦毒素与神经组织结合，破伤风抗毒素则无中和作用，故应尽早使用。一般用量为 1 万～6 万 U，分别给予肌内注射与静脉注射。静脉给药时应加入 5% 葡萄糖溶液中缓慢滴入。用药前应常规做过敏试验。连续或超剂量用药并无意义，且可发生过敏反应或血清病。人体破伤风免疫球蛋白在早期应用疗效显著，一般用 3000～6000U，深部肌内注射 1 次即可。

（2）应用抗生素　可抑制破伤风梭菌。首选青霉素，每次 80 万～160 万 U，肌内注射，每 4～6 小时 1 次，或大剂量静脉滴注。其次可用甲硝唑每天 2.5g，分次口服或静脉滴注，持续 7～10 天。

3.伤口处理　及时正确的伤口处理能消除毒素来源。应在控制痉挛和使用破伤风抗毒素之后，对伤口进行彻底清创。

4.防治并发症　对频繁抽搐，可能发生窒息者，应尽早行气管切开，改善通气；防止发生坠床、骨折、咬伤舌头等。

【预防】

伤后早期彻底清创，改善局部血循环，进行免疫注射等是预防破伤风发生的关键。

1.被动免疫　多用于伤前未接受过自动免疫注射的患者。

（1）破伤风抗毒素（TAT）　在伤后 24 小时内，皮下注射 TAT 1500U，儿童与成人剂量相同。但被动免疫者血清中的抗体仅能维持 10 日左右，以后抗体浓度迅速下降。因此，对深部伤口或伤口污染严重，潜在厌氧细菌感染的伤口，注射剂量可加倍，必要时可在 3～7 日后重复注射 1 次。

（2）破伤风免疫球蛋白（TIG）　肌内注射 TIG 是目前最佳的被动免疫方法。1 次注射后可在血液中维持 4～5 周，其免疫效能是破伤风抗毒素的 10 倍以上。

2.主动免疫　注射破伤风类毒素是预防破伤风发生的可靠方法，属主动免疫。我国已普及"百、白、破"三联疫苗注射，且效果确切。

二、气性坏疽

气性坏疽是由梭状芽孢杆菌所引起的一种严重急性特异性感染。此类感染发展急剧，预后严重。

【病因】

大量失血或休克，又存在有伤口大片组织坏死、深层肌肉损毁，尤其是大腿和臀部的严重损伤，异物残留、开放性骨折或伴有主要血管损伤，使用止血带时间过长等情况，容易发生气性坏疽。致病菌为梭状芽孢杆菌。

【临床表现】

潜伏期可短至 8～10 小时，最迟 5～6 日，通常在伤后 1～4 日。

1. 局部表现　患者自觉伤肢沉重或疼痛，有"胀裂样"剧痛，一般止痛剂不能缓解。伤口内肌肉呈暗红色或土灰色，失去弹性，刀割时不收缩，不出血，犹如煮熟的肉。伤口周围按压时可有捻发音，常有气泡从伤口逸出，并有稀薄、恶臭的浆液样血性分泌物流出。伤口周围皮肤可呈大理石样斑纹，并出现大小不等的水疱。

2. 全身症状　早期患者表情淡漠，有头晕、头痛、恶心、呕吐、出冷汗、高热、脉搏快、烦躁不安、呼吸急促，并有进行性贫血。晚期有严重中毒症状，血压下降，最后出现黄疸、谵妄和昏迷、休克等。

【辅助检查】

伤口内的分泌物涂片检查有大量革兰阳性杆菌；X 线检查伤口肌群间有气体，是诊断气性坏疽的重要依据。厌氧细菌培养和病理活检虽可肯定诊断，但需一定时间，故不能等待其结果，以免延误治疗。

【诊断及鉴别诊断】

1. 诊断　有组织损伤后伤口污染及缺氧病史；患者有伤肢"胀裂样"剧痛，伤口内肌肉无收缩，伤口周围按压时可有捻发音，伤口有气泡逸出等临床表现；伤口内的分泌物涂片可发现梭状芽孢杆菌。

2. 鉴别诊断

（1）芽孢菌性蜂窝织炎　感染局限于皮下蜂窝组织内，沿筋膜间隙迅速扩散，不侵犯肌肉。起病较慢，潜伏期为 3～5 天。虽然也以伤口疼痛开始，伤口周围也有捻发音，但局部疼痛和全身症状较轻，皮肤很少变色，水肿也很轻。

（2）厌氧性链球菌感染　本病发展较缓慢，往往在伤后 3 天才出现症状。毒血症、疼痛、局部肿胀和皮肤改变均较轻。有气肿和捻发音出现，但气肿仅局限于皮下组织和筋膜。伤口周围仅有一般的炎性表现。渗出液呈浆液脓性，涂片检查有链球菌。

（3）大肠埃希菌性蜂窝织炎　可出现组织间气肿，且有高热和谵妄等症状。但局部肿胀发展较慢，脓液具有大肠埃希菌感染的脓液特征，即脓液稀薄，呈浆液性。脓液涂片检查可发现革兰阴性杆菌。

【治疗】

1. 迅速清创 在抢救严重休克或其他严重并发症的同时，须迅速清创，术后保持伤口开放，用氧化剂冲洗、湿敷，经常更换敷料。

2. 应用抗生素 因气性坏疽杆菌对青霉素较为敏感，应为首选药物，但剂量须大，每天用量应超过 1000 万 U 以上。对青霉素过敏者，可改用大环内酯类（如琥乙红霉素、麦迪霉素等）和硝唑类（如甲硝唑、替硝唑）。

3. 高压氧治疗 可提高组织的含氧量，造成不适合厌氧菌生长的环境，提高治愈率，减少致残率。

4. 全身支持疗法 包括少量多次输血，及时纠正水与电解质代谢失调，给予高蛋白、高热量饮食，止痛、镇静、退热等。

项目六 抗菌药物在外科的应用

【学习目标】

1. 掌握抗菌药物在临床应用中的适应证。
2. 熟悉抗菌药物在临床应用中的原则。

外科感染与内科感染相同，在预防、治疗过程中，抗菌药的使用非常重要。但外科感染又与内科感染不同，常需要外科干预，一味依赖抗菌药，不但感染无法控制，还将招致耐药菌群的产生、微生物生态失衡及其他毒副作用。因此抗菌药不能取代外科处理，必须在全面了解病情、致病菌与抗菌药的药物性能三者的基本情况与相互关系的基础上，安全有效地应用。按用药目的，抗菌药的应用可分为治疗性应用和预防性应用。

【适应证】

1. 治疗性用药 不是所有的外科感染都需应用抗菌药物，对于一些表浅、局限的感染，如毛囊炎、疖、伤口表面感染等，一般不需应用抗菌药物，而下述临床疾病则必须选用有效抗菌药。

（1）严重的化脓性感染 如急性蜂窝织炎、丹毒、急性手部感染、急性骨髓炎、急性腹膜炎、急性胆道感染等。

（2）各种特异性感染　如破伤风、气性坏疽等。

2. 预防性用药　主要指围手术期预防用药。

（1）清洁手术　如手术范围大、时间长（超过3小时）、污染机会增加；严重创伤，尤其是严重污染的损伤，如大面积烧伤、战伤、腹腔内空腔脏器破裂等；重要脏器手术，如心脏手术、颅脑手术；人造物留置手术，如人造血管搭桥术、关节置换术等；营养不良、全身情况差或接受激素、抗癌药物等治疗的患者需行手术治疗时。

（2）清洁-污染手术　指上下呼吸道、上下消化道、泌尿生殖道手术，或经以上器官的手术，因手术部位存在大量寄生菌群，手术时可造成污染，因此可进行预防用药。

（3）污染手术　指由于胃肠道、尿路、胆道体液大量溢出或开放性创伤未经扩创等已造成手术野严重污染，需预防用药。

【用药原则及方案】

1. 用药原则

（1）根据细菌培养及药物敏感试验用药　应用抗菌药物理想的方法是及时收集有关的体液、分泌物，进行微生物检查和药物敏感试验，并据药物敏感试验选择或调整抗菌药品种。

（2）经验用药　对一些危重患者，在药物敏感试验结果没有报告之前，为保证治疗时机，考虑实施经验性用药。①一般的软组织感染以链球菌、葡萄球菌等革兰阳性球菌居多，可选用青霉素、苯唑西林钠、第一代头孢菌素等抗菌药；②腹腔、会阴、大腿根部感染时，常见肠道菌群，包括厌氧菌，可选用青霉素类（哌拉西林钠）或第三代头孢菌素（头孢曲松钠），必要时加甲硝唑或替硝唑等。

（3）联合用药　外科感染常为混合感染，一般情况下，可单用者不联合；可用窄谱者不用广谱。但危重情况下可联合用药。用药时应注意：①多采用两种药联合应用；②选用有协同或累加作用的药物组合，避免药物相互作用引起的不良反应；③联合用药时可将各药剂量适当减少，以减少药物不良反应；④对于肝肾功能不良、孕妇等，要特别注意药物毒性和不良反应。

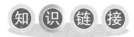
知 识 链 接

抗菌药物联用指征

抗菌药物联用指征是：①病菌未明的严重感染；②单一抗菌药物难以控制的感染；③机体深部感染或抗菌药物不易渗透部位的感染；④慢性迁徙性感染，病程较长，病灶难以清除，长期药物治疗细菌可能产生耐药性者。

（4）特殊人群用药　不同疾病、不同年龄患者在用药时应遵循个体化原则。如肾功能减退患者应选用低肾毒性或无肾毒性的抗菌药物；老年患者因肾功能生理性减退，用药时可用正常治疗量的 2/3～1/2；小儿用药时尽量避免耳、肾毒性的抗菌药物；妊娠期和哺乳期患者尽量避免对胎儿有致畸或明显毒性作用的抗菌药物等。

2. 用药方案

（1）给药剂量　重症感染和抗菌药不易达到的部位，药物剂量应偏大（治疗剂量范围高限）；抗菌药容易达到的部位，则可用较小剂量（治疗剂量范围低限）。

（2）给药途径　有口服、肌内注射、静脉给药和局部用药。较轻且局限的感染，仅用口服或肌内注射即可；严重感染应从静脉途径给药；抗菌药物尽量避免局部应用，尤其治疗全身性感染或脏器感染时应避免局部应用抗菌药物，若全身给药后在感染部位难以达到治疗浓度时可加用局部给药作为辅助治疗。

（3）给药次数　根据药代动力学和药效学的原则确定给药次数。如青霉素、头孢菌素类、红霉素、克林霉素等因消除半衰期短，可 1 日多次给药；喹诺酮类、氨基糖苷类等可每日给药 1 次（重症感染者除外）。

（4）给药疗程　与具体感染有关，一般认为在体温恢复正常，全身情况好转，局部感染病灶完全控制后，白细胞计数和分类正常后 3～4 日停药；但严重感染如败血症等不宜过早停药，可延长至 1～2 周，以免感染复发。

复习思考题

1. 简述痈的临床表现及处理原则。
2. 简述脓毒症的临床表现。
3. 简述急性化脓性腱鞘炎和化脓性滑膜炎的临床表现。
4. 叙述破伤风的诊断及处理。

扫一扫，看课件

模块五

创 伤

【学习目标】

1. 掌握创伤的临床表现、并发症、诊断、急救处理原则；开放性创伤的伤口处理原则和清创方法；各种类型创伤的临床表现、诊断、急救处理原则和方法；烧伤的伤情判断、急救及处理方法。

2. 熟悉创伤的分类、烧伤人体的病理生理变化与修复过程。

3. 了解颅内压增高症病因分类、病理生理变化。

案例导入

患者，男，50 岁。因头部外伤后昏迷约 8 分钟转醒，30 分钟后再次昏迷 2 小时入院。自受伤以来呕吐一次，为胃内容物，大小便失禁。查体：呈昏迷状，双侧顶部擦伤，双眼睑无苍白及充血，双瞳不等大，左侧直径 5mm，光反应消失，右侧直径 2.5mm，光反应迟钝，鼻腔内及双侧外耳道无异常分泌物。神经系统检查：生理反射存在，双侧巴彬斯基征（＋），GCS 评分 4 分。辅助检查：血常规：白细胞 $11.5 \times 10^9/L$，血色素 140g/L。空腹血糖 7.78mmol/L。

问题：1. 该伤者目前考虑诊断是什么？

2. 需进一步做哪些检查明确诊断？

3. 请列出治疗措施有哪些。

项目一　概　述

创伤是指机械性致伤因素作用于人体所造成的组织结构完整性的破坏或功能障碍。尽管人们的安全防范意识不断增强，但创伤的发生率日趋增高，已成为 45 岁以下人群死亡的第一原因。创伤正日益成为危害公众健康的一大公害，应受到社会的广泛关注，医务人员更应给予足够的重视。

一、创伤分类

（一）按伤后皮肤黏膜完整性分类

1. 闭合伤　皮肤黏膜保持完整无开放性伤口者，如挫伤、挤压伤、扭伤、震荡伤、关节脱位和半脱位、闭合性骨折和闭合性内脏伤等。

2. 开放伤　有皮肤黏膜破损者，如刺伤、擦伤、撕裂（撕脱）伤、切割（砍）伤、火器伤等。

（二）按受伤部位分类

通常可分为颅脑伤、颌面部伤、颈部伤、胸（背）部伤、腹（腰）部伤、骨盆伤、脊柱脊髓伤、四肢伤和多发伤、复合伤等。

（三）按伤情轻重分类

1. 轻伤　主要是局部软组织伤，无生命危险，或只需小手术者。

2. 中等伤　主要是广泛软组织伤、四肢开放性骨折、肢体挤压伤、机械性呼吸道阻塞、创伤性截肢及一般的腹腔脏器伤等，需手术治疗，但一般无生命危险。

3. 重伤　指严重休克和内脏伤，危及生命或治愈后有严重残疾者。

（四）按致伤因素分类

可分为烧伤、冷冻、挤压伤、冷兵器伤、火器伤、冲击伤、化学伤、咬蜇伤、毒剂伤、核放射伤等。

二、病理生理

（一）局部反应

局部病理改变有创伤性炎症、变性、坏死和坏疽。主要表现为局部炎症反应，引起红、肿、痛、热等症状。

（二）全身反应

1. 神经内分泌系统的反应　创伤刺激、失血、失液、精神紧张等可引起神经内分泌方面的变化，通过交感神经和下丘脑—垂体—肾上腺皮质轴产生和释放大量的儿茶酚胺、促肾上腺皮质激素（ACTH）、抗利尿激素（ADH）、生长激素（GH）和胰高血糖素，以及肾素—血管紧张素—醛固酮的变化。共同调节全身各器官的功能和代谢变化，对抗致伤因素的损害作用。

2.重要器官的功能变化 创伤对心、肺、肾、肝、胃肠、脑的功能都有相应的影响。

3.代谢变化 创伤后体液代谢、基础代谢、体内能源代谢等都会起相应变化。

4.免疫功能变化 创伤可引起吞噬细胞、淋巴细胞、细胞因子的变化，导致机体免疫功能紊乱，合并感染时变化更显著。

三、创伤修复

创伤修复可分为三个阶段：

1.局部炎症反应阶段 创伤后立即出现，持续 3 ~ 5 天。局部血管扩张，纤维蛋白渗出，起到止血和封闭创面的作用。

2.细胞增生阶段 伤后不久，即有新生的细胞在局部出现。成纤维细胞，血管内皮细胞增生成新生血管，共同构成肉芽组织，填充伤口及组织裂隙。上皮细胞从创缘向内增生，覆盖创面，伤口趋于愈合。

3.组织塑形阶段 经过细胞增生和基质沉积，创伤组织得以初步修复。但新生的纤维（瘢痕）组织、骨痂等，在数量和质量上不一定适应生理功能需要，机体对一部分组织进行吸收，得到再塑和加强。

四、临床表现

（一）局部表现

1.疼痛 与受伤部位、创伤轻重、炎症反应强弱等因素有关。一般在伤后 2 ~ 3 日可缓解，疼痛持续或加重表示可能并发感染。

2.肿胀及瘀斑 局部出血或炎性渗出可引起肿胀和出现瘀斑。受伤部位较浅者，肿胀处可伴有触痛、发红、青紫或波动感（血肿表现），多在 2 ~ 3 周后逐渐消退。肢体节段的严重肿胀，可影响动脉血流而致远端苍白、皮温降低等。

3.伤口或创面 为开放性创伤所共有，伤口的形状、大小和深度各异，伤口有出血或血块。

4.功能障碍 组织结构或器官破坏可直接造成功能障碍，例如骨折或脱位导致肢体运动受限，创伤性气胸发生呼吸困难，咽喉部创伤因局部水肿可造成窒息等。

（二）全身表现

1.体温增高 为伤后组织出血或坏死组织分解产物吸收所引起，一般不超过 38.5℃，体温过高，除了可由脑损伤引起（中枢性高热）外，多为并发感染所致，应予重视。

2. 生命体征的变化　一般的创伤患者，呼吸、脉搏、血压多无明显变化。但对于创伤严重者，可出现生命体征改变。

3. 其他　如口渴、尿少、焦虑、失眠、食欲不振、乏力等，妇女可发生月经失调。

（三）并发症

1. 感染　开放性创伤的伤口和创面一般都有污染，如污染严重，处理不及时或处理不当，很容易发生感染。闭合伤累及消化道或呼吸道，也容易发生感染。感染伤口有疼痛、红肿、触痛、脓性分泌物等特点。

2. 休克　创伤初期因受强烈刺激，精神紧张，剧烈疼痛，可发生创伤性休克；伤后因失血、失液等，则可发生低血容量性休克。休克愈重愈久，预后愈差。

3. 应激性溃疡　多见于胃、十二指肠，发病率较高。溃疡可为多发性，有的面积较大，可深达浆膜层，导致大出血或穿孔。

4. 器官功能障碍　严重创伤并发感染、休克后可继发多系统器官功能障碍（MODS），如急性呼吸窘迫综合征（ARDS）、急性肾衰竭（ARF）、应激性溃疡等。

五、诊断

诊断创伤需要详细地了解受伤史，仔细的全身检查，并借助辅助诊断措施等才能得出全面、正确的诊断。诊断的基本方法如下。

（一）询问病史

详细询问受伤史对了解受伤机制和估计伤情发展有重要价值。若伤员因昏迷等原因不能自述，应在救治的同时向现场目击者、护送人员及家属了解，并详细记录。主要应了解受伤的经过、伤后表现及既往疾病情况等。

1. 受伤情况　首先了解致伤原因，可明确创伤类型、性质和程度。如刺伤，虽伤口较小，但可伤及深部血管、神经或内脏器官。应了解受伤的时间和地点。对暴力作用致伤，还应了解暴力的大小、着力部位、作用方式（直接或间接）及作用持续时间等。受伤时的体位对诊断也有帮助，如坠落时的首先着地部位。枪弹伤时，受伤时的体位对判断伤道走行具有重要的参考意义。

2. 伤后表现及演变过程　不同部位创伤，伤后表现不尽相同。神经系统创伤应了解是否有意识丧失、肢体瘫痪等；胸部创伤是否有呼吸困难、咳嗽及咯血等；腹部创伤了解疼痛的最初部位，疼痛的程度和性质等。对开放性损伤失血较多者，应询问大致的失血量、失血速度及口渴情况。此外，还应了解伤后的处理情况，包括现场急救、用药及采取的措施等，如使用止血带者，应计算使用时间。

3. 伤前情况　注意伤员是否饮酒，这对判断意识情况有重要意义。了解有无其他相关疾病，如有高血压史，应根据原有血压水平评估伤后的血压变化。若有糖尿病、肝硬化、慢性尿毒症等病史，或长期使用肾上腺皮质激素、细胞毒性类药物等，伤后较易并发感染或伤口延迟愈合。还应了解药物过敏史等。

（二）体格检查

首先应从整体上观察伤员状态，判断伤员的一般情况，区分伤情轻重。对生命体征平稳者，可做进一步仔细检查；伤情较重者，可先着手急救，在抢救中逐步检查。

1. 一般检查　注意呼吸、脉搏、血压、体温等生命体征，以及意识状态、面容、体位姿势等的检查。如发现下列任何一项或多项表现，必须进一步深入检查：体温过低、意识失常、呼吸急促或困难，脉搏细弱、脉率过快或失律、收缩压或脉压过低，面色苍白或口唇、肢端发绀等。

2. 局部检查　根据受伤史或某处突出的体征，详细检查。如头部伤需检查头皮、颅骨、瞳孔、耳道、口、鼻腔，神经反射、肢体运动和肌张力等。对于开放性损伤，必须仔细观察伤口或创面，注意伤口形状、大小、边缘、深度及污染情况、出血的性状、外露组织、异物存留及伤道位置等。但对伤情较重者，伤口的详细检查应在手术室进行，以保障伤员安全。对投射物（如枪弹、弹片）所致的损伤，应注意寻找入口和出口，有时伤道复杂，入口和出口不在一条线上，甚至偏离入口甚远，或无出口时，应注意内脏多处损伤的可能。

（三）辅助检查

1. 实验室检查　首先是常规检查。血常规和血细胞比容可判断失血情况；尿常规可提示泌尿系统损伤，对疑有肾损伤者，可进行肾功能检查；疑有胰腺损伤时，应做血或尿淀粉酶测定等。

2. 穿刺和导管检查　诊断性穿刺是一种简单、安全的辅助检查。阳性时能迅速确诊，但阴性也不能完全排除组织或器官损伤的可能性。一般胸腔穿刺可明确血胸或气胸；腹腔穿刺或灌洗，可证实腹腔内脏破裂、出血；放置导尿管可诊断尿道或膀胱的损伤；中心静脉压（CVP）监测可辅助判断血容量和心功能；心包穿刺可证实心包积液和积血。

3. 影像学检查　X线平片检查对骨折伤员可明确骨折类型和损伤情况，以便制定治疗方案；疑有胸腔和腹腔脏器损伤者，可明确是否有气胸、血气胸、肺病变或腹腔积气等；还可确定伤处存留异物的大小、形状和位置等。对重症伤员可进行床旁X线平片检查。CT可以诊断颅脑损伤和某些腹部实质器官及腹膜后的损伤。超声检查可发现胸、腹腔的积血和肝、脾的不同类型损伤等。

六、创伤救治

创伤病情一般都比较危重，处理是否及时和正确直接关系到伤员的生命安全和功能恢复。因此，必须熟记创伤救治的基本步骤：①把握呼吸、血压、心率、意识、瞳孔等生命体征的变化，细查受伤部位，迅速评估伤情；②对生命体征的重要改变迅速做出反应，如心肺复苏、抗休克及外出血的紧急止血等；③重点询问受伤史，分析受伤情况，仔细体格检查；④实施各种诊断性穿刺或安排必要的辅助检查；⑤进行确定性治疗，如各种手术等。

（一）院前救治

在整个急救过程中强调应争分夺秒，最重要的是评估和处理危及生命的紧迫问题。其原则是：①先挽救生命；②防止再损伤；③及早安全转送。必须优先抢救的急症主要包括心跳呼吸骤停、窒息、大出血、张力性气胸和休克等。有些必须在受伤现场进行急救。及时、正确的"住院前创伤救治"和急诊室（车）抢救，能挽救不少危重伤者的生命。常用的急救技术主要有复苏、通气、止血、固定与保护、运送等。

1. 复苏 心跳、呼吸骤停时，从现场开始行体外心脏按压及口对口人工呼吸；接着在急诊室（车）用呼吸面罩及手法加压给氧或气管插管接呼吸机支持呼吸；在心电监测下电除颤；开胸心脏按压；药物除颤，并兼顾肺复苏。

2. 通气 呼吸道发生阻塞可在很短时间内使伤员窒息死亡，故抢救时必须争分夺秒地解除各种气道阻塞原因，维持呼吸道的通畅。

3. 止血 大出血可使伤员迅速进入休克，甚至致死，所以必须及时止血。注意出血的性质有助于出血的处理：①动脉出血呈鲜红色，速度快，呈间歇性喷射状；②静脉出血多为暗红色，持续涌出；③毛细血管损伤多为渗血，呈鲜红色，自伤口缓慢流出。常用的止血方法有指压法、加压包扎法、填塞法和止血带法等。

4. 固定与保护 四肢骨折须用夹板等固定或患侧上肢固定于胸壁，患侧下肢固定于健侧；脊椎骨折须保持脊柱平直并卧硬板床再搬运，以免加重神经组织损伤。开放性伤口可用无菌急救包或干净纱布敷料覆盖并缠上绷带。对断离肢体或大块组织，应用无菌或清洁布包裹，勿浸入液体内，最好用塑料袋套装，置于4℃左右的低温条件下保存，随同伤员送到医院。

5. 搬运伤员 伤员经过初步处治后，需送到医疗机构进一步检查和治疗。正确的搬运可减少伤员痛苦，并获得及时治疗。运送中应避免二次损伤。

（二）院内救治

1. 体位和局部制动 伤势较重的伤员应卧床休息，有骨折、血管损伤、神经损伤、肌腱损伤等，更应重视制动。制动可选用绷带、夹板、石膏、支架等。

2. 呼吸支持 维持呼吸道通畅，必要时行气管插管或气管切开。张力性气胸可穿刺排气或闭式引流，开放性气胸应封闭伤口后行闭式引流。如有多根肋骨骨折引起反常呼吸时，先行加垫包扎或肋骨牵引限制部分胸廓浮动，再行肋骨固定。发生外伤性膈疝时，可先插入气管导管行人工呼吸，再行手术整复。另外，应保持足够有效的氧供。

3. **循环支持** 主要是积极抗休克。对循环不稳定或休克伤员应建立一条以上静脉输液通道，必要时可考虑做锁骨下静脉或颈内静脉穿刺，或周围静脉切开插管。应尽快恢复有效循环血容量，维持循环的稳定。

4. **镇静止痛和心理治疗** 剧烈疼痛可诱发或加重休克，故在不影响病情观察的情况下选用适当药物镇静止痛。无昏迷和瘫痪的伤员可皮下或肌注哌替啶 75 ～ 100mg 或盐酸吗啡 5 ～ 10mg 止痛。由于伤员可有恐惧、焦虑等，甚至个别可发生伤后精神病，故心理治疗很重要，可以使伤员配合治疗，有利于康复。

5. **防治感染** 遵循无菌术操作原则，使用抗菌药物。开放性创伤需加用破伤风抗毒素。抗菌药物在伤后 2 ～ 6 小时内使用可起预防作用，延迟用药起治疗作用，并需延长持续用药时间。

6. **密切观察** 对严重创伤怀疑有潜在性损伤的患者，必要时进行生命体征的监测和进一步的检查。发现病情变化，应及时处理。

7. **支持治疗** 主要是维持水、电解质和酸碱平衡；保护重要脏器功能；为减少创伤后负氮平衡，有利于创伤修复和增强免疫能力，应给予营养支持。

（三）伤口处理

1. **对新鲜伤口的处理** 应及时对伤口进行清创。清创时间越早越好，伤后 6 ～ 8 小时内清创一般都可达到一期愈合，对伤口处理的技术称为清创术。随着抗生素的发展和应用，清创术的缝合时限可适当延长至伤后 12 ～ 24 小时。面、颈部血运丰富，神经、血管不宜长期暴露，若污染轻、创面规整时，即使超过 24 小时，清创后仍应考虑缝合

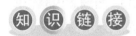

清创术步骤

1. **清洁伤口** 先用无菌敷料覆盖伤口，用无菌刷和肥皂液清洗周围皮肤；去除伤口敷料后，取出明显可见的异物、血块及脱落的组织碎片，用生理盐水反复冲洗。

2. **消毒铺巾** 伤口周围皮肤常规消毒铺巾。

3. **清创切除** 沿原伤口切除创缘皮肤 1 ～ 2mm，必要时可扩大伤口；肢体部位应沿纵轴切开，经关节的切口应做 S 形切开；由浅至深，切除失活的组织，清除血肿、凝血块和异物。

4. **清创鉴定** 清创、止血完毕，再次用生理盐水反复冲洗伤腔，污染重者可用 3% 过氧化氢溶液清洗后再以生理盐水冲洗，清创后创壁应渗鲜红血液，几乎与手术切口无异。

5. **修复组织** 修复前皮肤应重新消毒铺巾，术者更换手套，更换清创用过的手术器械。简单创伤即可逐层缝合、酌情引流，复杂创伤应根据组织特点进行修复，如直视下骨骼解剖复位，重要血管、神经、肌腱的吻合等。

6. **缝合伤口** 伤后时间短和污染轻的伤口可予缝合，但缝合不宜过密、过紧，以伤口边缘对合为度。如果伤口污染较重或处理时间已超过伤后 8～12 小时，但尚未发生明显的感染，皮肤的缝线暂不结扎，伤口内留置盐水纱条引流。24～48 小时后伤口仍无明显感染者，可将缝线结扎使创缘对合。

2. 感染伤口的处理 用等渗盐水或呋喃西林等药液纱布条敷在伤口内，引流脓液以促使肉芽组织生长。肉芽生长较好时，脓液较少，表面呈粉红色、颗粒状突起，擦之可渗血；同时创缘皮肤有新生，伤口可渐收缩。如肉芽有水肿，可用高渗盐水纱布湿敷；如肉芽生长过多，超过创缘平面而有碍创缘上皮生长，可用 10% 硝酸银液棉签涂肉芽面，随即用等渗盐水棉签擦去。

项目二　颅内压增高及颅脑损伤

一、颅内压增高

颅腔容纳着脑组织、脑脊液和血液三种内容物，颅缝闭合的颅腔容积是固定不变的，约为 1400～1500mL。正常颅内压为 0.7～2.0kPa（70～200mmH$_2$O）。当颅腔内容物体积增大或颅腔容量缩减超过颅腔容积的 8%～10%，则会产生严重的颅内压增高。

【病因】

1. 颅腔内容物的体积增大 如脑组织体积增大（脑水肿）、脑脊液增多（脑积水）、颅内静脉回流受阻或过度灌注，脑血流增加致颅内血容量增多等。

2. 颅内占位性病变 如颅内血肿、脑肿瘤、脑脓肿等。

3. 颅腔的容积变小 如狭颅症、颅底凹陷症、凹陷性颅骨骨折等。

【临床表现】

1. 头痛 是颅内高压最常见的症状，疼痛程度与压力成正比，多为弥漫性钝痛，晨起或晚间较重。任何引起颅内压增高的因素，如咳嗽、排便等均可使疼痛加剧。

2. 呕吐 频繁呕吐，与饮食无关，呕吐前可无恶心。常呈喷射性，且多伴有剧烈头痛。

3.视盘水肿 颅内压增高的重要客观体征之一。眼底检查可见视盘水肿、静脉扩张、中央凹陷消失。病程延长可出现视力减退、复视等。急性颅内压增高可无视乳头水肿表现。

以上三大表现称之为颅内压增高"三主征"。

4.意识障碍 疾病初期可出现反应迟钝、嗜睡，严重者可出现昏睡、昏迷。部分患者出现癫痫或肢体强直性发作。

5.生命体征变化 血压升高，脉搏徐缓而洪大，呼吸慢而深，即库欣（Cushing）三主征。

6.内脏合并症 严重颅压增高可因下丘脑和脑干功能障碍出现内脏合并症，较常见的有上消化道出血、神经源性肺水肿、急性肾衰竭、尿崩症、脑性钠潴留等。

7.脑疝的表现 颅内压升高到一定程度，且颅内分腔压力不均时，部分脑组织发生移位，通常被挤入小脑膜裂隙或枕骨大孔，压迫附近的神经、血管和脑干，产生一系列症状和体征。常见脑疝有如下两种（图5-1）。

（1）小脑幕切迹疝（颞叶沟回疝） 意识障碍，如嗜睡、昏睡、昏迷；瞳孔变化，如同侧动眼神经麻痹致眼睑下垂，瞳孔扩大，对光反射迟钝或消失；运动功能障碍，如对侧肢体瘫痪和出现病理反射；生命体征变化，如心率减慢或不规则，血压忽高忽低，呼吸不规则，体温出现高热或体温不升等。

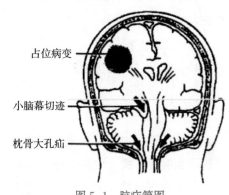

占位病变

小脑幕切迹

枕骨大孔疝

图5-1 脑疝简图

（2）枕骨大孔疝（小脑扁桃体疝） 后颈部及枕部剧烈疼痛，颈肌强直，强迫头位；生命体征紊乱发生早，意识障碍出现晚；呕吐频繁，大、小便失禁。因延髓呼吸中枢受压，早期可发生呼吸骤停而死亡。

【治疗原则】

1.病因治疗 是治疗颅内压增高的最根本方法。如切除颅内占位性病变、引流脑积水等。

2.降低颅内压 ①脱水利尿：渗透性脱水用甘露醇、山梨醇等；利尿性脱水用氢氯噻嗪、呋塞米；②激素应用：地塞米松、氢化可的松等；③辅助过度换气：促使机体CO_2排出，减少脑血流量；④冬眠低温疗法：降低脑组织代谢，减轻脑水肿；⑤高压氧治疗；⑥脑室穿刺引流；⑦巴比妥治疗，降低脑的代谢，增加脑对缺氧的耐受力。

3.抗生素治疗 控制颅内感染或预防感染。

4.脑疝的救治　对脑疝的识别和急救是十分重要的。脑疝如能及早发现并积极抢救，尽早清除病灶，患者是可以获救并恢复良好的。若延误抢救时机，即使可挽回生命，因中枢衰竭，意识难以恢复，最终也会因各种并发症而死亡。脑疝的急救处理包括以下几方面：

（1）快速静脉推注或输入脱水剂，迅速降低颅腔内压力。

（2）行脑室穿刺脊液引流术，不少患者在脑脊液引流后，自主呼吸可逐渐恢复。

（3）病情危重者，可积极行不同的颅骨开窗减压手术。

二、颅脑损伤

颅脑损伤无论是平时或战时都很常见，其发生率仅次于四肢损伤。同时，颅脑损伤常与身体其他部位的损伤复合存在，死亡率及致残率均高于其他部位损伤，必须加以注意。颅脑损伤可分为头皮损伤、颅骨损伤与脑损伤。三者虽皆可单独发生，但须警惕其合并存在。

（一）头皮损伤

1.头皮挫伤和头皮血肿

【临床表现】

多为钝性暴力打击或碰撞所致。按血肿位于头皮内的具体层次可分为皮下血肿、帽状腱膜下血肿和骨膜下血肿 3 种。

（1）皮下血肿　因皮下组织与皮肤层和帽状腱膜层之间连接紧密，故在此层内的血肿范围较局限。血肿张力较高，周围软组织肿胀隆起，中央有凹陷感，易与凹陷骨折混淆，需进行头颅 X 线摄片作鉴别。

（2）帽状腱膜下血肿　由于帽状腱膜下层疏松，血肿易于蔓延至整个帽状腱膜下层，压之张力低，较柔软，含血量可多达数百毫升。

（3）骨膜下血肿　多见于钝器伤所致颅骨损害。由于骨膜在颅缝处附着牢固，故血肿限于某一颅骨范围之内。

【治疗】

较小的头皮血肿在 1～2 周内自行吸收，巨大的血肿可能需 4～6 周才吸收。较大的帽状腱膜下血肿可行穿刺抽血，加压包扎；对合并颅骨骨折的骨膜下血肿亦可穿刺抽血，不加压包扎，因有并发颅内血肿的可能；若血肿不消或继续增大时，可切开清除血肿并止血；凡已经感染的血肿，均需切开引流。

2. 头皮裂伤

【临床表现】

多为锐性暴力所致。伤处疼痛剧烈，裂口大小、深度不一，疮缘整齐或不整齐。因出血较多，易引起失血性休克。

【治疗】

尽早清创，单纯伤口缝合即可起到止血作用。对有头皮组织缺损者，行皮下松解术或转移皮瓣等方法修复。修复时着重检查有无颅骨和脑损伤，伤口深处有无骨折或碎骨片，如果发现有脑脊液或脑组织外溢，须按开放性脑损伤处理。头皮血供丰富，一期缝合的时限允许放宽至伤后 24 小时。

3. 头皮撕脱伤

【病因】

头皮撕脱伤多因发辫受机械力牵扯，使大块头皮自帽状腱膜下层或连同颅骨骨膜被撕脱所致。

【临床表现】

颅骨外露，创面大，出血多，疼痛难忍，可导致失血性或疼痛性休克。

【治疗】

现场急救，立即给予创面有效的包扎、止血，将撕脱头皮连同患者及时送入医院。在镇静和抗休克治疗的前提下行清创术，处理方法为：①有蒂相连且有供血者可直接复位缝合；②对完全脱离者，如污染不严重，受伤时间在 6 小时以内，有条件用显微外科行头皮血管吻合；③若不能吻合，可将撕脱的皮瓣切薄行中厚或全厚皮片移植；④对骨膜已撕脱者，需在颅骨外板上多处钻孔，待肉芽组织生长后植皮。

（二）颅骨骨折

头部受较强暴力作用可致颅骨骨折。颅骨骨折常并发脑膜、血管、脑和颅神经损伤，故应予以注意观察。

1. 颅盖骨折

【病因】

直接暴力所致，如重物砸压、高空坠落、车辆撞击等伤及颅骨。

【临床表现】

（1）线形骨折　颅盖部的线形骨折发生率最高，可单发或多发，后者可能是多处分散的几条骨折线，或为一处的多发骨折线交错形成粉碎骨折。骨折多系内板与外板全层破裂，也可为部分裂开。X线摄片可以确诊。

（2）凹陷性骨折　好发于额骨及顶骨，多呈全层凹陷。成人凹陷性骨折多为粉碎性骨折，婴幼儿可呈"乒乓球"凹陷样骨折，切线位X线片可显示骨折陷入颅内的深度。CT扫描除可了解骨折情况外，还可了解有无合并脑损伤。

【治疗】

（1）单纯线形骨折　本身一般不需特殊处理，但需密切观察，谨防合并脑损伤。

（2）凹陷性骨折　有手术指征时应立即手术。手术适应证包括：①大面积的骨折片陷入颅腔或合并脑损伤，导致颅内压增高，有脑疝可能者；②因骨折片压迫脑重要部位引起神经功能障碍者；③在非功能部位的小面积凹陷骨折，无颅内压增高，深度超过1cm者。位于大静脉窦处的凹陷性骨折，在未引起神经体征或颅内压增高的情况下，即使陷入较深，也不宜手术；因伤势严重，必须手术时，术前和术中都应做好处理大出血的准备。开放性骨折的碎骨片易致颅内感染，须全部取出。

2. 颅底骨折

【病因】

多数由颅盖骨骨折线延伸到颅底。也可是间接暴力所致，如高处坠落臀部着地，伤力上传至颅底所致颅底骨折。

【临床表现】

根据发生的部位可分为前、中、后颅窝骨折，其诊断主要依靠临床表现（表5-1）。

表5-1　颅底骨折的临床表现

	前颅窝骨折	中颅窝骨折	后颅窝骨折
骨折部位	眶顶、筛骨	蝶骨、颞骨岩部	颞骨岩部后外侧、枕骨基底部
脑脊液漏	鼻漏	耳漏、鼻漏或大量鼻出血	无
颅神经损伤	Ⅰ、Ⅱ	Ⅶ、Ⅷ（多见）、Ⅱ、Ⅲ、Ⅳ、Ⅴ、Ⅵ	Ⅸ、Ⅹ、Ⅺ、Ⅻ
其他表现	眶周或球结膜淤血（蓝眼征）	颈内动脉、海绵窦段破裂，可出现搏动性突眼及眶周血管杂音或大出血等	乳突淤血斑（Baule征）或枕下颈部瘀斑
气颅征	有	有	无

【治疗】

颅底骨折无须特别治疗，着重观察有无合并脑损伤及处理脑脊液漏、脑神经损伤等合并症。合并脑脊液漏时，绝大多数漏口在伤后 1～2 周内自行愈合。治疗期间，不可堵塞或冲洗耳鼻腔，禁做腰穿，禁止擤鼻。取头高位卧床休息，避免剧烈咳嗽、打喷嚏，给予抗生素防治感染。如超过 30 天仍未停止漏液，可行手术修补硬脑膜。

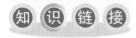

鉴别脑脊液与血液及脑脊液与鼻腔分泌物方法

将涌出液滴于白色滤纸上，血迹外有月晕样淡红色浸渍圈，则为脑脊液；脑脊液含糖较高，鼻腔分泌物不含糖，可用尿糖试纸测定来鉴别；部分颅底骨折患者，鼓膜仍完整时，脑脊液可经耳咽管流至咽部，患者可自觉有咸味或腥味液体咽下。

（三）脑损伤

脑损伤是指暴力作用于头部所引起的脑组织损伤，分原发性损伤和继发性损伤两大类。脑损伤具有伤情变化快、病情重、病因复杂、死亡率高的特点。因此应熟练掌握各型脑损伤的诊断原则及处理方法。

1. 原发性脑损伤

暴力作用于头部时立即发生的脑损伤称为原发性脑损伤，主要有脑震荡、脑挫裂伤等。

【病因及损伤机制】

（1）直接损伤 暴力直接作用头部所致，包括加速性损伤、减速性损伤和挤压伤（图5-2）。

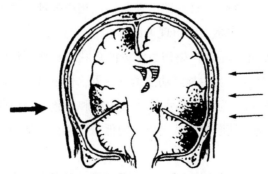

图 5-2 头部做减速运动时的脑受伤机制

注：粗箭头表示头部运动方向，细箭头表示头部受静止物体阻止

①加速性损伤　为运动中的物体直接撞击头部，使静止的头部沿着外力方向做加速运动造成的损伤。

②减速性损伤　为运动中的头部撞碰到静止的物体引起头部减速而发生的脑损伤。在受力侧和对侧均可发生脑损伤，往往以对侧的损伤较重称之为"对冲伤"。

③挤压性损伤　为头部两侧同时受到硬物体挤压时发生的脑损伤，如产伤、碾压伤。

（2）间接损伤

①传递性损伤　如坠落时臀部或双足着地，外力沿脊柱传递到头部引起的脑损伤。

②甩鞭式损伤　当躯干的某部位受力急骤运动时，如躯干与头部运动不同步，出现头颈部过伸或过屈，造成脑干（或延髓）损伤，轻者致残，严重者直接死亡。

③胸部挤压伤　又称创伤性窒息，由胸部挤压伤导致脑损伤，因胸壁突然遭受巨大压力冲击，致使上腔静脉的血流逆行灌入颅内，引起广泛性脑出血。

【临床表现】

（1）脑震荡　一般认为是一过性脑功能障碍，无肉眼可见的神经病理改变，属最轻的脑损伤。其特点如下。

1）意识障碍　伤后立即出现，表现为神志不清或完全昏迷，一般不超过30分钟。

2）逆行性遗忘　指清醒后大多不能回忆受伤当时乃至伤前一段时间内发生的事情。

3）自主神经和脑干功能紊乱　较重者可有出汗、皮肤苍白、心律不齐、血压下降，肌张力降低、呼吸浅慢、各生理反射迟钝或消失等表现，但随着意识的恢复很快趋于正常。

4）脑外伤后综合征　病情恢复过程中可能出现头痛、头昏，恶心、呕吐等症状，颅脑CT检查、脑脊液检查均无异常。

（2）脑挫裂伤　是指头部受到暴力作用后，脑组织发生明显的器质性损伤。

1）意识障碍　受伤当时立即出现，意识障碍的程度和持续时间与脑挫裂伤的程度、范围直接相关，绝大多数在30分钟以上，重症者可长期持续昏迷。

2）局灶症状与体征　受伤当时立即出现与伤灶相应的神经功能障碍或体征，如运动区损伤出现锥体束征，语言中枢损伤出现失语等。

3）头痛与恶心、呕吐　是脑挫裂伤最常见的症状。头痛可局限于某一处，或为全头性疼痛。可能与颅内压增高、自主神经功能紊乱或外伤性蛛网膜下腔出血等有关。

4）颅内压增高与脑疝　为继发脑水肿或颅内血肿所致。当血肿体积不断增大，就可引起颅腔内压力分布不均，使脑组织从高压区向低压区移位，从而引起脑疝。

（3）脑损伤的分级

1）按伤情轻重分级　①轻型（Ⅰ级）：主要指单纯脑震荡，有或无颅骨骨折，昏迷在20分钟以内。有轻度头痛、头晕等自觉症状，神经系统和脑脊液检查无明显改变。②中型（Ⅱ级）：主要指轻度脑挫裂伤或颅内小血肿，有或无颅骨骨折及蛛网膜下隙出血，无脑受压征，昏迷在 6 小时以内，有轻度的神经系统阳性体征，有轻度生命体征改变。③重型（Ⅲ级）：主要指广泛颅骨骨折、广泛脑挫裂伤、脑干损伤或颅内血肿，昏迷在 6 小时以上，意识障碍逐渐加重或出现再昏迷，有明显的神经系统阳性体征，有明显生命体征改变。

2）按 Glasgow 昏迷评分法　轻度颅脑损伤，13 ～ 15 分；中度颅脑损伤，8 ～ 12 分；重度颅脑损伤，3 ～ 7 分（表 5-2）。

表 5-2　Glasgow 昏迷评分法

睁眼反应	计分	语言反应	计分	运动反应	计分
				遵嘱活动	6
		回答正确	5	刺痛定位	5
自动睁眼	4	答非所问	4	刺痛回缩	4
呼唤睁眼	3	语言混乱	3	刺痛屈曲	3
刺激睁眼	2	仅能发音	2	刺痛过伸	2
无反应	1	无反应	1	无反应	1

【辅助检查】

（1）CT 检查　脑震荡 CT 检查无异常发现。脑挫裂伤则能清楚地显示脑挫裂伤的部位、范围和程度，是目前临床最常见、最有价值的检查手段，典型表现为局部脑组织内有高低密度的混杂影。点片状高密度影为出血灶，低密度影则为水肿区。

（2）MRI 检查　因检查时间较长，一般很少用于急性颅脑损伤的诊断。但对于较轻的脑挫伤灶的显示，MRI 优于 CT。

（3）颅骨平片检查　对于脑损伤无诊断意义，但可显示颅骨骨折线，对伤情判断有一定意义。

（4）腰椎穿刺检查　无直接诊断意义，但脑挫裂伤可出现血性脑脊液，而脑震荡则无血性脑脊液。

【治疗】

治疗原则：①绝对卧床休息；②注意观察意识、瞳孔和生命体征改变；③采取有效措施降低颅内压；④对症处理；⑤必要时手术治疗。

（1）病情观察　动态的病情观察是脑损伤治疗过程中的重要内容，目的是为了早期发现脑疝，也为了判断疗效和及时改变治疗方法。伤后72小时内，每30分钟或1小时测呼吸、脉搏、血压1次，随时检查意识，瞳孔变化，注意有无新症状和体征出现。

1）意识状态　意识障碍的程度可视为脑损伤的轻重；意识障碍出现的迟早和有无继续加重，可作为区别原发性和继发性脑损伤的重要依据。

2）瞳孔　瞳孔变化出现的迟早、有无继续加剧及有无意识障碍同时加剧等，可用于反映病情的进展情况。如小脑幕切迹疝初期病侧瞳孔缩小，继之散大；晚期可出现双侧瞳孔散大。枕骨大孔疝的特点是呼吸循环障碍出现较早，而瞳孔变化和意识障碍出现较晚，常在没有瞳孔改变前而呼吸先骤停。

3）生命体征　生命体征紊乱为脑干受损征象。受伤早期出现的呼吸、循环改变常为原发性脑干损伤所致；小脑幕切迹疝表现为血压升高，脉搏、呼吸缓慢，体温升高，晚期血压和体温下降，脉搏细数，继而呼吸先停止，后心脏停搏而死亡；未经明显的意识障碍和瞳孔变化阶段，而突然发生呼吸停止者为枕骨大孔疝。

（2）一般治疗　卧床休息，保持安静；密切观察患者的意识、瞳孔、血压、脉搏、呼吸、体温及神经系统体征等的变化；消除颅内压增高诱发脑疝的各种因素，如疼痛、烦躁、剧咳、尿便不畅、抽搐等；痰液较多者，应吸痰，必要时行气管切开，确保呼吸道通畅。

（3）对症治疗

1）抬高头位　可使头部抬高30°～45°以利颅内静脉回流，减少头部充血。频繁呕吐者暂禁食和头偏向一侧，以防吸入性肺炎。

2）过度通气　可通过降低$PaCO_2$而使低颅内压降低，保持$PaCO_2$在4.0kPa左右，使PaO_2在13.33kPa以上，脑小动脉收缩，脑血流量和血容量减少。

3）限制液体　入量静脉补液应"量出为入"，每日补液量不超过2000mL。每日补盐量（氯化钠）不超过5g，氯化钾不超过3g。

4）病情观察　密切观察患者意识、瞳孔和生命体征的变化。对昏迷不能排痰患者应及时气管切开，注意保持呼吸道通畅。

5）积极治疗原发病因　如颅内占位性病变应手术治疗，颅内感染给予足量抗生素等。

（4）脱水及糖皮质激素治疗　脱水疗法在降低颅内压治疗中占有重要地位，根据病情给予甘露醇或山梨醇治疗。成人以20%甘露醇250 mL快速静注或滴注，每日3～4次，也可以125mL静滴，每日4～6次。糖皮质激素静脉注射可有效缓解脑水肿，降低颅内压力，以地塞米松，成人20～40mg/d，分2次静脉注射，或泼尼松龙，成人每日100～400mg加入10%葡萄糖或生理盐水中静滴，一般应用1周后逐渐停药。

（5）手术治疗

1）适应证　①继发性脑水肿严重，脱水治疗无效，病情日趋恶化；②颅内血肿清除后，颅内压无明显缓解，脑挫裂伤区继续膨出，且排除了颅内其他部位血肿；③脑挫裂伤灶或血肿清除后，伤情一度好转，以后又恶化出现脑疝。

2）手术方法 脑挫裂伤灶清除术、颞肌下减压或骨瓣切除减压术等。

2.继发性脑损伤

继发性脑损伤是指头部受伤一定时间后出现的脑受损病变。因容易引起颅内压增高而导致脑疝，故应早期诊断并及时处理，以挽救患者的生命。

【病因及分类】

颅内血肿是继发性脑损伤的主要病因。硬脑膜外血肿的血液来源是位于骨沟内的硬脑膜动脉或静脉窦引起出血，或是骨折的板障出血；硬脑膜下血肿的血液来源于脑表面的皮层静脉、桥静脉或静脉窦；脑内血肿血液则来源于脑内血管破裂。

（1）按血肿的来源和部位分类 分为硬脑膜外血肿、硬脑膜下血肿及脑内血肿。

（2）按出现症状所需时间分类 3日以内者为急性型，3日以上到3周以内为亚急性型，超过3周为慢性型。

【临床表现】

（1）硬脑膜外血肿 是指形成于颅骨与硬脑膜之间的血肿，最常发生于颞区。

一般认为成人出血量幕上达20mL以上，幕下达10mL时，即有可能出现脑受压的症状和体征。

1）意识障碍 ①中间清醒期或好转期，指伤后立即的昏迷与脑疝的昏迷之间有一段意识清楚时间，中间清醒时间的长短取决于原发性脑损伤的轻重和出血速度；②当原发性脑损伤较重，或迅速形成血肿，则无中间清醒期；③原发性脑损伤较轻，伤后无原发昏迷，只在血肿形成引起脑疝时才出现意识障碍。

2）瞳孔改变 发生小脑幕切迹疝时，患侧瞳孔可先缩小，对光反应迟钝，随着动眼神经和中脑受压，患侧瞳孔旋即表现进行性扩大、对光反应消失、眼睑下垂，对侧瞳孔亦随之扩大。视神经受损的瞳孔散大，有间接对光反应存在。

3）锥体束征 血肿对侧躯体可表现为偏瘫、感觉障碍等锥体束征。

4）生命体征变化 常为进行性的血压升高，心率、呼吸减慢和体温升高，为典型的库欣反应。

（2）硬脑膜下血肿 是颅内血肿中最常见类型，是指出血积聚于硬脑膜下腔。常呈多发性或与其他类型血肿合并发生。

1）急性硬脑膜下血肿 ①多数脑挫裂伤较重和继发的脑水肿同时存在，故病情多较重；②意识障碍进行性加深，无中间清醒期或意识好转期表现；③病情发展快，出现单侧或双侧瞳孔散大，对光反射消失，甚至去大脑强直；④颅内压增高症状明显；⑤腰穿可见血性脑脊液。

2）慢性硬脑膜下血肿　好发于中老年人，多有轻微头部外伤史，部分患者无明确外伤史。①慢性颅内压增高症状，如头痛、恶心、呕吐和视盘水肿等。②血肿压迫所致的局灶症状和体征，如轻偏瘫、失语和局限性癫痫等。③脑萎缩、脑供血不全症状，如智力障碍、精神失常和记忆力减退等。

（3）脑内血肿　脑内血肿是指脑挫裂伤时脑内血管破裂所致的血肿，常和硬脑膜下血肿相伴发生。以进行性意识障碍加重为主，与急性硬脑膜下血肿极为相似。意识障碍过程受原发性脑损伤程度和血肿形成的速度影响，由凹陷骨折所致者，可能有中间清醒期。

【辅助检查】

（1）CT检查　是诊断颅内血肿最主要的方法，可直接显示血肿部位及大小，以便掌握手术时机。如硬脑膜外血肿显示颅骨内板与脑表面之间有双凸镜形或弓形密度增高影；急性硬脑膜下血肿显示颅骨内板与脑表面之间出现高密度、等密度或混合密度的新月形或半月形影，可有助于确诊（图5-3）；脑内血肿则在脑挫裂伤灶附近或脑深部白质内见到圆形或不规则高密度血肿影，同时可见血肿周围的低密度水肿区。

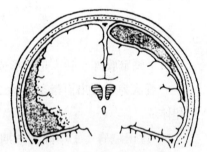

图5-3　两种硬脑膜下血肿

注意：血肿四周有无包膜包围，左侧为急性型，右侧为慢性型

（2）脑血管造影　可显示脑外无血管区。呈梭形位于骨折处者，为硬脑膜外血肿；呈新月形或条带者，为硬脑膜下血肿；呈占位性改变者，则为脑内血肿。

（3）MRI检查　对慢性血肿的诊断优于CT检查。

【治疗】

（1）手术治疗　凡有手术指征者皆应及时手术，以便尽早地去除颅内压增高的病因和解除脑受压。已经出现脑疝征象时，更应力争在30分钟或最迟1小时以内将血肿清除或去骨瓣减压；超过3小时者，将产生严重后果。

1）手术适应证　①意识障碍程度逐渐加深；②颅内压的监测压力在2.67kPa（273mmH$_2$O）以上，并呈进行性升高表现；③有局灶性脑损害体征；④虽无明显意识障碍或颅内压增高症状，但CT检查血肿较大（幕上者＞40mL，幕下者＞10mL），或血肿虽不大但中线结构移位明显（移位＞1cm）、脑室或脑池受压明显者；⑤在非手术治疗过程中病情恶化者。

2）手术方式　①开颅血肿清除术：术前CT检查血肿部位明确者，可直接开颅清除血肿。②去骨瓣减压术：适用于重度脑挫裂伤合并脑水肿有手术指征时，做大骨瓣开颅术，敞开硬脑膜并去骨瓣减压。③颅骨钻孔探查术：已具备伤后意识障碍进行性加重或出现再昏迷等手术指征，因条件限制术前未能做CT检查，或就诊时脑疝已十分明显，已无时间做CT检查，钻孔探查术是有效的诊断和抢救措施。④脑室引流术：脑室内出血或血肿如合并脑室扩大，应行脑室引流术。⑤钻孔引流术：对慢性硬脑膜下血肿，主要采取颅骨钻孔，切开硬脑膜到达血肿腔，置管冲洗清除血肿液。

（2）非手术治疗　部分患者可通过非手术治疗痊愈，如CT发现血肿不大，处于非功能区，中线无移位，脑室或脑池无受压，颅内压不很高，伤后意识障碍不明显者，可暂不手术，但要密切注意观察，若有手术指征时应立即手术。

项目三　胸部损伤

胸部的骨性胸廓支撑保护胸内脏器，参与呼吸功能。创伤时，因暴力作用的强弱不同，导致骨性胸廓的损伤范围与程度亦有不同。钝性暴力作用下，胸骨或肋骨骨折可破坏骨性胸廓的完整性，并使胸腔内的心、肺发生碰撞、挤压、旋转和扭曲，造成组织广泛挫伤。继发于挫伤的组织水肿可能导致器官功能障碍或衰竭。

一、肋骨骨折

在胸部创伤中除胸壁软组织挫伤外，肋骨骨折最常见。多发生在第4～7肋。

【病因】

1.直接暴力　肋骨向内弯曲折断，其断端向内移位，可刺破肋间血管、胸膜和肺，产生血胸或（和）气胸。

2.间接暴力　胸部受到前后挤压暴力时，骨折多在肋骨中段，断端向外移位，刺伤胸壁软组织，产生胸壁血肿。

【临床表现】

1.症状　局部疼痛是肋骨骨折最明显的症状，且随咳嗽、深呼吸或身体转动等而加重。疼痛及胸廓稳定性受破坏，可使呼吸动度受限、呼吸浅快和肺泡通气减少，患者不敢咳嗽，痰液滞留，从而引起下呼吸道分泌物梗阻，导致肺实变或肺不张。

2. 体征 ①局部多有肿胀及皮下淤血。②多根多处肋骨骨折后，局部胸壁失去完整肋骨的支撑而软化形成"连枷胸"，出现反常呼吸运动（图5-4），即吸气时软化区胸壁内陷，呼气时外突，导致纵隔摆动，呼吸、循环障碍。③胸廓挤压试验，出现骨折处疼痛（非按压痛），或直接按压肋骨骨折处出现直接压痛或出现骨擦音、手感觉到骨擦感和肋骨异常动度。④合并气胸、血胸时，有相应的临床发现。

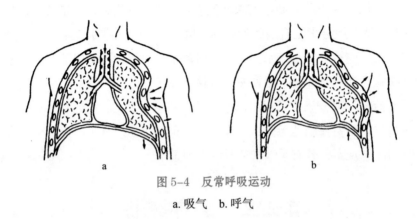

图5-4　反常呼吸运动

a. 吸气　b. 呼气

【辅助检查】

胸部X线摄片可显示肋骨骨折断裂线和断端错位，但前胸肋软骨骨折并无X线征象。

【诊断】

1. 有胸部外伤史。

2. 有胸痛、呼吸困难、骨擦感等临床表现。

3. X线摄片可显示肋骨骨折断裂线等。

【治疗】

治疗原则：镇痛、清理呼吸道分泌物、固定胸廓和防治并发症。

1. 闭合性单处肋骨骨折　骨折两断端因有上、下完整的肋骨和肋间肌支撑，较少有错位、活动和重叠，多能自行愈合。伤侧胸廓固定的目的是为了减少肋骨断端活动，减轻疼痛。可采用多条宽胶布叠瓦状固定或弹性胸带固定胸廓。这种方法也适用于胸背部、胸侧壁多根多处肋骨骨折，胸壁软化范围小而反常呼吸运动不严重的患者。

2. 闭合性多根多处肋骨骨折　对胸壁软化范围大，反常呼吸运动明显的连枷胸患者，因严重的呼吸、循环障碍，应紧急处理。①包扎固定法：适用于较小范围的胸壁软化治疗及现场急救，用厚敷料填压于胸壁软化区，再行固定。②牵引固定法：适用于较大范围胸壁软化者，在伤侧胸壁放置牵引支架，在体表用巾钳或导入不锈钢丝，抓持住游离段肋骨，并固定在牵引支架上，消除反常呼吸运动。③内固定法：用手术或电视胸腔镜方法固定肋骨两断端；因具备其他手术适应证需开胸手术时，可在肋骨两断端分别钻孔，贯穿不锈钢丝固定肋骨断端。

3. 开放性肋骨骨折 胸壁伤口需彻底清创，用不锈钢丝固定肋骨断端。如胸膜已穿破，尚需做胸膜腔引流术。手术后应用抗生素预防感染。

二、损伤性气胸

胸膜腔内积气称为气胸。气胸的形成多由肺组织、气管、支气管、食管破裂，空气进入胸膜腔，或因胸壁伤口穿破胸膜，胸膜腔与外界沟通，外界空气进入所致。气胸可以分为闭合性气胸、开放性气胸和张力性气胸3类。

【病因】

1. 闭合性气胸 气体多来源于钝性伤所致肺破裂，气体进入胸膜腔后，肺裂口即自行回缩闭合，空气不再继续进入胸膜腔。也可由于细小胸部穿透伤引起肺破裂，或空气经胸壁小创口进入后随即创口闭合，胸膜腔仍与外界隔绝，胸膜腔内压力仍低于大气压。

2. 开放性气胸 外界空气经胸壁开放伤口或软组织缺损处，随呼吸自由进出胸膜腔。如胸壁伤口较大，进气量多，伤侧胸腔压力等于大气压，肺全部萎陷，丧失呼吸功能。健侧胸膜腔仍为负压，低于伤侧，使纵隔向健侧移位，健侧肺亦有一定程度的萎陷。同时由于健侧胸腔压力仍可随呼吸周期而增减，从而引起纵隔扑动，导致严重的通气、换气功能障碍（图5-5）。

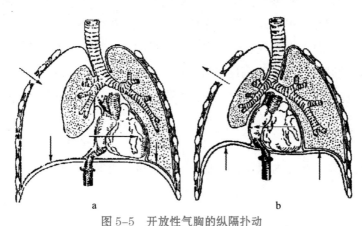

图5-5 开放性气胸的纵隔扑动

a. 吸气 b. 呼气

3. 张力性气胸 又称高压性气胸。指气管、支气管或肺损伤处形成单向活瓣，气体随每次吸气进入胸膜腔并积累增多，导致胸膜腔压力高于大气压。伤侧肺严重萎陷，纵隔显著向健侧移位，健侧肺随之受压，腔静脉回流障碍。高于大气压的胸内压，驱使气体经支气管、气管裂口周围疏松组织或壁胸膜裂伤处，进入纵隔或胸壁软组织，形成纵隔气肿或面、颈、胸部的皮下气肿（图 5-6）。

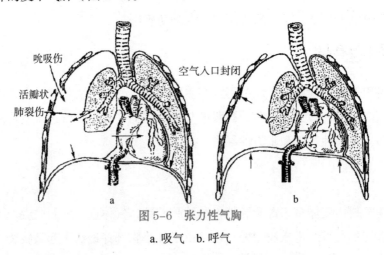

图 5-6　张力性气胸

a. 吸气　b. 呼气

【临床表现】

1. 闭合性气胸　小量气胸肺压缩在 30% 以下，患者可无明显症状。大量气胸可出现胸痛、胸闷、呼吸急促和呼吸困难等表现。查体可见气管向健侧偏移，伤侧胸部叩诊呈鼓音，呼吸音明显减弱或消失。

2. 开放性气胸　患者常在伤后迅速出现严重呼吸困难、鼻翼扇动、口唇发绀，颈静脉怒张，甚至休克等。检查时可见胸壁有明显创口通入胸腔，并可听到空气随呼吸进出的声音。伤侧胸部叩诊鼓音，呼吸音消失，有时可听到纵隔扑动声。

3. 张力性气胸　患者常表现有严重或极度呼吸困难，烦躁、意识障碍、发绀；伤侧胸廓饱满，呼吸运动减弱；叩诊为高度鼓音，听诊呼吸音消失；气管明显移向健侧；胸部、颈部和上腹部有皮下气肿，扣之有捻发音；胸膜腔穿刺，可有大量高压气体涌出。

【辅助检查】

X 线摄片检查显示胸腔内积气、肺萎陷、纵隔移位或皮下气肿等。

【诊断】

1. 具有胸部暴力挤压、撞击及锐器刺入等病史。

2. 出现呼吸困难、胸壁伤口、皮下气肿、气管移位及呼吸音减弱或消失等临床表现。

3. X 线检查可协助确诊。

【治疗】

1. 闭合性气胸　小量闭合性气胸可自行吸收，不需特别处理，但应注意观察其发展变化。大量气胸应在患侧锁骨中线第 2 肋间行胸腔穿刺抽气；若抽吸不尽或抽气不久又明显积气或另一侧亦有气胸、合并血胸，需行全身麻醉或需用机械通气等，均应放置闭式胸腔引流。并应用抗生素防治感染。

2. 开放性气胸　该型气胸一经发现，必须立刻急救，尽快封闭胸壁创口，变开放性气胸为闭合性气胸。可用大块凡士林纱布或无菌塑料布制作成封闭敷料以避免漏气，在患者深呼气末敷盖创口并包扎固定，但不能往创口内填塞；包扎固定牢靠，及时运送。患者到达医院后首先给予输血、补液和吸氧等治疗，纠正呼吸和循环功能紊乱；清创、缝合胸壁伤口，应尽量保留健康组织，胸膜腔闭合要严密，并做闭式胸腔引流；给予抗生素，鼓励患者咳嗽排痰，预防感染；如有肺、支气管、心脏和血管等胸内脏器的严重损伤，应尽早剖胸探查处理。

3. 张力性气胸　张力性气胸的急救在于迅速行胸腔排气解压。可用粗针头在患侧锁骨中线第 2 或第 3 肋间刺入胸膜腔排气减压。将针头用止血钳固定后，在其尾端接上乳胶管，连于水封瓶，若无水封瓶，可将乳胶管末端置入留有 100 ～ 200mL 盐水的输液瓶内底部，并用胶布固定于瓶口以防滑出，做成临时闭式胸腔引流。亦可在穿刺针尾端缚一橡皮指套，其顶端剪一裂口，制成活瓣排气状。若张力性气胸系胸壁上较小的穿透性伤口引起，应立即予以封闭、包扎及固定。进一步处理应安置闭式胸腔引流，使用抗生素预防感染。

4. 闭式胸腔引流术　是胸外科应用较广的技术，是引流胸腔内积气、积液，促进肺扩张的重要措施。

（1）适应证　①中、大量气胸，开放性气胸、张力性气胸；②胸腔穿刺术治疗肺无法复张者；③需使用机械通气或人工通气的气胸或血气胸者；④拔除胸腔引流管后气胸或血胸复发者；⑤剖胸手术。

（2）操作方法　①切口部位：气胸引流一般在前胸壁锁骨中线第 2 肋间隙，血胸则在腋中线与腋后线第 6 ～ 8 肋间隙；②切开及分离：消毒后在局部胸壁全层做局部浸润麻醉，切开皮肤，分离肌层，进入胸膜腔；③置管引流：经肋骨上缘插入带侧孔的胸腔引流管，引流管的侧孔应深入胸腔内 2 ～ 3cm；④固定引流管，缝合皮肤：引流管外接闭式引流装置（图 5-7）。

（3）注意事项　术后经常挤压引流管以保证管腔通畅，记录每小时或 24 小时引流液量。引流后肺膨胀良

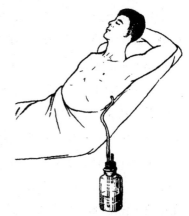

图 5-7　闭式胸膜腔引流

好，已无气体和液体排出，可在患者深吸气屏气时拔除引流管，并封闭伤口。

三、损伤性血胸

胸膜腔积血称为血胸，与气胸同时存在称为血气胸。一般而言，成人血胸量 ≤ 0.5L 为少量血胸，0.5 ～ 1.0L 为中量血胸，＞ 1.0L 为大量血胸。

【病因】

胸部外伤，如撞击、挤压、坠落及锐器等均可造成血胸。血胸积血主要来源于心脏、胸内大血管及其分支、胸壁、肺组织、膈肌和心包血管出血。血胸发生后不但因血容量丢失影响循环功能，还可压迫肺，减少呼吸面积，出现呼吸困难（图 5-8）。

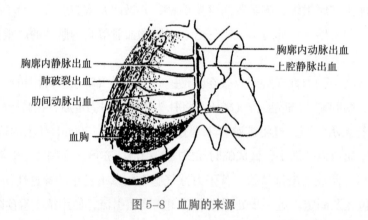

图 5-8　血胸的来源

【临床表现】

临床表现与出血量、出血速度和个人体质及合并损伤严重程度有关。

1. 共同表现　轻者无症状，重伤者会出现不同程度的面色苍白、脉搏细速、血压下降和末梢血管充盈不良等低血容量休克表现。①少量血胸：患者无明显症状和体征；②中量血胸：患者可有面色苍白，呼吸困难，脉细而弱，血压下降、伤侧呼吸运动减弱及呼吸音明显减弱等表现；③大量血胸：患者有较严重的呼吸与循环功能障碍和休克症状。

2. 进行性血胸　①持续脉搏加快、血压降低，或虽经补充血容量血压仍不稳定；②闭式胸腔引流量每小时超过 200mL，持续 3 小时；③血红蛋白量、红细胞计数和红细胞比容进行性降低，引流胸腔积血的血红蛋白量和红细胞计数与周围血相接近，且迅速凝固。

3. 感染性血胸表现　①有畏寒、高热等感染的全身表现；②抽取胸腔积血 1mL，加入 5 mL 蒸馏水，如无感染则呈淡红透明状，如出现混浊或絮状物则提示感染；③胸腔积血无感染时红细胞、白细胞计数比例应与周围血相似，即 500∶1，感染时白细胞计数明显增加，比例达 100 : 1，可确定为感染性血胸；④积血涂片和细菌培养发现致病菌有助于诊断，并可依此选择有效的抗生素。

【辅助检查】

1. X 线检查　根据血胸程度出现相应的变化，少量血胸可见肋膈角变浅；中量血胸可见积血上缘达肩胛角平面或膈顶上 5 ～ 7cm；大量血胸，积血超过肺门平面甚至全血胸。

2. 胸腔穿刺　诊断性胸腔穿刺可抽出不凝固的血液。

【治疗】

1. 非手术治疗　小量血胸多能自行吸收，但要密切注意积血有无增加，密切监测生命体征的变化。适当应用止血剂以减少出血，并使用抗生素预防感染。

2. 手术治疗　中等量血胸可行胸腔穿刺抽出积血。对于积血量较多的中量血胸和大量血胸，或几次胸腔穿刺后又出现中量血胸者，均应进行闭式胸腔引流术。对于进行性血胸，应在输血、补液及抗休克治疗下，及时进行开胸探查，根据术中所见，进行适当处理，如对胸廓破裂血管予以缝扎，对肺裂伤进行修补，对严重肺裂伤或肺挫伤进行肺切除，对心脏或大血管破裂进行修复等。近年电视胸腔镜已用于凝固性血胸、感染性血胸的处理，具有创伤小、疗效好、住院时间短、费用低等优点。

项目四　腹部损伤

腹部损伤在平时和战时都较多见，其发病率在平时占各种损伤的 0.4% ～ 1.8%。腹部损伤的严重程度、是否涉及内脏、伤及什么内脏等情况在很大程度上取决于暴力的强度、速度、着力部位和作用方向等因素，同时与解剖特点、内脏原有病理情况和功能状态等均有关。

一、概述

【病因及分类】

1. 腹部开放性损伤　伤后腹壁破损，多见于各种利器伤，如刀刺、枪弹、弹片所引起，伴腹膜破损者为穿透伤（多伴内脏损伤），无腹膜破损者为非穿透伤（偶伴内脏损伤）。其中投射物有入口、出口者为贯通伤，有入口无出口者为盲管伤。常见受损内脏在开放性损伤中依次是肝、小肠、胃、结肠、大血管等。

2. 腹部闭合性损伤　伤后腹膜（壁）完整，多见于钝性暴力，如坠落、碰撞、冲击、挤压、拳打脚踢等所致。损伤可能仅局限于腹壁，也可同时兼有内脏损伤。常见受损内脏在闭合性损伤中依次是脾、肾、小肠、肝、肠系膜等。

3. 医源性损伤 临床上由各种穿刺、内镜、灌肠、刮宫、腹部手术等诊治措施导致的腹部损伤。

【临床表现】

1. 单纯腹壁损伤

（1）闭合性损伤 局限性腹壁肿胀、疼痛、瘀斑，严重者可有血肿，随着时间延长症状逐渐缓解或消失，多无恶心、呕吐等消化道症状，无腹膜炎征象。

（2）开放性损伤 腹壁有伤口流血或流出腹腔液体，疼痛，严重者可发生休克。

2. 内脏器损伤 如仅为挫伤，通常伤情不重；但若合并腹腔内脏器损伤或大血管破裂时，则可能出现严重后果。

（1）空腔脏器破裂 如胃肠道、胆管等破裂时，则可呈现典型腹膜炎的表现。①腹痛程度剧烈，难以忍受；②胃肠道症状明显，如恶心、呕吐、呕血、便血及明显腹胀等；③腹部体征，如腹部压痛、反跳痛及腹肌紧张明显，甚至呈"板状腹"，肝浊音界缩小或消失，肠鸣音消失等；④感染性休克，如发热、面色苍白、脉搏细数、血压下降、尿量减少、脉压降低等。

（2）实质脏器或大血管破裂 如肝、脾、胰、肾等损伤时，可出现内出血的典型表现。①腹痛、腹胀程度较空腔脏器破裂轻；②腹部体征，如腹式呼吸减弱或消失，腹膜刺激征阳性，移动性浊音阳性等；③低血容量性休克表现。

【辅助检查】

1. 诊断性腹腔穿刺及腹腔灌洗 对诊断腹腔内脏有无损伤、是哪一类脏器的损伤，诊断阳性率可达90%以上。只要怀疑有腹腔内脏损伤，一般检查方法难以明确诊断的情况下均可进行此项检查。但在严重腹胀或有肠麻痹、中期妊娠、既往有腹腔严重感染及腹部大手术后、躁动不安不能合作者不宜做腹腔穿刺。诊断性腹腔灌洗虽很敏感，但仍有少数假阳性及假阴性结果，故在具体制订治疗方案时应慎重考虑。

（1）腹腔穿刺 穿刺部位：①脐和髂前上棘连线的中、外1/3交界处；②脐水平线与腋前线交界处（图5-9）。穿刺部位选定后，让患者先排空膀胱并向穿刺侧侧卧5分钟，然后在局部麻醉下用普通8～9号针头或16～20号腰穿刺针进行腹腔穿刺。把有多个侧孔的细塑料管经针管送入腹腔深处，进行抽吸（图5-10）。

（2）腹腔灌洗 抽不到液体而又不完全排除内脏损伤的可能性时，可行腹腔灌洗术。诊断性腹腔灌洗术是经上述诊断性腹腔穿刺置入的塑料管向腹腔内缓慢注入

500～1000mL 无菌生理盐水，然后借虹吸作用使腹内灌洗液滴回输液瓶中。取瓶中液体进行肉眼或显微镜下检查，必要时进行涂片、培养或测定淀粉酶含量。此法对腹腔内少量出血者比一般诊断性穿刺术更为可靠，有利于早期诊断并提高确诊率。

（3）结果分析　若腹腔穿刺抽到液体，应观察其性状（血液、胃肠内容物、浑浊腹水、胆汁或尿液），借以推断属哪类脏器损伤，必要时可做涂片或生化检查。若灌洗液检查结果符合以下任何一项，即属阳性：①灌洗液含有肉眼可见的血液、胆汁、胃肠内容物或尿液；②显微镜下红细胞计数超过 100×10^{9}/L 或白细胞计数超过 0.5×10^{9}/L；③淀粉酶超过 100Somogyi 单位；④灌洗液中发现细菌。

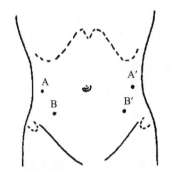 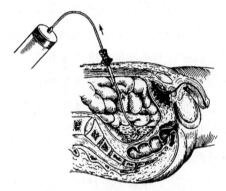

图 5-9　诊断性腹腔穿刺术的进针点　　　　　　图 5-10　腹腔穿刺抽液方法

AA'经脐水平线与腋前线交点

BB'髂前上棘与脐连线中、外 1/3 交点

2. X 线检查　腹部损伤的患者在如条件允许时均应行胸腹部的 X 线检查。①腹腔游离气体为胃肠道（主要是胃、十二指肠和结肠，少见于小肠）破裂的证据，立位腹部平片可表现为膈下新月形阴影；②腹膜后积气，则提示腹膜后十二指肠或结肠穿孔；③腹腔内有大量积血时，小肠多浮动到腹部中央（仰卧位），肠间隙增大，充气的左、右结肠可与腹膜脂肪线分离；④腹膜后血肿，腰大肌影消失；⑤胃右移、横结肠下移，胃大弯有锯齿形压迹（脾胃韧带内血肿）是脾破裂的征象；⑥右膈升高，肝正常外形消失及右下胸肋骨骨折，提示有肝破裂的可能；⑦左侧膈疝时多能见到胃泡或肠管突入胸腔，右侧膈疝诊断较难，必要时可行人工气腹以资鉴别。造影可帮助诊断尿道、膀胱损伤。

3. 超声检查　对实质脏器如肝、脾、胰、肾的外形大小及腹腔内积液的检查有一定帮助。

4. CT 检查　对实质脏器损伤的其范围程度具有重要的诊断价值。比超声检查更精确、更敏感、特异，能够清楚地显示病变的部位及范围，为选择治疗方案提供依据。

5. 腹腔镜检查　既能明确诊断又可在直视下进行治疗。

【诊断】

了解受伤过程和检查体征是诊断腹部损伤的主要内容，对危急重症伤者应与急救治疗措施（如止血、输液、抗休克、维持呼吸道通畅等）同时进行。腹部损伤诊断不论是开放伤或闭合伤，在进行诊断时可遵循如下思路。

1. 有无内脏损伤 多数伤者根据临床表现即可确定内脏是否受损，但仍有不少伤者的诊断并不容易或被某些表面现象所掩盖。

（1）病史询问 在接诊患者时应详细了解受伤时间、受伤地点、致伤条件、伤情、受伤至就诊期间的伤情变化和就诊前的处治经过，应特别重视以下情况：①早期就诊而腹内脏器损伤体征尚不明显，以及有腹壁损伤伴明显软组织挫伤者；②合并颅脑损伤时，伤者可因意识障碍而不能提供腹部损伤的自觉症状者；③合并胸部损伤时，因明显的呼吸困难使注意力被引至胸部；④合并长骨骨折时，骨折部的剧痛和运动障碍而忽略了腹部情况。

（2）重视查体 除了关注生命体征外，还应全面而有重点地明确腹部压痛位置，肌紧张和反跳痛的程度和范围，是否有肝浊音界改变或移动性浊音，肠蠕动是否受抑制，直肠指检是否有阳性发现等。

（3）实验室检查 红细胞、血红蛋白与血细胞比容下降，表示有大量失血。血淀粉酶或尿淀粉酶升高提示胰腺损伤或胃肠道穿孔，或是腹膜后十二指肠破裂，但胰腺或胃肠道损伤未必均伴有淀粉酶升高。血尿是泌尿系损伤的重要标志，但其程度与伤情不成比例。

（4）诊断提示 出现下列情况时，提示腹内脏器损伤：①早期出现休克征象者，尤其是出血性休克；②持续性腹部剧痛伴恶心、呕吐等，甚至进行性加重者；③有明显腹膜刺激征者；④有气腹表现者；⑤腹部出现移动性浊音者；⑥有便血、呕血或尿血者；⑦直肠指检发现前壁有压痛或波动感，或指套染血者。

2. 确定哪个脏器受到损伤 应先确定是哪一类脏器受损，然后考虑具体脏器。下列情况对于确定哪一类脏器破裂有一定价值：①有恶心、呕吐、便血、气腹者，多为胃肠道损伤；②有排尿困难、血尿、外阴或会阴部牵涉痛者，提示泌尿系脏器损伤；③有膈面腹膜刺激表现（同侧肩部牵涉痛）者，提示上腹脏器损伤，其中尤以肝和脾的破裂为多见；④有下位肋骨骨折者，提示有肝或脾破裂的可能；⑤有骨盆骨折者，提示有直肠、膀胱、尿道损伤的可能。

3. 是否有多发性损伤 以下几种情况提示多发性损伤：①腹内某一脏器有多处破裂；②腹内有两个或两个以上脏器受到损伤；③除腹部损伤外，尚有腹部以外的合并损伤；④腹部以外受损累及腹内脏器。无论哪一种情况，在诊断和治疗中都应注意避免漏诊，否则必将导致严重后果。

4. 剖腹探查　以上方法未能排除腹内脏器损伤或在观察期间出现以下情况时，应终止观察，及时进行手术探查：①腹痛和腹膜刺激征有进行性加重或范围扩大者；②肠鸣音逐渐减弱、消失或出现明显腹胀者；③全身情况有恶化趋势，出现口渴、烦躁、脉搏增快或体温及白细胞计数上升者；④红细胞计数进行性下降者；⑤血压由稳定转为不稳定甚至下降者；⑥胃肠出血者；⑦积极救治休克而情况不见好转或继续恶化者。

【治疗】

1. 治疗原则

（1）先抢救致命伤　权衡轻重缓急，首先处理对生命威胁最大的损伤，心肺复苏是压倒一切的任务，而解除气道梗阻则是首要环节。其次要迅速控制明显的外出血，处理开放性气胸或张力性气胸，尽快恢复循环血容量，控制休克和进展迅速的颅脑外伤。如无上述情况，腹部创伤的救治就应当放在优先的地位。

（2）先抢救实质脏器损伤　对于腹内脏器损伤本身，实质性脏器损伤常可发生威胁生命的大出血，故比空腔脏器损伤更为紧急。

（3）全面查体、仔细观察　对于尚没有手术指征的腹部损伤，尤其是闭合性腹部损伤，必须详细查体，严密观察，未能排除腹内脏器损伤时应及早手术探查。

2. 非手术治疗

（1）禁食和胃肠减压　对确定或疑有腹内脏器损伤者，应禁饮食和持续胃肠减压，留置导尿管，记录出入量。

（2）营养支持　维持水、电解质及酸碱平衡，谨防出现休克，必要时建立多条静脉通路，并做好血型鉴定及交叉配血以备必要时输血。

（3）防治感染　腹内脏器损伤很容易继发感染，故应选择适当抗生素预防感染。

（4）对症处理　呼吸困难时，予以吸氧；诊断明确后，若出现疼痛剧烈、烦躁不安时，可给予镇静剂或止痛剂。

3. 手术治疗　早期剖腹是治疗腹内脏器损伤的关键性措施。已发生休克的内出血伤者，力争在收缩压回升至 90mmHg 以上后进行手术。但若在积极的抗休克治疗下仍未能纠正，则提示腹内有进行性大出血，应在抗休克的同时，迅速剖腹止血。

（1）麻醉选择　以气管内麻醉比较理想，既能保证麻醉效果，又能根据需要供氧，并防止手术中发生误吸。胸部有穿透伤者，无论是否有血胸或气胸，麻醉前都应先做患侧闭式胸腔引流，以免在正压呼吸时发生危险的张力性气胸。

（2）手术要点

①切口选择：可选用正中切口、旁正中切口或右侧腹直肌切口。

②腹腔探查：有腹腔内出血时，须迅速查明来源，加以控制；若没有腹腔内大出血，则应对腹腔脏器进行系统、有序的探查，原则上应先探查肝、脾等实质性器官，同时探查膈肌有无破损，接着从胃开始，逐段探查十二指肠第一段、空肠、回肠、大肠及其系膜，然后探查盆腔脏器，再后则切开胃结肠韧带显露网膜囊，检查胃后壁和胰腺。

③处理伤灶：原则上是先处理出血性损伤，后处理穿破性损伤；对于穿破性损伤，应先处理污染重的损伤，后处理污染轻的损伤。

④冲洗腹腔：用生理盐水或甲硝唑冲洗腹腔，污染严重的部位应反复冲洗。

⑤逐层关腹：确认腹腔无活动性出血，清点器械、敷料准确无误后依层关腹。是否需放置引流，放置何种引流，根据需要选用。

二、脾破裂

脾是腹部内脏最容易受损的器官。在腹部闭合性损伤中，脾破裂占 20% ～ 40%；在腹部开放性损伤中，脾破裂约占 10% 左右。

【病因】

左下胸及左上腹部暴力是脾破裂的重要病因，特别是有慢性病理改变（如血吸虫病、疟疾、淋巴瘤等）的脾更易破裂。根据损伤范围，脾破裂可分为中央型破裂（破在脾实质深部）、被膜下破裂（破在脾实质周边部分）和真性破裂（破损累及被膜）3 种。前两种被膜完整，出血易受到限制，可形成血肿而最终被吸收。临床脾破裂约 85% 是真性破裂，出血量大，容易发生休克。

【临床表现】

脾破裂部位较多见于脾上极及膈面，有时在裂口对应部位有下位肋骨骨折存在；患者自觉左上腹部疼痛，若膈神经受激惹，则有左肩放射痛；若真性脾破裂，可有休克、腹部移动性浊音，腹腔穿刺可抽出不凝固血液；中心型或被膜下脾破裂，左上腹叩诊出现固定而逐渐增大的浊音区。单纯脾破裂所致血性腹膜炎，腹部压痛、反跳痛，肌紧张不很明显。

【辅助检查】

1. 超声检查 是一种非侵入性检查，能清楚地显示破裂的脾脏，较大的脾被膜下血肿及腹腔内积血。

2. CT 检查 比超声检查准确率高，能清楚地显示脾脏的形态，对诊断脾脏实质裂伤或被膜下血肿很有价值。

3. X 线检查 中央型或被膜下脾破裂，可见脾影加宽、左膈升高，活动受限；钡餐发现胃泡右前移位、胃大弯受压、结肠脾曲下移。

【诊断】

患者有左下胸及左上腹部受伤病史；左上腹疼痛，局部青紫瘀斑，腹部移动性浊音；腹穿抽出不凝固血液；超声多普勒、CT 等检查能协助确诊。

【治疗】

1. 非手术治疗

（1）适应证 无休克或容易纠正的一过性休克，影像学检查证实脾裂伤比较局限、表浅，无其他腹腔脏器合并伤者，可在严密观察血压、脉搏、腹部体征、血细胞比容及影像学变化的条件下行非手术治疗。观察中如发现继续出血或发现有其他脏器损伤，应立即中转手术。

（2）治疗方法 在做好手术准备的前提下，予以禁饮食、营养支持、应用止血剂、预防感染及对症处理等。

2. 手术治疗

（1）适应证 不符合非手术治疗条件的伤者，均应尽快剖腹探查，以防延误。

（2）手术方法 手术中彻底查明伤情后明确可能保留脾者，可根据伤情，采用生物胶黏合止血、物理凝固止血、单纯缝合修补、脾破裂捆扎、脾动脉结扎及部分脾切除等；脾中心部破裂，脾门撕裂或有大量失活组织，高龄及多发伤情况严重者，需迅速施行全脾切除术；脾被膜下血肿或被网膜等周围组织包裹的脾真性裂口，可因轻微外力导致延迟性脾破裂，一般发生在伤后 2 周，也有迟至数月以后的，此种情况下应切除脾。

三、肝破裂

肝是人体最大的实质性脏器，质脆易碎，伤后容易出血。肝破裂在各种腹部损伤中占 15%～20%，右肝破裂较左肝为多。

【病因】

暴力是肝破裂的重要病因，特别是合并肝硬化的患者发病率较高，受伤部位多为右下胸、右上腹及右腰部。肝破裂可分为真性破裂（肝被膜和实质同时破裂）、被膜下破裂及中央型破裂 3 种。

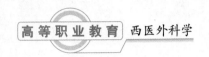

【临床表现】

肝破裂的临床表现和脾破裂极为相似。但因肝破裂后可能有胆汁溢入腹腔，故腹痛和腹膜刺激征常较脾破裂者更为明显，腹腔穿刺可抽出混有胆汁的血液。肝破裂后，血液有时可通过胆管进入十二指肠而出现黑便或呕血，诊断中应予注意。肝被膜下破裂也有转为真性破裂的可能，而中央型肝破裂则更易发展为继发性肝脓肿。

【辅助检查】

请参照脾破裂。

【诊断】

患者有右下胸、右上腹及右腰部外伤史；有腹痛、腹膜刺激征表现，腹腔穿刺可抽出含有胆汁的血液；腹部超声检查、CT 检查等能协助确诊。

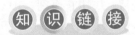

肝外伤分级

Ⅰ级：裂伤深度不超过 3cm。

Ⅱ级：伤及肝动脉、门静脉、肝胆管的 2～3 级分支。

Ⅱ级：肝中央区伤，伤及肝动脉、门静脉、肝总管，或其一级分支合并伤。

【治疗】

肝破裂手术治疗的基本要求是彻底清创、确切止血、消除胆汁溢漏和建立通畅的引流。

1.非手术治疗 适用于轻度肝实质裂伤，生命体征稳定或经补充血容最后保持稳定的伤者。要求伤者绝对卧床休息，并在严密观察下进行非手术治疗。

2.手术治疗

（1）适应证 ①肝火器伤和累及空腔脏器的非火器伤；②生命体征经补充血容量后仍不稳定或需大量输血才能维持者。

（2）手术方法 对肝脏损伤裂口不深，创缘较整齐者，可直接缝合裂口；裂口内有不易控制的动脉性出血，可考虑行肝动脉结扎；对于有大块肝组织破损，特别是粉碎性肝破裂或肝组织挫伤严重的患者；应施行肝切除术，手术中应尽可能地保留正常的肝组织；对于裂口较深或肝组织已有大块缺损而止血不满意、病情危重，又无条件进行较大手术的患者，可在用大网膜、明胶海绵等填入裂口之后，再用纱条填入压迫止血。

四、胃肠损伤

胃肠道是人体空腔脏器，且在腹腔内有一定活动度，除穿通伤外，在闭合性腹部损伤中受伤远较肝脾为小。但胃肠道一旦破裂，其内容物立即流入腹腔刺激腹膜，导致化学性腹膜炎和细菌感染，将会引起严重后果，必须立即处理。

【病因及病理】

1. 胃损伤 因胃壁较厚，又受肋弓的保护，如中上腹部受到一定强度的暴力作用可引起胃破裂，尤其是饱餐后胃充盈状态下。胃液随破裂口流入腹腔，立即出现腹部剧痛和腹膜刺激征。

2. 小肠损伤 小肠在腹腔内占据的位置最大，分布面广，又缺乏坚强保护，损伤机会较多。钝性的直接或间接打击，锐器或火器均可致伤。轻者可为单一破裂，重者可发生多处破裂。小肠破裂可在早起产生明显的腹膜炎。

3. 结肠损伤 结肠损伤的发生率远比小肠低，且多为单发穿孔。结肠损伤的特点：①结肠壁薄，血供较差，愈合力弱；②结肠内积存大量细菌和粪便，容易发生感染；③当裂口位于腹腔内部分时，肠内容物经裂口流入腹腔，引起细菌性腹膜炎；④如结肠破裂发生在后方无腹膜处，可引起腹膜后的严重广泛感染，且不易早期诊断发现；⑤结肠破裂后，肠内容物对腹膜的刺激性不及小肠内容物，早期症状可不明显，但感染、中毒严重。

【临床表现】

1. 腹痛 腹痛多在伤后立即发生，呈持续性，以上消化道器官破裂最为严重。胃、十二指肠、空肠近段破裂时，呈剧烈的刺痛或刀割样疼痛；结肠破裂以细菌污染为主，故腹痛稍轻，早期多表现胀痛、钝痛或隐痛。腹痛部位以原发受伤部位最重。腹腔积血积液如刺激膈肌，可产生同侧肩背部牵涉痛；如流注入盆腔则刺激直肠，常有频繁的便意。

2. 恶心、呕吐 腹腔内器官损伤的早期，常伴有恶心呕吐。上消化道损伤可出现呕血，直肠损伤常出现鲜红色血便。

3. 急性腹膜炎表现 当胃肠道等空性器官破裂时，临床表现以急性腹膜炎最为突出。虽然病情严重者可能有休克，但早期仍以腹膜刺激征为主。上消化道器官破裂时，因消化液化学性刺激作用，常呈全腹弥漫性压痛、反跳痛及肌紧张呈板状。一般情况下，腹部压痛最明显处即是损伤器官所在处。胃肠破裂常有气腹征，肝浊音界缩小或消失。腹膜后十二指肠破裂的患者有时可出现睾丸疼痛、阴囊血肿和阴茎异常勃起等症状和体征。

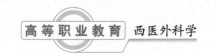

4. 合并症状 胃损伤合并肝脾及大血管损伤，大量出血可造成失血性休克；合并肾脏损伤可出现血尿；膈肌受伤可出现呼吸困难、呼吸衰竭等。

【辅助检查】

1. 腹腔穿刺检查 抽出血性液体、混浊液体或胆汁样液体。

2. 腹部 X 线检查 腹部立位 X 线平片可见膈下游离气体，对消化道破裂有诊断价值。

3. 腹部 B 超、CT 检查 腹部 B 超可发现腹腔积液或出血；CT 对游离气体判断更清晰。

【诊断】

患者有腹部外伤史；有腹痛、腹膜刺激征表现；腹腔穿刺可抽出含消化道内容物的腹腔渗出液；腹部 X 线平片可见膈下游离气体；腹部超声检查、CT 检查等能协助确诊。

【治疗】

1. 胃损伤 胃损伤仅涉及黏膜层，出血量小，又无其他脏器合并伤，可经非手术治疗。在腹部穿通伤或闭合性损伤中，凡有休克，弥漫性腹膜炎，消化道出血，腹腔内游离气体，伤口溢出胃内容物、气体，胃腔直接显露，以及并发有其他脏器损伤者，均应立即进行手术治疗。手术中应注意有无其他脏器合并伤。

2. 小肠损伤 应急诊手术，修补破裂穿孔，损伤广泛者做肠切除吻合手术。术后使用广谱抗生素，输液，必要时输血；取半坐位体位引流；早期起床活动、多做深呼吸，以避免肠粘连及肺部并发症。如伤者为腹壁穿通伤，肠管从伤口脱出于腹壁外，现场处理不能将肠管送纳回腹腔，可用大块湿敷料（毛巾）遮盖，然后在其上盖上碗，外加包扎，急送医院。

3. 结肠损伤 结肠损伤疗效好坏主要取决于能否及早手术，对可疑者必要时可行剖腹探查。由于大肠血供不丰富，肠压力较大，故愈合较差，肠漏发生机会较多。处理方式基本有三种：①先在肠破裂处造口腹壁外，待病情稳定再剖腹；②经肠管修补或切除吻合后，在近侧插管造口引流，愈合后拔除引流管，造口自愈；③将修补吻合的肠管全置于腹壁外，并在其近侧造口插管，待愈合后再手术回入腹内。

项目五 泌尿系损伤

泌尿系统损伤以男性尿道损伤最多见，肾、膀胱次之，输尿管损伤最少见。临床表现主要为出血和尿外渗。大出血可引起休克，血肿和尿外渗可继发感染，严重时导致脓毒症、周围脓肿、尿瘘或尿道狭窄。

一、肾损伤

肾深藏于肾窝，受到肋骨、腰肌、脊椎和前面的腹壁、腹腔内脏器、上面膈肌的保护，正常肾有一定的活动度，故不易受损。但肾质地脆，包膜薄，周围有骨质结构，一旦受暴力打击也可以引起肾损伤，肾损伤多见于成年男子。

【病因与病理】

1.病因　肾损伤是由暴力所致。锐性暴力。如弹片、枪弹、刀刃等致开放伤，常伴有胸、腹部等其他组织器官损伤，损伤复杂而严重；钝性暴力，如撞击、跌打、挤压、肋骨或横突骨折等常致闭合伤。

此外，肾本身病变，如肾积水、肾肿瘤、肾结核或肾囊性疾病等更易损伤，有时极轻微的创伤，也可造成严重的"自发性"肾破裂。偶在医疗操作中，如肾穿刺、腔内泌尿外科检查或治疗时也可能发生肾损伤。

2.病理　临床上最多见为闭合性肾损伤，根据损伤的程度可分为以下病理类型（图5-11）。

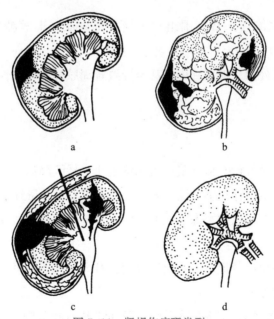

图 5-11　肾损伤病理类型

a.肾挫伤　b.肾部分裂伤　c.肾全层裂伤　d.肾蒂损伤

（1）肾挫伤　最多见。损伤仅局限于部分肾实质，形成肾瘀斑和（或）包膜下血肿，肾包膜及肾盂黏膜完整，可有少量血尿。

（2）肾部分裂伤　肾实质部分裂伤伴有肾包膜破裂，可致肾周血肿。如肾盂肾盏黏膜破裂，则可有明显的血尿。

（3）肾全层裂伤　肾实质深度裂伤外及肾包膜，内达肾盂肾盏黏膜，此时常引起广泛的肾周血肿、血尿和尿外渗。

（4）肾蒂损伤　肾蒂血管损伤比较少见。常可引起大出血、休克，甚至死亡。

【临床表现】

肾损伤的临床表现与损伤程度有关，主要症状有休克、血尿、疼痛、腰腹部肿块、发热等。

1.休克　严重肾裂伤、肾蒂裂伤时，常因大失血而发生休克，可危及生命。

2.血尿　血尿为最常见、最重要的症状，以肉眼血尿多见。肾挫伤时可出现少量血尿，严重肾裂伤则呈大量肉眼血尿，并有血块阻塞尿路。血尿与损伤程度不成比例，肾挫伤或轻微肾裂伤会导致内眼血尿，而严重的肾裂伤可能只有轻微血尿或无血尿。

3.疼痛　肾包膜下血肿、肾周围软组织损伤、出血或尿外渗引起伤侧腰、腹部疼痛。血块阻塞输尿管时可发生肾绞痛。血液、尿液渗入腹腔或合并腹内脏器损伤时，出现全腹疼痛和腹膜刺激征。

4.肿块　血液、尿液渗入肾周围组织可使局部肿胀，形成肿块，有明显触痛和肌强直。

5.发热　血肿、尿外渗易继发感染，甚至导致肾周脓肿或化脓性腹膜炎，伴有全身中毒症状。

【辅助检查】

1.实验室检查　血常规检查血红蛋白与血细胞比容持续降低，提示有活动性出血；血白细胞数增多，应注意是否存在感染灶。尿常规检查可发现大量红细胞。

2.影像学检查　早期积极的影像学检查可以发现肾损伤部位、程度、有无尿外渗或肾血管损伤及对侧肾情况。

（1）超声检查　能提示肾损伤的部位和程度，有无包膜下和肾周血肿、尿外渗，其他器官损伤及对侧肾情况等。

（2）CT检查　可清晰显示肾皮质裂伤、尿外渗和血肿范围，显示无活力的肾组织，并可了解与周围组织和腹腔内其他脏器的关系。

（3）MRI检查　诊断效果与CT相似，但对于血肿的显示比CT更具特征性。

（4）其他检查　排泄性尿路造影能评价肾损伤的范围和程度，选择性肾动脉造影可显示肾动脉和肾实质损伤情况，但两者在临床一般不作为首选。

【诊断】

有腹部、腰背部、下胸部外伤或受对冲力损伤的病史；有典型的腰、腹部疼痛、肿块、血尿等临床表现；有实验室检查、影像学检查的客观资料。

【治疗】

治疗原则：①及时消除危及伤者生命的因素；②处理出血、休克等；③明确有无其他合并损伤；④清除血肿和尿外渗；⑤尽可能保存有生机的肾脏。

1. 非手术治疗 肾损伤的处理与损伤程度直接相关。轻微肾挫伤经短期休息可以康复，多数肾部分裂伤可行非手术疗法，仅少数需手术治疗。

（1）卧床休息 绝对卧床2～4周，待病情稳定，血尿消失后才可以允许患者离床活动，恢复后2～3个月内不宜参加体力劳动或竞技运动。

（2）密切观察 定时测量血压、脉搏、呼吸、体温，注意腰、腹部肿块范围有无增大。观察每次排出的尿液颜色的变化。定期检测血红蛋白和血细胞比容。

（3）输血、补液 应注意防治休克，及时补充血容量，必要时输血。维持水电解质平衡，保证尿量。

（4）对症处理 如明确无腹腔脏器损伤，疼痛剧烈者，可给镇静剂，以消除患者紧张心理。出血者可应用止血剂等。

（5）预防感染 血肿和尿外渗易引起感染，应早期应用有效抗生素。

2. 手术治疗

（1）适应证 ①经抗休克治疗未能纠正或经纠正后再度出现休克者；②血尿逐渐加重，或血红蛋白测定、红细胞计数进行性下降者；③腰部包块逐渐增大；④局部疼痛加重，体温升高，血白细胞增高有肾周围感染时；⑤胸或腹部合并伤体征出现；⑥较重的肾裂伤或粉碎伤及集合系统断裂有大量尿外渗时。

（2）手术方法 ①开放性肾损伤：几乎所有这类损伤的患者都要施行手术探查，特别是枪伤或从前腹壁刺入的锐器伤，需经腹部切口进行手术。清创、缝合及引流并探查腹部脏器有无损伤。②闭合性肾损伤：一旦确定为严重肾裂伤、肾碎裂及肾蒂损伤，需尽早经腹入路施行手术，如肾修补术、肾部分切除术及肾切除术等。

3. 并发症处理 腹膜后尿囊肿或肾周脓肿要切开引流；输尿管狭窄、肾积水需施行成形术或肾切除术；恶性高血压要做血管修复或肾切除术；动静脉瘘和假性肾动脉瘤应予以修补；持久性血尿可施行选择性肾动脉造影及栓塞术。

二、膀胱损伤

膀胱空虚时位于骨盆深处，很少为外界暴力所损伤，膀胱充盈时易遭受损伤。有病变的膀胱（如膀胱结核）过度膨胀，发生破裂，称为自发性破裂。

【病因与病理】

1.病因

（1）开放性损伤　由弹片、子弹或锐器贯通所致，常合并其他脏器损伤，如直肠、阴道损伤。

（2）闭合性损伤　当膀胱充盈时，下腹部遭撞击、挤压、骨盆骨折骨片刺破膀胱壁。难产时胎头的压迫导致膀胱阴道瘘。

（3）医源性损伤　见于膀胱镜检查或治疗，如膀胱颈部、前列腺、膀胱癌等电切术，盆腔手术，腹股沟疝修补术、阴道手术等可伤及膀胱。

2.病理

（1）挫伤　仅伤及膀胱黏膜或肌层，膀胱壁未穿破，局部出血或形成血肿，无尿外渗，可发生血尿。

（2）膀胱破裂　分腹膜外型与腹膜内型（图5-12）。①腹膜外型：大多伴有骨盆骨折，膀胱壁破裂，但腹膜完整，尿液外渗到膀胱周围组织及耻骨后间隙，引起盆腔蜂窝织炎，或沿输尿管周围疏松组织蔓延到肾区。②腹膜内型：多见于膀胱后壁和顶部损伤。膀胱壁伴腹膜破裂，与腹腔相通，尿液流入腹腔，引起腹膜炎。

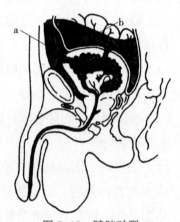

图 5-12　膀胱破裂

a.腹膜外型　b.腹膜内型

【临床表现】

膀胱壁轻度挫伤仅有下腹部疼痛，少量终末血尿，短期内自行消失，膀胱全层破裂时症状明显。

1.休克　骨盆骨折所致剧痛、大出血，膀胱破裂引起尿外渗及腹膜炎，常引发休克。

2.腹痛　腹膜外破裂时，尿外渗及血肿引起下腹部疼痛，直肠指检可触及肿物和触痛；腹膜内破裂时，尿液流入腹腔而引起急性腹膜炎症状，并有移动性浊音。

3.血尿和排尿困难　有尿意但不能排尿或仅排出少量血尿。当有血块堵塞时，或尿外渗到膀胱周围、腹腔内，则无尿液自尿道排出。

4. 尿瘘 开放性损伤可有体表伤口漏尿，如与直肠、阴道相通，则经肛门、阴道漏尿。

【辅助检查】

1. 导尿试验 亦称膀胱测漏试验。膀胱损伤时，导尿管可顺利插入膀胱（尿道损伤常不易插入），仅流出少量血尿或无尿流出。经导尿管注入灭菌生理盐水 200mL，片刻后吸出。液体外漏时吸出量会减少，腹腔液体回流时吸出量会增多。若液体进出量差异较大，提示膀胱破裂。

2. 膀胱造影检查 向膀胱内注入造影剂如 15% 泛影葡胺 300mL 后，于多方向观察造影剂的外漏，可明确膀胱破裂诊断及破裂的类型和程度。

3. 超声检查 可以探测膀胱形状，如无膀胱破裂，可探测到完整膀胱；如有膀胱破裂，膀胱既不能充盈，膀胱形态也会改变。如配合导尿试验，可探测膀胱能否充盈及液体流入何处，对膀胱损伤类型的诊断会有一定帮助。

【诊断】

患者下腹部或骨盆有外来暴力受伤史；有腹痛、血尿及排尿困难、耻骨上区压痛等临床表现；导尿试验、膀胱造影检查、超声检查可以明确诊断。

【治疗】

治疗原则：①积极防治休克；②完全的尿流改道；③充分引流外渗尿液；④闭合膀胱壁缺损；⑤防治感染。

1. 非手术治疗

（1）紧急处理 抗休克治疗，如输液、输血、止痛及镇静。

（2）保守治疗 膀胱挫伤或造影时仅有少量尿外渗，症状较轻者，可从尿道插入导尿管持续引流液 7～10 天，并保持通畅；使用抗生素预防感染，破裂可自愈。

2. 手术治疗 膀胱破裂伴有出血和尿外渗，病情严重，须尽早施行手术。

（1）腹膜外破裂 做下腹部正中切口，腹膜外显露并切开膀胱，清除外渗尿液，修补膀胱穿孔，做耻骨上膀胱造瘘。

（2）腹膜内破裂 应行剖腹探查，同时处理其他脏器损伤，吸尽腹腔内液体，分层修补腹膜与膀胱壁，并做腹膜外耻骨上膀胱造瘘。

三、尿道损伤

尿道损伤多见于男性，其中前尿道损伤多在球部尿道，后尿道损伤多在膜部尿道。女性尿道因短而直，受伤机会较少。

【病因】

1. 前尿道损伤 最常见。会阴部骑跨于硬物上，将尿道挤在耻骨联合下缘而伤及尿道球部，可造成开放性尿道损伤。

2. 后尿道损伤 暴力造成骨盆骨折，骨折断端刺破尿道或骨折部移位使尿生殖膈剪切移位可导致尿道撕裂损伤，其伤部均在薄弱的尿道膜部。

3. 尿道内创伤 多为医源性损伤。各种尿道器械，如尿道探子、金属导尿管，膀胱镜或经尿道电切镜、输尿管镜等使用不当，或患者自放异物或尿道内误注腐蚀性药品而造成的尿道黏膜或全层损伤。

【临床表现】

1. 前尿道损伤

（1）尿道出血 为前尿道损伤最常见的症状。外伤后即使不排尿时也可见尿道外口滴血。

（2）疼痛 受损伤处疼痛，有时可放射到尿道外口，尤以排尿时为剧烈。

（3）排尿困难 尿道挫裂伤时，因疼痛而致括约肌痉挛，发生排尿困难。尿道完全断裂时，则可发生尿潴留。

（4）局部血肿 尿道骑跨伤常发生会阴部、阴囊处肿胀、瘀斑及蝶形血肿。

（5）尿外渗 球部尿道损伤后，尿液可外渗至阴囊、阴茎或至下腹壁皮下（图5-13）。尿外渗，血肿并发感染，则出现脓毒症。如开放性损伤，尿液可从皮肤、肠道或阴道创口流出，最终形成尿瘘。

2. 后尿道损伤

（1）休克 骨盆骨折所致后尿道损伤，常因合并大出血，引起创伤性、失血性休克。

（2）疼痛 下腹部痛，局部肌紧张，并有压痛。随着病情发展，会出现腹胀及肠鸣音减弱。

（3）排尿困难 尿道断裂后不能排尿，易发生急性尿潴留。

（4）尿道出血 伤后尿道口无流血或仅少量血液流出，与排尿无关。

（5）尿外渗及血肿 尿生殖膈撕裂时，会阴、阴囊部出现血肿及尿外渗（图5-14）。

（6）直肠指诊 可触及直肠前方有柔软的血肿并有压痛，前列腺尖端可浮动。

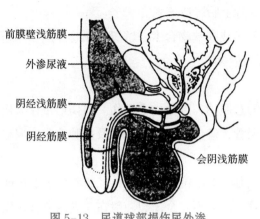

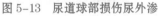

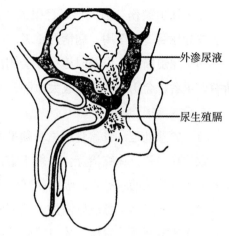

图 5-13　尿道球部损伤尿外渗　　　　　图 5-14　后尿道断裂尿外渗

【辅助检查】

1.诊断性导尿　导尿可以检查尿道是否连续、完整。如能顺利插入导尿管，则说明尿道连续而完整。一旦插入导尿管，应留置导尿 1 周以引流尿液并支撑尿道。如一次插入困难，不应勉强反复试插，以免加重创伤和导致感染。

2.X 线检查　骨盆前后位片显示骨盆骨折；尿道造影可显示尿道损伤部位及程度，尿道断裂可有造影剂外渗，尿道挫伤则无外渗征象。

【诊断】

1.前尿道损伤　①球部尿道损伤有会阴部骑跨伤史，医源性尿道损伤多有尿道器械检查或治疗史；②有尿道出血、会阴部及阴囊处肿胀、瘀斑及蝶形血肿临床表现；③尿道造影等可协助诊断。

2.后尿道损伤　①多因骨盆骨折后，骨折断端使尿生殖膈剪切移位导致尿道撕裂损伤所致；②有休克、会阴及阴囊部血肿及尿外渗，直肠指诊可触及血肿等表现；③X 线检查可发现骨盆骨折。

【治疗】

1.前尿道损伤

（1）紧急处理　尿道球部海绵体严重出血可致休克，应立即压迫会阴部止血，采取抗休克措施，尽早施行手术治疗。

（2）尿道挫伤　一般不需特殊治疗。用抗生素预防感染，并鼓励患者多饮水稀释尿液，减少刺激。必要时插入导尿管引流 1 周。

（3）尿道裂伤　插入导尿管引流2周左右。如导尿失败，应即行经会阴尿道修补术，并留置导尿管2～3周。病情严重者，应施行耻骨上膀胱造瘘术。

（4）尿道断裂　应及时施行经会阴尿道修补术或断端吻合术，留置导尿管3周。尿道断裂严重者，会阴或阴囊形成大血肿，可做膀胱造瘘术。

2. 后尿道损伤

（1）紧急处理　骨盆骨折患者须平卧，勿随意搬动，以免加重损伤。损伤严重伴大出血可致休克，须抗休克治疗。一般不宜插入导尿管，避免加重局部损伤及血肿感染。尿潴留者可行耻骨上膀胱穿刺，吸出膀胱内尿液。

（2）膀胱造瘘　急性尿潴留者局部麻醉下做耻骨上高位膀胱造瘘，经膀胱尿道造影明确尿道无狭窄及尿外渗后，才可拔除膀胱造瘘管。尿道不完全撕裂一般在3周内愈合，恢复排尿。若不能恢复排尿，造瘘后3个月再行尿道瘢痕切除及尿道断端吻合术。

（3）尿道会师复位术　能早期恢复尿道的连续性，避免尿道断端远离形成瘢痕假道。手术方法（图5-15）：下腹部切口，经耻骨上切开膀胱，取一对凹凸探子操作，先将凹形探子经膀胱置于后尿道，再由尿道外口插入凸形探子，至凹凸探子嵌合，凸形探子即可引入膀胱。套一普通尿管在尖端，回拔探子，将尿管引出尿道外口，然后用细线将它与一多孔尿管相连并拉入膀胱。在尿道前方前列腺尖端处穿一粗尼龙线，其线两端穿出会阴部牵引固定于股内侧。尿道会师复位术后留置尿管3～4周，可通畅排尿，避免二期手术。对于休克严重者不宜做此手术，只做高位膀胱造瘘术即可。

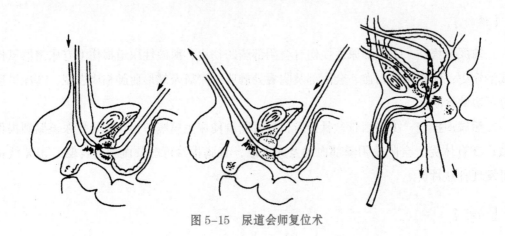

图5-15　尿道会师复位术

3. 并发症处理

（1）尿外渗　在尿外渗区做多个皮肤切口引流外渗尿液，切口应深达浅筋膜以下，并做耻骨上膀胱造瘘，3个月后再修补尿道。

（2）尿道狭窄　尿道损伤患者拔除导尿管后，需定期做尿道扩张术。对晚期发生的尿道狭窄，可用腔内技术经尿道切开或切除狭窄部的瘢痕组织，或经会阴部切口行尿道吻合术。若有尿瘘时，需切除或者搔刮瘘管。

（3）尿瘘 如果尿外渗未及时处理，感染后可形成尿道周围脓肿，脓肿破溃后可形成尿瘘，处理时应切除或清理瘘管。

项目六 热力烧伤

由热力所引起的人体组织损伤统称为烧伤，如火焰、热蒸汽、热液、热金属等，其烧伤程度往往与热力的高低及作用时间长短成正比。

【伤情判断】

伤情判断最基本的要求是准确判断烧伤的面积和深度，同时还应兼顾烧伤创面和全身的变化，警惕并发症的发生。

1.面积估算

（1）中国新九分法 适用于较大烧伤面积计算。为便于记忆，将体表面积划分为11个9%的等份，另加1%构成100%的体表面积（表5-3、图5-16）。

表5-3 中国新九分法

部位			占成人体表（%）	占儿童体表（%）
头部	发部	3	9×1	9+（12-年龄）
	面部	3		
	颈部	3		
双上肢	* 双上臂	7	9×2	9×2
	* 双前臂	6		
	双手	5		
躯干	躯干前	13	9×3	9×3
	躯干后	13		
	会阴	1		
双下肢	双臀	5*	9×5+1	9×5+1-（12-年龄）
	双大腿	21		
	双小腿	13		
	双足	7*		

注：* 成年女性的臀部和双足各占6%

（2）手掌法 适用于散在小面积的烧伤计算，伤者手指并拢时全手掌面积为体表面积的1%（图5-17）；大面积烧伤亦可以手掌法减去未烧伤的面积来计算。

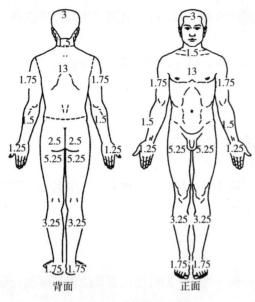

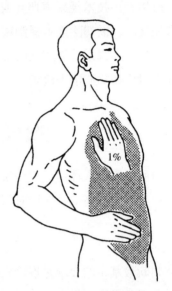

图 5-16　中国新九分法　　　　　　　　　　图 5-17　手掌法

2. 深度估计

（1）三度四分法　即根据皮肤烧伤的深浅分成 1 度、浅 2 度、深 2 度和 3 度。1 度、浅 2 度属浅度烧伤，深 2 度、3 度属深度烧伤（图 5-18）。

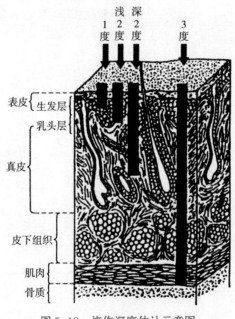

图 5-18　烧伤深度估计示意图

（2）烧伤深度的识别　不同深度烧伤的局部临床特点见表 5-4，在判断烧伤深度时应注意：①不同年龄、性别以及不同部位皮肤厚度不一样，因而对同样热力所引起的损伤程度也不一样；②烧伤深度也可能随病程变化而有所改变，如早期烧伤区组织水肿致血管血流停滞导致血管栓塞，则烧伤程度逐渐变深：晚期由于感染、受压等因素，烧伤程度也可变深；③对烧伤深度的早期判断主要是靠肉眼观察等医生的主观判断，缺乏客观标准，往往不够准确。临床上需要多次估计，根据实际深度进行修正。

表5-4　不同深度烧伤的局部临床特点

烧伤深度		损伤组织层次	临床特点	愈合过程
1度（红斑型）		仅达表皮层	红斑、热、痛、感觉过敏	3～7日愈合，无瘢痕
2度（水疱型）	浅2度	达真皮浅层，生发层健在	剧痛，水疱大，疱皮薄、基底潮红，明显水肿	2周内痊愈，无瘢痕，可有色素沉着
	深2度	达真皮深层，仅皮肤附件残留	感觉迟钝，水泡小、泡皮厚，基底苍白，拔毛痛，数日后可出现细小的网状栓塞血管	3～4周愈合，遗留瘢痕，并有色素沉着
3度（焦痂型）		达皮肤全层，可深及皮下组织、肌肉和骨骼	感觉消失，创面焦黄炭化、干燥、皮革样，数日后可见粗大的树枝状栓塞血管	2～4周后焦痂脱落，出现肉芽创面，除小面积外，一般需要植皮方能愈合，并遗留瘢痕

3. 烧伤严重程度估计

（1）轻度烧伤　2度烧伤面积10%（儿童5%）以下。

（2）中度烧伤　2度烧伤面积11%～30%（儿童5%～15%），或3度烧伤面积不足10%（儿童5%）。

（3）重度烧伤　2度烧伤总面积31%～50%（儿童16%～25%）；或3度烧伤面积11%～20%（儿童6%～9%）；或烧伤面积虽不到上述百分比，但已发生休克等并发症，呼吸道烧伤或有较重的复合伤。

（4）特重烧伤　2度烧伤总面积50%（儿童25%）以上；或3度烧伤20%（儿童10%）以上，已有严重的并发症。

【病理生理和临床分期】

1. 休克期　休克基本属于低血容量性休克，主要由于体液大量渗出所致，伤后2～3小时最为急剧，8小时达高峰，随后减缓，至48小时由渗出逐渐转为重吸收。休克期临床表现：烧伤的局部或全身出现水肿，创面有大量渗出液，心率增快，血压下降，呼吸急促，四肢厥冷，口渴、尿少、烦躁不安等，甚至发生血红蛋白尿或多器官功能障碍。

2. 感染期　严重烧伤经历休克期后，全身免疫力低下，对病原菌的易感性增高。伤后48小时开始创面及组织中渗液回吸收，此阶段细菌毒素和其他有害物质也可同时被吸收至血液中，引起烧伤早期的全身性感染。早期表现为急性蜂窝织炎，严重者可形成烧伤创面脓毒症，或细菌进入血循环导致脓毒血症。脓毒症的发生有3个高峰期：①早期脓毒症，多发生在伤后3～7日；②中期脓毒症，多发生在伤后3～4周焦痂溶解期；③后期脓毒症，多发生在烧伤1个月以后。烧伤脓毒症临床表现：①病情突然恶化，体温＞39℃或＜35.5℃，连续3日以上；②心率＞120次/分；③呼吸窘迫，频率＞28次/分；④白细胞计数＞$12×10^9$/L或＜$4×10^9$/L，其中中性粒细胞＞80%或幼稚粒细胞＞10%；⑤临床症状和体征：精神萎靡、烦躁或谵语；腹胀、腹泻或消化道出血；创面萎缩、肉芽色暗无光泽，糜烂、坏死、出血等；舌质绛红、毛刺、干而无津。

3. 修复期 组织烧伤后，在炎症反应的同时，机体组织修复也已经开始。浅度烧伤多能自行修复；深2度烧伤靠残存的上皮岛融合修复；3度烧伤在伤后3～4周开始溶痂，需靠皮肤移植修复。

【辅助检查】

血常规检查时发现红细胞比容升高，提示血液浓缩；出现二氧化碳结合力下降，则提示存在酸中毒等。对于指导治疗及预防并发症有参考价值。

【治疗】

1. 治疗原则

（1）小面积浅表烧伤 迅速处理好创面，防治感染，促进及早愈合。

（2）大面积深度烧伤 因其伤情严重，在处理好创面的同时，必须兼顾全身治疗，防止并发症发生。如及时补充液体，纠正低血容量休克，维持呼吸道通畅，应用抗生素预防感染。及早清创、植皮，重视损伤组织器官形态与功能的恢复等。

2. 现场急救

（1）迅速脱离热源，冲淋或浸浴降低局部温度。

（2）保护受伤部位，避免再损伤，衣裤、鞋袜剪开取下，不可剥脱，转运时伤处避免受压。

（3）减少创面污染，用清洁的被单、衣服覆盖或包扎。

（4）镇静止痛，安慰鼓励伤者，稳定情绪，酌情使用镇静剂。如伤者口渴明显，切忌大量白水饮入，以免发生脑水肿、肺水肿。

（5）保持呼吸道通畅，伴有呼吸道烧伤者，要及时行气管切开，并给氧。

（6）对有大出血、开放性气胸、骨折等合并伤者，应先施行相应的急救处理并及时到有条件的医院进一步治疗。

3. 处理创面

（1）处理原则　①1度创面保持清洁，减轻疼痛；②浅2度创面应防止感染，促进愈合；③深2度创面尽早消除坏死组织，防止感染，保护残留的上皮组织，促进其愈合，以减少瘢痕形成；④3度创面应保持焦痂完整干燥，防止感染，为早期切痂和植皮创造良好条件。

（2）处理方法　清创应待病情稳定后，在完善的止痛和严密的消毒下施行。先剃去创面周围的毛发，并以肥皂水清洗健康皮肤，然后再用碘伏轻拭消毒。

①1度烧伤：无须特殊处理，烧灼感重，可涂薄层油脂。

②小面积浅2度烧伤：清创后，如水疱皮完整，应予保存，只需抽去水疱液，消毒包扎；如水疱皮已撕脱，可以用无菌油性敷料包扎；如创面已感染，应勤换敷料，清除脓性分泌物，保持创面清洁。

③深度烧伤：清创后合理选择外用抗菌药物，如1%磺胺嘧啶银霜剂、碘伏等。

④大面积深度烧伤：清创后可采用大张异体皮开洞嵌植小块自体皮、异体皮下移植微粒自体皮，以及充分利用头皮为自体皮来源等方法治疗。

4. 防治休克　休克是烧伤的严重并发症，液体疗法则是防治烧伤休克的主要措施。

（1）补液方案　按烧伤面积和伤员的体重作为计算依据。具体包括以下两个方面：①丧失量：第一个24小时，成人每1%烧伤面积（2度、3度），每公斤体重应补电解质液和胶体液共1.5mL（小儿2.0mL），晶体液与胶体液的比例一般为2∶1，广泛深度烧伤者与小儿烧伤其比例可改为1∶1。②基础水分量：需补给每日的基础水分量，通常采用5%～10%葡萄糖溶液补给，成人为2000～2500mL，儿童为60～80mL/kg，婴幼儿为100mL/kg。

（2）补液性质　晶体液包括等渗盐水、林格液、平衡盐液等。胶体液包括血浆、血浆代用品（如右旋糖酐、706代血浆）、全血或血液成分制品等。

（3）补液原则　先快后慢、先盐后糖、先晶后胶。补液应在伤后的前8个小时内输入补液量的一半，其余的一半可在后16小时内完成。第二个24小时，胶体液和电解质液为第1个24小时的一半，水分补充仍为2000mL。

（4）监测指标　①尿量：每小时尿量每公斤体重应不低于1mL；②心率与血压：成人心率要求在120次/分以下，收缩压维持在90mmHg以上，脉压在20mmHg以上；③精神状态：伤员安静，或反应灵敏；④呼吸平稳，无明显口渴；⑤周围循环状态：四肢温暖，毛细血管充盈良好；⑥中心静脉压（CVP）、血气、乳酸、血红蛋白、红细胞计数、血红细胞比容等均应接近正常范围。如上述指标不正常，应调节输液速度或检查呼吸道是否通畅。

举例：一位烧伤面积60%、体重50kg的患者，第1个24小时补液总量为60×50×

1.5+2000=6500mL.其中电解质液为2250mL，胶体液为2250mL，葡萄糖液为2000mL：输液速度为前8小时输入3250mL，后16小时输入剩下的3250mL。第2个24小时，电解质液减半为1125mL，胶体减半为1125mL，葡萄糖液仍为2000mL，于24小时内均匀输入。

5.防治并发症 在防治发生休克的同时应注意防治以下并发症。

（1）烧伤脓毒症 烧伤后休克与感染是烧伤脓毒症发生和发展的重要诱因，而烧伤脓毒症则是导致患者死亡的主要原因，故应积极防治。主要措施包括：①消毒隔离：做好隔离和无菌操作，避免和减少创面污染。②正确处理创面：保持创面清洁干燥，深度烧伤的创面应早期切痂植皮等。③增强机体抵抗力：加强营养，增强机体抵抗力。④防止感染：合理的应用抗生素是防治感染的有力措施。

（2）肺部感染 多数发生于面部烧伤或呼吸道烧伤者。应保持口腔、鼻腔清洁，并鼓励和协助患者翻身、咳嗽、深呼吸；有呼吸困难者应予以氧气吸入，必要时可做气管切开。

（3）消化道出血 由应激性溃疡所致，常发生于伤后1周左右。有效的抗休克和控制全身性感染为预防的关键环节。给予制酸剂、质子泵抑制剂和胃黏膜保护剂仍有必要。

（4）保护重要脏器功能 关键在于积极防治休克，当发生血红蛋白尿、肌红蛋白尿时，应在积极碱化尿液的同时，给予利尿剂。

复习思考题

1.简述清创术的目的及操作步骤。

2.试述颅底骨折脑脊液漏的处理原则。

3.比较说明闭合性气胸、开放性气胸、张力性气胸的处理方法。

4.简述腹腔实质脏器破裂与空腔脏器破裂的区别。

5.说出烧伤患者现场急救要点。

扫一扫，看课件

模 块 六

肿　瘤

项目一　概　述

肿瘤（tumor）是一种危及人类健康的常见病和多发病。指机体内正常细胞在多种致瘤因素（内因、外因）长期作用下，导致组织细胞的异常增殖和分化所形成的新生物。新生物一旦形成，不因病因消除而停止增生，不受生理调节，可破坏正常组织和器官。

随着人类平均寿命的延长，肿瘤已成为目前死亡的常见原因之一。全世界平均每年有1010余万人患恶性肿瘤，约760万人死于肿瘤。我国每年新发病例约200万，死亡150万人，其中60%以上为消化系统肿瘤。我国最常见的恶性肿瘤，在城市依次为肺癌、胃癌、肝癌、肠癌和乳腺癌，在农村依次为胃癌、肝癌、肺癌、食管癌和肠癌。

【病因】

肿瘤的病因尚未完全明确。目前认为：肿瘤是多种致瘤因素长期交互作用于机体的结果，有外界环境因素和机体内在因素。据估计80%以上的恶性肿瘤与外界环境因素有关，同时机体内在因素在肿瘤的发生、发展中也起着重要作用，如遗传、免疫、内分泌异常等。

1. 外因　分为化学因素、物理因素、生物因素。

（1）化学因素　致癌的主要原因之一。烷化剂、多环芳香烃类化合物与肺癌的发病有明显关系。因职业因素接触氨基偶氮类染料者易患膀胱癌、肝癌。亚硝胺类物质的过量摄入与食管癌、胃癌、肝癌的发生有关。被黄曲霉素污染的食物（如发霉的花生、玉米等）易诱发肝癌。

（2）物理因素　电离辐射、紫外线的照射与皮肤癌及白血病有关；放射性污染的粉尘吸入可致甲状腺肿瘤和骨肉瘤；长期吃过热、过硬食物与食管癌发生有关；包皮垢的慢性刺激，易致阴茎癌；生长在易受摩擦部位的黑痣，经过长期、反复刺激或摩擦可能发生癌变。

（3）生物因素　主要是病毒，如 EB 病毒与鼻咽癌相关，单纯疱疹病毒和乳头瘤病毒反复感染与宫颈癌有关；乙肝病毒与肝癌相关。此外，幽门螺杆菌与胃癌有关；血吸虫可促发结肠癌；华支睾吸虫与胆管癌相关。

2. 内因　包括内分泌失调、免疫缺陷、遗传及神经精神等。

（1）内分泌失调　某些激素的异常与肿瘤发生有关。如雌激素与乳腺癌、子宫内膜癌相关；雄激素与前列腺癌有关；生长激素可刺激恶性肿瘤的发展。

（2）免疫缺陷　先天性或后天获得性免疫缺陷性疾病患者，肿瘤的发病率高。如胸腺发育不全，细胞免疫功能低下，易发生淋巴瘤；先天性丙种球蛋白缺乏者易患白血病和淋巴造血系统肿瘤；获得性自身免疫缺陷性疾病（如艾滋病）、器官移植后长期使用免疫抑制剂者，肿瘤发生率高。

（3）遗传因素　临床研究发现肿瘤具有遗传倾向，即遗传易感性，如结肠息肉病癌变、乳腺癌、胃癌等。相当数量的食道癌、肝癌、鼻咽癌患者有家族史。现代研究发现携带缺陷基因 BRCA-1 者易患乳腺癌，带有突变 APC 基因者易患肠道腺瘤病。

（4）胚胎残留　少数肿瘤的发生与胚胎残留组织有关。残留的胚胎组织在某些因素作用下可发展为肿瘤，如畸胎瘤、肾母细胞瘤等。

此外，肿瘤的发生与营养、某些微量元素的缺乏及精神因素也有一定关系。总之，肿瘤是机体内、外多种致瘤因素长期交互作用的结果。

【病理】

1. 肿瘤分类　分为良性、恶性、临界性三类，以前两类为主。

（1）良性肿瘤　细胞分化程度较高，和正常组织相近似，肿瘤呈膨胀性生长，发展较慢，周围有完整包膜，与周围正常组织界限清楚。良性肿瘤一般对人体健康影响不大，但如位于重要器官（颅内、胸腔内），亦可危及生命。少数良性肿瘤亦可恶变。常见的良性肿瘤有纤维瘤、脂肪瘤、血管瘤、腺瘤等。

（2）恶性肿瘤　细胞分化程度较低，分化愈低，其恶性程度愈高。生长快，呈浸润性生长，无包膜，与正常组织分界不清，瘤细胞浸入淋巴及血管，向远处转移扩散，对人体危害较大。肿瘤的组织来源不同命名不同：源于上皮组织者称为癌，如鼻咽癌、肺癌、胃癌、肝癌、食管癌、大肠癌、乳腺癌、宫颈癌等；源于间叶组织者称为肉瘤，如骨肉瘤、淋巴肉瘤、横纹肌肉瘤等；源于幼稚组织者称为母细胞瘤，如肾母细胞瘤、神经母细胞瘤等。

（3）临界性肿瘤　少数肿瘤形态似良性，但常浸润性生长，切除后复发，甚至出现转移，生物行为上介于良性与恶性之间的类型，称为临界性或交界性肿瘤。如腮腺混合瘤、腹壁硬纤维瘤、包膜不完整的纤维瘤等。

2. 恶性肿瘤的发生发展过程　包括癌前期、原位癌及浸润癌三个阶段。一般情况下，致癌因素作用 30 ～ 40 年，经 10 年左右的癌前期阶段恶变为原位癌。原位癌可历时 3 ～ 5 年，在促癌因素的作用下发展为浸润癌。浸润癌的病程一般 1 年左右，但低度恶性者可达 10 年左右。癌前期在病理形态上表现为上皮明显增生，伴有不典型增生。如萎缩性胃炎或胃溃疡伴有不典型增生的病变、乳腺增生症、黏膜白斑和交界性痣等。

恶性肿瘤细胞的特性：①自主性生长：缺乏接触抑制，表现为持续不断的恶性增殖，且能在细胞高度密集的状态下生长，有丰富的血供。②浸润性生长：是通过肿瘤细胞粘连酶降解、移动、基质内增殖等一系列过程来完成。③转移：指癌细胞脱离原发部位而独立生长的状态，是肿瘤浸润进一步发展的结果。④肿瘤自发消退：肿瘤消退多是在经一定治疗后发生的，但也确有极少数恶性肿瘤未经任何治疗而自发缓解、消退。一般认为与持续发热、严重感染、接触化学药品、接触电离辐射及遭受精神刺激等因素有关。⑤肿瘤的逆转：一般是指恶性肿瘤在某些体内外分化诱导剂存在下重新分化而向正常方向逆转的现象。目前受到肿瘤学家的高度重视。

3. 恶性肿瘤的转移途径　分为直接蔓延、淋巴、血行和种植转移四种途径。

（1）直接蔓延　肿瘤由原发部位从组织间隙浸入邻近的组织及器官。例如乳腺癌穿透肌肉和胸壁而浸入胸膜，直肠癌浸及骨盆壁。

（2）淋巴转移　常见的转移方式。肿瘤细胞浸入淋巴管，随淋巴液到达区域淋巴结，继续生长繁殖，形成淋巴转移癌，但也可出现"跳跃式"转移，不经区域淋巴结而直接转移至远处淋巴结。最后经胸导管进入血循环。

（3）血行转移　脱落的肿瘤细胞进入血液循环可转移至远处脏器。腹腔内肿瘤可经门静脉转移至肝；四肢的肿瘤易经体循环静脉转移至肺；肺癌可随动脉系统致全身播散到脑、骨。

（4）种植转移　肿瘤细胞脱落后在体腔或空腔脏器内的转移，最多见的是胃癌侵及浆膜，癌细胞脱落种植在盆腔。

【临床表现】

肿瘤的临床表现取决于肿瘤的性质、组织来源、所在部位及发展程度。早期一般无明显症状。但来自于某些具有分泌功能的器官或组织肿瘤，可有明显症状。如胰岛细胞瘤可伴有低血糖，肾上腺髓质嗜铬细胞瘤可致高血压。肿瘤发展可有局部和全身的相应表现。

1. 局部表现

（1）肿块 位于体表的肿瘤，肿块多为首发症状。因肿瘤性质不同，肿块的质地、表面、与周围组织的界限、活动度、生长速度不同，恶性肿瘤的肿块具有质硬、表面不光滑、与周围组织界限不清、活动度差、生长速度快等特点。位于深部或内脏者，肿块不易触及，但可出现脏器受压或空腔脏器梗阻的症状。

（2）疼痛 肿瘤的生长浸润、压迫末梢神经或神经干，可出现局部刺痛、跳痛、隐痛，甚至持续性剧痛，夜间尤甚。空腔脏器肿瘤可致痉挛、梗阻，引起绞痛。

（3）溃疡、出血 恶性肿瘤常见的症状。因肿瘤生长速度过快，血供不足而继发坏死，甚至溃疡、出血，恶性溃疡表面多有恶臭及血性分泌物，如肺癌咳血痰，大肠癌有血便，膀胱癌有血尿等出血症状。

（4）梗阻 肿瘤可导致空腔器官阻塞，但随肿瘤部位不同可表现出不同的梗阻症状，如胰头癌、胆管癌可表现梗阻性黄疸，胃癌可致幽门梗阻，肠肿瘤可致肠梗阻，支气管癌可致肺不张。

（5）浸润与转移 良性肿瘤多为膨胀性生长，挤压周围组织形成假包膜，无浸润和转移，局部切除效果良好；恶性肿瘤呈浸润性生长，肿瘤沿组织间隙向周围浸润蔓延，甚至沿淋巴、血管转移，局部切除易复发。

2. 全身表现 良性及早期恶性肿瘤多无明显全身症状。恶性肿瘤的晚期表现有消瘦、贫血、水肿、食欲不振、疲倦、发热等恶病质的症状。恶病质迟早不一，消化道肿瘤可较早。此外某些部位的肿瘤可因功能异常，继发全身性改变，如肾上腺嗜铬细胞瘤引起高血压、甲状旁腺瘤引起骨质改变、颅内肿瘤引起颅内高压及其定位体征。

【诊断】

目的是确定有无肿瘤及明确其性质，如为恶性应进一步了解其浸润范围及发展程度，以便拟定治疗方案及估计预后。其诊断步骤依据病史、体格检查、必要的化验及其他特殊检查，所得结果进行综合分析判断，尽早做出正确诊断。

1. 病史 全面细致地询问病史，包括现病史及与肿瘤有关的既往史、个人史、家族史等。并结合患者年龄、病程等综合考虑。儿童肿瘤多为胚胎性肿瘤或白血病，青少年肿瘤多为肉瘤，癌多发于中老年人；良性病程较长，恶性病程较短。

2. 体格检查　全身检查，全面了解患者一般情况及主要脏器的功能，重点检查肿瘤局部情况及多发转移部位。

（1）肿瘤局部　肿块部位、大小、数量、形态、质地、表面、有无压痛、活动度、与周围组织器官的关系等，对所在器官及邻近器官有无压迫、阻塞及出血等。

（2）有无转移　依据肿瘤部位检查区域淋巴结。特别是颈部、腋下和腹股沟等区域淋巴结；远处器官如肺、肝、骨骼等有无转移灶。

3. 实验室检查　包括常规化验和肿瘤标志物检测。

（1）常规化验　血、尿、粪便常规检查。如多数恶性肿瘤可出现贫血，白血病血象明显改变；消化道肿瘤可有黏液血便或便隐血试验阳性；泌尿系统肿瘤可见血尿；多发性骨髓瘤患者尿中出现本－周（Bence-Jones）蛋白。这些化验阳性虽无特异性，但可为诊断提供线索。

（2）肿瘤标志物　指表达与肿瘤相关的分子，包括蛋白质、酶、激素、免疫球蛋白等。如甲胎蛋白（AFP）对肝癌，用此法普查原发性肝癌的阳性率可达 80% 以上；癌胚抗原（CEA）对于结肠癌、胃癌、胰腺癌等肿瘤的诊断有一定参考价值；前列腺特异抗原（PSA）对前列腺癌的诊断有参考价值。肝癌可出现血清碱性磷酸酶（AKP）和 γ－谷氨酰转肽酶（γ－GT）升高，酸性磷酸酶（ACP）升高往往提示前列腺癌。绒毛膜促性腺激素（HCG）对绒毛膜上皮癌和恶性葡萄胎的诊断提供依据。EB 病毒抗体检测有助于鼻咽癌早期诊断。

（3）基因　核酸中碱基排列具有极严格的特异序列，基因诊断即利用此特征，根据有无特定序列以确定是否有肿瘤或癌变的特定基因存在，从而做出诊断。基因检测敏感而特异，其改变早于临床症状，有报道发现尿液存在突变的 p53 基因，数年后始发现癌症。

4. 影像学检查　包括 X 线、超声、放射性核素、CT 及磁共振等检查方法，有助于诊断。

（1）X 线检查　确定肿瘤部位，了解肿瘤范围、性质和与邻近器官的关系，有助于进一步明确诊断。根据病情选用适宜的检查方法。如肺、骨及关节肿瘤可做平片检查，上消化道肿瘤可做钡餐检查，结肠肿瘤可做钡剂灌肠检查，泌尿系统和胆道肿瘤可做碘剂造影检查，腹膜后肿瘤可做腹膜后充气造影等。

（2）超声检查　安全简便无损伤的检查方法。有助于肿瘤的部位、范围及性质的判断。常用于肝、胆、胰、肾、膀胱、前列腺、子宫和卵巢等肿瘤的诊断和定位，对于判定囊性与实质性肿块有特殊价值。此外，在超声引导下，进行穿刺活检，成功率可达 80% ～ 90%。

（3）CT 检查　应用计算机图像处理技术显示某部位横切面影像，可依据显示的密度及 CT 值判断肿块的性质。常用于颅内肿瘤、实质脏器肿瘤、实质性肿块及淋巴结等的鉴别诊断。

（4）磁共振（MRI）检查　在强磁场下激发体内氢原子核中的质子共振，产生电磁波，形成 MRI 图像，显示人体组织的生理或病理状态下图像，以供临床诊断。尤其对神经系统及软组织图像更为清晰。

（5）放射性核素　利用体内组织对核素的亲和性，显示正常组织，而肿瘤部位不吸收核素形成缺损（冷区图像），或吸收核素高于正常组织（热区图像），帮助某些器官肿瘤的诊断。常用的放射性核素有 ^{99} 锝（Tc）、^{131} 碘（I）、^{198} 金（Au）、^{32} 磷（P）、^{133} 氙（Xe）、^{67} 镓（Ga）、^{169} 镱（Yb）、^{113} 铟（In）等。临床上甲状腺肿瘤、肝肿瘤、骨肿瘤、脑肿瘤及大肠癌等常用放射性核素检查，一般可显示直径 2cm 以上的病灶。骨肿瘤诊断的阳性率较高，且可早于 X 线显影，可较早地发现骨转移肿瘤，但易有假阳性。

5. 内镜　诊断肿瘤的重要方法。经内镜可直接观察空腔脏器、胸腹腔及纵隔内肿瘤病变情况，并可取细胞或组织行病理学检查，还可对小的病变进行摘除。常用的内镜有食管镜、胃十二指肠镜、支气管镜、胸腔镜、腹腔镜、纵隔镜、膀胱镜、结肠镜和胆道镜等。

6. 病理　确诊肿瘤的直接可靠依据包括细胞学及组织学两部分。

（1）细胞学检查　取材方便，易被接受，临床应用广泛。①自然脱落细胞：肿瘤细胞易于脱落，如收集胸水、腹水、尿液、痰液内的脱落细胞检查；②黏膜细胞：食管拉网、胃黏膜洗脱液、宫颈刮片及内镜下肿瘤表面刷脱细胞检查；③细针穿刺细胞：乳腺肿块穿刺细胞检查。

（2）组织学检查　依据肿瘤所在部位及性质，选用不同的取材方法。凡经小手术能完整切除者则应切除送检，位置较深或体表较大宜行超声导向下穿刺组织检查，或手术中切取组织送快速（冰冻）切片检查。对疑黑色素瘤者，一般不做切取部分或穿刺取材，应完整切除检查。此类检查理论上可能促使恶性肿瘤扩散，因此应在治疗前短期内或术中实施。

（3）免疫组织化学检查　利用特异性抗体与组织切片中的相关抗原结合，经过荧光素、过氧化物酶、金属离子等显色剂处理，使抗原抗体复合物显现出来。具有特异性强、敏感性高等优点。

7. 恶性肿瘤的分期　为合理制定治疗方案，正确评价治疗效果，判断预后，国际抗癌联盟（UICC）提出恶性肿瘤 TNM 分期法。T 为原发肿瘤（tumor），N 为局部淋巴结（node），M 为远处转移（metastasis）。再根据不同程度在字母后标以 0～4 数字，1 表示小，4 表示大，0 为无。不同的 TNM 组合，诊断为不同时期。各种肿瘤 TNM 分期标准分别由各专业会议制定。

【治疗】

治疗包括手术、放射线、抗癌药、生物治疗等多种手段，根据肿瘤的性质、发展的不同时期及全身状态选择适宜的方法。良性肿瘤及临界性肿瘤以手术切除为主，尤其是临界性肿瘤必须彻底切除，否则易复发。恶性肿瘤为一全身性疾病，单纯局部治疗不易根治，需整体考虑，制定综合治疗方案，以提高疗效。Ⅰ期者以手术治疗为主；Ⅱ期者以局部治疗为主，原发肿瘤切除或放疗，包括可能转移灶的治疗，辅以有效的全身化疗；Ⅲ期者采用综合治疗，术前、术后及术中放疗或化疗；Ⅳ期以全身治疗为主，辅以局部对症治疗，中医药治疗对此期有一定效果。

1. 手术疗法　手术切除恶性肿瘤仍是目前最有效的治疗方法。

（1）根治性手术　切除范围包括肿瘤所在器官的大部分或全部，并连同其周围正常组织和区域淋巴结做整块切除。切除过程不进入瘤体，结扎静脉，防止术中血行播散。皮肤恶性肿瘤则切除肿瘤的边缘3～5cm，深达筋膜者应一并切除。来自肌肉的肿瘤，则将涉及的肌肉自起点到止点全部切除，恶性程度高的可行截肢或关节离断术。

（2）姑息性手术　适用于不能进行根治性手术的晚期肿瘤患者，如已有远处转移，但癌肿尚可切除，可施行姑息性切除术，有助于提高综合性治疗效果。此外，姑息性手术也可解除并发症及缓解症状，如晚期胃癌引起幽门梗阻而施行胃—空肠吻合术；结肠癌伴肠梗阻行肠造口术。

（3）其他　激光手术切割或激光气化治疗，快速简便出血少，对正常组织损伤少。此外超声手术、冷冻手术也在临床应用。

2. 化学药物治疗　化疗临床应用广泛，近年发展迅速，目前已有单纯化疗治愈绒毛膜上皮癌、睾丸精原细胞瘤、急性淋巴细胞白血病等。对某些肿瘤可获长期缓解，如肾母细胞瘤、乳癌、粒细胞白血病等。但化疗药物有一定的毒副作用。临床常采用"联合用药，多疗程的使用"。

（1）常用化学药物　按作用原理分为：①细胞毒类：烷化剂，其作用是破坏DNA，抑制癌细胞的分裂及繁殖。常用的有氮芥、环磷酰胺、卡莫司汀（卡氮芥）、白消安（马利兰）、洛莫司汀等。②抗代谢类：作用是阻止细胞代谢过程中DNA和蛋白质的生物合成。常用的有氟尿嘧啶、氨甲蝶呤、巯嘌呤、阿糖胞苷等。③抗生素类：能干扰细胞的代谢。常用的有放线菌素D（更生霉素）、丝裂霉素、博来霉素、多柔比星（阿霉素）等。④生物碱类：从植物中提炼出来的生物碱，抑制有丝分裂。常用的有长春新碱、长春碱、羟喜树碱、秋水仙碱等。⑤激素类：通过改变内环境影响肿瘤生长。常用的有他莫昔芬（三苯氧胺）、丙酸睾酮、己烯雌酚、泼尼松及地塞米松等。⑥其他：不属于上述诸类如丙卡巴肼、顺铂、卡铂、抗癌锑、达卡巴嗪等。

（2）给药途径及方式　抗癌药的给药途径一般是静脉或口服的全身用药。为了增高药物在肿瘤局部的浓度，有时可行肿瘤内注射、腔内注射、动脉内注入或局部灌注。

静脉给药方式分为：①大剂量冲击治疗，一次给药量大，时间间隔较长（如3～4周

1 次），毒性较显著；②中剂量间隔治疗，目前较常用，每周给药 1～2 次，4～5 周为一疗程；③小剂量维持，每日或隔日 1 次。联合几种作用不同的药物组成化疗方案，以提高疗效、减轻副作用，可同时给药或序贯给药。

（3）化疗毒副反应　因化疗药物对正常细胞也有一定影响，尤其是处于生长增殖的细胞，所以用药后可能出现各种不良反应。常见：①骨髓抑制，白细胞、血小板减少；②消化道反应，如恶心、呕吐、腹泻、口腔溃疡等；③毛发脱落；④血尿；⑤免疫功能降低，容易并发细菌和真菌感染。

3. 放射治疗　应用 X 线、γ 射线或高速电子、中子、质子照射肿瘤，破坏抑制肿瘤细胞。常用的放射源有深部 X 线、镭和其他放射性核素如 ^{60} 钴（Co）、^{32}P、^{131}I、^{198}Au 等。分为外照射（各种治疗机）和内照射（组织内插植镭针）两种。

肿瘤的分化程度不同对放射线的敏感程度不同，分化程度越低对放射线越敏感。据其敏感程度不同将肿瘤分为：①高度敏感：如造血系统肿瘤、性腺肿瘤、淋巴肉瘤、多发性骨髓瘤、精原细胞瘤等低分化肿瘤。②中度敏感：鳞状上皮癌及部分未分化癌，如鼻咽癌、宫颈癌、乳腺癌、皮肤癌、食管癌、肺癌等。③低度敏感：胃肠道腺癌、软组织及骨肉瘤、黑色素瘤等。

放射治疗的副作用如骨髓抑制、胃肠道反应、照射局部组织炎症反应和脱皮等。治疗中应定期检查血细胞，白细胞计数 $< 3 \times 10^9/L$；血小板降至 $80 \times 10^9/L$ 时应停止放疗。

4. 免疫治疗　通过改善个体对肿瘤的免疫应答反应，达到治疗肿瘤的目的。非特异性免疫疗法，将卡介苗、麻疹疫苗或百日咳疫苗注射于肿瘤患者，对人体的免疫系统进行非特异性刺激，也可用白介素 –2、干扰素等。特异性免疫疗法，指接种自体或异体的瘤苗、肿瘤免疫核糖核酸等。理论上免疫治疗是抗肿瘤合理方法，但仍需进一步研究其疗效及安全性。

5. 基因治疗　应用基因工程技术，干预靶细胞内相关基因的表达水平，达到治疗肿瘤目的，包括以直接或间接地抑制或杀伤肿瘤细胞为目的的肿瘤治疗。治疗方法如细胞因子、肿瘤疫苗、肿瘤药物基因疗法及调整细胞遗传系统的基因疗法，但多处于临床及实验研究阶段。

6. 中医药治疗　采用扶正祛邪、活血化瘀、软坚散结、清热解毒、化痰祛湿、通经活络及以毒攻毒等原理，以中药的补益气血、调理脏腑的功效，配合肿瘤的化疗、放疗及手术后的恢复，同时减轻放、化疗的毒副作用，改善机体免疫功能。

【预防】

恶性肿瘤是由内因、外因及不良生活方式等多种因素长期相互作用而引发的结果，目前无单一预防措施。国际抗癌联盟（UICC）认为：1/3 的癌症是可以预防的，1/3 的癌症如能早期诊断是可以治愈的，1/3 的癌症可以减轻痛苦、延长寿命。据此提出恶性肿瘤的三级预防概念。

1.一级预防　是消除或减少可能的致瘤因素，防止肿瘤的发生。约80%以上的恶性肿瘤与外界环境因素有关。改善不良生活习惯如戒烟酒、生活规律、饮食均衡；治理大气污染、保护水源、保障食品安全等；避免职业性暴露，做好防护。

2.二级预防　对高发区及高危人群普查、定期检查、教会自查，及时发现并治疗癌前病变，对恶性肿瘤尽早发现、早期诊断、早期治疗，达到较好的治疗效果。

3.三级预防　对发现较晚的患者，以提高患者生存质量及减轻痛苦、延长生命。

项目二　常见体表肿物

【学习目标】

1.掌握常见体表肿物的临床表现及诊断。

2.熟悉常见体表肿物的治疗方法。

常见体表肿物指来源于皮肤、皮肤附件、皮下组织等浅表组织的肿物。常见的良性肿物如脂肪瘤、纤维瘤、皮脂腺囊肿、血管瘤等，治疗以手术切除为主。

一、脂肪瘤

脂肪瘤是由分化良好脂肪组织增生而形成的良性肿瘤。临床常见，好发于躯干和四肢皮下，可单发或多发。

一般无自觉症状，生长缓慢，界限清楚，呈分叶状，圆形或不规则形，大小不一，质软，可有假囊性感，与周围组织无粘连，活动度好。多发性脂肪瘤可有家族史，常见于四肢、胸壁或腹部皮下，呈多个较小的圆形或卵圆形结节，边界清楚，可有轻微疼痛，又称痛性脂肪瘤。

浅表脂肪瘤一般无需处理，较大者可手术切除。多发性脂肪瘤若能明确诊断，不必逐一切除。深部脂肪瘤可恶变，应及时切除。

二、纤维瘤

纤维瘤是发生在皮肤及皮下纤维组织的肿瘤，由纤维结缔组织构成，质硬、生长缓慢。根据纤维瘤的性质可分为纤维黄色瘤、隆起性皮纤维肉瘤和带状纤维瘤。

1.纤维黄色瘤　位于真皮层及皮下，多见于躯干、上臂近端。常由外伤或瘙痒后小丘

201

疹发展所致。因有内出血而含铁血黄素，故可见褐色素，呈咖啡色，质硬，边界不清呈浸润感，易误诊为恶性，一般直径小于1cm，如增大应疑有纤维肉瘤变。

2. 隆起性皮纤维肉瘤 来源于皮肤真皮层，多见于躯干。表面皮肤光薄，呈瘢痕疙瘩样隆起，低度恶性，可有假包膜。

3. 带状纤维瘤 多位于腹壁，为腹肌外伤或产伤后修复性纤维瘤，常夹有增生的横纹肌纤维。

纤维瘤一经诊断，应早期手术切除。良性纤维瘤，局部切除即可治愈。纤维瘤切除后如复发，则应视为低度恶性纤维肉瘤，应进行局部广泛切除术。腹壁呈浸润性生长的纤维瘤易恶变，应早期进行广泛切除。

三、皮脂腺囊肿

皮脂腺囊肿俗称为粉瘤，因皮脂腺排泄受阻、皮脂淤积而形成囊性肿物。青年人多见，好发于皮脂腺分布密集部位，如头面部、背部、臀部。

表现为圆形隆起，肿物中央可见皮脂腺开口的小黑点，质软，边界清，表面与皮肤粘连。囊内为皮脂与表皮角化物积聚的油脂样"豆腐渣样"物，易继发感染伴有臭味。

皮脂腺囊肿可手术切除，手术时须将囊肿及紧连于皮肤的导管开口一并切除。继发感染时，应先控制感染或切开引流，待炎症消退或伤口愈合后再行手术摘除。

四、神经纤维瘤

神经纤维包括神经纤维束内的神经轴及轴外的神经鞘细胞和纤维细胞，故神经纤维瘤分为：由神经鞘细胞组成的神经鞘瘤和由神经纤维细胞及其他组织组成的神经纤维瘤两种。

1. 神经鞘瘤 可见于四肢神经干的分布部位。临床上分为：①中央型：肿瘤源于神经干中央，其包膜为神经纤维。肿瘤呈梭形，手术时应沿神经纵行切开，包膜内剥离出肿瘤，以防手术不慎切断神经。②边缘型：源于神经边缘，神经索沿肿瘤一侧而行。易于手术切除，较少损伤神经干。

2. 神经纤维瘤 瘤内可夹杂有脂肪、毛细血管等。常呈多发性、对称性沿神经干分布，以躯干部多见。肿物大小不一，从米粒大到拳头大，肿物可凸出皮面或如乳房样悬垂，质地硬或软，但多数较软，生长缓慢；皮肤常伴咖啡样色素斑，多无自觉症状，但也可伴有疼痛。本病可有家族聚集倾向，伴有智力低下，或原因不明的头痛头晕。

局限性神经纤维瘤可以手术彻底切除；对于多发范围较广的神经纤维瘤目前尚无有效治疗方法。放射治疗无效。

五、血管瘤

血管瘤是先天性良性肿瘤或血管畸形，多见于婴儿出生时或出生后不久，由残余的胚胎组织发展而成。按血管瘤的结构不同分为毛细血管瘤、海绵状血管瘤和蔓状血管瘤三类，其临床过程和预后各不相同。

1.毛细血管瘤　由增生和扩张的毛细血管构成。好发于婴幼儿头、面、颈部或成人胸腹部，多数为女性。婴儿出生后早期可见皮肤有红点或小红斑，逐渐增大，鲜红或暗红，边缘不规则，可不高出皮肤，也可高出皮肤，大小不一，小者如针尖，大者可延及颜面一半，与周围组织界限清楚，柔软，压之可退色，释手后恢复红色。多数为错构瘤，1 年内可停止生长或消退。

早期瘤体较小时容易治疗，以手术切除或液氮冷冻，效果良好。瘤体增大仍可手术或液氮冷冻治疗，但易留瘢痕。也可用 ^{32} 磷敷贴或 X 线照射，致使毛细血管栓塞，血管瘤萎缩。个别生长范围较广的，也可试行泼尼松口服治疗。

2.海绵状血管瘤　一般由小静脉和脂肪组织构成。多数生长于皮下组织内，也可在肌肉生长，少数可长在骨或内脏等部位。皮下海绵状血管瘤局部可轻微隆起，表面皮肤可正常或因毛细血管扩张呈青紫色，肿块质软似海绵，但与周围组织界限不太清，有的有压缩感，有的可触及钙化结节，可触痛。肌肉海绵状血管瘤常使肌肉肥大、局部下垂，在下肢者久站或多走时有发胀感。

以早期手术切除为主，以免增长过大，影响功能且增加治疗难度。对血管瘤范围较广者，术前可行血管造影，充分估计病变范围，以免因估计不足，造成手术出血过多。也可局部注射硬化剂 5% 鱼肝油酸钠作为辅助治疗。

3.蔓状血管瘤　由较粗的纡曲血管构成，大多为静脉，也可有动脉或动静脉瘘。好发于头面部及四肢，除发生在皮下和肌肉外，还常侵入骨组织，范围较大，甚至可超过一个肢体。瘤体外观常见蚯蚓状蜿蜒纡曲的血管，有明显的压缩性和膨胀性，呈紫红色，局部温度稍高，有的可听到血管杂音或触及硬结。位于下肢者，局部皮肤可因营养障碍变薄、着色、甚至破溃出血。累及较多肌群者影响运动能力，累及骨组织的青少年肢体可增长、增粗。

尽可能争取手术切除血管瘤。术前应详细了解血管瘤范围，可行血管造影，做好术前准备，制定手术方案，术前备血，术中控制出血、输血。

六、黑痣与黑色素瘤

黑痣为体表常见的良性色素斑块，而黑色素瘤为高度恶性的肿瘤，也称为恶性黑色素瘤，两者在临床上的发展、预后截然不同，应严加区分。

1.黑痣　可见于身体各部，少数可发生在黏膜（如口腔、阴唇等），生长缓慢。

依据痣细胞部位不同分为：①皮内痣：痣细胞位于真皮层内，常高出皮肤，局限，表面光滑，界限清楚，可有毛发生长，颜色均匀。少有恶变。②交界痣：痣细胞位于于表皮与真皮交界处，向表皮下延伸。见于手掌、足底、口唇及外生殖器。表面平坦或稍高出皮面，1～2cm大小，色素较深。该痣细胞易受激惹，局部受外伤或感染后易恶变。③混合痣：皮内痣和交界痣同时存在，有发生恶变的可能。

多数黑痣可不用处理。但当黑痣迅速增大、色素加深、出现瘙痒、疼痛、溃疡、出血、感染或周围出现卫星痣，警惕黑痣恶变，应及时完整切除，送病理检查。切忌做不完整的切除。

2. 黑色素瘤　好发于下肢、足部，其次为头颅、上肢、眼、指甲下面和阴唇处。

肿块生长迅速，呈黑色或淡蓝色，向四周和深部呈浸润性生长，边界不清，可有破溃、出血、结痂。早期即可出现淋巴和血行转移至肺、肝、骨、脑等器官，预后极差。

黑色素瘤一经确诊应早期行广泛切除，如截肢术，并辅以化疗和免疫治疗。对高度怀疑恶变者，应避免行部分切除活检，争取一次切除，以防肿瘤扩散。黑色素瘤对放射线不敏感。

项目三　常见恶性肿瘤

【学习目标】

1. 掌握肺癌、食道癌、胃癌、胰腺癌、肝癌、结直肠癌、肾癌、膀胱癌的临床表现与诊断。

2. 熟悉肺癌、食道癌、胃癌、胰腺癌、肝癌、结直肠癌、肾癌、膀胱癌的病因病理。

3. 了解肺癌、食道癌、胃癌、胰腺癌、肝癌、结直肠癌、肾癌、膀胱癌的治疗。

一、肺癌

肺癌又称为原发性支气管肺癌，多数起源于支气管黏膜上皮。近年来肺癌的发病率明显增高。40岁以上男性多发，男女发病比例3～5：1。

【病因】

1. 吸烟　长期大量吸烟是肺癌的重要风险因素，纸烟燃烧释放多种致癌物，如3，4-

苯并芘。吸烟量越大、时间越长致癌的危险性越高。

2. 大气污染 肺癌的发病率和死亡率在城市明显高于农村，可能与大气污染和烟尘中致癌物含量较高有关。

3. 职业接触 职业环境中致癌因素与肺癌的发病率增加相关。如铀、铬、镍、氡、砷、电离辐射、石棉等，已被认为有致癌作用。接触石棉的工人发生肺癌的危险性是普通人的 6～10 倍。

4. 其他 如机体免疫功能低下、遗传因素、基因突变等。近年对肺癌的分子生物学研究发现，p53.Ras、EGFR 等基因突变与肺癌发病关系密切。

【病理】

肺癌起源于支气管黏膜上皮或肺泡上皮。分布特点是右肺多于左肺，上叶多于下叶。

通常把起源于肺段支气管开口以上，位置邻近肺门者称为中心型肺癌；起源于肺段支气管开口以下，位于肺周围者称为周围型肺癌。

1. 组织学分类 通常分为小细胞肺癌和非小细胞肺癌两大类。由于小细胞肺癌在生物学行为、治疗、预后等方面与其他类型差异较大，因此将除小细胞肺癌以外的其他类型统称为非小细胞肺癌。临床常见的肺癌有四种。

（1）鳞状细胞癌 肺癌中最常见的一种，约占 50%，男性占多数，与吸烟关系密切，多起源较大支气管，常为中心型肺癌。鳞状细胞癌的分化程度不一，生长速度较缓慢，病程较长，肿块较大时可发生中心性坏死，形成空洞。通常先经淋巴转移，血行转移发生较晚。

（2）腺癌 近年发病呈上升趋势，女性多见，发病年龄普遍低于鳞状细胞癌。腺癌多起源于较小支气管黏膜上皮，因此多数腺癌为周围型肺癌，靠近胸膜。一般生长较慢，但有时早期可有血行转移，淋巴转移发生较晚。

（3）小细胞肺癌 好发于较年轻的男性患者，多起源于较大支气管黏膜，为中心型肺癌。因细胞形态与淋巴细胞相似，形如燕麦穗粒，因而又称燕麦细胞癌。小细胞癌分化程度低，恶性度高，生长迅速，较早出现淋巴和血行转移。虽对放射线和化疗较为敏感，但迅速耐药，在各种类型的肺癌中预后最差。

（4）大细胞肺癌 相对较少见。癌细胞形态较大，胞浆丰富，胞核形态多样，排列不规则，细胞分化程度低，恶性度高，较早可经淋巴或血行转移，有时在发生脑转移后才被发现，预后很差。

2. 转移 肺癌有下列几条转移途径。

（1）直接蔓延 癌肿可沿支气管壁向腔内生长，造成支气管腔部分或全部阻塞；向支气管外生长可侵入周围肺组织，继续蔓延可侵犯肺周围组织器官。中心型肺癌可蔓延侵犯肺门、纵隔出现相应症状；周围型肺癌可突破脏层胸膜，引起胸腔积液，甚至侵犯胸壁。

（2）淋巴转移 最常见的转移途径。小细胞肺癌早期即可发生淋巴转移。癌细胞经支气管和肺血管周围的淋巴管道，首先侵入邻近的肺段或肺叶支气管周围淋巴结，然后到达肺门或气管隆嵴下淋巴结，再侵入纵隔和气管旁淋巴结，最后可累及锁骨上前斜角肌淋巴结和颈淋巴结。淋巴转移一般发生在肺癌同侧，但也可转移到对侧，即所谓的交叉转移。肺癌侵入胸壁或膈肌后，可向腋下或上腹部动脉旁淋巴结转移。

（3）血行转移 小细胞癌和腺癌的血行转移较鳞状细胞癌更为常见。通常癌细胞直接侵入肺静脉，然后经左心循环血流转移到全身各处组织器官，常见的转移部位有肝、骨骼、脑、肾上腺等。

【临床表现】

肺癌的临床表现与癌肿的部位、大小、是否压迫侵犯邻近器官以及有无转移等情况关系密切。

1. 肺部表现 肺癌早期尤其是周围型肺癌多无任何症状，多在胸部拍片或 CT 检查时发现；中心型肺癌可出现刺激性咳嗽、咳痰，痰中带血点或血丝，大量咯血者少见；癌肿生长阻塞支气管腔，可发生阻塞性肺炎或肺不张，临床上出现胸闷、气促、发热、胸痛、咳嗽等症状。肺癌的症状没有特异性，凡超过两周经治不愈的呼吸道症状者，尤其是有吸烟史的男性患者出现干咳、血痰，或原有呼吸道症状发生改变，要警惕肺癌的可能性。

2. 肺周邻近组织器官侵犯压迫表现 晚期肺癌压迫、侵犯邻近器官组织，可出现相应的表现。癌肿侵犯胸膜可引起胸膜腔积液，往往为大量血性积液，导致气促；侵犯胸膜和胸壁，可引起持续性剧烈胸痛；压迫或侵犯膈神经引起同侧膈肌麻痹、气促；压迫或侵犯喉返神经可出现声带麻痹、声音嘶哑；压迫上腔静脉引起上腔静脉梗阻综合征，表现为头颈部、上肢、上胸部静脉怒张、皮下组织水肿；癌肿侵入纵隔、压迫食管，可引起吞咽困难；上叶顶部肺癌，又称 Pancoast 肿瘤，常出现胸廓上口组织受累症状，如第一肋骨、锁骨下动静脉、臂丛神经、颈交感神经等，产生剧烈胸肩痛、上肢静脉怒张、水肿和上肢运动障碍，也可引起同侧上眼睑下垂、瞳孔缩小、眼球内陷、面部无汗等颈交感神经综合征（Horner 综合征）。

3. 远处转移表现 依照侵入的器官不同产生相应的临床表现。脑转移可出现头痛、恶心及其他神经系统症状和体征；骨转移可引起骨痛、血钙和血碱性磷酸酶升高；肝转移可引起右上腹痛、肝大及肝功能异常。

4. 副癌综合征 少数肺癌病例，由于肿瘤产生内分泌物质，临床上呈现多种非转移性的全身症状，亦称为副癌综合征。如骨关节病综合征（杵状指、骨关节痛、骨膜增生等）、Cushing 综合征、重症肌无力、男性乳腺增大等，这些症状在肺癌切除后可能消失。

【辅助检查】

1. X 线检查　X 线胸片可发现大部分肺内病灶。中心型肺癌早期，癌肿局限于支气管内时，X 线胸片可无异常；当癌肿阻塞支气管致远端肺组织发生感染，受累的肺段或肺叶出现肺炎征象；支气管腔被癌肿完全阻塞后，可产生相应肺叶或一侧全肺不张；如癌肿与肺门转移淋巴结融合造成上叶不张时，不张肺叶的间裂可呈 "S" 形下缘改变。周围型肺癌 X 线下常表现为肺野周围孤立的圆形或椭圆形块影，直径从 1 ～ 2cm 到 5 ～ 6cm 或更大，周围轮廓不规则、常呈分叶状、边缘模糊毛糙；如癌肿侵犯胸膜时可见同侧胸腔积液征象，侵犯肋骨可见骨质破坏。

2. CT 检查　胸部 CT 扫描图像避免了病变组织与正常组织相互重叠，可发现一般 X 线检查隐藏区的病变（如肺尖、心脏后、纵隔等处），薄层扫描，密度分辨率高，可显示肺内直径 1cm 左右的早期病变，是发现早期肺癌的有效手段；CT 扫描不但可以显示病灶局部影像特征，还可以评估肿瘤范围、肿瘤与邻近器官的关系、淋巴结转移情况，为制订肺癌治疗方案提供重要依据。

3. 痰细胞学检查　是肺癌普查、诊断的一种简便方法。癌肿表面脱落的癌细胞可以随痰咳出，痰细胞学检查找出癌细胞则可以明确诊断，准确率在 80% 以上，多次痰细胞学检查可提高阳性率；尤其是起源于较大支气管的中心型肺癌伴有血痰的病例，诊断的阳性率更高。但周围型肺癌痰细胞学检查阳性率仅有 50% 左右。

4. 支气管镜检查　目前诊断肺癌的重要手段。多采用光导纤维支气管镜可直接观察支气管内膜及管腔内病理变化。观察到病变可钳取小块组织进行病理检查，亦可刷取病变表面组织及分泌物行细胞学检查，以便明确诊断。

5. 纵隔镜检查　对中心型肺癌诊断的阳性率较高。通过纵隔镜可直接观察气管前隆突下及两侧支气管区淋巴结情况，并可钳取组织病理切片检查，明确肺癌是否已转移到肺门及纵隔淋巴结。

6. 经胸壁肺穿刺检查　主要针对周围型肺癌，在 CT 引导定位下，采取细针直接穿刺病灶，吸取肿瘤组织进行病理学检查，确诊率可达 90%。但肺穿刺检查可能产生气胸、胸膜腔出血甚至感染，以及癌细胞沿穿刺针道播散等并发症，临床上应严格掌握适应证。

7. 转移病灶活组织检查　晚期肺癌已有锁骨上、颈部等处表浅淋巴结转移或出现皮下转移结节者，可切取转移病灶组织做病理学检查，以明确诊断。

8. 胸水检查　抽取胸水经离心处理后，取其沉淀做涂片检查，寻找癌细胞。

9. 胸腔镜检查　常用于肺周围型结节的切除活检，以及纵隔淋巴结或胸膜结节活检，当确定无明显转移时，可立即转为开胸肺切除术。

10. 肿瘤标记物　目前有助于肺癌诊断的标记物有癌胚抗原（CEA）、神经元特异性烯

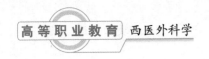

醇化酶（NSE）等。

【诊断及鉴别诊断】

对 40 岁以上吸烟患者出现刺激性咳嗽、咳痰、痰中带血，应警惕本病。可结合相关检查做出诊断。但要注意与下列容易混淆的疾病相鉴别。

1.肺结核球　易与周围型肺癌混淆。肺结核球多见于青年，一般病程较长，发展缓慢，病变常位于上叶尖后段或下叶背段。X 线显示：边缘光滑、界限清楚、密度不均匀的阴影，可见到稀疏透光区和钙化点，肺内常另有散在结核病灶。

2.支气管肺炎　早期肺癌产生阻塞性肺炎，易被误诊为支气管肺炎。支气管肺炎发病较急，发热、寒战等感染症状明显。X 线显示：边界模糊的片状或斑点状阴影，密度不均匀，且不局限于一个肺段或肺叶。经抗菌药物治疗后，症状迅速消失，肺部病变吸收也较快。

3.肺脓肿　肺癌中央坏死液化形成的癌性空洞，X 线下易与肺脓肿混淆。肺脓肿急性期感染症状明显，多量脓痰，有臭味。X 线显示：空洞壁较薄，内壁光滑，常有液平面，脓肿周围的肺组织或胸膜常有炎性改变。

4.肺部良性肿瘤　包括肺错构瘤、纤维瘤、软骨瘤等，有时需与周围型肺癌鉴别。良性肿瘤一般病程较长，生长缓慢，患者多无症状。X 线显示：呈圆形、密度比较均匀的阴影，可有钙化点，轮廓整齐，多无分叶状。

5.支气管腺瘤　低度恶性的肿瘤。支气管腺瘤发病年龄比肺癌小，女性发病率较高。临床表现可与肺癌相似，常反复咯血。X 线片显示，有时与肺癌相似。经支气管镜检查未能明确诊断者宜尽早剖胸探查术。

6.纵隔淋巴肉瘤　纵隔淋巴肉瘤易与中心型肺癌混淆。其生长迅速，常有发热和其他部位表浅淋巴结肿大。X 线显示：两侧气管旁和肺门淋巴结肿大。纵隔淋巴肉瘤对放射疗法高度敏感。纵隔镜检查有助于明确诊断。

【治疗】

依据肺癌的不同病理类型、发病时期、生物学特点，结合病患局部及全身情况，综合分析，制订合理的治疗方案。包括手术治疗、放疗、化疗、免疫治疗、中医药与生物靶向治疗。临床上非小细胞肺癌和小细胞肺癌在治疗原则上有很大不同。因小细胞肺癌较早发生远处转移，除早期患者可选择手术治疗外，多以非手术综合治疗为主。

1.手术治疗　手术切除癌肿及转移淋巴组织，仍是目前公认的非小细胞肺癌的首选方法。手术切除的范围取决于病变的部位和大小。主要包括：肺叶切除术、全肺切除术、袖状肺叶切除术、电视胸腔镜下肺段或肺叶切除术。其中肺叶切除术是目前肺癌外科治疗的首选手术方式，适用于病变局限在一个肺叶内的大多数周围型肺癌和一部分中心型肺癌；全肺切除术适用于癌肿已侵犯到肺叶之外，超过肺叶切除范围者；袖状肺叶切除术主要适用于上叶中心型肺癌侵及上叶支气管开口或主支气管者，将病变肺叶及相连的一段主支气管切除，再将余肺支气管与主支气管吻合，如此可保留有活力的肺组织；电视胸腔镜下肺段或肺叶切除术适用于心肺功能欠佳的老年周围型肺癌患者。

2. 放射治疗　是肺癌局部治疗主要手段之一。在各种类型的肺癌中，小细胞肺癌对放射疗法敏感性较高，鳞癌次之，腺癌敏感度最低。通常是将放射疗法、手术与药物疗法综合应用，以提高治愈率。临床上常采用的是手术后放射治疗，用于癌肿或肺门转移病灶未能彻底切除的病例。

3. 化学治疗　抗癌药物有抑制癌细胞生长繁殖和杀死癌细胞的作用。临床上小细胞肺癌对化疗药物敏感性较好，而非小细胞肺癌敏感性相对较差。临床上可单独应用于晚期肺癌病例，以缓解症状；但多与手术、放射等疗法综合应用，分为术前新辅助化疗、术中化疗及术后辅助化疗，以防止癌肿转移复发，提高治愈率。

4. 免疫治疗　人体的免疫功能状态与癌肿的生长发展有一定关系，从而促使免疫治疗的临床应用，分为特异性和非特异性免疫疗法。特异性免疫疗法是用经过处理的自体肿瘤细胞或加用佐剂后，做皮下接种进行治疗；此外尚可应用白介素、肿瘤坏死因子、肿瘤核糖核酸等生物制品。非特异性免疫疗法可用卡介苗、短小棒状杆菌、转移因子、干扰素、胸腺素等生物制品，或左旋咪唑等药物以激发和增强人体免疫功能。

5. 靶向治疗　近年来根据分子生物学研究，针对肺癌发病的分子机制确定的治疗靶点，研发了多种靶向治疗药物，如吉非替尼、厄洛替尼等，可明显改善化疗效果。

6. 中药治疗　按患者临床症状、舌苔、脉象等表现，应用辨证论治法则治疗肺癌，一部分患者的症状能得到改善，生命延长。

二、食管癌

食管癌是常见的消化道恶性肿瘤。全世界每年约有 30 万人死于食管癌，其发病率和病死率各国差异很大。我国是世界上食管癌高发地区之一，男多于女，约为 2：1，多发于 40 岁以上。国内食管癌高发区为华北三省（河南、河北、山西），以及江苏、福建、山东、广东等。

【病因】

1. 化学因素　亚硝胺类化合物是一种很强的致癌物，高发区居民膳食、饮水、腌菜、甚至患者唾液内，亚硝酸盐含量远高于低发区。

2. 生物因素　粮食或食物被真菌污染霉变，产生黄曲霉素，有些真菌能促进亚硝胺及其前体形成，促进癌肿发生。

3. 烟和酒刺激　长期吸烟、饮酒促进食管癌的发生。

4. 某些维生素与微量元素的缺乏　维生素 A、B_2、C，动物蛋白质及必需脂肪酸缺乏与食管癌有关。微量元素钼、锌、硒、铁低于正常水平与食管癌的发生亦有正相关。

5. 食管黏膜局部损伤　长期饮食过热、过硬、过快、口腔不洁等因素，引起食道慢性刺激、炎症、创伤等均可能与食道癌发生有关。

6. 遗传因素　食道癌有明显的遗传易感性。

【病理】

食管癌以胸中段最多见，约占 50%；其次为下段，约占 30%；上段较少，约占 20%。绝大部分为来源于食管黏膜上皮的鳞癌，极少数为腺癌或腺鳞癌。

1. 病理形态分型　早期病变多局限于黏膜表面（原位癌），无明显肿块。黏膜局部可见有充血、糜烂、斑块或乳头状隆起样改变。发展到中、晚期，病理形态分为以下几型。

（1）髓质型　食管壁明显增厚并向腔内、外生长，常累及食管壁全层，瘤体切面灰白，均匀致密，可引起中、重度梗阻。

（2）蕈伞型　瘤体向食管腔内呈蘑菇状突出，边缘与周围正常组织界限清楚，可向管壁深层浸润，表面可有浅表溃疡，梗阻症状轻。

（3）溃疡型　瘤体黏膜面呈大小不等的溃疡，可侵入肌层，易穿透食管壁引起穿孔。

（4）缩窄型　瘤体多浸润食管肌层，或穿透全层，累及全周，形成明显的环形狭窄，较早出现梗阻。

（5）腔内型　呈圆形或卵圆形息肉样，向腔内突出。

2. 转移途径

（1）直接浸润　癌肿由黏膜层向黏膜下层、肌层浸润，很快穿过疏松的外膜侵入周围组织及相邻器官。可侵及肺门、支气管、主动脉等脏器，如穿透支气管可形成气管 - 食管瘘，穿透主动脉会引起致死性大出血。

（2）淋巴转移　为主要转移途径。癌细胞进入黏膜下淋巴管，穿过食管壁到达区域淋巴结，上段食管癌可转移到颈深淋巴结和锁骨上淋巴结；中段者可向上转移至胸顶纵隔淋巴结，向下转移至贲门及胃周围的淋巴结，或沿气管、支气管转移至气管分叉、肺门淋巴结；下段可转移到食管旁及贲门旁淋巴结。但中下段的癌亦可向远处转移至锁骨上、腹主动脉旁淋巴结，属晚期。

（3）血行转移　见于晚期食管癌，以肺转移和肝转移最为多见。

【临床表现】

早期症状不明显，但吞咽粗硬食物时可有胸骨后不适感，包括哽噎感、烧灼感、疼痛感，并有食物通过缓慢、停顿或异物感，症状时轻时重，不被重视。中、晚期食管癌可出现明显症状。

1.吞咽困难　食管癌最常见的症状，多为进行性加重，初期难咽下固体食物，继而半流食，最后水和唾液难于咽下。提示肿瘤已侵犯食管周径 2/3 以上。

2.梗阻、呕吐　食物不能通过病变部位，梗阻上段食道扩张，压力升高，将食物及唾液呕吐。呕吐物不含胃酸及胆汁。

3.疼痛　癌肿外侵或转移灶压迫局部神经，可引起持续性胸背部疼痛。

4.周围组织受累　癌肿压迫气管、支气管可引起呼吸困难，侵入气管、支气管并穿破时可出现食管 – 气管瘘，致刺激性咳嗽或进食呛咳；若喉返神经受累表现声音嘶哑，颈交感神经节受压可出现 Horner 综合征；侵入主动脉可致呕血。

5.全身症状　由于肿瘤的消耗及营养障碍，患者常有脱水消瘦、体重下降，最后出现恶病质状态。若有肝、脑转移，可出现黄疸、腹水、昏迷等。

【辅助检查】

1.X 线检查　对可疑病例，可行食管钡餐造影检查。

（1）早期食管癌　①食管黏膜皱襞粗糙、紊乱或中断现象；②小充盈缺损；③小龛影；④局部管壁僵硬、不能充分扩张。

（2）中晚期食管癌　可见明显不规则的管腔狭窄、充盈缺损或龛影，伴管壁僵硬。有的狭窄上方食管有不同程度的扩张。

2.纤维食管镜检查　镜下观察肿瘤部位、大小、形态及表面情况，同时直视下钳取多块活组织做病理组织学检查，是确定诊断的可靠方法。

3.脱落细胞学检查　食管拉网法采集黏膜脱落细胞并检查，方法简便易行，早期病变阳性率可达 90% 以上，是一种简便的普查筛选方法。

4.其他　为进一步判断癌肿侵犯的深度及范围，可行 CT 检查。近年也有采用超声内镜检查（EUS）。对判断肿瘤分期、估计手术难度有帮助。

【诊断与鉴别诊断】

1.诊断要点　40 岁以上的患者如出现进食不畅、胸骨后不适及进行性吞咽困难等症状，应警惕本病。可选择食管吞钡造影、纤维食管镜等辅助检查，再结合病史及临床表现，综合做出诊断及临床分期（表 6-1）。

表 6-1　UICC 食管癌 TNM 分期标准与我国标准

国际 TNM 分期	分期标准	我国分期
0 期	$TisN_0M_0$	0 期
I 期	$T_1N_0M_0$	I 期
II A 期	$T_2N_0M_0$、$T_3N_0M_0$	II 期
II B 期	$T_1N_1M_0$、$T_2N_1M_0$	III 期
III 期	$T_3N_1M_0$、T_4 任何 NM_0	
IV 期	任何 T 任何 NM_1	IV 期

注：Tis：原位癌；T_1：肿瘤侵及黏膜固有层或黏膜下层；T_2：侵及肌层；T_3：侵及食管外膜；T_4：侵及邻近器官。N_0：无区域淋巴结转移；N_1：有区域淋巴结转移。M_0：无远处转移；M_1：有远处转移。

2. 鉴别诊断

（1）贲门失弛缓症　临床症状主要表现为间断性吞咽困难、胸骨后沉重感或阻塞感。食管吞钡 X 线检查示食管下端呈鸟嘴状狭窄，食管纤维镜可帮助排除诊断。

（2）食管平滑肌瘤　很多患者有胸骨后压迫感、吞咽困难、呕吐和消瘦等症状。食管 X 线吞钡检查可出现"半月状"压迹，食管镜检查可见肿瘤表面黏膜光滑。

（3）食管瘢痕狭窄　患者多有化学烧伤史，瘢痕形成导致食管部分或完全梗阻，患者因不能进食，常出现脱水、消瘦、贫血、营养不良等症状。食管吞钡 X 线检查示食管不规则细线狭窄。

（4）食管憩室　早期无症状，当憩室增大，可在吞咽时有咕噜声，食管吞钡 X 线检查可显示憩室的部位、大小、连接部等。

【治疗】

分为手术治疗、放射治疗、化学治疗和综合治疗。

1. 手术治疗　手术是治疗食管癌的主要方法。

（1）适应证　①全身情况良好，心肺等主要脏器功能较好，估计能耐受手术；②局部病变估计能够切除，一般颈段长度＜3cm，胸上段长度＜4cm，胸下段长度＜5cm 的切除机会较大；③无远处转移者；④无顽固性胸背痛，无声音嘶哑和刺激性咳嗽。

（2）禁忌证　①全身情况较差，已呈恶病质状态，或主要器官功能不全；②局部病变侵犯范围较广，已有明显外侵或穿孔者；③已有远处转移。

（3）手术方式　多数选择左胸切口，中上段食管癌可选右胸切口或颈、胸及腹三切口联合切除食管癌。

①根治性切除术：原则上应切除食管的大部，切除的长度应在距肿瘤上、下边缘 5～8cm，切除广度包括肿瘤周围的纤维组织及所有淋巴结的清除。然后进行食管重建，多采用胃代食管（图 6-1），也可用结肠或空肠代食管。食管下段癌，与代食管器官吻合多在主动脉弓上，而中上段癌则在颈部。

②微创手术：对早期食管癌患者心肺功能较差不宜做开胸手术者，可采用胸腔镜下辅助食管癌切除术。

③姑息性手术：对晚期食管癌不能根治或放疗且进食困难者，可做姑息手术，如食管腔内置管术、食管胃转流吻合术或胃造瘘术等。

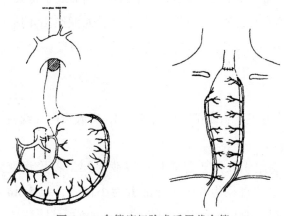

图 6-1　食管癌切除术后胃代食管

2. 放射疗法　放疗和手术配合可增加手术切除率，提高远期生存率。通过术前照射使癌肿及转移的淋巴结缩小，有利于手术切除；对术中切除不全的残留癌组织做金属标记，可于术后 3～6 周开始放疗。单纯放疗可用于上段食管癌手术难度大或禁忌手术者。

3. 化学药物治疗　采用化疗与手术治疗、放疗、中医中药相结合的综合治疗，可提高治疗效果，或缓解症状、延长生存时间，但要定期检查血象。常用药物有顺铂、环磷酰胺、丝裂霉素、氟尿嘧啶、博来霉素、多柔比星等。

三、胃癌

胃癌是常见的恶性肿瘤，占消化道恶性肿瘤的第一位，发病年龄以 40～60 岁多见，男多于女。

【病因】

病因尚未十分明确，但以下因素与发病有关。

1. 地域及饮食习惯　胃癌发病有明显的地域性差异，我国西北部及东部沿海地区胃癌发病率比南方地区明显为高。习惯食用熏制、腌制食品的人群胃远端癌发病率高，与食品中亚硝酸盐、多环芳香烃化合物及真菌毒素等致癌物含量增高有关；吸烟者胃癌发病危险比不吸烟者高 50%。

2. 幽门螺杆菌（HP）感染 是引起胃癌的主要因素之一。我国胃癌高发区成人 HP 感染率在 60% 以上，明显高于低发区。HP 能促使硝酸盐转化为亚硝酸盐及亚硝胺而致癌；HP 感染可引发胃黏膜慢性炎症致黏膜上皮细胞过度增殖，HP 毒性代谢产物可能具有促癌的作用。因此，控制 HP 感染在胃癌防治中的作用受到高度重视。

3. 胃部慢性疾患 如胃息肉、慢性萎缩性胃炎、胃黏膜肠上皮化生或非典型增生与胃癌发病有关；胃酸缺乏症、恶性贫血患者胃癌发病率明显高于常人。

4. 遗传与基因 有胃癌家族史者的胃癌发病率较对照组高 4 倍。许多证据表明，胃癌的发生与抑癌基因的丢失和突变、癌基因的明显扩增和过度表达有关。

【病理】

1. 病理形态 胃癌好发于胃窦部（约占 50%），胃底贲门部约占 1/3，胃体较少。分为早期胃癌和进展期胃癌。

（1）早期胃癌 癌组织仅限于黏膜层或黏膜下层，不论病变大小、有无淋巴结转移，均为早期胃癌。癌灶直径为 6～10mm 者为小胃癌，＜5mm 者为微小胃癌，癌灶仅限于腺管内、未突破腺管基底膜者为原位癌，三者均为早期胃癌，主要由胃镜检查发现。早期胃癌的形态分为：①Ⅰ型（隆起型）：癌块突出胃腔＞5mm，呈息肉状，表面凹凸不平呈颗粒或结节状，可有出血或糜烂。②Ⅱ型（浅表型）：癌块平坦，微隆或凹陷＜5mm。又分 3 个亚型，即Ⅱa（浅表隆起型）、Ⅱb（浅表平坦型）、Ⅱc（浅表凹陷型）。③Ⅲ型（凹陷型）：凹陷深度＞5mm，底部为坏死组织，易出血，边缘不规则，周围黏膜隆起。

（2）进展期胃癌 指癌组织超过黏膜下层的胃癌。国际上采用 Borrmann 分型：①Ⅰ型（结节型）：癌肿呈块状向胃腔内隆起，基底宽，边界较清楚。此型较少见，占 3%～5%。②Ⅱ型（局限溃疡型）：为边界较清楚、边缘隆起的溃疡型癌灶，占 30%～40%。③Ⅲ型（浸润溃疡型）：为边界模糊的浸润性溃疡状癌灶，此型约占 50%。④Ⅳ型（弥漫浸润型）：癌肿弥漫性浸润生长，边界不清。若全胃受累则胃壁增厚、僵硬、胃腔缩窄，称"皮革胃"；若肿瘤局限于胃窦部，可形成极度环状狭窄。该型约占 10%。

2. 组织学分类 WHO 提出胃癌组织学分类：①乳头状腺癌；②管状腺癌；③低分化腺癌；④黏液腺癌；⑤印戒细胞癌。此外，还有少见的腺鳞癌、鳞状细胞癌、类癌、未分化癌等。

3. 扩散转移　胃癌转移扩散有四种途径。

（1）直接浸润　胃窦部癌可侵及十二指肠，贲门胃底部癌可侵犯食管下端。浸润型癌突破胃浆膜后，易扩散至网膜、结肠、肝、脾、胰腺等邻近器官。

（2）淋巴转移　胃癌的主要转移途径。胃周围共分为 16 组淋巴结（图 6-2）。进展期胃癌淋巴转移率高达 70% 左右，早期胃癌也可有淋巴转移。癌细胞经黏膜下淋巴丛，首先累及胃周淋巴结（①～⑥组），继之可转移至较远处淋巴结（⑦～⑯组）。胃癌淋巴结转移通常是由近及远，但也可发生跳跃式转移。终末期胃癌可经胸导管向左锁骨上淋巴结转移，或经肝圆韧带转移至脐部。

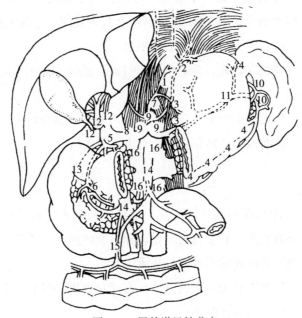

图 6-2　胃的淋巴结分布

①贲门右淋巴结；②贲门左淋巴结；③小弯淋巴结；④大弯淋巴结；⑤幽门上淋巴结；
⑥幽门下淋巴结；⑦胃左动脉旁淋巴结；⑧肝总动脉淋巴结；⑨腹腔动脉周围淋巴结；
⑩脾门淋巴结；⑪脾动脉淋巴结；⑫肝十二指肠韧带内淋巴结；⑬胰十二指肠淋巴结；
⑭肠系膜根部淋巴结；⑮结肠中动脉周围淋巴结；⑯腹主动脉旁淋巴结

（3）血行转移　多发生在晚期。癌细胞经门静脉或体循环向机体其他部位播散，形成转移灶。常见的受累器官为肝、肺、胰、骨等，以肝转移最多见。

（4）种植转移　癌组织浸润至胃浆膜外，癌细胞易脱落并种植在腹膜及腹腔脏器的浆膜上，形成转移结节。如有腹膜广泛播散时，常伴大量癌性腹水。女性胃癌患者可发生卵巢转移瘤，称为"Krukenberg 瘤"。

【临床表现】

胃癌早期多无明显症状，少数有恶心、呕吐类似上消化道溃疡症状，无特异性。故早期胃癌诊断率低。随着病情进展可出现如下表现：

1. 症状

（1）腹痛　最常见，80%左右有胃部疼痛。早期以上腹部隐痛、胀痛感为主。贲门胃底部癌可有胸骨后疼痛伴进行性吞咽困难；幽门附近癌可致幽门梗阻，出现绞痛伴呕吐；癌肿侵犯超出胃壁，可有上腹持续性疼痛。

（2）消化道症状　有食欲不振、上腹饱胀等消化不良症状，严重者伴恶心、呕吐等，幽门梗阻可呕吐大量酸臭宿食。约20%患者出现呕血或黑便。小量出血可仅有粪便隐血；如肿瘤破溃或侵及血管可有较大量出血，表现呕血、黑便。

（3）全身症状　一般情况较差，常有消瘦、贫血、低热、体重下降等，晚期出现恶病质。如肝转移可有黄疸。

2. 体征　进展期胃癌可有上腹部深压痛，晚期可触及上腹部肿块、直肠前肿物、锁骨上淋巴结肿大等体征。腹腔内广泛转移者还可有大量腹水征。

【辅助检查】

1. X线钡餐检查　诊断胃癌的常用方法。采用气钡双重造影检查，胃癌的征象有龛影、充盈缺损、黏膜皱襞紊乱、胃壁僵硬、蠕动异常及梗阻性改变等。癌性溃疡的龛影大而浅，边缘不规则；充盈缺损表面不规则，基底较宽。

2. 纤维胃镜检查　诊断胃癌最有效的方法。直接观察胃黏膜病变部位和范围，并可获取病变组织行病理学检查，提高诊断率。

3. 腹部超声检查　主要用于观察胃周围邻近脏器（肝、胰）受浸润及淋巴结转移情况。

4. 胃脱落细胞学检查　纤维胃镜直视下冲洗或摩擦法，将抽出液离心沉淀涂片找癌细胞。

【诊断与鉴别诊断】

1. 诊断要点　有症状的患者结合X线钡餐和纤维胃镜加活组织检查，诊断并不困难。但早期胃癌因无明显症状，患者就诊率低，目前国内早期胃癌占胃癌住院患者的比例不足10%，为提高早期胃癌诊断率，对下列患者应详细检查：①年龄在40岁以上，有胃癌家族史或原有胃病史，近期疼痛规律发生改变，特别是原有效药物不能控制症状者；②有癌前病变者，应定期复查；③多年前行胃大部切除术，近期出现胃部症状者。

2. 鉴别诊断

（1）胃的良性肿瘤　常见的临床表现有：上腹部不适、饱胀感或腹痛；较大的良性肿瘤上腹部可扪及肿块。X 线钡餐检查、胃镜、超声胃镜及 CT 有助于诊断。

（2）胃淋巴瘤　早期症状类似一般胃病，患者可有腹痛、消化道出血、体重下降、贫血等表现。X 线钡餐检查可见胃窦后壁或胃小弯浅表溃疡，胃黏膜有形似卵石样的多个不规则充盈缺损以及胃黏膜皱襞肥厚。

（3）胃肠道间质瘤　患者可有上腹部不适或类似消化性溃疡的症状，钡餐造影示胃局部黏膜隆起，向胃腔内凸起的类圆形充盈缺损，免疫组化检测示 CD117 和 CD34 过度表达，病理学检查镜下可见梭形细胞，有助于诊断。

【治疗】

争取尽早手术治疗，辅以术前、术中、术后的综合治疗。

1. 手术治疗　是治疗胃癌的主要手段。分为根治性手术和姑息性手术两类。

（1）根治性手术　原则是整块切除包括癌灶和可能受浸润的胃壁在内的胃的大部或全部，以及周围受浸润组织和转移淋巴结清除，重建消化道。胃壁切除线应距癌肿边缘 5cm 以上。十二指肠侧或食管侧的切线应距离幽门或贲门 3 ～ 4cm。淋巴结清扫范围以 D（dissection）表示，将未完全清扫第一站淋巴结的手术称为 D_0，完全清扫第一站淋巴结的手术称为 D_1，完全清扫第二站淋巴结的手术称为 D_2，完全清扫第三站淋巴结的手术称为 D_3（表 6-2）。

表 6-2　胃癌部位与淋巴结组站的关系

胃癌部位	第 1 站	第 2 站	第 3 站
全胃	①②③④⑤⑥	⑦⑧⑨⑩⑪	⑫⑬⑭
胃窦部	③④⑤⑥	①⑦⑧⑨	②⑩⑪⑫⑬⑭
胃体	①③④⑤⑥	②⑦⑧⑨⑩⑪	⑫⑬⑭
贲门部	①②③④	⑤⑥⑦⑧⑨⑩⑪	⑫⑬⑭

早期胃癌一般行 D_1 手术已足够。对直径小于 1cm 的凹陷性胃癌，直径小于 2cm 的隆起型黏膜癌，可在胃镜下行胃黏膜切除术。

进展期胃癌依据情况，对局限性胃癌未侵犯浆膜、胃周围淋巴结无明显转移的患者，以 D_2 手术为宜。对局限性胃癌已侵犯浆膜、浆膜突出结节者，应行 D_2 或 D_3 手术。

（2）姑息性手术　癌肿已远处转移，不能根治切除，而原发肿瘤尚能切除者，可做姑息性胃切除术。对有幽门梗阻的胃癌，已不能切除原发病灶者，可行胃空肠吻合术。

2. 化学药物治疗 可用于根治性手术的术前、术中、术后，可延长生存期。晚期胃癌适量化疗，能减缓肿瘤的发展速度，改善症状。

一般早期胃癌术后可不予化疗。进展期胃癌术后常需配合化疗。常用的药物有氟尿嘧啶（FU）、丝裂霉素（MMC）、多柔比星（ADM）、依托泊苷（VP-16）、顺铂（DDP）、优福定（UFT）等。常用的化疗方案有：① FAM 方案：由氟尿嘧啶、多柔比星和丝裂霉素组成；② EAP 方案：由多柔比星、顺铂和依托泊苷组成；③ FP 方案：由氟尿嘧啶和顺铂组成。

一般经静脉给药，也可以通过腹腔用药、动脉插管局部灌注用药。化疗过程中应观察有无不良反应，如骨髓抑制、主要器官功能受损、胃肠道反应。

3. 其他治疗 包括放疗、免疫治疗、基因治疗、中医药治疗等。胃癌对放射线敏感度低，少用。免疫治疗包括非特异性免疫增强剂，如卡介苗、短小棒状杆菌、香菇多糖等，和过继性免疫制剂，如淋巴细胞激活后杀伤细胞（LAK）、细胞毒 T 细胞（CTL）及细胞因子等。关于基因疗法，目前抗血管形成基因的研究较多，但仍处于实验研究阶段。

四、胰腺癌

胰腺癌是一种较常见的恶性肿瘤，其发病率有明显增高的趋势。好发于 40 岁以上的男性患者，癌肿好发于胰头，恶性程度高。因位置隐蔽，不易早期发现，切除率低，预后差。

【病因】

原因不明。有研究发现亚硝胺可诱发胰腺癌，吸烟也是胰腺癌的高危因素。

【病理】

胰腺癌以胰头癌最多见，占 70% ～ 80%，其次为胰体尾部癌，全胰癌较少。

1. 组织学分型 导管细胞癌最多见，约占 90%；腺泡细胞癌和黏液性囊腺癌少见。

2. 转移途径 胰腺癌多见淋巴转移和直接浸润。淋巴转移早，多见于胰头前后、幽门上下、肝十二指肠韧带内、肝总动脉、肠系膜根部及腹主动脉旁淋巴结转移，晚期可至锁骨上淋巴结。癌肿可直接侵犯邻近器官，如胆总管的胰内段、胃、十二指肠、肠系膜根部、胰周腹膜、神经丛、门静脉以及肠系膜上动脉等。晚期也可有血行转移和腹腔内种植转移。

【临床表现】

1. 症状 最常见的表现为腹痛、黄疸、消瘦。

（1）腹痛　常见的首发症状。早期因胰管梗阻出现上腹不适、隐痛、钝痛、胀痛，胰头癌疼痛位置偏右，体尾部癌偏左，呈持续性。中晚期癌肿侵及腹腔神经丛，可出现持续性剧烈腹痛，向腰背部放射，夜间或仰卧时加重，直至昼夜腹痛不止。

（2）黄疸　胰头癌最主要的临床表现。因癌肿侵犯或压迫胆总管下端，癌肿距胆总管越近，黄疸出现越早，呈进行性加重。可伴皮肤瘙痒，大便呈陶土色。

（3）消化道症状　因胆汁和胰液不能顺利进入肠道，引起食欲不振、消化不良、腹胀、腹泻或便秘。部分患者可有恶心呕吐。晚期肿瘤侵及十二指肠可出现上消化道梗阻或出血。

（4）全身症状　低热、消瘦乏力、体重下降，晚期可出现恶病质。胆道梗阻合并感染，可有高热、寒战。少数人出现轻度糖尿病表现。

2.体征　早期一般无明显体征。晚期偶可扪及上腹部质硬、位置固定的肿块，腹水征阳性。少数患者可发现左锁骨上淋巴结转移或直肠指诊触及盆腔转移癌。

【辅助检查】

1.实验室检查

（1）血生化检查　胆道梗阻时，血清总胆红素和结合胆红素升高，碱性磷酸酶、转氨酶也可轻度升高，尿胆红素阳性。胰管梗阻或并发胰腺炎时，血清淀粉酶和脂肪酶可升高。空腹或餐后血糖升高，糖耐量试验有异常曲线。

（2）免疫学检查　多数胰腺癌血清标记物升高，包括糖链抗原（CA19-9）、癌胚抗原（CEA）、胰胚抗原（POA）、胰腺癌特异抗原（PaA）及胰腺癌相关抗原（PCAA），但缺乏特异性。联合检测可提高胰腺癌诊断的敏感性。

2.影像学检查

（1）B超检查　诊断胰腺癌常用的方法。胰腺癌的声像图为：①胰腺局限性或弥漫性肿大；②癌肿轮廓不清，局部低回声、高回声或斑状回声；③可显示肝内、外胆管及胰管扩张。

（2）内镜超声检查　优于普通B超，不受胃肠道气体的影响，具有定位准确，并可穿刺活检。可发现小于1cm的肿瘤。

（3）胃肠钡餐造影检查　胰头癌肿块较大，可见十二指肠曲扩大或十二指肠降段内侧呈反"3"字征。低张力造影可提高阳性发现率。

（4）CT检查　诊断阳性率高于B超。可显示胰胆管扩张和＞1cm的胰腺病变，还可发现腹膜后淋巴结转移和肝内转移灶。增强CT可显示肿瘤与周围血管的关系，对判断肿瘤可否切除具有重要意义。

（5）磁共振胰胆管成像（MRCP）　能显示胰、胆管梗阻部位、扩张程度，具有重要的诊断价值。

（6）经十二指肠镜逆行胰胆管造影（ERCP） 能直接观察十二指肠壁和壶腹部有无癌肿浸润。直接收集胰液行细胞学检查或取局部组织做病理检查。必要时可同时放置胆道内支架，减轻黄疸。

（7）经皮肝穿刺胆道造影（PTC） 可显示梗阻上方肝内外胆管扩张情况，对判断梗阻部位、程度具有重要意义。

3. 病理学检查 B超引导下穿刺或内镜下取得细胞或组织，行病理学检查，对确定诊断有帮助。

【诊断与鉴别诊断】

1. 诊断要点 本病早期因无明显症状，诊断困难。出现典型症状时多属晚期，此时诊断胰头癌并不困难，但多已丧失手术的机会。因此，对于 40 岁以上患者有如下症状时应重视：①持续性上腹不适，进餐后加重，伴有食欲不振；②不能解释的进行性消瘦；③不能解释的糖尿病或糖尿病突然加重；④有胰腺癌家族史、慢性胰腺炎、大量吸烟者应密切随访。

2. 鉴别诊断 此病主要与壶腹周围癌相鉴别。壶周围癌包括壶腹癌、胆总管下端癌和十二指肠腺癌。常见的临床表现为黄疸、消瘦和腹痛，与胰腺癌的临床表现易混淆。ERCP 在诊断和鉴别诊断方面具有重要价值。壶腹癌 ERCP 检查示十二指肠乳头隆起的菜花样肿物，胆管与胰管汇合处中断，其上方胆胰管扩张。胆总管下端癌 ERCP 胆管不显影或梗阻上方胆管扩张，其下端中断，胰管可显示正常。MRCP 也具有重要的诊断价值。十二指肠腺癌位于十二指肠乳头附近，胆道梗阻不完全，黄疸出现较晚，进展较慢，由于肿瘤出血，大便潜血实验可为阳性，患者常有轻度贫血。

【治疗】

早期手术切除是胰腺癌有效的治疗方法。

1. 根治性手术

（1）胰头十二指肠切除术 切除范围包括胰头（含钩突）、远端胃、十二指肠、上段空肠、胆囊和胆总管。尚需同时清除周围的淋巴结。切除后重建胰管、胆管及胃肠道通路。

（2）保留幽门的胰头十二指肠切除术 适用于幽门上下淋巴结无转移，十二指肠切缘无癌细胞残留者。

（3）胰体尾切除术 适用于胰体尾部癌。

2. 姑息性手术 适用于高龄、已有肝转移、肿瘤无法切除或合并明显心肺功能障碍不能耐受较大手术的患者。包括胆肠吻合术解除胆道梗阻、胃空肠吻合术解除十二指肠梗阻、内脏神经节周围注射无水乙醇或行腹腔神经结节切除术以减轻疼痛。

晚期或手术前后的病例均可进行化疗、放疗和各种对症支持治疗。

五、原发性肝癌

原发性肝癌简称肝癌，是源于肝细胞或肝内胆管细胞的癌肿，恶性程度高，是我国常见的恶性肿瘤，以 40～50 岁的男性为高发，死亡率高。

【病因】

1. 病毒性肝炎、肝硬化　肝癌患者常有急性肝炎→慢性肝炎→肝硬化→肝癌的发病过程。近年来研究发现，75%～90%的肝癌同乙型肝炎病毒（HBV）感染相关，乙型肝炎可能是肝癌的主要病因。此外丙型肝炎病毒（HCV）和丁型肝炎病毒（HDV）与肝癌的关系也很密切。

2. 黄曲霉素　动物实验证明，黄曲霉素可诱发肝癌。研究认为黄曲霉素与 HBV 在肝癌发病中起协同作用。以黄曲霉素 B_1 致癌作用最强。

3. 遗传因素与相关基因　临床发现有部分肝癌患者有家族史。实验研究肝细胞肝癌的发生与癌基因的异常表达有密切关系，至今发现肝癌基因谱至少由 7 种癌基因及相关基因组成。

4. 其他　长期饮酒、营养不良及肝吸虫感染等许多因素均与肝癌的发生有关。

【病理】

1. 病理形态分型　大体病理形态分三型：结节型、巨块型和弥漫型。按肿瘤大小分类为：微小肝癌（直径 ≤ 2cm），小肝癌（≥ 2cm，≤ 5cm），大肝癌（＞ 5cm，≤ 10cm）和巨大肝癌（＞ 10cm）。

2. 组织学分型　分为三类：肝细胞癌、胆管细胞癌和两者同时出现的混合型。其中肝细胞癌占 91.5%。

3. 转移　原发性肝癌最早在肝内转移，极易侵犯门静脉及分支并形成癌栓，脱落后在肝内引起多发性转移灶；肝外血行转移最多见于肺，其次为骨、肾、脑等。淋巴转移少见，可转移至肝门淋巴结，其次为胰周、腹膜后、主动脉旁及锁骨上淋巴结。中晚期亦可直接侵犯结肠、胃或横膈等邻近器官，或发生腹腔种植转移。

【临床表现】

1. 症状　原发性肝癌起病隐匿，早期缺乏典型症状，中晚期可出现。

（1）肝区疼痛　多为持续性钝痛、刺痛或胀痛。主要由于肿瘤增长使肝包膜张力增加所致。如病变累及横膈，疼痛可牵涉至右肩背部。肝表面癌结节坏死、破裂可突发腹部剧痛，腹腔出血甚至休克。

（2）消化道症状　如食欲减退、消化不良、恶心呕吐、腹泻等，因这些症状缺乏特异性，易被忽视。

（3）全身表现　多有低热，可能与癌肿坏死产物吸收有关；晚期可出现恶病质。发生转移可表现相应的症状，如转移到肺可引起咳嗽、咯血。

2. 体征

（1）肝大　中、晚期肝癌最常见体征。肝大呈进行性，质地坚硬，边缘不规则，表面不平呈大小结节或巨块。常有不同程度的压痛。

（2）黄疸　一般晚期出现，多见于弥漫型肝癌或胆管细胞癌，常由癌肿压迫或侵犯肝门附近的胆管，或癌组织和血块脱落引起胆道梗阻所致。

（3）腹水　呈草绿色或血性难治性腹水。多因腹膜受浸润、门静脉受压、门静脉或肝静脉内癌栓形成以及合并肝硬化等所致。

3. 并发症

（1）上消化道出血　可由肝硬化或门静脉癌栓引起的门静脉高压所致；亦可由凝血功能障碍引发。大量出血可加重肝功能损害，诱发肝性脑病。上消化道出血约占死亡原因的15%。

（2）肝性脑病　严重肝功能衰竭的表现，常由消化道出血、感染、大量放腹水、应用利尿剂等原因诱发。肝性脑病约占肝癌死亡原因的35%。

（3）肝癌结节破裂　因肿瘤坏死或偶然的外伤所致。

【辅助检查】

1. 实验室检查

（1）血清甲胎蛋白（AFP）检测　对原发性肝癌的诊断特异性较高。一般正常成年人血清 AFP 含量在 25ng/L 以下。如果 AFP ≥ 200ng/L，且不伴有明显肝病活动者，应警惕肝癌；AFP ≥ 500ng/L，且持续 1 个月以上，排除妊娠、生殖腺胚胎癌和肝病活动者，即可考虑肝癌的诊断。

（2）肝功能及酶学检测　早期肝功能多为正常。晚期肝癌或合并肝硬化者可有肝功能损害。大多有血清 AKP、γ-GT 增高。

2. 影像学检查

（1）超声检查　肝癌最常用有效的检查方法。可显示肿瘤的大小、形态、所在部位以及肝静脉或门静脉内有无癌栓等。有经验的超声科医生能发现直径 1.0cm 左右的微小癌灶。可作为高发人群中的普查工具。

（2）CT检查　分辨率较高，可检出直径1.0cm左右的微小癌灶。诊断符合率达90%以上。应用动态增强扫描可提高分辨率并有助于鉴别血管瘤。应用CT动态扫描与动脉造影相结合的CT血管造影（CTA），可提高小肝癌的检出率。同时对手术方案设计有一定的帮助。

（3）磁共振成像（MRI）　在肿瘤定位诊断中与CT相仿，对良、恶性肝内占位病变，特别与血管瘤的鉴别优于CT，并可进行血管和胆道的重建成像，可显示出这些管腔内有无癌栓。

（4）选择性腹腔动脉或肝动脉造影　诊断正确率达95%。因属有创伤性检查，只在必要时才考虑采用。

（5）肝穿刺活检　多在B超引导下肝穿刺活检，有助于获得病理诊断。但偶尔可引起肿瘤破裂、出血或肿瘤细胞沿穿刺针道扩散，临床上不主张采用。肿瘤位于肝表面，经各种检查仍不能确诊者，亦可行腹腔镜检查。

【诊断及鉴别诊断】

肝癌早期一般无任何症状，出现了典型症状诊断并不困难，但往往已非早期。故凡是中年以上，尤其是有肝病史者，出现不明原因的肝区疼痛、消瘦、肝大等，应及时就医，做相关检查，及早做出诊断。但要与下列疾病相鉴别。

1.转移性肝癌　与原发性肝癌比较，病情发展缓慢，症状较轻，以继发于胃癌最多，其次为肺癌、结肠癌、乳腺癌转移至肝。常表现为多个结节型病灶，甲胎蛋白（AFP）多为阴性，癌胚抗原（CEA）升高有助于诊断。

2.肝硬化　原发性肝癌多发生在肝硬化的基础上，故两者的鉴别常有困难。应根据病史、体格检查并结合化验检查，仔细分析、随访，最终能做出正确诊断。

3.肝良性肿瘤　最常见的是肝血管瘤，患者全身一般情况好、病情发展缓慢、病程长，一般不伴有肝硬化，借助影像学及化验检查有助于诊断。

【治疗】

早期诊断、早期采用以手术切除为主的综合治疗，是提高肝癌治疗效果的关键。

1.手术治疗　仍是目前治疗肝癌的有效手段。癌肿局限于某一肝段或肝叶而未侵犯肝门、膈肌、腹膜或邻近器官，且肝功能基本正常，无心、肺、肾等重要脏器严重并发症，不属中、重度肝硬化者，可行肝癌切除术。手术方式根据病变的部位及范围，有肝区段切除术，左、右半肝切除术，肝中叶切除术，左、右肝三叶切除术等。

对于不能切除的肝癌可考虑行肝动脉结扎或肝动脉抗癌药灌注术等疗法，待肿瘤缩小后行手术切除。

2. 肿瘤消融　在超声引导下，经皮穿刺行微波、射频、冷冻、无水酒精注射等消融治疗。适应于不宜手术或不需要手术的肝癌；也可在手术中应用或术后用于治疗转移复发肿瘤。优点是简便、微创。

3. 介入治疗　经皮股动脉插管至肝动脉灌注化疗药物，肝动脉栓塞术。适用于中、晚期肝癌，以及合并严重肝硬化不适合行肝切除者。

4. 免疫治疗　常用的制剂有免疫核糖核酸、胸腺素、干扰素、白介素等，近年分子靶向药物已临床上使用，对中晚期肝癌有延长生存期的效果。

5. 放射治疗　对原发性肝癌有一定疗效。适用于癌肿局限，肝功能尚好，不伴有肝硬化，无黄疸、腹水、脾功能亢进和食管静脉曲张，但又不适合手术切除或术后复发者。可缩小癌灶、缓解症状、延长患者的生存期。

六、结肠癌

结肠癌是肠道的常见恶性肿瘤。近年，尤其在城市发病率明显增高，有超过直肠癌的趋势。以 41～65 岁发病率高。好发部位依次为乙状结肠、回盲部、升结肠、降结肠和横结肠。

【病因】

病因尚不十分清楚，半数以上来自腺瘤恶变，某些高危因素已被公认。

1. 癌前病变　如结肠腺瘤、溃疡性结肠炎、结肠血吸虫肉芽肿等与结肠癌发生关系密切。

2. 饮食因素　过多的动物脂肪、蛋白质的摄入，缺乏新鲜蔬菜水果和膳食纤维素，缺少适当运动，使肠蠕动功能下降，肠道菌群发生变化，肠道内胆酸、胆盐的增高，刺激肠道上皮细胞增生等，均与结肠癌的发病有一定关系。

3. 遗传因素　遗传易感性在结肠癌的发病中具有重要的地位。如遗传性非息肉性结肠癌的错配修复基因突变携带的家族成员，是结肠癌的高危人群。家族性肠息肉病已公认为是癌前期病变。研究发现：大肠癌的发生是一个多步骤、多基因参与的慢性过程，从正常细胞向癌演变需经历 10～15 年，包括癌基因激活、抑癌基因失活、错配修复基因突变及危险修饰基因等发生的遗传突变。

【病理】

1. 病理形态分型

（1）肿块型　肿瘤向腔内生长，易发生溃疡、出血。恶性程度低，转移较晚，多见于右半结肠，尤其是盲肠（图6-3）。

（2）浸润型　沿肠壁浸润，易引起肠腔狭窄甚至肠梗阻。转移较早。多见于左半结肠（图6-4）。

（3）溃疡型　是最常见的类型，病变向肠壁深层发展，并向周围浸润，因中央组织坏死而形成溃疡，易出血、感染甚至穿孔，转移早，恶性度高（图6-5）。

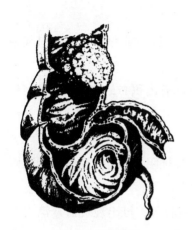
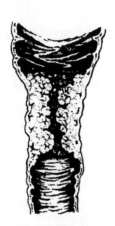
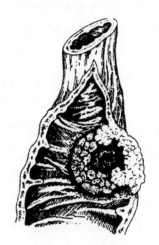

图6-3　肿块型　　　　　图6-4　浸润型　　　　　图6-5　溃疡型

2. 组织学分型

（1）腺癌　最多见，分为管状腺癌和乳头状腺癌。

（2）黏液腺癌　癌细胞中有大量黏液。部分癌细胞呈印戒状，核偏一侧，称为印戒细胞癌，属黏液腺癌中一种。预后较腺癌差。

（3）未分化癌　较少见。因容易侵入血管和淋巴管，预后最差。

（4）其他　鳞状细胞癌、腺鳞癌，较少见。

3. 病理分期　常用Dukes分期法。A期：癌肿未穿出肌层（仅限于肠壁内），无淋巴转移。B期：癌肿已穿透肠壁，但无淋巴结转移。C期：癌肿已穿透肠壁且发生淋巴转移。若淋巴转移仅局限于癌肿附近，如结肠壁及结肠旁淋巴结为C_1期；若淋巴结转移至系膜和系膜根部为C_2期。D期：已有腹腔或远处转移，或广泛侵及邻近脏器无法切除者。

4. 转移途径

（1）直接浸润　癌细胞穿破肠壁后可直接浸润到邻近组织器官，如乙状结肠癌浸润膀胱、输尿管，横结肠癌可浸润胃壁形成内瘘。

（2）淋巴转移　为主要转移途径，癌细胞侵入淋巴管，循淋巴管道可到达结肠壁和结肠旁淋巴结，进一步可达肠系膜血管周围及其根部淋巴结。

（3）血行转移　最常见肝转移，其次是肺、骨骼等。

（4）种植转移　癌细胞穿破浆膜层可脱落进入腹腔，种植在大网膜、肠系膜、内脏表面、盆腔腹膜反折等处，也可在肠腔内种植播散或因医源性造成种植播散。

【临床表现】

结肠癌早期无特异性表现，发展后可出现如下症状。

1.排便习惯及粪便性质的改变　早期症状。多为排便次数增多，粪便不成形或稀便，粪便带血、脓或黏液，亦可便秘。

2.腹痛　早期症状之一，常为位置不明确的持续性隐痛、钝痛或腹胀感。若引起梗阻，则疼痛加重或呈阵发性绞痛。

3.腹部肿块　肿块多为瘤体本身，有时可能为梗阻近侧肠腔内积粪，肿块多坚硬，呈结节状。横结肠或乙状结肠癌可有一定活动度。癌肿穿透肠壁并发感染时，肿块固定并伴有压痛。

4.肠梗阻　结肠癌中晚期表现，可出现慢性低位不完全性梗阻，如发生完全性梗阻则症状加剧。部分左半结肠癌以急性完全性肠梗阻为首发症状。

5.全身症状　由于慢性失血、癌肿溃烂、感染、毒素吸收等，可出现贫血、消瘦乏力、低热等症状。晚期因转移，可有肝大、黄疸、腹水、锁骨上淋巴结肿大等。

由于癌肿部位、类型不同，临床表现可有区别。一般右半结肠癌以全身症状、贫血、腹部肿块为主要表现，左半结肠癌以排便习惯改变、肠梗阻、便血为主。

【辅助检查】

1. X线检查　常用钡剂灌肠或气钡双重造影检查，可发现肠腔狭窄或充盈缺损、龛影等。必要时做 CT、MRI 或选择性肠系膜动脉造影检查。

2.纤维结肠镜检查　可观察肠内病变的形态和范围，同时取活组织病理检查以确诊。

3.血清癌胚抗原（CEA）检查　60% 结肠癌患者 CEA 升高，虽无特异性，但术后动态观察 CEA，对判定预后和复发有帮助。

【诊断与鉴别诊断】

1.诊断要点　结肠癌早期症状多不明显，易被忽视。为了早期诊断，应重视对高危人群和可疑结肠癌患者的监测。对 40 岁以上不明原因消瘦、大便习惯及粪便性状发生改变者，尤其家族中有结直肠癌病史、肠道腺瘤或息肉史者；有黏液脓血便或便隐血试验阳性者；近期有持续腹部不适、腹痛、腹胀，经治疗贫血、体重减轻、结肠区出现包块等症状不缓解者，应做相应的辅助检查，多可确诊。

2. 鉴别诊断

（1）炎症性肠病　包括溃疡性结肠炎和克罗恩病。溃疡性结肠炎患者多为左下腹或下腹痛，腹泻、黏液脓血便，有疼痛—便意—便后缓解的规律。结肠镜检查示肠黏膜粗糙呈细颗粒状，弥漫性水肿、充血、糜烂或多发性浅溃疡呈连续性、弥漫性分布。结肠镜肠黏膜活组织学检查可见炎症细胞浸润。克罗恩病以回肠末端多见，患者常有右下腹或脐周疼痛，间歇性发作，常为痉挛性阵痛，粪便多为糊状，一般无脓血和黏液。结肠镜检查示病变不连续，呈节段性或跳跃性，伴有溃疡者呈鹅口疮样。

（2）阑尾周围脓肿　是阑尾炎未经及时治疗的后果。可有右下腹疼痛，压痛性肿块和全身感染中毒症状。超声和 CT 扫描可协助诊断。

（3）肠结核　多位于回盲部，常有上腹部或脐周疼痛，腹泻与便秘，粪便呈糊状，一般不含黏液或脓血，X 线胃肠钡餐造影示跳跃征象，结肠镜活组织检查能找到干酪样坏死性肉芽肿或结肠分枝杆菌具有确诊意义。

【治疗】

以手术为主的综合治疗。

1. 术前准备　术前肠道准备十分重要。

（1）肠道排空　术前 12～24 小时口服复方聚乙二醇电解质散溶液 2000～3000mL，或口服泻剂如硫酸镁、番泻叶等，排空肠道。

（2）营养支持　静脉补液及营养，纠正水、电解质紊乱和酸碱失调。

（3）肠道抗菌素应用　术前 1 天，常规口服肠道抗菌药，如甲硝唑或新霉素。

2. 结肠癌根治术　适用于 Dukes A、B、C 期患者。切除范围包括肿瘤在内的肠袢及其肠系膜和区域淋巴结。

（1）右半结肠切除术　适用于盲肠、升结肠、结肠肝曲的癌肿。切除范围包括末段回肠、盲肠、升结肠、结肠肝曲、右半横结肠，及其肠系膜和区域淋巴结。行回肠和横结肠的端端或端侧吻合（图 6-6）。

（2）横结肠切除术　适用于横结肠癌。切除范围包括结肠肝曲和脾曲的全部横结肠及其系膜和淋巴结。行升结肠和降结肠端端吻合（图 6-7）。

（3）左半结肠切除术　适用于结肠脾曲和降结肠癌。切除范围包括左半横结肠、降结肠及部分或全部乙状结肠，及其系膜和淋巴结。行结肠间或结、直肠吻合（图 6-8）。

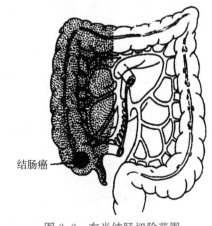

结肠癌

图 6-6　右半结肠切除范围

（4）乙状结肠切除术　适用于乙状结肠癌。切除范围包括部分降结肠、乙状结肠及部分直肠，及其系膜和淋巴结。行结、直肠吻合。

3. 其他疗法　术后结合化疗、免疫治疗及中医药治疗，可提高 5 年生存率。

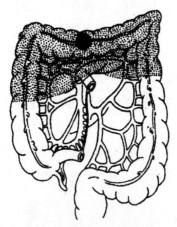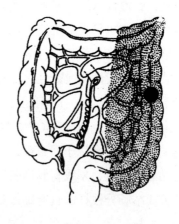

图 6-7　横结肠切除范围　　　　　　　　　　图 6-8　左半结肠切除范围

七、直肠癌

直肠癌是源于乙状结肠直肠交界处至齿状线之间的癌，是消化道常见的恶性肿瘤。在消化道癌中居第 2 位。我国直肠癌发病特点：①直肠癌比结肠癌发病率高，约 1.5：1；②低位直肠癌占比较高，占直肠癌的 60% ～ 75%，大多数癌肿可通过直肠指诊触及；③青年人（＜ 30 岁）直肠癌发病率高，占 10% ～ 15%。

【病因】

1. 癌前病变　直肠腺瘤性息肉、绒毛状腺瘤、家族性息肉病癌变率高。

2. 直肠慢性炎症　如溃疡性结肠炎，因慢性炎性刺激，使肠道黏膜反复破坏与增生修复，导致癌变。

3. 饮食因素　高脂肪、高蛋白质饮食可使粪便中 3- 甲基胆蒽等致癌物增多，诱发直肠癌的发生。同时少纤维的食物导致肠道内粪便停留时间延长，使致癌物质在肠内与肠黏膜接触时间增多。

4. 遗传因素　结、直肠癌家族成员中发病率较一般人高 3 ～ 4 倍。

【病理】

1. 病理形态分型

（1）溃疡型　多见，占 50% 以上，肿瘤呈圆形或椭圆形、中央凹陷的溃疡，边缘隆起，向四周浸润，易出血。由于分化程度较低，恶性程度高，转移早，预后较差。

（2）肿块型　肿瘤呈结节状、息肉状或菜花状向肠腔突出，边界不清，向四周浸润少，预后较好。

（3）浸润型　癌组织向肠壁各层弥漫浸润，使局部肠壁增厚，肠腔变窄，分化程度低，转移早而预后差。

2. 组织学分型

（1）腺癌　最多见，癌细胞排列呈腺泡状或腺管状，可分化为乳头状腺癌和管状腺癌，占 75% ～ 85%。

（2）黏液腺癌　癌组织中有大量黏液为其特征，由分泌黏液的癌细胞组成。恶性程度高，占 10% ～ 20%。

（3）未分化癌　癌细胞弥漫成片或巢状，癌细胞较小，形态一致。易侵入血管和淋巴管，预后最差。

（4）其他　如印戒细胞癌、类癌、鳞状细胞癌、恶性黑色素瘤等，均少见。

3. 病理分期　常用 Dukes 分期法。方法参照结肠癌分期。

4. 转移途径

（1）直接浸润　癌肿可直接向肠管周围及肠壁深层浸润性生长，沿横轴蔓延比纵轴蔓延迅速。累及肠管一周需要 18 ～ 24 个月，穿透肠壁全层需 12 ～ 18 个月。如穿透浆膜层可直接浸润邻近器官如子宫、膀胱等。下段直肠癌由于没有浆膜的屏障作用，容易直接侵入附近器官如前列腺、精囊腺、阴道、输尿管等。

（2）淋巴转移　直肠癌的主要转移途径。上段直肠癌首先向上沿直肠上动脉、肠系膜下动脉、腹主动脉旁淋巴结转移。发生向下逆行转移的非常少见，当正常淋巴流向受阻时才逆行向下转移。下段直肠癌（以腹膜反折为界）仍以向上和向侧方转移为主。齿状线周围的肿瘤可向上、两侧及下方转移，向下方转移表现为腹股沟淋巴结肿大。淋巴转移途径是决定直肠癌手术方式的依据。

（3）血行转移　癌细胞侵入静脉后沿门静脉转移至肝脏，或经髂静脉转移至肺、骨骼和脑等处。10% ～ 15% 患者手术时已有肝转移；手术时挤压和癌性梗阻易造成血行转移。

（4）种植转移　直肠癌种植转移机会较少。上段直肠癌癌细胞穿透浆膜层，偶可发生腹腔种植转移。

【临床表现】

直肠癌早期常无明显特异性症状。当癌肿增大、溃烂或感染时才出现排便异常、便血等较明显的症状。

1. 排便异常　可有排便次数增多、里急后重、肛门下坠感或排便不尽感等直肠刺激症状；大便变细、变扁；如癌肿表面溃烂或继发感染时，可有大便表面带血、黏液或脓血便。

2. 肠梗阻症状 癌肿生长可致肠腔狭窄，出现腹胀、腹痛、肠鸣音亢进、排便困难等肠梗阻症状。晚期可出现完全性低位肠梗阻。

3. 转移征象 当肿瘤侵犯膀胱、前列腺时，可有尿频、尿痛、血尿等表现。骶前神经受侵犯可出现骶尾部持续性剧烈疼痛。直肠癌晚期或有肝转移时可出现肝大、黄疸、腹水、贫血、消瘦、水肿及恶病质等。

【辅助检查】

1. 直肠指诊 是诊断直肠癌最重要的方法。由于国人直肠癌近 75% 以上为低位直肠癌，多通过直肠指诊可触及癌肿。因此凡遇到患者有便血、大便习惯改变、大便变形等症状者，均应行直肠指诊。

2. 内镜检查 包括直肠镜、乙状结肠镜及纤维结肠镜检查。直肠镜或乙状结肠镜检查可在门诊常规进行，不需肠道准备，操作简单方便。由于直、结肠癌 5% ~ 10% 为多发，故诊断为直肠癌后常做纤维结肠镜检查，以防漏诊。内镜检查不仅可直视病变作出判断，而且可取组织做病理学检查。

3. 影像学检查

（1）钡剂灌肠检查 虽然对直肠癌诊断意义不大，但可排除结、直肠多发癌或息肉病

（2）CT 检查 可了解直肠癌盆腔内侵犯扩散程度、有无肝转移灶及腹主动脉旁淋巴结肿大等。

（3）腹部超声检查 10% ~ 15% 的直肠癌存在肝转移，所以术前腹部 B 超应列为常规检查。

4. 肿瘤标记物 癌胚抗原（CEA）主要用于预测直肠癌的预后和监测复发，对早期结、直肠癌诊断价值不大。大量统计资料表明：结、直肠癌患者血清 CEA 水平与 Dukes 分期成正相关，Dukes A、B、C、D 期患者血清 CEA 阳性率分别为 25%、45%、75%、85%。

【诊断与鉴别诊断】

1. 诊断要点 依据病史和临床表现，再结合体检、影像学及内镜检查，直肠癌的诊断并不困难，准确率可达 95% 以上。直肠指诊是诊断直肠癌的重要方法。为了早期诊断直肠癌，凡是出现大便习惯改变、便血等直肠癌高危人群，应详细检查，以防误诊或漏诊。

2. 鉴别诊断

（1）溃疡性结肠炎 溃疡性结肠炎患者多为左下腹或下腹痛，腹泻、黏液脓血便，有

疼痛—便意—便后缓解的规律。结肠镜检查示肠黏膜粗糙呈细颗粒状、弥漫性水肿、充血、糜烂或多发性浅溃疡呈连续性、弥漫性分布。结肠镜下肠黏膜活组织学检查可见炎症细胞浸润。

（2）痔　痔根据其所在部位不同分为三类：内痔，常见症状为间歇性便后出鲜血；外痔，主要临床表现是肛门不适、潮湿不洁，有时有瘙痒，血栓形成时可有剧痛；混合痔，表现为内痔和外痔同时存在，脱出于肛门外的痔块呈梅花状。主要靠直肠指检、肛门镜检查与直肠癌相鉴别，直肠癌为高低不平的硬块，痔为暗红色圆形柔软的血管团。

（3）肠息肉　可发生在肠道的任何部位，症状常不明显，不少患者因并发肠套叠等引起注意或在手术中才发现。肠镜显示息肉为单个或多个有蒂或无蒂。

【治疗】

目前手术切除仍然是直肠癌的主要治疗手段。辅以化疗、放疗可一定程度上提高手术疗效。从外科治疗的角度，临床上将距齿状线 5cm 以内的直肠癌称为低位直肠癌；距齿状线 5 ～ 10cm 称为中位直肠癌；距齿状线 10cm 以上称为高位直肠癌。这种分类方式对直肠癌手术术式选择有重要的参考价值。

1. **手术治疗**　凡无手术禁忌证，可以切除的直肠癌都应尽早实施直肠癌根治术。切除范围应包括癌肿、足够的两端肠段、被侵犯的邻近器官、周围可能被浸润的组织、全直肠系膜及淋巴结。不能实施根治术者，亦应做缓解症状的姑息性切除；有肝转移者如能切除，应同时切除肝的转移灶。

（1）经腹会阴联合直肠癌根治术（Miles 手术）　切除范围包括乙状结肠远端、全部直肠、肠系膜下动脉旁及区域淋巴结、直肠系膜、肛提肌、坐骨直肠窝内脂肪、肛管及肛周3 ～ 5cm 皮肤、皮下组织和全部肛门括约肌，同时在左下腹行永久性乙状结肠单口造瘘（图 6-9）；也可以用股薄肌或臀大肌代替括约肌做原位肛门成形术，但疗效待肯定。该术式通常适用于距离齿状线 5cm 以内的低位直肠癌。

（2）经腹直肠癌根治术（Dixon 手术）　适用于距离齿状线 5cm 以上的直肠癌。原则上以根治性切除术为前提，远端肠管切除长度应距癌肿下缘 3cm 以上，行乙状结肠和直肠吻合（图 6-10）。该术式保留肛门，患者易于接受，目前应用最多。随着吻合器的临床应用，使更多中、低位直肠癌患者得以保留肛门。但该术式由于吻合口在齿状线附近，术后短期内可能出现大便次数增多，排便控制力较差。

（3）经腹直肠癌切除，近端造口、远端封闭手术（Hartmann 手术）　适宜于全身情况差，不能耐受 Miles 手术或急性梗阻不宜行 Dixon 手术的直肠癌患者。

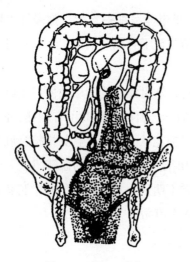

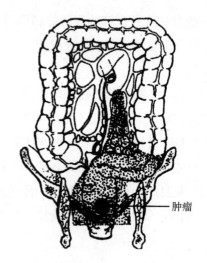

图 6-9　Miles 手术　　　　　　　　　　　　　图 6-10　Dixon 手术

（4）局部切除手术　适用于肿瘤较小，局限于黏膜或黏膜下层内，组织分化程度高的早期直肠癌。可经肛门局部或骶后径路局部切除。

（5）姑息性手术　对癌肿局部浸润严重或转移广泛而无法根治时，为缓解症状，减轻患者痛苦，可将癌肿肠段局限切除，封闭直肠远端，近端乙状结肠造瘘，或单纯乙状结肠造瘘术。

2. 放射治疗　术前放疗可控制原发病灶，提高手术切除率；术后病理证实有淋巴结转移，癌肿已明显浸润直肠周围组织，可结合术后放疗，降低复发率。

3. 化学药物治疗　可在术前、术中和术后应用。给药方式有动脉灌注、门静脉注入、术中肠腔灌注给药等，可能提高 5 年生存率。常用方案以氟尿嘧啶为主，配合其他要联合化疗，如丝裂霉素、亚叶酸钙、表柔比星、铂类等。

4. 其他治疗　可采用生物治疗、免疫治疗、基因治疗及中医药治疗等。此外还采用电灼、温热、冷冻及激光等疗法。

八、肾癌

肾癌通常指肾细胞癌，也被称为肾腺癌，占原发肾恶性肿瘤的 85%。肾细胞癌在泌尿生殖系统肿瘤中的发病率在膀胱癌、前列腺癌之后，居第三位。多为单发，双侧先后或同时发病者仅占 2% 左右。肾细胞癌的高发年龄在 45 ～ 65 岁人群，男女之比 2：1，无明显的种族差异。

【病因】

肾癌分为遗传性肾癌（家族性肾癌）和散发性肾癌两种。临床上诊断的肾癌绝大多数都是散发性肾癌。遗传性肾癌仅占全部肾癌的 2%～4%，虽然这一比例不高，但其发病具有明显的规律性。

遗传性肾癌多伴发于一些遗传性综合征，目前已经明确了至少 4 种与肾癌相关的遗传性综合征，分别是 VHL（VonHippel–Lindau）综合征、遗传性乳头状肾癌（HPRC）、遗传性平滑肌瘤病与肾癌（HLRCC）和 BHD（Birt–Hogg–Dube）综合征。遗传性肾癌患者常在 40 岁之前的青壮年时期发病，且病灶多为双侧或多发，而散发性肾癌一般发病较晚，且多为单侧、单发。

除了遗传因素是肾癌的重要病因之外，以下一些因素也与散发性肾癌的发病有关，包括吸烟、肥胖、高血压和抗高血压药的使用。此外，散发性肾癌可能还与遗传易感性、职业暴露、饮食、糖尿病、肾脏疾病和肾损伤、免疫机能障碍等因素有关。

【病理】

肾细胞癌起源于近曲肾小管上皮，因此，肿瘤发生在肾皮质，常常外生性生长并侵犯肾周脂肪组织。因为肿瘤组织中充满了大量的脂类成分，尤其是以透明细胞为主的肿瘤组织更加明显，占肾癌的 70%～80%。此外还有颗粒细胞和梭形细胞，约半数以上肾癌同时有两种细胞，以梭形细胞为主的肾癌恶性度高，但少见。

肾癌局限于包膜内恶性度较小，当肿瘤逐渐增大穿透假包膜后，向外可侵犯肾周筋膜和邻近器官，向内可侵及肾盂肾盏引起血尿；还可直接侵入肾静脉和下腔静脉形成癌栓，亦可转移至肺、脑、骨、肝等，淋巴转移最先到肾蒂淋巴结。

【临床表现】

近些年来，大多数肾癌患者是由于健康查体时发现的无症状肾癌，这些患者占肾癌患者总数的 50%～60% 以上。

1.肾癌三联征　血尿、腰痛、可触及的腹部包块统称为"肾癌三联征"。血尿可呈间歇、无痛、全程肉眼血尿；腰痛初期多为钝痛或隐痛，如因血尿导致上尿路梗阻可发生肾绞痛。

2.肾外表现（也称为副瘤综合征）　肾癌可出现多种肾外表现，容易与其他全身性疾病相混淆，必须注意鉴别。如红细胞增多、高钙血症、高血压、非转移性的肝功能异常。

3.转移症状　20%～30% 的患者可由于肿瘤转移所致的骨痛、骨折、咳嗽、咯血等症状就诊。

【辅助检查】

1.超声检查　是简便而无创伤的检查方法，发现肾癌的敏感性高。在常规体检中，经常发现临床无症状、尿路造影无改变的早期肿瘤。超声常表现为不均质的中低回声实性肿块，体积小的肾癌有时表现为高回声，需结合 CT 或肾动脉造影诊断。

2. X 线检查 泌尿系统平片（KUB）可见肾外形增大，偶见肿瘤散在钙化。静脉尿路造影（IVU）可见肾盏肾盂因肿瘤挤压或侵犯，出现不规则变形、狭窄、拉长、移位或充盈缺损。肿瘤较大、破坏严重时患肾可不显影，做逆行肾盂造影可显示患肾情况。对体积较小，B 超、CT 不能确诊的肾癌作肾动脉造影检查，可以显示肿瘤内有病理性新生血管、动 – 静脉瘘、造影剂池样聚集与包膜血管增多等。必要时注入肾上腺素，正常肾实质血管收缩而肿瘤内血管无反应。

3. CT 检查 对肾癌的确诊率高，能显示肿瘤大小、部位、邻近器官有无受累，是目前诊断肾癌最可靠的影像学方法。CT 表现为肾实质内不均质肿块，平扫 CT 值略低于或与肾实质相似，增强扫描后，肿瘤不如正常肾实质增强明显。

4. MRI 检查 对肾癌诊断的准确性与 CT 相仿。T1 加权像肾癌常表现为不均质的低信号或等信号；T2 加权像则表现为高信号改变。在显示邻近器官有无侵犯、肾静脉或下腔静脉内有无癌栓则优于 CT。

【诊断与鉴别诊断】

1. 诊断要点 肾癌临床表现多种多样，亦可全无症状，约半数患者无临床症状或体征，体检时由 B 超或 CT 偶然发现，称之为偶发肾癌或无症状肾癌。有的较早就出现转移症状，诊断较为困难。血尿、疼痛和肿块是肾癌的主要症状，出现上述任何一项症状，即应考虑肾癌的可能。肾癌术前诊断依赖于医学影像学检查结果，能提供最直接的诊断依据。因此，凡有"肾癌三联征"的表现，有上述肾癌影像学检查的客观结果即可确诊。

2. 鉴别诊断

（1）肾囊肿 肾囊肿一般没有症状，本病常因其他疾病做尿路影像学检查时发现，肾囊肿的诊断主要依靠影像学检查，例如 B 型超声检查或 CT 检查。

（2）肾结核 常发生于青壮年，患者多有尿频、尿急、尿痛、血尿、脓尿、腰痛等症状，影像学检查包括超声、X 线、CT 及 MRI 对确诊肾结核有重要意义。

（3）肾脓肿 是指肾脏实质因炎症化脓而被破坏，形成一脓性包囊，常见于上尿路梗阻的患者。常用发热、单侧或双侧腰痛，有明显的肾区压痛、肋脊角叩痛，膀胱刺激症状。由上行感染所致的出现尿频、尿急、尿痛、血尿。尿液检查有白细胞、红细胞、蛋白、管型和细菌，血白细胞计数升高，中性粒细胞增多明显。

【治疗】

对局限性或局部进展性（早期或中期）肾癌患者采用以外科手术为主的治疗方式，对转移性肾癌（晚期）应采用以内科为主的综合治疗方式。

1. 对早期肾癌患者可采用保留肾单位手术（保留肾脏的手术）或根治性肾切除术。这些手术可以采用腹腔镜手术或传统的开放性手术进行。

2. 对年老体弱或有手术禁忌证的小肾癌（肿瘤直径 ≤ 4cm）患者可选用能量消融（射频消融、冷冻消融、高强度聚焦超声）治疗。

3. 对于不能耐受手术治疗的肾癌患者通过介入治疗的方法进行肾动脉栓塞可起到缓解血尿症状的作用，这是一种姑息性治疗方法。

4. 晚期肾癌应采用以内科治疗为主的综合治疗。外科手术切除患侧肾脏可以起到明确肾癌的类型和减少肿瘤负荷的作用，可以提高免疫治疗（如干扰素 - α）或靶向治疗（如索拉非尼、舒尼替尼）的有效率。

九、膀胱癌

膀胱癌的发病率在我国的泌尿生殖系肿瘤中占第一位，膀胱癌的平均发病年龄 65 岁，男女之比为 4：1。大多数患者的肿瘤仅局限于膀胱，只有不到 15％ 的病例出现远处转移。

【病因】

引起膀胱肿瘤的病因很多，吸烟是导致膀胱癌的重要因素之一，50％ 的男性和 30％ 的女性患者有长期吸烟史。吸烟量与膀胱癌的发生有密切的相关性。某些化学物质的接触也与膀胱癌的发生关系明显，且有明显的剂量相关性，已公认的致癌物质主要是染料的中间体如萘胺等。其他如长期服用镇痛药、慢性膀胱炎（结石）等也可能是诱发因素。

【病理】

1. 组织类型　膀胱癌最常见的是尿路上皮癌，占所有膀胱癌的 90％ 以上，其他类型的膀胱癌如鳞状细胞癌和腺癌的发病率则相对较低，分别占膀胱癌的 1.1％～2.8％ 和 1.5％～1.9％。

2. 分化程度　根据肿瘤细胞的大小、形态、染色、核分裂象等可分为 3 级：Ⅰ级，分化良好，恶性程度低；Ⅱ级，中度分化，中度恶性；Ⅲ级，分化差，恶性程度高。

3. 生长方式　依据其生长方式分为原位癌、乳头状癌及浸润性癌。原位癌局限于黏膜内，无乳头，亦无浸润基底膜现象；移行细胞癌多为乳头状癌，低分化常有；鳞癌和腺癌多为浸润癌。

4. 浸润深度　是临床和病理分期的依据。分为原位癌（T_{is}）、无浸润乳头状癌（T_a）、浸润局限于黏膜固有层以内（T_1）、浸润浅肌层（T_2）、浸润深肌层或穿透膀胱壁（T_3）、浸润前列腺或膀胱邻近组织（T_4）。

膀胱癌主要向膀胱壁深部浸润至膀胱外及邻近器官，淋巴和血行转移在膀胱癌晚期，可转移至肝、肺、骨等处。

【临床表现】

发病年龄大多数为 50～70 岁。血尿是膀胱癌最常见和最早出现的症状。常表现为间歇性无痛肉眼血尿，可自行减轻或停止，易给患者造成"好转"或"治愈"的错觉而贻误治疗。出血量多少与肿瘤大小、数目及恶性程度不成比例。非上皮性肿瘤血尿一般较轻。

尿频、尿急、尿痛多为膀胱肿瘤的晚期表现，常因肿瘤坏死、溃疡或并发感染所致。少数广泛原位癌或浸润性癌起始即有膀胱刺激症状，预后不良。有时尿内混有"腐肉"样坏死组织排出；三角区及膀胱颈部肿瘤可梗阻膀胱出口，造成排尿困难，甚至尿潴留。

浸润癌晚期，在下腹部耻骨上区可触及肿块，坚硬，排尿后不消退。广泛浸润盆腔或转移时，出现腰骶部疼痛；阻塞输尿管可致肾积水、肾功能不全；下肢浮肿、贫血、体重下降、衰弱等症状。

鳞癌和腺癌为浸润性癌，恶性度高，病程短，预后不良，鳞癌多数为结石或感染长期刺激所致。腺癌可发生在正常或畸形膀胱，亦可起自腺癌膀胱炎；肿瘤常为单发，多局限于膀胱某个区域。

【辅助检查】

1.尿液检查　在患者新鲜尿液中，易发现脱落的肿瘤细胞，简便易行，故尿细胞学检查可作为血尿的初步筛选。近年采用尿液检查端粒酶活性、膀胱肿瘤抗原（BTA）、核基质蛋白（NMP22）等有助于提高膀胱癌的检出率。

2.影像学检查　经腹壁 B 超简便易行，能发现直径 0.5cm 以上的肿瘤，超声还能了解肿瘤部位、大小、数目及浸润深度，初步确定临床分期。IVU 可了解肾盂、输尿管有无肿瘤以及膀胱肿瘤对上尿路影响，如有患侧肾积水或肾显影不良，常提示肿瘤已侵及输尿管口。膀胱造影可见充盈缺损。CT 和 MRI 多用于浸润性癌，可以发现肿瘤浸润膀胱壁深度以及局部转移肿大的淋巴结。

3.膀胱镜检查　可以直接观察到肿瘤所在部位、大小、数目、形态、有蒂还是广基，初步估计基底部浸润程度等。膀胱肿瘤位于侧壁及后壁最多，其次为三角区和顶部，可单发亦可多中心发生。还应注意有无膀胱憩室及憩室内有无肿瘤。应做肿瘤活检送病理检查，必要时应随机活检。

【诊断与鉴别诊断】

1.诊断要点　中老年患者出现无痛性间歇性肉眼血尿，应首先想到泌尿系肿瘤的可能，其中尤以膀胱肿瘤多见。膀胱镜检查是诊断膀胱肿瘤的主要手段，可在直视下观察肿瘤的数目、位置、大小、形态和与输尿管开口的关系，同时取活检做病理检查，以明确诊断。

2. 鉴别诊断

（1）肾细胞癌　早期多缺乏临床表现，大多在健康体检或其他疾病检查时被发现。常见的临床表现为肾癌"三联征"：间歇无痛性肉眼血尿、腰部钝痛或隐痛、腹部包块。医学影像学检查结果能提供最直接的诊断依据。

（2）膀胱结核　患者常有尿频、尿急、尿痛、血尿等临床表现，膀胱镜检查示膀胱黏膜充血、水肿，散在结核结节形成。

（3）膀胱结石　患者排尿过程中尿流突然中断，疼痛并放射至阴经头和会阴部。改变体位可继续排尿，疼痛缓解，常伴有排尿困难、排尿终末痛及终末血尿。B超、X线平片、膀胱镜可辅助诊断。

【治疗】

以手术治疗为主。根据肿瘤的临床分期、病理并结合患者全身状况，选择合适的手术方式。原则上 T_a、T_1 及局限的分化较好的 T_2 期肿瘤，可采用保留膀胱的手术。较大、多发、反复发作及分化不良的 T_2 期和 T_3 期肿瘤以及浸润性鳞癌和腺癌，应行膀胱全切除术。

1. 表浅肿瘤（T_{is}、T_a、T_1）　原位癌（T_{is}）位于膀胱黏膜层内，可单独存在或在膀胱癌旁。部分细胞分化良好，长期无发展，可行化疗药物或卡介苗（BCG）膀胱灌注治疗，同时应密切随诊。原位癌细胞分化不良，癌旁原位癌或已有浸润并出现明显膀胱刺激症状时，应及早行膀胱全切除术。T_a、T_1 期肿瘤，以经尿道膀胱肿瘤切除术为主要治疗方法。表浅肿瘤亦可用内镜激光或光动力学治疗。为预防肿瘤复发，术后可采用膀胱内药物灌注治疗。常用药物有丝裂霉素、阿霉素、羟喜树碱及 BCG 等，每周灌注 1 次，8 次后改为每月灌注 1 次，共 1～2 年。

保留膀胱的各种手术治疗，约 50% 在 2 年内肿瘤可能复发，且常不在原来部位，实际上为新生肿瘤。10%～15% 的复发肿瘤恶性程度有增加趋势，对复发肿瘤治疗及时仍有可能治愈。因此，任何保留膀胱手术后的患者都应密切随诊，每 3 个月做 1 次膀胱镜检查，2 年无复发者，改为每半年 1 次。

2. 浸润肿瘤（T_2、T_3、T_4）

T_2 期，分化良好、局限的肿瘤可经尿道切除或行膀胱部分切除术。

T_3 期，肿瘤如分化良好、单个局限，一般行膀胱全切术，如患者不能耐受可采用膀胱部分切除术。切除范围包括距离肿瘤缘 2cm 以内的全层膀胱壁，如肿瘤累及输尿管口，切除后需做输尿管膀胱吻合术。T_3 期浸润性癌行膀胱全切术之前需配合短程放射治疗，可提高 5 年生存率。

根治性膀胱全切除术是膀胱浸润性癌的基本治疗方法，除切除全膀胱、盆腔淋巴结外，男性还应包括前列腺和精囊（必要时全尿道）；女性应包括尿道、子宫、宫颈、阴道穹前及卵巢等，同时行尿流改道。一般采用非可控性回肠膀胱术或结肠膀胱术等，对年轻患者选择可控性尿流改道术，可提高术后患者生活质量。年老体弱者可做输尿管皮肤造口术。

T_4 期，浸润性癌已失去根治性手术机会，平均生存期为 10 个月，采用姑息性放射治疗或化学治疗可减轻症状，延长生存时间。

化学治疗多用于有转移的晚期病例，药物可选用氨甲蝶呤、长春碱、阿霉素、顺铂等，有一定疗效，但药物毒性反应较大。

复习思考题

1. 简述脂肪瘤和纤维瘤的区别。
2. 简述胃癌的临床表现及诊断要点。
3. 简述肾癌与膀胱癌的区别。
4. 叙述直肠癌的诊断及治疗原则。

扫一扫，看课件

模 块 七
甲状腺及乳腺疾病

项目一 甲状腺疾病

【学习目标】

1. 掌握常见甲状腺疾病的临床表现、诊断和治疗原则。
2. 熟悉原发性甲状腺功能亢进的术前准备和术后并发症。
3. 了解甲状腺的解剖结构生理功能，甲状腺疾病发病机制。

案例导入

患者，女性，20岁，未婚。心悸、乏力2年，伴有烦躁、易怒、出汗等，近半年症状加重，去医院查血FT_3、FT_4、TT_3、TT_4高于正常值2～4倍，TSH、TPO正常。体格检查：脉率110次/分，呼吸13次/分，血压120/80mmHg。轻度突眼，甲状腺弥漫性肿大，未触及结节。心肺无异常发现，下肢无水肿。

问题：该患者的疾病诊断？如何进一步完善检查？治疗原则是什么？

一、单纯性甲状腺肿

单纯性甲状腺肿是因缺碘、致甲状腺肿因子或酶缺陷等原因造成的甲状腺代偿性增大。一般不伴有甲状腺功能失常。单纯性甲状腺肿可分为地方性和散发性；按有无缺碘可分为缺碘性甲状腺肿和高碘性甲状腺肿。习惯上将缺碘性甲状腺肿又称为地方性甲状腺肿。

【病因】

1. 缺碘　地方性水、土、食物中缺碘及机体青春期、妊娠、哺乳期对碘的需求量增加而相对缺碘。体内甲状腺激素合成相对不足，可致垂体促甲状腺素分泌增多，甲状腺滤泡上皮增生，摄碘功能增强，达到缓解。但持续长期缺碘，甲状腺发生代偿性肿大，甚至结节形成。

2. 致甲状腺肿因子的作用　过多摄入钙离子等可抑制甲状腺滤泡上皮分泌甲状腺素，引起甲状腺肿；某些富含硫氰酸食物如白菜、萝卜等，某些药物如硫脲类药、磺胺药、过氯酸盐等均可干扰甲状腺素的合成分泌，亦可引起甲状腺肿。

3. 甲状腺素需要量增高　有些青春发育期、妊娠期或绝经期的妇女，由于对甲状腺素的需要量暂时性增高，也可发生轻度弥漫性甲状腺肿，称为生理性甲状腺肿。这种甲状腺肿大常在成年或妊娠以后自行缩小。

【病理】

单纯性甲状腺肿的初期，扩张的滤泡较为均匀的散布在腺体各部，形成弥漫性甲状腺肿。若未及时治疗，病变继续发展，扩张的滤泡集成数个大小不等的结节，逐渐形成结节性甲状腺肿。有些结节因血液供应不良，可发生退行性变而引起囊肿形成、纤维化或钙化等改变。

【临床表现】

本病女性多见，甲状腺呈对称、弥漫性肿大，腺体表面光滑，质地柔软，随吞咽上下移动，两侧对称。结节性甲状腺肿，腺体的一侧或两侧可触及多个（或单个）结节，结节内可并发囊内出血或囊性变，体积较大时可压迫气管、食管和喉返神经，出现气管弯曲、移位和气道狭窄，影响呼吸，严重者可使气管软骨变性、软化。少数喉返神经或食管受压的患者可出现声音嘶哑或吞咽困难。压迫颈部交感神经，可引起瞳孔缩小、眼球内陷、上睑下垂及患侧面部无汗的霍纳综合征（Horner 综合征）。

一般将甲状腺肿大分为三度：①Ⅰ度：看不到但可以摸到甲状腺；②Ⅱ度：看到也可以摸到肿大的甲状腺，甲状腺没有超过胸锁乳突肌的后缘；③Ⅲ度：看到也可以摸到肿大的甲状腺，甲状腺超过胸锁乳突肌的后缘。

患者甲状腺功能一般正常，部分可合并甲状腺功能亢进，少数可发生癌变。

【诊断】

1. 诊断要点　检查发现甲状腺肿大或结节比较容易，但临床上更需要判断甲状腺肿及结节的性质，这就需要仔细收集病史，认真检查。对于居住于高原山区缺碘地带的甲状腺肿患者或家属中有类似病情者常能及时做出地方性甲状腺肿的诊断。

2. 鉴别诊断

（1）慢性淋巴细胞性甲状腺炎　可出现乏力；甲状腺肿大，质地韧如象皮；血清甲状腺球蛋白抗体（TGAb）与甲状腺过氧化物酶抗体（TPOAb）明显升高。

（2）甲状腺癌　甲状腺肿坚硬如石，且不宜推动；颈部淋巴结肿大；可行肿物穿刺细胞学检查或术中冰冻切片检查以明确诊断。

【治疗】

1. 病因治疗　生理性甲状腺肿宜多食含碘丰富的食物如海带、紫菜等。

2. 药物治疗　弥漫性单纯性甲状腺肿，对 20 岁以下的患者可给予少量甲状腺素片，以抑制垂体前叶促甲状腺素的分泌，缓解甲状腺的增生和肿大。每日口服 60 ～ 120mg，每日 2 次，连服 3 ～ 6 个月为一疗程。

3. 手术治疗　单纯性甲状腺肿压迫气管、食管或者血管、喉返神经等症状时，或胸骨后甲状腺肿，均应早期行手术治疗。如巨大单纯性甲状腺肿影响了日常生活的也应考虑手术。结节性甲状腺肿继发功能亢进，或有癌变可能的，应尽早施行手术治疗。手术方式以甲状腺次全切为主。

二、甲状腺腺瘤

甲状腺腺瘤是最常见的甲状腺良性肿瘤，本病多见于 40 岁以下的女性。

【病因】

甲状腺腺瘤的病因未明，可能与性别、遗传因素、射线照射、促甲状腺素过度刺激、地方性甲状腺肿疾病有关。

【临床表现】

患者多为女性，年龄常在 40 岁以下，一般均为甲状腺体内的单发结节；结节圆形或椭圆形，稍硬，表面光滑，无压痛，随吞咽上下移动。病程缓慢，多数在数月到数年甚至时间更长，患者常因稍有不适而发现或无任何症状而被发现颈部肿物。大部分患者无任何症状。

【辅助检查】

1. B 超检查　可进一步明确肿物为实性或囊性，边缘是否清楚，一般实性为腺瘤，囊性为甲状腺囊肿。

2. 细胞学检查 有助于肿物性质的确诊。

3. 颈部 X 线摄片检查 若瘤体较大，正侧位片可见气管受压或移位，部分瘤体可见钙化影像。

【诊断】

1. 诊断要点 甲状腺腺瘤的诊断主要根据病史、体检、同位素扫描、B 型超声及病理学检查等检查协助确诊。

2. 鉴别诊断

（1）结节性甲状腺肿 多见于单纯性甲状腺肿流行地区，由原发的单发结节多演变成多发结节，组织学上单发结节多无完整薄膜，而甲状腺腺瘤具有完整的包膜，周围组织正常，分界明显。

（2）甲状腺癌 甲状腺肿块坚硬且表面不光滑，活动性差，颈部淋巴结肿大，伴有压迫症状，甲状腺结节已存在多年，近年明显增大者应高度怀疑甲状腺癌。B 超、CT 细针穿刺细胞学检查、术中冰冻切片可协助确诊。

【治疗】

因甲状腺腺瘤有引起甲状腺功能亢进和恶变的可能，故应早期行包括腺瘤的患侧甲状腺大部或部分切除。切除标本常规行快速病理切片检查。

三、甲状腺功能亢进的外科治疗

甲状腺功能亢进是由多种病因引起的甲状腺激素分泌过多，进入血循环中，作用于全身的组织和器官，致机体出现高代谢和神经精神兴奋性增高症为主要表现的临床综合征。

【病因分类】

按引起甲状腺功能亢进的病因可分为原发性、继发性和高功能腺瘤三类。

1. 原发性甲状腺功能亢进 最常见，患者年龄多在 20 ～ 40 岁之间。腺体肿大为弥漫性，两侧对称，常伴有眼球突出，故又称"突眼性甲状腺肿"。

原发性甲状腺功能亢进的病因和发病机制尚未完全阐明，现认为这是一种特异性自身免疫性疾病，也是一个多基因疾病。

2. 继发性甲状腺功能亢进 较少见，如继发于结节性甲状腺肿。

3. 高功能腺瘤 少见，甲状腺内有单发的自主性高功能结节，结节周围的甲状腺组织呈萎缩改变。

后两类在临床症状中均无眼球突出。

【临床表现】

原发性甲状腺功能亢进的临床表现主要有以下几个方面。

1.甲状腺肿大 呈弥漫性，质地软，有弹性，可触及震颤，听诊时可有血管杂音。

2.交感神经兴奋 表现为过度兴奋，患者多言，性情急躁，容易激动，怕热多汗，食欲亢进却体重降低且常失眠，两手常有细而快速的颤动。

3.眼部症状 大部分患者有眼球突出、眼裂增宽和瞳孔散大、瞬目减少。恶性眼突时可有畏光流泪、异物感、甚至复视。但突眼的严重程度与甲状腺功能亢进的严重程度并无关系。

4.基础代谢和循环方面 基础代谢率显著增高，其程度与临床症状的严重程度平行，易饿，多食而消瘦，易疲乏。高代谢可增加心脏的负担，心慌，心率增快，严重者出现心房颤动、心脏扩大及心力衰竭。

【辅助检查】

1.基础代谢率（BMR）测定 临床常用脉压和脉率计算，计算公式为：基础代谢率 $\% =$（脉率+脉压）-111。正常值为 $\pm 10\%$，$+20\% \sim +30\%$ 为轻度甲亢，$+30\% \sim +60\%$ 为中度甲亢，$+60\%$ 以上为重度甲亢。测定基础代谢率应在清晨、完全安静、空腹时进行。

2.甲状腺摄 ^{131}I 率的测定 正常甲状腺 24 小时内摄取的 ^{131}I 量为人体总量的 $30\% \sim 40\%$。如果在 2 小时内甲状腺摄取 ^{131}I 量超过人体总量的 25%，或在 24 小时内超过人体总量的 50%，且吸收 ^{131}I 高峰提前出现，均可诊断甲亢。

3.血清 T_3 和 T_4 含量的测定 甲状腺功能亢进时，血清 T_3 可高于正常 4 倍左右，而 T_4 仅为正常的 2 倍半，因此，T_3 测定对甲亢的诊断具有较高的敏感性。

【诊断】

1.诊断要点 甲状腺功能亢进症状明显的患者不难诊断。多数患者有心悸、脉快、怕热、多汗、食欲亢进，但体重减轻、乏力、情绪不稳定、易兴奋激动、突眼等症状，当甲状腺肿大时，颈部可及震颤，血管杂音。少数患者仅以某些症状为主或仅有一个临床症状出现，很容易与其他疾病相混淆，应结合 BMR 测定、甲状腺摄 ^{131}I 率的测定、血清 T_3 和 T_4 含量的测定及超声、核素显像等检查确定诊断。

2.鉴别诊断

（1）甲状腺炎 发病前常有病毒性咽炎、腮腺炎等病史。甲状腺区有明显疼痛，可放射至耳部。可有全身不适、食欲减退、肌肉疼痛、发热、心动过速、多汗等症状，体格检查可发现甲状腺轻至中度肿大，质地较硬，触痛明显。甲状腺摄 ^{131}I 率的测定、血清 T_3 和 T_4 含量的测定是主要的鉴别手段。

（2）甲状腺自主高功能腺瘤　甲状腺内单发或多发的高功能的腺瘤而引起甲亢症状的一类疾病，本病进展缓慢，多见于 40 岁以上女性，肿物较小时可无症状，肿物较大时，可有典型甲亢症状。鉴别的主要手段是甲状腺放射性核素扫描和甲状腺 B 超，甲状腺自主高功能腺瘤甲状腺放射性核素扫描则仅在肿瘤区有核素增强，其他区域的核素分布稀疏，甲状腺 B 超可发现甲状腺自主高功能腺瘤的包膜。

【治疗】

甲状腺功能亢进单用药物治疗，不仅不能根治，且副作用（粒细胞减少）大，复发率较高，所以常选择手术治疗。

双侧甲状腺大部切除术是目前治疗甲状腺功能亢进的一种常用而快速有效的方法，能使 90% ～ 95% 的患者痊愈。治疗后甲状腺功能亢进的复发率较抗甲状腺药物治疗低，甲状腺功能低下的发生率较放射性 ^{131}I 治疗低。

1. 手术适应证与禁忌证

（1）适应证　①继发性甲状腺功能亢进或高功能腺瘤；②中度以上的原发性甲状腺功能亢进；③腺体较大，伴有压迫症状，或胸骨后甲状腺肿等类型甲状腺功能亢进；④抗甲状腺药物或 ^{131}I 治疗后复发者或长期用药有困难；⑤妊娠早、中期合并甲状腺功能亢进，不适宜药物治疗；⑥有恶性病变可能；⑦拒绝或不适宜 ^{131}I 或抗甲状腺药物治疗。

（2）禁忌证　①青少年患者；②症状较轻，腺体肿大不明显；③老年患者或有严重器质性疾病不能耐受手术治疗。

2. 术前准备　为了避免甲状腺功能亢进患者在基础代谢率高亢的情况下进行手术的危险，术前应采取充分而完善的准备，以保证手术顺利进行和预防术后并发症的发生。一般待患者情绪稳定，睡眠好转，体重增加，脉率稳定在 90 次 / 分钟以下，BMR < +20%，腺体缩小变硬时为手术时机。

（1）一般准备　对精神过度紧张或失眠者可适当应用镇静和安眠药以消除患者的恐惧心情。心率过快者，可口服利血平或普萘洛尔控制；发生心力衰竭者，应予以洋地黄制剂。

（2）术前检查　①测定基础代谢率；②心电图或心脏超声检查，了解有无心律失常或心力衰竭；③喉镜检查，了解声带功能；④颈部透视或摄片，了解气管有无受压或移位；⑤气管软化试验，了解并判定术中、术后气管塌陷的可能性。

（3）药物准备　是术前用于降低基础代谢率的重要环节。

1）硫氧嘧啶类药物加碘剂　先用硫氧嘧啶类药物，一般用药 2～4 周，甲状腺功能亢进症状控制后停用，再用 2 周左右碘剂，待腺体硬化缩小后进行手术。此法安全可靠，缺点是准备时间较长。由于硫氧嘧啶类药物能使甲状腺肿大和动脉性充血，因此，服用硫氧嘧啶类药物后必须加用碘剂 2 周，待甲状腺缩小变硬，血管数减少后才能手术。

2）单用碘剂　用药 2～3 周，甲状腺功能亢进症状控制后才可进行手术。适用于症状不重，以及继发性甲状腺功能亢进和高功能腺瘤的患者。

服用碘剂的方法：复方碘化钾溶液，每日 3 次。第一日每次 3 滴，第二日每次 4 滴，以后逐日每次增加 1 滴，加至每次 16 滴维持。由于碘剂只抑制甲状腺素释放，不抑制合成，因此一旦停服碘剂后，贮存于甲状腺滤泡内的甲状腺球蛋白大量分解，甲状腺功能亢进症状可重新出现，甚至比原来更为严重。因此，凡不准备施行手术者，忌服碘剂。服用碘剂时可在饭后把药液滴在饼干或面包上吞服，以减少对口腔和胃黏膜的刺激。

3. 手术方式　一般在气管插管全身麻醉下行甲状腺大部切除术。切除腺体数量，应根据腺体大小或甲状腺功能亢进程度决定。通常需切除腺体的 80%～90%，并同时切除峡部；每侧残留腺体以如成人拇指末节大小为恰当（3～4g）。腺体切除过少容易引起复发，切除过多易发生甲状腺功能低下。手术注意保存两叶腺体背面部分以免损伤喉返神经和甲状旁腺。

手术后须继续服用复方碘化钾溶液，由每日 3 次，每次 16 滴开始，逐日每次减少 1 滴，减至每次 3 滴停药。或每日 3 次，每次 10 滴，共服 1 周左右。

4. 主要并发症

（1）术后呼吸困难和窒息　多发生在术后 24～48 小时内，是术后最危急的并发症。常见原因为：①切口内出血压迫气管；②喉头水肿；③气管塌陷；④双侧喉返神经损伤。

临床表现为进行性呼吸困难、烦躁、发绀，甚至发生窒息。发现上述情况时，必须立即行床旁抢救，及时剪开缝线，敞开切口，迅速除去血肿。必要时行气管插管或气管切开。所以术后患者床旁应常规备气管切开包。

（2）喉上神经损伤　内支（感觉支）损伤可致喉部黏膜感觉丧失，进食特别是饮水时，容易误咽发生呛咳。外支（运动支）损伤会使环甲肌瘫痪，引起声带轻松弛，声音降低。一般经理疗治疗后多可自行恢复。

（3）喉返神经损伤　大多数是因手术处理甲状腺下极时，不慎将喉返神经切断、缝扎或持夹、牵拉造成永久性或暂时性损伤所致。一侧喉返神经损伤，大都引起声嘶，双侧喉返神经损伤，可导致失音或严重的呼吸困难，甚至窒息，需立即做气管切开。

（4）甲状旁腺损伤　手术时误伤及甲状旁腺或血液供给受累，钙调节障碍所致；血钙浓度下降至 2.0mmol/L 以下，严重者可降至 1.0～1.5mmol/L，神经肌肉的应激性显著增高，多在术后 1～3 天出现手足抽搐。抽搐发作时，立即静脉注射 10% 葡萄糖酸钙或氯化钙 10 ～ 20mL。症状轻者可口服葡萄糖酸钙或乳酸钙 2 ～ 4g，每日 3 次；症状较重或长期不能恢复者，可加服维生素 D_3，每日 5 万～ 10 万 U，以促进钙的吸收。

（5）甲状腺危象　是甲状腺功能亢进术后严重的合并症。甲状腺危象发生与术前准备不够、甲状腺功能亢进症状未能很好控制，术中操作不当及手术应激有关。危象时患者主要表现为：高热（ > 39℃）、脉快（ > 120 次 / 分），同时合并神经、循环及消化系统严重功能紊乱如烦躁、谵妄、大汗、呕吐、水泻等。是因甲状腺素过量释放引起的暴发性肾上腺素能兴奋现象，若不及时处理，可迅速发展至昏迷、虚脱、休克甚至死亡，死亡率为20% ～ 30%。治疗包括：①肾上腺素能阻滞剂；②碘剂；③氢化可的松；④镇静剂；⑤降温；⑥静脉输入大量葡萄糖溶液补充能量，吸氧，以减轻组织的缺氧；⑦有心力衰竭者，加用洋地黄制剂。

四、甲状腺癌

甲状腺癌是最常见的甲状腺恶性肿瘤，约占全身恶性肿瘤的 1%。除髓样癌外，绝大部分甲状腺癌起源于滤泡上皮细胞。

【病因】

甲状腺癌的病因尚不明确，甲状腺癌的发病可能与下列因素有关。

1.放射线照射　放射线对人体，尤其对儿童、青少年有明显的致癌作用。

2.良性甲状腺病　甲状腺腺瘤和结节性甲状腺肿可以发生癌变。

3.内分泌紊乱　促甲状腺素增高时，甲状腺癌的发生率增高。

4.遗传因素　如甲状腺髓样癌患者有家族史倾向，可能与染色体遗传有关。

【分类】

1.乳头状癌　恶性程度低，年轻人多见。一般为单发病灶，多无包膜，主要转移至颈淋巴结；有时原发癌很微小（ < 1cm），未被察觉，但颈部淋巴结已很大。临床预后较好。

2.滤泡状腺癌　中度恶性，常见于中年人。病灶多为单发，有包膜，但不完整，且有侵犯血管倾向，可经血运转移到肺、肝和骨及中枢神经系统。临床预后不如乳头状癌。

3.未分化癌　高度恶性。多见于 70 岁左右老年人。发展迅速，且早期便可有颈淋巴结转移。除侵犯气管和喉返神经或食管外，还能经血运向肺、骨远处转移。预后很差。平均存活 3 ～ 6 个月。

4.髓样癌　恶性程度中等。较早出现颈淋巴结转移，晚期可有血道转移。预后不如乳头状癌，但较未分化癌好。

【临床表现】

甲状腺内发现肿块，质地硬而固定、表面不平是各型癌的共同表现。腺体在吞咽时上下移动性减小。未分化癌可在短期内出现上述症状，除肿块增长明显外，还伴有侵犯周围组织的特性。晚期可产生声音嘶哑、呼吸、吞咽困难和交感神经受压引起霍纳综合征及侵犯颈丛出现耳、枕、肩等处疼痛和局部淋巴结及远处转移等表现，远处转移主要至扁骨（颅骨、椎骨、胸骨和盆骨等）和肺。颈淋巴结转移在未分化癌发生较早。

【辅助检查】

1. 首选 B 型超声检查　实体性结节超声像图呈现边界不清楚，形态不规则、回声不均的肿块，可伴点状颗粒状钙化斑，则恶性的可能性大。

2. 核素扫描检查　可显示肿物形态及摄取功能，但不能定性诊断。

3. 细胞学检查　病理诊断最有确诊意义，可行细针穿刺活检。

【诊断】

1. 诊断要点　主要根据临床症状进行诊断，若甲状腺肿块质硬、固定，颈淋巴结肿大，或有压迫症状者，或存在多年的甲状腺肿块，在短期内迅速增大者，均应怀疑为甲状腺癌，最终确诊依靠病理诊断。

2. 鉴别诊断

（1）甲状腺腺瘤　肿物多为单发结节，呈圆形或椭圆形，质地稍硬，表面光滑，无压痛，可随吞咽上下移动，甲状腺 B 超和病理学检查可明确诊断。

（2）结节性甲状腺肿　多见于单纯性甲状腺肿流行地区，由原发的单发结节多演变成多发结节，组织学上单发结节多无完整薄膜，而甲状腺腺瘤具有完整的包膜，周围组织正常，分界明显。

【治疗】

手术切除是未分化癌以外各型甲状腺癌的基本治疗方法，并辅助应用核素、甲状腺激素及外放射等治疗。

1. 手术治疗　甲状腺癌的手术治疗包括甲状腺本身的手术，以及颈淋巴结清扫。

2. 内分泌治疗　损伤及抑制促甲状腺素。

3. 放射性核素 ^{131}I 治疗　摄碘是甲状腺组织特有的功能，通过甲状腺残留癌或（和）转移癌对 ^{131}I 的摄取，对癌细胞放射性杀伤，而对周围组织影响较小，达到其治疗目的。治疗前禁用含碘食物和抗菌素至少 1 周。

一般滤泡状腺癌和乳头状癌摄碘率较高，髓样癌很差，未分化癌几乎不摄碘，而同一病理类型癌摄碘率也常有差异。临床上主要用于滤泡状腺癌和乳头状癌转移灶的治疗。

4. 外照射治疗　主要适用于未分化型甲状腺癌。甲状腺乳头状癌、滤泡癌和髓样癌对放射线敏感差，放射治疗效果差。

项目二　乳房疾病

【学习目标】

1. 掌握急性乳腺炎、乳腺囊性增生症、乳房纤维腺瘤、乳腺癌的临床表现、诊断和治疗。

2. 熟悉乳腺癌的病理、病因、诊断、转移途径及治疗。

3. 了解乳腺的解剖结构，乳腺癌的预防。

案例导入

患者，女性，50岁，发现左侧乳房包块4个月，来院就诊。体格检查：左乳包块质硬，活动度差，无压痛，表面皮肤呈"酒窝征"。双腋窝、锁骨上下及其他浅表淋巴结未触及。乳腺彩超显示：左侧乳房外上象限包块直径约为2.5cm，与周围组织边界不清。

问题：该患者的疾病诊断？如何进一步完善检查？治疗原则是什么？

一、急性乳腺炎

急性乳腺炎是乳腺的急性化脓性感染。急性乳腺炎常发生于产后哺乳的女性，尤以初产妇更为多见。多发生在产后3～4周。常见致病菌为金黄色葡萄球菌。

【病因】

1. 乳汁淤积　乳汁是细菌理想的培养基，乳汁淤积有利于细菌的生长繁殖。淤积的常见原因有：①先天乳头内陷或乳头畸形；②既往手术切断大的输乳管道；③乳汁未能按时排空；④乳管内肿物堵塞乳管。

2. 细菌入侵　初产妇往往缺乏哺乳经验，易致乳头损伤。细菌沿乳头破损处的淋巴管入侵乳房是形成感染的主要原因。细菌也可直接侵入乳管，上行至腺小叶而致感染。

【临床表现】

早期乳房有典型炎症表现：红、肿、热、痛。随着炎症发展，患者可有寒战、高热、脉搏加快；常有患侧淋巴结肿大、压痛，白细胞计数升高等。局部表现可有个体差异，应用抗生素治疗的患者，局部症状可被掩盖。一般起初呈蜂窝织炎样表现，数天后可形成脓肿，脓肿可以是单房或多房性。脓肿可向外溃破，深部脓肿还可穿至乳房与胸肌间的疏松组织中，形成乳房后脓肿。感染严重者，乳房大块坏死，并发脓毒症。

【诊断】

1. 诊断要点　初产后妇女出现乳房肿痛病史，体检发现乳房有红、肿、热、痛或脓肿表现，腋窝淋巴结肿大，乳腺 B 超检查和穿刺抽出脓液有助于诊断。

2. 鉴别诊断

（1）炎性乳腺癌　局部皮肤可呈炎症样表现，发病初期皮肤炎症改变比较局限，不久即扩展到乳腺大部分皮肤，皮肤红、水肿、增厚、粗糙呈橘皮样外观改变、表面皮温升高、可有皮肤粘连和乳头凹陷。急性期抗生素治疗效果不满意，乳腺组织病理学检查可协助诊断。

（2）乳头湿疹样乳腺癌　乳头有瘙痒和烧灼感，乳头乳晕皮肤粗糙、糜烂如湿疹样，进而形成溃疡，溃疡表面有时覆盖黄褐色鳞屑样痂皮。乳腺组织病理学检查可协助诊断。

【辅助检查】

1. 血液常规检查　白细胞及中性粒细胞增高。

2. 超声检查　超声下见病变区域腺体回声光点增强，形成脓肿时内部可见边界不光滑的不均质无回声区。

3. 穿刺抽液　于波动处或超声引导下穿刺可抽出脓液。

4. 细菌培养　脓液细菌培养可查出致病菌。

【鉴别诊断】

1. 炎性乳腺癌　炎性乳腺癌多见于青年女性，患乳亦可出现红肿但疼痛不明显，常累及整个乳房的1/3以上，病变部位皮肤暗红皮温不高，可出现明显的"橘皮样"变。同侧腋窝淋巴结肿大，数目增多，质地韧或硬。全身症状轻，体温正常，抗感染治疗无效。病情发展迅速。

2. 乳房结核　临床表现为乳房部的慢性炎症性病变，常形成肿块，有时可有乳头内陷、乳头溢液、乳腺"橘皮样"变及同侧腋窝淋巴结肿大等，溃后脓液清稀，夹杂败絮状物。本病多见于青中年，多有结核病史，抗结核治疗有效，活检可明确诊断。

【治疗】

治疗原则是消除感染、排空乳汁。

早期治疗主要包括确保乳汁引流通畅，局部理疗及全身应用抗生素，早期呈蜂窝织炎表现时不宜手术。

脓肿形成后，主要治疗措施是及时做脓肿切开引流。手术时应有良好的麻醉。乳房内脓肿为避免损伤乳管而形成乳瘘，应沿乳管走向做放射状切开；乳晕浅表下脓肿应沿乳晕边缘做弧形切口；深部脓肿或乳房后脓肿可沿乳房下缘做弧形切口，经乳房后间隙引流。脓腔较大时，可在脓腔最低部位另加切口做对口引流（图7-1）。

是否停止哺乳应根据感染程度决定。一般不停止哺乳，因停止哺乳不仅影响婴儿的喂养，且提供了乳汁淤积的机会。但患侧乳房应停止哺乳，并以吸乳器吸尽乳汁或按摩排乳，促使乳汁通畅排出，局部热敷以利早期炎症的消散。若感染严重或脓肿引流后并发乳瘘，应停止哺乳。停乳可口服溴隐亭或己烯雌酚，或肌内注射苯甲酸雌二醇，抑制乳汁分泌。亦可中药回乳。

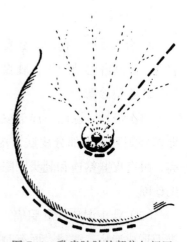

图7-1 乳房脓肿的部位与切口

【预防】

预防关键在于避免乳汁淤积，防止乳头损伤，并保持其清洁。哺乳后应排空乳汁，清洗乳头。乳头有破损或皲裂要及时治疗。注意婴儿口腔卫生。

二、乳腺囊性增生症

本病也称慢性囊性乳腺增生，是乳腺组织良性增生性疾病，常见于中年女性。

【病因】

本病系内分泌障碍性疾病，一是体内女性激素代谢障碍，尤其是雌、孕激素比例失调，使乳腺实质增生过度和复旧不全；二是部分乳腺实质成分中女性激素受体的质和量异常，使乳房各部分的增生程度参差不齐。

【病理】

乳腺增生病是乳腺实质的良性增生，其病理情况复杂，增生可发生于腺管周围并伴有大小不等的囊肿形成；或腺管内表现为不同程度的乳头状增生，伴乳管囊性扩张；也有发生于小叶实质者，主要为乳管及腺泡上皮增生。

【临床表现】

本病突出的表现是乳房胀痛和肿块，特点是部分患者具有周期性，疼痛与月经周期有关，往往在月经前疼痛加重，月经来潮后减轻或消失，有时整个月经周期都有疼痛。病程较长，发展缓慢。

体检可见一侧或两侧乳腺有弥漫性增厚，可局限于乳腺的一部分，也可分散于整个乳腺，肿块呈颗粒状、结节状或片状，大小不一，质韧而不硬，增厚区与周围乳腺组织分界不明显。少数患者可有乳头溢液，可为棕色，浆液性或血性，停经后症状消失。

【辅助检查】

1. 超声检查　病变区回声根据分型的不同可稍低于或高于周围乳腺组织，形态和轮廓不规则，境界不清，无包膜回声。

2. 钼靶 X 线摄片检查　不同年龄段腺体增生及分型的不同所见，X 线征有差异，但以增生腺体密度增高，形态不一，边缘模糊不清，不规则为主。

3. 病理检查　肿物定位穿刺或手术切除肿物，病理检查可确诊。

【诊断】

本病可根据临床表现进行诊断：乳房有不同程度的胀痛、刺痛或隐痛，可放射至腋下及肩背部，可与月经、情绪变化有相关性，一般经前疼痛加重，经后疼痛缓解，经前肿块增大变硬，经后肿块缩小变软。同时借助其他检查帮助明确诊断。

【鉴别诊断】

1. 乳腺纤维腺瘤　多见于青年女性。肿块大多缓慢增大，亦有迅速增长（年龄小或妊娠期），多单发，形态规则，边界清楚，表面光滑，活动度好，质地韧硬，无疼痛感。当瘤体巨大时，可出现乳房皮肤紧张，发亮，有时发红，出现静脉曲张，如恶性肿瘤外观，但其肿块不与皮肤粘连，可推移。首选乳腺超声检查，必要时可选乳腺 X 线摄片。

2. 乳腺癌　多见于绝经前后的女性，肿物初起边界不清，质地较硬，活动欠佳，无触痛，增长速度较快。晚期肿物与皮肤及胸肌粘连，侵犯皮肤引起橘皮样变甚至引起乳房溃

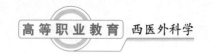

疡，伴有乳头内陷或偏离，同侧腋窝淋巴结肿大。

【治疗】

主要是对症治疗，可用中药调理，如口服中药逍遥散、小金丸等。西医多采用内分泌治疗方案；治疗的关键是调节卵巢内分泌，缓解临床症状；绝大多数患者不需要外科手术治疗。如肿块生长较快，应予切除并做快速病理检查，并根据检查结果决定是否手术。

三、乳腺纤维腺瘤

乳腺纤维腺瘤是由乳腺组织和纤维结缔组织异常增生而形成的一种乳房良性肿瘤，是乳房良性肿瘤中最常见的一种。

【病因】

乳腺纤维腺瘤的病因及发病机制尚不甚清楚，但一般认为与雌激素水平失衡、乳腺小叶内纤维细胞对雌激素的敏感性异常增高等因素有关。

【临床表现】

本病是女性常见的乳腺肿瘤，高发年龄是 20～25 岁，其次为 15～20 岁和 25～30 岁。好发于乳房外上象限，大多为单发性，少数为多发。在乳房内触及单个或多个类圆形或分叶状肿块，肿块增大缓慢，边界清楚，质似硬橡皮球有弹性，表面光滑，易于推动。巨大纤维瘤大多表面光滑，有的呈明显分叶状，腋下淋巴结不肿大。除肿块外，患者常无明显自觉症状。乳房外观多无异常，肿块巨大者可在乳房表面看到局限性隆起。

【辅助检查】

1.超声检查　肿块边界清楚，有包膜，内部呈均质低回声，可见侧壁声影，后方回声无变化或增强。巨纤维腺瘤可见内部呈不均质低回声，其内夹杂条索状高回声反射，呈分叶状改变。

2.X线检查　腺体内见圆形或椭圆形、边缘清楚平滑、均质的高密度肿块影，巨纤维腺瘤肿块实质呈分叶状改变。

3.病理检查　粗针穿刺或手术切除后，病理证实为乳腺纤维腺瘤。

【诊断】

依据典型临床表现：好发于青春性女性，大多单发，大多生长缓慢，表面光滑，易于推动、无明显的疼痛感。以及辅助检查结果，较易诊断。

【鉴别诊断】

1. 乳腺囊肿 囊肿是乳腺增生病的一种特殊类型，好发于生育后的中年女性，肿块边界清楚。囊肿内囊液的多少及囊内压力的高低，可使其表现出软硬不同的质地，但多可触及囊性感。超声检查能看到液性暗区，穿刺可抽出囊液。

2. 乳管内乳头状瘤 好发于中年女性，肿物多见于乳晕区，边界清楚，可活动，伴有乳头浆液性或血性溢液，挤压肿物可看到溢液从患侧乳管开口溢出。乳腺导管造影可看到导管充盈缺损或导管中断，乳腺导管镜检查可在直视下发现肿物。

3. 乳腺癌 乳腺癌早期生长缓慢，易与纤维腺瘤混淆。普通片通常难以发现早期乳腺癌的细小毛刺征象和细微钙化，病理检查可以确诊。

【治疗】

乳房纤维腺瘤虽属良性，很少恶变，但有恶变可能，特别是生长迅速的肿块应予手术切除。切下的肿块应常规地进行病理检查，排除恶性病变的可能。

四、乳腺癌

乳腺癌是指乳腺各级导管及腺泡上皮在各种因素的作用下，细胞失去正常特性而异常增生，以致超过自我修复的限度而发生癌变的疾病。是女性最常见的恶性肿瘤之一。

【病因】

乳腺癌的病因尚未完全清楚。乳腺是多种内分泌激素的靶器官，如雌激素、孕激素及泌乳素等，激素代谢紊乱与乳腺癌的发病有直接关系。家族遗传也是重要的危险因素，一级亲属（母亲，女儿，姐妹）中有乳腺癌病史者，发病危险性是普通人群的 2 ~ 3 倍。月经初潮年龄早（< 12 岁）、绝经年龄晚（> 55 岁）、未婚、未育、晚育、未哺乳及初次足月产的年龄过大与乳腺癌发病均有关。高脂肪与高热量饮食可以增加乳腺癌的发病危险性。环境因素（电离辐射、药物）及其他系统的疾病（最有代表性的是非胰岛素依赖型糖尿病）也影响乳腺癌的发病率。

【临床表现】

1. 早期表现 患侧乳房出现无痛、单发的小肿块，肿块质硬，表面不光滑，与周围组织分界不清，在乳房内不易被推动。随着肿瘤增大，可引起乳房局部隆起。若累及 Cooper 韧带，可使其缩短而致肿瘤表面皮肤凹陷，即所谓"酒窝征"。邻近乳头或乳晕的癌肿因侵入乳管使之缩短，可把乳头牵向癌肿一侧，进而可使乳头扁平、回缩、凹陷。癌块继续增大，如皮下淋巴管被癌细胞堵塞，引起淋巴回流障碍，出现真皮水肿，皮肤呈"橘皮样"改变。

2. 晚期症状 乳腺癌发展至晚期，可侵入胸筋膜、胸肌，以致癌块固定于胸壁而不易推动。如癌细胞侵入大片皮肤，可出现多数小结节，甚至彼此融合。有时皮肤可溃破而形成溃疡，这种溃疡常有恶臭，容易出血。

3. 乳腺癌的转移 主要表现为：①淋巴转移：最初多见于同侧腋窝。肿大淋巴结质硬、无痛、可被推动，以后数目增多并融合成团，甚至与皮肤或深部组织粘连。乳腺癌转移至肺、骨、肝时，可出现相应的症状。②血行转移：是乳腺癌的主要致死原因。常见的转移部位分别是骨、肺、胸膜、软组织、肝、脑等。

4. 其他类型乳腺癌

（1）炎性乳腺癌 局部皮肤可呈炎症样表现，早期比较局限，不久即扩展到乳房大部分皮肤，皮肤发红、水肿、增厚、粗糙、表面温度升高。

（2）乳头湿疹样乳腺癌 乳头有瘙痒、烧灼感，随后出现乳头和乳晕的皮肤粗糙、糜烂如湿疹样，进而形成溃疡。

【临床分期】

判定疾病发展程度及范围、制定术后辅助治疗方案，比较治疗效果以及判断预后，需有统一的分期方法。乳腺癌分期方法很多，现多数采用国际抗癌协会建议的 T（原发癌瘤）、N（区域淋巴结）、M（远处转移）分期法。

T_0：原发癌瘤未查出。

T_{is}：原位癌（非浸润性癌及未查到肿块的乳头湿疹样乳腺癌）。

T_1：癌瘤长径 < 2cm。

T_2：癌瘤长径 > 2cm，≤ 5cm。

T_3：癌瘤长径 > 5cm。

T_4：癌瘤大小不计，但侵及皮肤或胸壁（肋骨、肋间肌、前锯肌），炎性乳腺癌亦属之。

N_0：同侧腋窝无肿大淋巴结。

N_1：同侧腋窝有肿大淋巴结，尚可推动。

N_2：同侧腋窝肿大淋巴结彼此融合，或与周围组织粘连。

N_3：有同侧胸骨旁淋巴结转移，有同侧锁骨上淋巴结转移。

M_0：无远处转移。

M_1：有远处转移。

依据上述标准，可将乳腺癌分为 5 期：

0 期 $T_{is} N_0 M_0$

Ⅰ 期 $T_1 N_0 M_0$

Ⅱ 期 $T_{0 \sim 1} N_2 M_0$，$T_2 N_{1 \sim 2} M_0$，$T_3 N_0 M_0$

Ⅲ 期 $T_{0 \sim 2} N_2 M_0$，$T_3 N_{1 \sim 2} M_0$，T_4 任何 $N M_0$，任何 $T N_3 M_0$

Ⅳ 期包括 M_1 的任何 $T N$

【辅助检查】

1. 钼靶 X 线摄片检查 是最基本最敏感的乳腺影像检查方法。

2. 超声检查 能清晰显示乳房各层次软组织结构及肿块的边界、形态、质地，以及血液供应情况。超声辅助钼靶摄片可提高乳腺癌的检出率。

3. CT、MRI 扫描 CT 的优势在于观察胸壁的改变，检出乳腺尾部病变、腋窝及内乳肿大淋巴结。MRI 具有较高的软组织对比特性，特别是脂肪抑制技术和对比增强的应用，能更好地显示肿瘤的形态学和血流动力学特征。

4. 乳腺导管镜检查 可直接观察到放大的乳腺大、中导管内壁，腔内及小导管开口的一些病理变化，同时结合导管内冲洗液细胞学检查及可疑病变的活检等进行明确诊断。

5. 病理学检查 活检所得的病理结果是确诊的最终依据。

（1）细针穿刺细胞学检查 其方法简便、快速、安全，可代替部分组织冷冻切片，阳性率高，在 80% ～ 90% 之间，可用于防癌普查。

（2）切除组织活检 疑为恶性肿块时切除肿块及周围一定范围的组织进行检查。

病理检查同时应常规免疫组化检查，雌激素受体（ER）、孕激素受体（PR）指导内分泌治疗和生物治疗。

【诊断】

常见于中老年女性，乳房内无痛性肿块，质地韧或硬，活动度差；或反复出现乳头单孔血性溢液；或有同侧腋窝淋巴结肿大。根据患者的病情选择相应的影像学检查、细胞学检查、活体组织检查以确诊。

【鉴别诊断】

1. 乳腺囊性增生病 好发于中年女性，为临床上常见的良性乳腺组织病变。本病亦可引起乳房腺体增厚和片块样结节，质地不一，不与皮肤及胸壁粘连，可有程度不等的自觉疼痛或触痛，其症状体征常随月经周期而变化，一般无腋窝淋巴结肿大。

2. 乳腺纤维腺瘤 多见于青年女性。肿块大多缓慢增大，亦有迅速增长（年龄小或妊娠期），多单发，有 15% ～ 20% 可能多发，形态规则，边界清楚，表面光滑，活动度好，质地韧硬，无疼痛感，但其肿块不与皮肤粘连，可推移。

3. **浆细胞性乳腺炎** 乳腺组织的无菌性炎症，炎性细胞中以浆细胞为主。临床上60%呈急性炎症表现，肿块大时皮肤可呈"橘皮样"改变。40%的患者开始即为慢性炎症，表现为乳晕旁肿块，边界不清，可有皮肤粘连和乳头凹陷。

4. **乳腺结核** 常形成肿块，有时可有乳头内陷、乳头溢液、橘皮样变及同侧腋窝淋巴结肿大等，易误诊为乳腺癌。本病多见于青中年，多数患者有结核病史。活检可明确诊断。

【治疗】

手术治疗是乳腺癌的主要治疗方法之一，适用于国际临床分期的0、Ⅰ、Ⅱ及部分Ⅲ期患者。已有远处转移、全身情况差、主要脏器有严重疾病、年老体弱不能耐受手术者属手术禁忌。此外还有辅助化学药物、内分泌、放射、免疫治疗，以及最近的生物治疗。

(一)外科手术治疗

乳腺癌自发病开始即是一种全身性疾病，应缩小手术范围，加强术后综合辅助治疗。目前应用的五种手术方式：乳腺癌根治术、乳腺癌扩大根治术、乳腺癌改良根治术、全乳房切除术及保留乳房的乳腺癌切除术，均属治疗性手术，而不是姑息性手术。

1. **乳腺癌根治术** 手术应包括整个乳房、胸大肌、胸小肌、腋窝及锁骨下淋巴结的整块切除。乳腺癌根治术的手术创伤较大，故术前必须明确病理诊断，对未确诊者应先将肿瘤局部切除立即进行冷冻切片检查，如证实是乳腺癌，即进行根治术。

2. **乳腺癌扩大根治术** 即在上述清除腋下、腋中、腋上三组淋巴结的基础上，同时切除胸廓内动、静脉及其周围的淋巴结（即胸骨旁淋巴结）。

3. **乳腺癌改良根治术** 有两种术式，一是保留胸大肌，切除胸小肌；一是保留胸大、小肌。前者淋巴结清除范围与根治术相仿，后者不能清除腋上组淋巴结。根据大量病例观察，认为Ⅰ、Ⅱ期乳腺癌应用根治术及改良根治术的生存率无明显差异，且该术式保留了胸肌，术后外观效果较好，目前已成为常用的手术方式。

4. **全乳房切除术** 手术范围必须切除整个乳腺，包括腋尾部及胸大肌筋膜。该术式适宜于原位癌、微小癌及年迈体弱不宜做根治术者。

5. **保留乳房的乳腺癌切除术** 手术包括完整肿块切除及腋淋巴结清扫。适用于发现较早的乳腺癌。肿块切除时要求肿块周围包裹适量正常乳腺组织，确保切除标本的边缘无肿瘤细胞浸润。术后必须辅以放疗、化疗。

(二)化学药物治疗

乳腺癌是实体瘤中应用化疗最有效的肿瘤之一，化疗在整个治疗中占有重要的地位。

1. **术前化疗** 术前化疗也称新辅助化疗，多用于Ⅲ期病例。术前化疗的意义：①尽早控制微转移灶；②使原发癌及其周围扩散的癌细胞产生退变或部分被杀灭，以减少术后复发及转移；③进展期乳腺癌应用术前化疗可使肿瘤缩小，以便手术切除；④可以根据术前化疗效果，作为术后选择化疗方案的参考。

2. 术后化疗 浸润性乳腺癌术后应用化疗非常重要。由于手术尽量去除了肿瘤负荷，残存的肿瘤细胞易被化学抗癌药物杀灭。一般认为：术后化疗宜术后早期应用，争取在术后 2 周内应用，最迟不能超过术后 1 个月；对乳腺癌术后主张连续 6 个疗程化疗。

化疗方案：联合用药较单一用药更有效。目前常用有 CMF（环磷酰胺、氨甲蝶呤、氟尿嘧啶）和 CAF（环磷酰胺、阿霉素、氟尿嘧啶）方案。

（三）内分泌治疗

目前乳腺癌的内分泌治疗，主要是指药物治疗。常用药物为他莫昔芬，作用机制是在靶器官内与雌二醇争夺雌激素受体（ER），形成复合物影响肿瘤 DNA 基因转录，从而抑制肿瘤细胞生长。因此，手术切除的标本须测定雌激素受体（ER）和孕激素受体（PR），阳性病例内分泌治疗有效。

芳香化酶抑制剂，如来曲唑等，能抑制肾上腺分泌的雄激素转变为雌激素，从而降低雌二醇，达到治疗乳腺癌的目的。适用于绝经后患者，效果优于他莫昔芬。

（四）放射治疗

放射治疗是乳腺癌综合治疗中不可缺少的手段之一。在保留乳腺的乳腺癌切除术后，放射治疗是一个重要组成部分。放射治疗不仅对提高局部和区域病变的局部控制率有效，而且还有可能提高乳腺癌患者长期生存率。

目前根治术后不做常规放疗，而对复发高危病例，放疗可降低局部复发率，提高生存质量。

（五）生物治疗

近年来临床上逐渐推广使用的曲妥珠单抗注射液，是通过转基因技术制备，对 Cerb-2（HER-2）过度表达的乳腺癌患者有一定效果，特别是对其他化疗药无效的乳腺癌患者也能有部分疗效。

复习思考题

1. 简述原发性甲状腺功能亢进术后的常见并发症。

2. 简述急性乳腺炎的病因、临床表现和治疗。

3. 简述乳腺囊性增生病的临床表现。

4. 叙述乳腺癌的临床表现及治疗原则。

扫一扫，看课件

模块八

外科急腹症

项目一 概 论

【学习目标】

1. 掌握外科急腹症概念及临床表现。
2. 熟悉外科急腹症辅助检查的内容及治疗。
3. 了解外科急腹症病因。

外科急腹症泛指需要手术紧急治疗的腹部病症，以急性腹痛为突出表现。具有发病急、进展快、变化多、病情重及病因复杂的特点，一旦误诊，常可危及患者生命。这就要求临床医生加强学习、周密思考、认真总结，不断提高诊治水平。

【病因】

1. 空腔脏器急腹症 ①脏器穿孔：胃十二指肠溃疡穿孔、阑尾穿孔、胆囊穿孔等；②器官梗阻：幽门梗阻、肠梗阻等；③炎症感染：急性阑尾炎、急性胆囊炎等；④脏器出血：胃及十二指肠溃疡出血、胃癌出血等。

2. 实质脏器急腹症 ①破裂出血：肝癌破裂出血、肝脾创伤性破裂出血等；②炎症感染：急性胰腺炎、肝脓肿等。

3. 血管原因急腹症 ①腹主动脉瘤破裂；②肠系膜血管栓塞或血栓形成；③绞窄疝、肠扭转等。

【临床表现】

1. 症状

（1）腹痛 是外科急腹症最主要和最早出现的症状。依据接受痛觉的神经分为内脏神经痛、躯体神经痛和牵涉痛。内脏神经痛定位模糊、范围大、不准确；躯体神经痛定位清楚、腹痛点聚焦准确；牵涉痛是腹痛时牵涉到远隔部位的痛。

1）腹痛的诱因 进食油腻食物后出现腹痛多为胆囊炎、胆石症；暴饮、暴食、饮酒后腹痛，应考虑急性胰腺炎；胃及十二指肠溃疡穿孔在饮食后多见；饱食后剧烈活动突然腹痛应考虑小肠扭转之可能。

2）腹痛的部位 根据腹痛的部位即可做出病变所在脏器的初步判断。如胃及十二指肠溃疡穿孔的腹痛位于上腹部，急性阑尾炎腹痛在右下腹，胆囊炎腹痛在右上腹，胰腺炎腹痛在上腹部偏左侧，盆腔炎腹痛则位于下腹部。

3）腹痛的性质 腹痛的性质能反映病变的类型。①阵发性腹痛，多表示空腔脏器发生痉挛或梗阻，如肠梗阻、胆道蛔虫病、胆石症、输尿管结石等；②持续性腹痛，多为炎症、穿孔、缺血等引起，如急性阑尾炎、急性胰腺炎等；③持续性腹痛伴阵发性加重，多表示炎症和梗阻并存，如绞窄性肠梗阻。

4）腹痛的放射 特殊部位的放射痛有一定的诊断价值。如胆囊炎、胆石症腹痛向右肩及右肩胛下放射；胰腺炎腹痛可放射到腰背部或左肩部；输尿管上段或肾结石所致腹痛向下腹部或腹股沟区放射，而输尿管下段结石则出现会阴部的放射痛。

5）腹痛的准确时间 应以小时计算而不应粗略的以天数或上、下午表示。如患者对急性胃穿孔的时间记忆多深刻而不易忘记；急性阑尾炎并发穿孔多在24小时之后。

6）腹痛程度 炎症初期的腹痛多较轻，呈隐痛，定位通常不准确，随着炎症发展，疼痛加重，定位也变得准确，如急性阑尾炎。空腔脏器穿孔引起的腹痛非常剧烈；实质脏器破裂引起的腹痛程度则相对较轻。

（2）消化道症状 急腹症除腹痛外，常有不同程度的恶心、呕吐和排便情况改变等消化道症状。

1）厌食 小儿急性阑尾炎常先出现厌食，随后才有腹痛。

2）恶心、呕吐 在急腹症中尤为常见，常继腹痛后发生。腹痛后3～4小时出现呕吐，应考虑急性阑尾炎；高位小肠梗阻呕吐出现早且频，呕吐物多为胃、十二指肠内容物；低位小肠梗阻或结肠梗阻呕吐出现晚而少，呕吐物可呈粪汁样；呕吐频繁并有血性内容物，可见于肠绞窄、肠坏死等。

3）排便情况 急腹症患者应注意有无排便及大便的颜色和性状改变。如腹痛后停止排便、排气，常为机械性肠梗阻；腹痛伴果酱样便是小儿肠套叠的特征；暗黑色血便需要考虑肠系膜血管栓塞。

（3）全身症状　腹痛之后发热，提示腹腔内继发感染，如化脓性阑尾炎、化脓性胆囊炎等。腹痛伴寒战、高热、黄疸者，常为胆囊炎、胆石症；有贫血、休克者，应考虑腹腔内出血或消化道出血等。

2. 体征

腹部检查是急腹症患者的重点检查内容，腹膜刺激征则是急腹症的最主要体征。检查时，应按视、触、叩、听四个方面和先后顺序检查，但对于直肠指诊也不容忽视。

（1）视诊　某些特殊体征对急腹症诊断有提示意义。如有腹部切口瘢痕可能是粘连性肠梗阻；脐周有青紫色斑应考虑急性胰腺炎；不对称的腹胀，可见于肠扭转；有上腹部胃蠕动波应想到幽门梗阻；有肠型或肠蠕动波应考虑机械性肠梗阻；腹股沟区明显疼痛且发现带蒂柄的梨形肿块首先应想到腹股沟斜疝嵌顿。

（2）触诊　触诊是急腹症最重要的腹部检查内容。应注意检查有无腹部压痛、腹肌紧张、反跳痛，有无触及肿块等。如阑尾炎压痛点在右下腹；溃疡病穿孔压痛以上腹病变区最明显；胃、十二指肠穿孔或胆道穿孔时腹壁呈"板状腹"。触诊时如扪及条索状包块多为蛔虫团；"腊肠样"包块多见于肠套叠。

（3）叩诊　叩诊应从无痛区或轻痛区开始，重点叩肝浊音界、有无移动性浊音及注意叩痛明显的部位。肝浊音界消失提示有消化道穿孔；移动性浊音阳性是腹腔积液或积血的体征。

（4）听诊　腹部听诊有助于对胃肠蠕动功能做出判断，主要听诊肠鸣音的强弱、频率及音调。肠鸣音活跃、音调高、音响较强、有气过水声伴腹痛，提示有机械性肠梗阻；肠麻痹时肠鸣音减弱或消失；幽门梗阻时在上腹部可闻及振水音。

（5）直肠指检　对急腹症的患者是一项十分重要的常规检查方法。如直肠右侧触痛，多考虑盲肠后位阑尾炎；指套有黏液血性分泌物，见于肠套叠、肠坏死或直肠癌；盆腔脓肿或积血时可查及直肠膀胱凹陷处饱满、有触痛及波动感。

【辅助检查】

1. 实验室检查　可根据病情有针对性地检查。如红细胞、血红蛋白和血细胞比容连续监测有助于判断出血速度；血或尿淀粉酶增高，多考虑急性胰腺炎；腹腔穿刺液涂片镜检，发现革兰阴性杆菌提示继发性腹膜炎，有溶血性链球菌则可能为原发性腹膜炎；尿中出现大量红细胞，提示肾、输尿管疾病；人绒毛膜促性腺激素（HCG）测定有助于判断异位妊娠等。

2. 影像学检查

（1）X线检查　X线是外科急腹症辅助检查项目的重要内容，诊断意义非凡。如膈下游离气体提示消化道穿孔或破裂；肠梗阻患者可见肠腔内多个阶梯状液气平面；钡灌肠检查在低位结肠梗阻中具有诊断价值等。

（2）超声检查　超声检查是对肝、胆、胰、脾等脏器病变迅速评价的首选方法。如对于胆囊结石、胆囊炎及胆总管结石，超声检查可提供准确的诊断依据；超声检查不但可用于腹腔积血、积液的定位和定量，而且可在超声引导下做腹腔穿刺抽液。

（3）CT或磁共振检查　目前在急腹症诊断中的应用迅速增加，其诊断速度与超声相似，且不受肠管内气体干扰。对实质性脏器自发破裂或创伤后破裂出血、急性胰腺炎等均具有重要诊断价值。

（4）选择性动脉造影　对不能明确出血部位的病变，可采用选择性动脉造影。如肝破裂出血、胆道出血或小肠出血等疾病均可采用选择性动脉造影，部分出血性病变还可同时采用选择性动脉栓塞止血，但对于腹腔内大出血、病情危重的患者不宜选择，以免耽误病情。

3.内镜检查　如纤维胃镜、结肠镜具有诊断、治疗双重作用。

4.腹腔镜检查　近年来腹腔镜已比较广泛地应用于诊治外科急腹症。因腹腔镜检查除可发现病变外，尚可除外某些可疑的病变，并且同时进行腹腔镜手术治疗。

5.诊断性腹腔穿刺　对疑有腹腔内出血、腹膜炎病因不清、患者不能清楚准确地陈述病史或表达症状者更为适用。但对诊断已明确或严重腹胀者不宜采用此方法。对疑有盆腔积脓、积血等病变，女性患者可经阴道穹后部穿刺检查。必要时可做穿刺物涂片镜检，淀粉酶、胆红素的测定以及细菌培养，从而帮助诊断和鉴别诊断。

【诊断及鉴别诊断】

1.诊断要点

（1）询问病史　客观全面地采集病史，在诊断过程中非常重要，既往史可以排除已根除的疾病，同时为帮助诊断提供依据。如已做胆囊切除术者，可排除胆囊结石和胆囊炎；既往有溃疡病史者，支持消化道溃疡穿孔；既往有腹部手术史者，可考虑粘连性肠梗阻。

（2）临床表现　以急性腹痛为主要症状，以腹膜刺激征为共有体征，除此以外，可伴有恶心、呕吐、排便异常等消化道症状，以及发热、黄疸、贫血等全身症状。体格检查可有腹腔内异常肿块、肝浊音界改变、移动性浊音等阳性体征。

（3）辅助检查　如血或尿淀粉酶测定、X线胸腹透视或立位片、超声检查以及CT检查等内容可进一步明确疾病的性质。

2.鉴别诊断　能引起外科急腹症的病因很多，如急性阑尾炎、急性胰腺炎、胃及十二指肠溃疡穿孔等，这些内容中将在后面分别论述。

【治疗】

外科急腹症指的是一类疾病，在治疗上应根据病情和条件，选择适当的治疗措施。如炎症性或穿孔性急腹症应早期手术；对于发病超过 48 小时、病灶已局限包裹且全身情况好者，可行非手术疗法；梗阻性和扭转性急腹症，原则上经非手术治疗不能解除病因者应早期手术。

1. 非手术治疗

（1）四禁　禁用吗啡类镇痛药；禁饮食；禁服泻药；禁止灌肠。

（2）补液输血　禁食期间，在积极治疗原发病的同时，合理地制定预防和纠正水、电解质及酸碱失衡的治疗方案，有输血指征者应输血治疗。

（3）抗感染　选择适当的抗生素控制感染。

（4）对症处理　如发热者可降温；呼吸困难者可吸氧、烦躁不安者需镇静等。

在非手术治疗期间，应密切观察患者的生命体征、神志变化和腹痛情况，做好术前准备，及时掌握手术时机，必要时紧急手术。

2. 手术治疗　手术是治疗外科急腹症的主要方法。具体的手术方法应根据疾病的性质而定。如急性阑尾炎的阑尾切除术、胃及十二指肠溃疡穿孔的胃大部切除术、胆总管结石的胆总管切开取石加"T"管引流术、绞窄性肠梗阻时的肠切除肠吻合术等。

项目二　急性化脓性腹膜炎

【学习目标】

1. 掌握急性化脓性腹膜炎概念及临床表现。

2. 熟悉急性化脓性腹膜炎辅助检查的内容及治疗。

3. 了解急性化脓性腹膜炎病因。

一、概述

急性化脓性腹膜炎是外科最常见的急腹症，是指腹膜的壁层和（或）脏层因各种原因受到刺激或损害而发生的急性炎症反应。腹痛为最主要的症状，而腹膜刺激征则为标志性体征。临床分类方法很多，按发病机制分为原发性腹膜炎和继发性腹膜炎；按腹腔内感染范围分为弥漫性腹膜炎和局限性腹膜炎；按病因可分为细菌性腹膜炎和非细菌性腹膜炎；

按临床经过分为急性、亚急性和慢性腹膜炎。

【病因】

1. 继发性腹膜炎 继发性化脓性腹膜炎是最常见的腹膜炎，是指继发于腹腔内脏器的病变所致（图 8-1）。

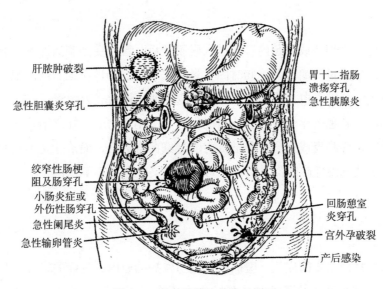

图 8-1 急性腹膜炎的常见原因

（1）腹腔内脏器穿孔或破裂 目前是急性继发性化脓性腹膜炎最常见的原因，如胃及十二指肠溃疡穿孔、急性胆囊炎的胆囊壁穿孔、肠破裂等。

（2）腹腔内脏器炎症扩散 如急性阑尾炎、急性胰腺炎、女性生殖器官化脓性感染等。

（3）其他原因 如腹部手术中的腹腔污染，胃肠道、胆管、胰腺吻合口渗漏等均可引起。

致病菌主要是胃肠道内的常驻菌群，其中以大肠埃希菌最为多见；其次为厌氧拟杆菌、链球菌、变形杆菌等。一般都是混合性感染，故毒性较强。

2. 原发性腹膜炎 又称自发性腹膜炎。指腹腔内无原发疾病或感染病灶存在而发生的腹膜炎，细菌可通过多条途径进入腹腔引起腹膜炎。

（1）血行播散 致病菌从呼吸道或泌尿系的感染灶，通过血行播散至腹膜，如婴幼儿的原发性腹膜炎。

（2）上行性感染 女性生殖道的细菌可通过输卵管直接向上扩散至腹腔，如淋菌性腹膜炎。

（3）直接扩散　如泌尿系感染时，细菌通过腹膜可直接扩散至腹腔。

（4）透壁性感染　肝硬化并发腹水、肾病、营养不良等机体抵抗力下降时，肠腔内细菌可能通过肠壁进入腹腔引起腹膜炎。

致病菌多为溶血性链球菌、肺炎双球菌或大肠埃希菌。原发性腹膜炎感染范围很大，与脓液的性质和细菌的种类有关。

【病理】

1. 病理过程　当细菌或胃肠内容物进入腹膜腔后，腹膜受到刺激而发生充血水肿，失去光泽，并且产生大量的渗出液，同时因大量巨噬细胞、中性粒细胞的出现，加上坏死组织、细菌和凝固的纤维蛋白，使渗出液由清晰变混浊，最后成为脓液。

2. 疾病转归　若患者年轻力壮、抗病能力强、细菌毒力弱，加之治疗适当，可使病变局限而成为局限性腹膜炎或痊愈；若抵抗力弱、细菌毒力强，而治疗又不及时，则可使感染迅速扩散而形成弥漫性腹膜炎，严重者可引起感染性休克甚至死亡。

【临床表现】

1. 症状

（1）腹痛　是最主要的症状。腹痛的程度与发病的原因、炎症的轻重、身体素质等有关。化学性腹膜炎所致腹痛最剧烈，腹腔出血所致腹痛最轻。腹痛多由原发病变部位开始，逐渐扩散而延及全腹，但仍以原发病变部位较为显著。

（2）消化道症状　恶心、呕吐为较早出现的症状。早期为反射性呕吐，呕吐物为胃内容物，是腹膜受到刺激所致；晚期如呕吐物为黄绿色、含胆汁，甚至棕褐色粪水样，则提示麻痹性肠梗阻。

（3）感染中毒症状　患者可有高热、大汗、脉速、面色苍白、四肢厥冷、呼吸困难、血压下降、昏迷、脉细微弱等症状。

2. 体征

（1）视诊　腹部膨隆，腹式呼吸减弱或消失。腹胀加重是病情恶化的征象之一。

（2）触诊　腹膜刺激征是腹膜炎的标志性体征，即腹部压痛、反跳痛和腹肌紧张同时存在。弥漫性腹膜炎时，腹膜刺激征持续存在，尤以原发病灶部位最为显著。腹肌紧张程度与病因和患者全身情况有关，如血液性刺激时腹肌紧张度较轻；而化学性刺激（如胃液、胆汁）时则腹肌紧张明显，可呈木板样强直，临床上称为"板状腹"。幼儿、老人或极度衰弱的患者腹肌紧张不明显，易被忽视。

（3）叩诊　胃肠道穿孔时肝浊音界可能缩小或消失；腹腔内积液较多时，可有移动性浊音。

（4）听诊　听诊时肠鸣音可减弱，若出现肠麻痹则肠鸣音消失。

二、腹腔脓肿

腹腔脓肿是指脓液在腹腔内积聚，被肠曲、内脏、腹壁、网膜或肠系膜等包裹而成，临床多通过影像学确诊。最典型的特点是原有病情好转后又逐渐出现全身感染症状。常见有膈下脓肿、盆腔脓肿、肠间脓肿等。

1. 膈下脓肿　凡位于膈肌以下、横结肠及其系膜以上区域中的局限性积脓统称为膈下脓肿。临床表现为上腹部胀满不适或隐痛，可牵涉肩背部或后腰部，深呼吸和转动体位时加重，体温再度升高，呈弛张热，有胸膜反应，如咳嗽、胸痛、气短，膈肌受刺激时可有频繁呃逆；查体发现患侧上腹部或背部深压痛，叩击痛。

2. 盆腔脓肿　多由急性盆腔组织炎症未得到及时的治疗，化脓而形成盆腔脓肿。因盆腔腹膜吸收毒素能力小，炎症范围局限，故全身感染中毒症状轻。主要表现为直肠或膀胱刺激症状，如下腹部坠胀不适、里急后重、大便频而量少，有黏液便、尿频、尿急、甚至排尿困难等；直肠指检发现肛管括约肌松弛，直肠前壁饱满、触痛。

3. 肠间脓肿　脓液被肠管、肠系膜、网膜包裹，可形成单个或多个大小不等的脓肿。表现为腹部隐痛，很少能扪及包块，可伴有全身中毒症状。因炎症所致肠粘连，可出现腹痛、腹胀、呕吐等不完全性肠梗阻症状。

【辅助检查】

1. 实验室检查　血常规检查发现白细胞计数和中性粒细胞比例显著增高，但病情危重或机体抵抗力低下时，白细胞计数可不增高，仅有中性粒细胞比例增高，并有中毒颗粒。

2. 影像学检查

（1）X 线检查　腹部立位平片在肠麻痹时，可见小肠普遍胀气并有多个小液平面；在胃肠穿孔时多可见膈下游离气体。

（2）超声检查　可显示腹腔积液及原发病灶，如阑尾有无发炎、腹腔内有无脓肿等，另外也可在超声引导下腹腔穿刺抽液或腹腔灌洗帮助诊断。

（3）CT 检查　对诊断腹腔内实质性脏器病变和腹腔内渗液的评估帮助较大。如肝破裂、急性胰腺炎等。

3. 腹腔穿刺　腹腔穿刺液对某些诊断具有提示意义。如穿刺液内含有胃液、胆汁提示上消化道穿孔；急性阑尾炎穿孔为稀薄带有臭味的脓液；绞窄性肠梗阻肠坏死，可抽出血性有异臭的液体；急性重症胰腺炎可抽出血性液，而且胰淀粉酶含量高。另外，抽出液还可做涂片镜检及细菌培养。若腹腔内液体少于 100mL 时，腹腔穿刺往往抽不出液体，可注入一定量的生理盐水后再穿刺抽液。

4. 腹腔镜的应用 非典型腹膜炎诊断困难时，可考虑用腹腔镜协助诊断。必要时可处理腹腔病灶，清洗和引流腹腔。

5. 其他检查 直肠指检发现直肠前壁饱满、触痛，提示盆腔已有感染或形成脓肿。已婚女性患者可做经阴道检查或经阴道穹后部穿刺检查。

【诊断及鉴别诊断】

1. 诊断要点

（1）询问病史 患者有腹腔内脏器穿孔、破裂、炎症或手术污染等病史。

（2）临床表现 有腹痛、恶心、呕吐和高热等症状以及腹部压痛、反跳痛和腹肌紧张的典型体征。

（3）辅助检查 血常规检查有白细胞计数及中性粒细胞比例增高，腹部 X 线检查、超声检查、CT 检查以及腹腔镜等对诊断急性腹膜炎均有一定的价值。

2. 鉴别诊断

（1）急性胃肠炎 多有明确的致病因素，如不洁饮食史、服药史、酗酒或急性应激状态等。表现为腹部不适、疼痛甚至剧痛，可伴有恶心、呕吐、畏食及水样稀便等。腹部压痛较轻且部位不固定，有肠鸣音亢进，但无反跳痛和腹肌紧张。

（2）急性肠系膜淋巴结炎 儿童多见，先有上呼吸道感染史，先发热后腹痛；腹部压痛部位偏向内侧，压痛范围大而不固定，并可随体位变更。

【治疗】

原发性腹膜炎应针对革兰染色阴性球菌给予相应的抗生素治疗。继发性腹膜炎则可分非手术治疗和手术治疗，绝大多数需通过手术治疗。

1. 非手术治疗 对于病情较轻，或病程较长超过 24 小时，且腹部体征已减轻或有减轻趋势者，或伴有严重心肺等脏器疾患不能耐受手术者，可行非手术治疗。

（1）体位 一般取半卧位，鼓励患者经常活动双腿，不时改变受压部位，以防下肢静脉血栓形成和褥疮发生。休克患者取平卧位或头、躯干和下肢各抬高约 20°的体位。

（2）禁食、胃肠减压 胃肠道穿孔早期的患者必须绝对禁食、禁口服药物，并采用胃肠减压抽吸胃肠内积气、积液，以减轻腹胀，促进胃肠道恢复蠕动。

（3）补液、输血 通过补液纠正缺水、电解质失调和酸碱平衡失调，病情严重的应多输血浆、白蛋白，以补充因腹腔内渗出大量血浆引起的低蛋白血症和贫血，贫血严重者可输血。并补充热量和营养，在输入葡萄糖供给热量的同时也可根据病情输入氨基酸和脂肪乳。

（4）控制感染 继发性腹膜炎大多为混合性感染，在选择抗生素时，应考虑致病菌的种类，根据细菌培养及药敏结果选用抗生素。但抗生素治疗不能替代手术治疗。

（5）对症处理　已经确诊、治疗方案已确定及手术后的患者，可用哌替啶类止痛剂，而诊断不清或需进行观察的患者，暂不用止痛剂，以免掩盖病情。

2. 手术治疗

（1）适应证　①腹腔内原发病灶严重者，如坏疽性阑尾炎穿孔、绞窄性肠梗阻肠坏死等；②弥漫性腹膜炎较重而无局限趋势者；③患者一般情况较差，腹腔积液多，肠麻痹严重，或中毒症状明显，尤其是有休克者；④经保守治疗 6～12 小时后，症状、体征不缓解反而加重者。

（2）手术方法　①处理原发病，如坏疽性阑尾炎行阑尾切除术、肠破裂行肠修补术、胃十二指肠溃疡穿孔行胃大部切除术或穿孔修补术等；②清理腹腔，消除病因后，可用甲硝唑及生理盐水冲洗腹腔至清洁；③引流腹腔脓肿，在放置引流管时，须放在病灶附近及最低位，防止折曲，并且其腹腔内段需剪多个侧孔，大小应与引流管内径接近，必要时要放两根以上引流管。有条件者可行腹腔镜引流术。

（3）术后处理　危重患者，术后加强监护，继续禁食、胃肠减压、补液、应用抗生素和营养支持治疗，保证引流管通畅，选用有效的抗生素。待患者全身情况改善，临床感染消失后，可停用抗生素。一般待引流量小于每日 10mL、非脓性，也无发热、无腹胀等，表示腹膜炎已经控制，可拔除引流管。

项目三　胃及十二指肠溃疡急性穿孔

【学习目标】

1. 掌握胃及十二指肠溃疡急性穿孔临床表现。

2. 熟悉胃及十二指肠溃疡急性穿孔并发症及治疗。

3. 了解胃及十二指肠溃疡急性穿孔病因。

案例导入

李某，男性，38 岁，突发性上腹痛 1 小时。患者 1 小时前无明显诱因，突然出现上腹痛，为持续性疼痛，进行性加剧，发病后立即来院就诊。既往胃溃疡病史 5 年。体格检查：表情痛苦，被动体位。腹部膨隆，腹肌紧张，全腹部压痛、反跳痛，呈"板状腹"，叩诊呈鼓音，移动性浊音（－），肠鸣音减弱。辅助检查：腹部平片膈下见游离气体影。

问题：该患者的初步诊断是什么？还需要做什么辅助检查？应采取何种治疗措施？

胃及十二指肠溃疡急性穿孔是胃及十二指肠溃疡的严重并发症，是指溃疡穿透胃或十二指肠前壁，与腹腔沟通，胃与十二指肠内容物流入腹腔的病理现象。该病以突发性上腹部剧痛、明显的腹膜刺激征为特点。十二指肠溃疡穿孔男性患者较多，而胃溃疡穿孔则多见于老年妇女。

【病因与病理】

1.病因 对于胃及十二指肠溃疡患者，精神紧张、过度疲劳、饮食过量、应用免疫抑制剂或非甾体抗炎药等都是促成急性穿孔的危险因素。

2.病理 胃及十二指肠溃疡急性穿孔绝大多数只有一处穿孔，穿孔直径一般在 0.5cm 左右，十二指肠溃疡穿孔多发生在球部前壁，而胃溃疡穿孔多发生在胃小弯。穿孔发生后，酸性胃内容物溢入腹腔，引起化学性腹膜炎，经 6～8 小时后，转变为化脓性腹膜炎，甚至发生感染性休克。病原菌以大肠埃希菌、链球菌为多见。

【临床表现】

1.症状

（1）腹痛 胃及十二指肠溃疡急性穿孔多在夜间空腹或饱食后突然发生，以上腹部或右上腹部为著，疼痛呈刀割样或烧灼样，数小时波及全腹。

（2）消化道症状 多数患者出现恶心、呕吐等症状。早期为反射性的，后期为肠麻痹所致，可同时伴有腹胀、便秘等症状。

（3）感染中毒症状 如表情淡漠、面色苍白、发热、出汗、肢冷、脉速而弱、血压下降等，如病情进一步发展可出现感染性休克征象。

2.体征

（1）视诊 患者表情痛苦，强迫屈曲位，腹式呼吸减弱或消失。

（2）触诊 穿孔后全腹压痛、反跳痛、腹肌紧张呈"板样"强直，尤以右上腹部最为明显。

（3）叩诊 肝浊音界缩小或消失；腹腔内积液多时可出现移动性浊音。

（4）听诊 肠鸣音明显减弱或消失。

【辅助检查】

1. 实验室检查　血常规检查可见白细胞计数和中性粒细胞比例明显升高；血清淀粉酶轻度升高。

2. X 线检查　立位检查时，80% 的患者可见膈下新月状游离气体影。

3. 腹腔穿刺　可抽得混浊液体，呈酸性反应，内有胆汁或食物残渣。

【诊断及鉴别诊断】

1. 诊断要点

（1）询问病史　患者既往有消化性溃疡病史。

（2）临床表现　突发上腹部剧烈疼痛并迅速扩展为全腹疼痛且伴有腹膜刺激征等上消化道穿孔的特征性表现，特别是肝浊音界缩小或消失。

（3）辅助检查　X 线检查有膈下新月状游离气体影，腹腔穿刺可抽出胃内容物。

2. 鉴别诊断

（1）急性胰腺炎　①多有胆石症病史；②腹痛发作多自左上腹开始，放射至左肩、左腰背部，左上腹压痛往往比右侧明显，肌紧张程度也略轻；③血清、尿液和腹腔穿刺液淀粉酶明显升高；④X 线检查无膈下游离气体，CT、超声检查提示胰腺肿胀。

（2）急性阑尾炎穿孔　①阑尾炎穿孔一般症状较轻，体征局限于右下腹，无板状腹；②腹腔穿刺液内无胆汁或食物残渣；③X 线检查无膈下游离气体。

【治疗】

溃疡病穿孔的治疗有手术治疗和非手术治疗。一旦有手术指征者应尽快手术，若治疗延迟，尤其是超过 24 小时者，死亡率和并发症发生率明显增加。

1. 非手术治疗　对于一般情况良好，症状体征较轻的空腹小穿孔；穿孔超过 24 小时，腹膜炎已局限者；或是经水溶性造影剂行胃及十二指肠造影检查证实已封闭的患者可先行非手术治疗。非手术治疗不适用于伴有出血、幽门梗阻、疑有癌变等情况的穿孔患者。

（1）禁食、持续胃肠减压　减少胃肠内容物继续外漏，利于穿孔的闭合和腹膜炎消退。

（2）输液　通过输液维持水、电解质平衡并给予营养支持。

（3）全身应用抗生素控制感染　选择抗生素时，应考虑致病菌的种类。根据细菌培养的菌种及药敏结果选用抗生素是比较合理的。

（4）静脉给予 H_2 受体阻断剂或质子泵拮抗剂　如西咪替丁、奥美拉唑等药物能中和胃酸、缓解疼痛和促进溃疡愈合。

（5）中药　恢复期以大柴胡汤（双花、连翘、丹参、柴胡、黄芩、枳壳、白芍、甘草、大黄）加减。

2. 手术治疗　非手术治疗 6～8 小时后病情仍继续加重，应立即转行手术治疗。手术治疗目前仍为胃及十二指肠溃疡急性穿孔的主要疗法，根据患者情况结合手术条件可选择单纯穿孔修补术或胃大部切除术。

（1）单纯穿孔修补术　该方法的优点是操作简便，手术时间短，安全性高。适用于胃或十二指肠溃疡急性穿孔。通常采用开腹手术，穿孔处以丝线间断横向缝合，再用大网膜覆盖，或用网膜补片修补。若穿孔时间短，腹腔污染轻者可选择腹腔镜行大网膜覆盖穿孔修补术。单纯穿孔缝合术术后溃疡病仍需内科治疗，部分患者因溃疡未愈仍需行彻底性溃疡手术。

需要注意的是，对于所有的胃溃疡穿孔患者，需做活检或手术中快速病理检查，除外胃癌后方可进行修补。若为恶性病变，应行根治性手术。

（2）胃大部切除术　目前胃大部切除术在我国仍是治疗胃及十二指肠溃疡首选手术方式，优点是一次手术同时解决了穿孔和溃疡两个问题。适用于：①患者一般情况良好，胃及十二指肠溃疡穿孔在 8 小时内，或超过 8 小时，腹腔污染不严重；②慢性溃疡病特别是胃溃疡患者，曾行内科药物治疗，或药物治疗期间穿孔；③十二指肠溃疡穿孔修补术后再穿孔，有幽门梗阻、出血史者。

1）基本原则　①切除范围：胃的远侧的 2/3～3/4，包括胃体大部、整个胃窦部、幽门及十二指肠球部的近胃部分，解剖标志是从胃小弯胃左动脉第一降支的右侧到胃大弯胃网膜左动脉最下第一个垂直分支左侧的连线，按此连线大致可切除胃的 60%；②处理溃疡病灶：胃溃疡病灶应尽量予以切除，十二指肠溃疡病灶如无法切除则可改用溃疡旷置术；③吻合口位置与大小：胃肠吻合口可置于横结肠前或横结肠后，吻合口的大小以 3～4cm（2 横指）为宜；④近端空肠的长度：从 Treitz 韧带至吻合口近端的长度要求一般结肠前术式为 8～10cm，结肠后术式为 6～8cm。

2）手术方式　①毕（Billroth）Ⅰ式：此术式多用于胃溃疡，是在胃大部切除后将残胃与十二指肠吻合；②毕（Billroth）Ⅱ式：是在胃大部切除后，将十二指肠残端闭合，而将残胃与上端空肠端侧吻合；③胃空肠 Roux-en-Y 术式：远端胃大部切除后，将十二指肠残端关闭，在距十二指肠悬韧带 10～15cm 处切断空肠，残胃和远端空肠吻合，距此吻合口以下 45～60cm 处，空肠与空肠近侧断端吻合。

3. 术后并发症

（1）术后出血　包括胃肠道腔内出血和腹腔内出血。①胃肠道腔内出血：表现为手术后 24 小时内可从胃管抽出少许暗红色或咖啡色胃液，一般不超过 300mL，如 24 小时后仍未停止，多为术中止血不彻底造成，若术后 4～6 天发生出血，常为吻合口黏膜坏死脱落而致，处理时可通过内镜检查明确出血部位，给以喷洒止血粉、上血管夹等措施止血，若无效，应及时再次手术止血。②腹腔内出血：多为胃周围结扎血管或网膜血管结扎线松脱所致，表现为腹腔穿刺有不凝血为标志，处理时多可通过应用止血药、快速补液等措施缓解，否则也可再次手术止血。

（2）术后胃瘫　术后胃瘫以术后胃排空障碍为主要特征。患者拔除胃管后，出现上腹持续性饱胀、钝痛，并呕吐带有食物和胆汁的胃液。多数患者经保守治疗，如禁食、胃肠减压、营养支持、给予胃动力促进剂等能好转，辅助用药宜选用静脉滴注的制剂，如甲氧氯普胺和红霉素。红霉素用于治疗胃瘫的剂量是 1mg/kg，一日两次，静脉滴注。

（3）胃壁缺血坏死、吻合口破裂或瘘　因缝合处张力过大或吻合口缝合不当，也可能因严重贫血、低蛋白血症、组织水肿等而发生。缺血坏死多局限于小弯黏膜层，发生较早的吻合口破裂有明显腹膜炎，发生较晚则可形成局限性脓肿。处理时可先禁食、胃肠减压、抗感染等，并严密观察，必要时应再次手术。

（4）十二指肠残端破裂　原因与十二指肠残端处理不当或毕Ⅱ式输入袢梗阻有关。表现为突发性上腹部剧痛、发热、腹膜刺激征，腹腔穿刺可有胆汁样液体。一旦确诊应立即手术，术中尽量妥善关闭十二指肠残端，行十二指肠造瘘与腹腔引流。术后给予肠内或肠外营养支持，全身应用抗生素。

（5）术后肠梗阻

①输入袢梗阻：多见于毕Ⅱ式吻合，梗阻近端为十二指肠残端，是一种闭袢式梗阻，易发生肠绞窄。患者上腹部疼痛剧烈伴有非胆汁性呕吐，上腹部检查可扪及肿块。处理时先采用禁食、胃肠减压、营养支持等治疗，若无缓解，可行空肠输出、入袢间的侧侧吻合或改行 Roux-en-Y 型胃肠吻合解除梗阻。

②输出袢梗阻：多见于术后肠粘连或结肠后术式系膜压迫肠管所致。患者上腹部饱胀不适，严重时有胆汁性呕吐，钡餐检查可以明确梗阻部位。若非手术治疗无效，应手术解除病因。

③吻合口梗阻：原因为吻合口太小或胃肠壁内翻过多，表现为食后上腹饱胀、呕吐、呕吐物为食物，多无胆汁。若经保守治疗仍无改善，可手术解除梗阻。

（6）碱性反流性胃炎　常始于术后 1～2 年，因手术丧失幽门功能，胆汁反流入胃、破坏胃黏膜屏障所致。临床表现为典型三联征：①剑突下持续烧灼痛，食后加重，抗酸剂无效；②胆汁性呕吐；③体重减轻。胃镜检查示胃黏膜充血、水肿、糜烂、炎症、易出血；活检示慢性萎缩性胃炎。治疗可服用胃黏膜保护剂、胃动力药及胆汁酸结合药物考来烯胺（消胆胺）。症状严重者可行手术治疗，一般采用改行 Roux-en-Y 型胃肠吻合。

（7）倾倒综合征　胃大部切除术后，由于丧失了幽门功能，加上部分患者胃肠吻合口过大，导致胃排空过速所产生的一系列综合征，多见于毕Ⅱ式吻合。

①早期倾倒综合征：进食后半小时自觉剑突下不适、心悸、乏力、出汗、头晕、恶心、呕吐以致虚脱，并有腹部绞痛和腹泻等。非手术治疗为调整饮食，少食多餐、避免过甜的高渗食品，症状重时可用生长抑素治疗，手术治疗应慎重。

②晚期倾倒综合征：发生在进食后 2 ～ 4 小时，表现为头晕、面色苍白、出冷汗、乏力及脉搏细数。治疗时可以调整饮食，减缓碳水化合物的吸收，严重病例也可注射生长抑素。

（8）残胃癌　胃及十二指肠溃疡患者行胃大部切除术后 5 年以上，残余胃发生的原发癌称残胃癌。大多在手术后 20 ～ 25 年出现，表现为上腹疼痛不适、进食后饱胀、消瘦、贫血等症状，胃镜及活检可以确诊。一旦确诊应采用手术治疗。

项目四　急性阑尾炎

【学习目标】

1. 掌握急性阑尾炎临床表现。

2. 熟悉急性阑尾炎并发症及治疗。

3. 了解急性阑尾炎病因。

案例导入

患者，男性，23 岁，转移性右下腹痛 12 小时。12 小时前出现脐周隐痛不适，感恶心，未呕吐，无寒战，发热。在当地医院输液治疗，效果不佳，疼痛渐转移至右下腹，呈持续性胀痛，程度较前加剧，遂来院就诊。查体：腹平坦，右下腹压痛、反跳痛，局部肌紧张，未扪及异常包块，叩诊呈鼓音，移动性浊音阴性，肠鸣音约 4 次 / 分。

问题：该患者的初步诊断是什么？需要做哪些辅助检查？应采取何种治疗措施？

急性阑尾炎是常见的外科急腹症，是由多种原因引起的阑尾急性化脓性感染，以青壮年多见。转移性腹痛是急性阑尾炎最主要的症状，手术切除则是主要的治疗方法。尽管目前绝大多数患者能够通过早期手术收到良好的效果，但是仍有少数患者因病情复杂多变而延误诊断和治疗，出现严重的并发症，甚至造成死亡，因此仍应强调认真对待每一个病例，不可忽视。

【解剖概要】

阑尾位于右髂窝部，起于盲肠根部，附于盲肠后内侧壁，沿三条结肠带向顶端追踪可寻到阑尾基底部。阑尾尖端指向有六种类型（图 8-2）：①回肠前位，相当于 0 ～ 3 点位，尖端指向左上；②盆位，相当于 3 ～ 6 点位，尖端指向盆腔；③盲肠后位，相当于 9 ～ 12 点，在盲肠后方，尖端向上，位于腹膜后；④盲肠下位，相当于 6 ～ 9 点位，尖端向下；⑤盲肠外侧位，相当于 9 ～ 10 点，位于腹腔内，盲肠外侧；⑥回肠后位，相当于 0 ～ 3 点，但在回肠后方。

阑尾动脉系回结肠动脉的分支，是一无侧支的终末动脉，当血运障碍时，易导致阑尾坏死。阑尾静脉与阑尾动脉伴行，最终回流入门静脉。阑尾的淋巴管与系膜内血管伴行，引流到回结肠淋巴结。阑尾的神经由交感神经腹腔丛和内脏小神经传入，由于其传入的脊髓节段在第 10、11 胸节，所以当急性阑尾炎发病开始时，常表现为脐周的牵涉痛，属内脏性疼痛。

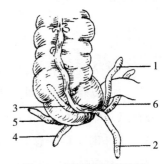

图 8-2　阑尾的解剖位置

阑尾是一个淋巴器官，参与 B 淋巴细胞的产生和成熟，起免疫监督作用。阑尾的淋巴组织在出生后 2 周就开始出现，12 ～ 20 岁时达高峰期，有 200 多个淋巴滤泡。以后逐渐减少，30 岁后滤泡明显减少，60 岁后完全消失。故切除成人的阑尾，无损于机体的免疫功能。

【病因】

1. 阑尾管腔梗阻　阑尾管腔梗阻是急性阑尾炎的最常见原因，淋巴滤泡的明显增生则是阑尾管腔梗阻的最常见原因。除此以外，粪石、异物、炎性狭窄、食物残渣、蛔虫、肿瘤等亦可引起。解剖因素如阑尾管腔细长、弯曲、盲管、蠕动缓慢等均可造成阑尾管腔梗阻，腔内压力增高，导致水肿而发生炎症。

2. 细菌感染　阑尾管腔发生梗阻后，细菌繁殖，产生内毒素和外毒素，损伤黏膜加重感染。阑尾壁间质压力升高，妨碍动脉血流，造成阑尾缺血，最终造成梗死和坏疽。致病菌多为革兰阴性杆菌和厌氧菌。

【病理】

1. 急性单纯性阑尾炎　属轻型阑尾炎或病变早期。病变局限于黏膜或黏膜下层。阑尾轻度肿胀，表面充血，附有少量纤维素性渗出物，腔内少量渗液。临床症状和体征均较轻。体温和白细胞总数轻度升高。

2. 急性化脓性阑尾炎 亦称急性蜂窝织炎性阑尾炎。病变扩展到肌层及浆膜层，阑尾肿胀明显，浆膜高度充血，表面附有纤维素性渗出物，腔内有积脓。临床症状和体征较重。体温和白细胞总数明显升高。

3. 坏疽性及穿孔性阑尾炎 病情进一步发展而致阑尾管壁坏死或部分坏死，呈紫色或黑色，可合并穿孔而引起弥漫性腹膜炎，穿孔部位多在阑尾根部和尖端。此期症状、体征明显加重。体温和白细胞总数显著升高。

4. 阑尾周围脓肿 急性阑尾炎化脓坏疽或穿孔后，可被大网膜和周围肠管包裹粘连形成阑尾周围脓肿。

【临床表现】

1. 症状

（1）腹痛 转移性右下腹痛是急性阑尾炎最主要的症状，70%～80%的患者具有这种特点，即腹痛开始部位多在中上腹或脐周围，呈阵发性，逐渐加重且移向脐部，数小时（6～8小时）后转移并局限在右下腹。部分病例发病开始即出现右下腹痛。不同类型的阑尾炎其腹痛性质也有差异：单纯性阑尾炎表现为轻度隐痛，化脓性阑尾炎呈阵发性胀痛和剧痛，坏疽性阑尾炎呈持续性剧烈腹痛，穿孔性阑尾炎腹痛可暂时减轻，但出现腹膜炎后，腹痛又会持续加剧。

（2）胃肠道症状 早期可有恶心、呕吐，但程度较轻，呕吐均发生在腹痛后。盆腔位阑尾炎，炎症刺激直肠和膀胱，可引起排便、里急后重症状。

（3）全身症状 早期一般无明显的全身症状，炎症重时出现发热、周身乏力、心率加快等中毒症状。单纯性阑尾炎，体温一般在37.5～38℃；化脓性阑尾炎、坏疽性阑尾炎合并穿孔后，体温在38.5～39℃以上；阑尾穿孔时体温更高。

2. 体征

（1）右下腹压痛 右下腹压痛是急性阑尾炎最主要和典型的体征，尤其当腹痛尚未转移至右下腹以前，压痛已固定在右下腹，这更具有诊断意义。压痛点通常位于麦氏点（McBurney点），该点是阑尾切除时手术切口的标记点。压痛的程度与病变的程度有关。

（2）腹膜刺激征 局部反跳痛与压痛具有同样重要的意义，提示炎症已波及壁层腹膜，见于化脓性、坏疽性或穿孔性阑尾炎，除上述体征外可以有腹肌紧张。但在小儿、老人、孕妇、肥胖、虚弱者或盲肠后位阑尾炎时腹膜刺激征可不明显。阑尾点压痛与反跳痛的同时存在对诊断阑尾炎比单个存在更有价值。

（3）右下腹包块 如体检发现右下腹饱满，有压痛性包块，边界不清，固定应考虑阑尾周围脓肿的诊断。

（4）其他体征　①结肠充气试验（Rovsing 征）：患者仰卧位，检查者先以右手压降结肠，再用左手反复按压其近侧，引起右下腹痛为阳性；②腰大肌试验（Psoas 征）：患者左侧卧位，右大腿向后过伸，引起右下腹痛者为阳性，表明阑尾位于腰大肌前方，盲肠后位或腹膜后位；③闭孔内肌试验（Obturator 征）：患者仰卧位，右髋、膝关节前屈并被动内旋，引起右下腹痛者为阳性，提示阑尾靠近闭孔内肌；④直肠指检：常在直肠右前方压痛，有盆腔脓肿时，可触及痛性包块；⑤阑尾穴压痛试验：该穴位在足三里下 2～4cm 处，左右侧穴位均可以出现压痛，但以右侧明显而多见。

3. 特殊类型阑尾炎　成年人急性阑尾炎临床表现典型，但若小儿、老年人及妊娠期妇女患急性阑尾炎则不甚一样，所以应倍加注意，确诊后均应尽早手术。

（1）小儿急性阑尾炎　发病率较成人低，且临床特点与成人不同。①小儿阑尾炎发病率低，发生炎症后极易穿孔且不易局限；②病情发展快，呕吐及发热常为首发症状；③小儿盲肠多不固定，右下腹压痛范围较大，故阑尾炎体征不明显、不典型。

（2）妊娠期急性阑尾炎　晚期妊娠妇女因阑尾位置发生上移，所以临床表现有其特别之处。①妊娠期炎症易于扩散，炎性阑尾容易发生坏死、穿孔；②右下腹痛不典型，随着子宫不断增大，腹痛可上移、向右侧或外侧偏移，甚至右腰部疼痛可能重于腹痛；③体征由典型逐渐演变为不典型，如压痛点可由右下腹转至右腰部或右侧腹部，局部反跳痛和腹肌紧张也可消失。

（3）老年人急性阑尾炎　①老年人因抵抗力低、阑尾壁薄、动脉硬化、大网膜萎缩等，发生阑尾炎后容易穿孔且炎症不易局限；②腹痛不明显，但病理改变却很重，体温和白细胞升高均不明显，容易误诊。

4. 急性阑尾炎并发症

（1）腹腔脓肿　若急性阑尾炎未及时治疗可出现腹腔脓肿，阑尾周围脓肿最常见，盆腔、膈下或肠间隙等部位也可形成脓肿。临床表现为麻痹性肠梗阻的腹胀症状、压痛性肿块和全身感染中毒症状等。超声和 CT 检查可协助定位诊断及治疗。

（2）内、外瘘形成　若阑尾周围脓肿治疗不及时，可向小肠或大肠内穿破，也可穿破膀胱、阴道或腹壁，形成各种内、外瘘。X 线钡剂检查或经外瘘置管造影可确诊并有助于选择相应的治疗方法。

（3）化脓性门静脉炎　急性阑尾炎时阑尾静脉中的感染性血栓，可沿肠系膜上静脉至门静脉，导致化脓性门静脉炎。临床表现为寒战、高热、黄疸、肝大及剑突下压痛等。

【辅助检查】

1. 实验室检查　血常规检查见白细胞计数升高到（10～20）×10^9/L，可发生核左移。尿液检查一般无阳性发现，如尿中出现少数红细胞，说明炎性阑尾与输尿管或膀胱相接近。生育期有闭经史的妇女，应测定血清人绒毛膜促性腺激素（β-HCG）以排除异位妊娠所致腹痛。

2. 影像学检查

（1）腹部平片检查　在无并发症的急性阑尾炎，腹部平片可能完全正常而无诊断意义，但在并发腹膜炎时，可见盲肠扩张和液-气平面，偶尔可见钙化的粪石。

（2）超声检查　可以发现肿大的阑尾或脓肿。

（3）螺旋 CT 检查　螺旋 CT 是诊断急性阑尾炎的金标准，尤其是在阑尾周围脓肿的诊断上非常有帮助。但是必须强调这些特殊检查在急性阑尾炎的诊断中并不是必需的，当诊断不肯定时可选择应用。

3. 腹腔镜检查　既可用于诊断阑尾炎，又能同时作阑尾切除，但因费用、技术等原因经常受到限制。对于难以鉴别诊断的阑尾炎，采用腹腔镜诊断并可以同时治疗具有明显的优势。

【诊断与鉴别诊断】

1. 诊断要点

（1）询问病史　具有右下腹痛病史。

（2）临床表现　①转移性右下腹痛；②右下腹固定而明显的局限性压痛点。

（3）辅助检查　①体温及白细胞计数升高；②超声检查、螺旋 CT 均可以发现肿大阑尾或脓肿；③腹腔镜检查可用于诊断和治疗阑尾炎。

2. 鉴别诊断　急性阑尾炎除与急性胃穿孔鉴别外，尚应与下列疾病鉴别。

（1）右侧输尿管结石　①多为突然发生的右下腹阵发性的绞痛，可向会阴部、大腿内侧或外生殖器放射；②尿液检查可以有多量红细胞；③超声检查或 X 线摄片可以发现结石阴影。

（2）异位妊娠破裂　①患者近期有停经史和不规则的阴道出血史，此次腹痛发生突然伴腹内出血，易发生休克；②检查时宫颈举痛，阴道穹后部穿刺能抽出不凝血。

（3）右侧肺炎　由于刺激第 10、11、12 肋间神经，可引起右下腹痛，但应先有上呼吸道感染史，如发热、咳嗽、咳痰、胸痛等症，肺部听诊可听及湿啰音，X 线检查表现为肺纹理增粗、增深或呈斑片状的致密影。

【治疗】

1. 非手术治疗　适用于单纯性阑尾炎及急性阑尾炎早期，患者不接受手术治疗或客观条件不允许，或伴存其他严重器质性疾病有手术禁忌者。

（1）抗生素　选择有效的抗生素治疗，目前常采用第二代头孢菌素或头孢噻肟；可加用甲硝唑。

（2）其他治疗 如选择中药大黄牡丹皮汤（大黄、牡丹皮桃仁冬瓜子芒硝）辨证加减，取足三里、阑尾（双侧）、天枢及阿是穴等针灸均有一定疗效。

2. 手术治疗 急性阑尾炎在诊断明确后绝大多数应及早于 24 小时内行阑尾切除术。

（1）手术原则 不同类型急性阑尾炎的手术方法不尽相同，如急性单纯性阑尾炎，行阑尾切除术，切口一期缝合；急性化脓性阑尾炎或坏疽性阑尾炎行阑尾切除术，腹腔如有脓液，应仔细清除；穿孔性阑尾炎切除阑尾，根据情况放置腹腔引流；阑尾周围脓肿应用抗生素治疗或同时联用中药治疗促使炎症消散，待 2～3 个月以后酌情施行阑尾切除术。有条件的医院，对于急性单纯性阑尾炎、急性化脓性阑尾炎、急性坏疽性或穿孔性阑尾炎，均可采用腹腔镜阑尾切除术。

（2）术后并发症 ①切口感染：术后最常见的并发症，在化脓性或穿孔性阑尾炎中多见，多发生在术后 2～3 天，也有在 2 周后才出现。主要表现为切口跳痛，局部红肿伴压痛，体温再度上升。应立即拆线，引流伤口，清除坏死组织，定期换药，或待伤口内肉芽新鲜时二期缝合。②出血：术后 24 小时内的出血为原发性出血，多因阑尾系膜止血不完善所致。主要表现为腹腔内出血的症状，如腹痛、腹胀、休克和贫血等，一旦发生，应立即输血补液，紧急再次止血。③粘连性肠梗阻：阑尾切除术后较常见的并发症，与局部炎症重、手术损伤、术后卧床等多种原因有关。一般先行综合的保守治疗，无效时手术治疗。④粪瘘：很少见。产生的原因有多种，如阑尾残端结扎线脱落等。主要表现为伤口感染久治不愈，并有粪便和气体溢出。可先行保守治疗，多数患者粪瘘可自行愈合。⑤阑尾残株炎：阑尾残端保留过长超过 1cm 时，或粪石残留可炎症复发，仍表现为阑尾炎症状。X 线钡剂灌肠检查对明确诊断有一定价值，症状较重时应再次手术切除阑尾残株。

项目五 肠梗阻

【学习目标】

1. 掌握肠梗阻临床表现。

2. 熟悉肠梗阻的诊断及治疗。

3. 了解肠梗阻的病因。

📖 案例导入

患者，男性，50岁，腹痛伴肛门停止排便、排气10小时。10小时前无明显诱因出现脐周疼痛，呈阵发性绞痛，觉腹胀，肛门停止排气、排便。5小时前于当地卫生室予输液治疗，腹痛无好转，腹胀较前加剧，今来院就诊。门诊拟"肠梗阻"收住院。查体：腹部隆起，未见胃肠型及蠕动波，右下腹部见长约5cm斜行手术瘢痕，腹软，脐周压痛，无反跳痛及肌紧张，腹部无包块扪及，叩呈鼓音，移动性浊音阴性，肠鸣音亢进，11～13次/分，可闻及气过水声。

问题：该患者的诊断是什么？需要做什么辅助检查？应采取何种治疗措施？

一、概述

肠梗阻是指肠腔内容物不能正常运行或顺利通过肠道，发病率仅次于急性阑尾炎和胆道疾病。临床病象复杂多变，发展迅速，若处理不及时，可危及生命。

【病因和分类】

1. 按肠梗阻原因分类

（1）机械性肠梗阻　最为常见。是由各种原因引起肠腔变狭小，致使肠内容物通过发生障碍。①肠腔堵塞，如大胆石、粪块、寄生虫、异物等；②肠壁病变，如肠套叠、炎症性狭窄、肿瘤、先天性肠道畸形等；③肠管受压，如腹腔内手术或炎症后产生的粘连带压迫或内疝形成、肠管扭转、受肿瘤压迫等。

（2）动力性肠梗阻　发病较上类为少。肠道本身无器质性病变，是由于神经反射或毒素刺激引起肠管麻痹或痉挛，以致肠内容物通过障碍。①麻痹性肠梗阻，多由急性弥漫性腹膜炎、腹部大手术、腹膜后血肿或感染引起的，临床较为常见；②痉挛性肠梗阻，可见于急性肠炎、肠道功能紊乱和慢性铅中毒患者，临床较为少见。

（3）血运性肠梗阻　由于肠系膜动脉或静脉栓塞或血栓形成，使肠管血运障碍，肠失去蠕动能力，肠腔虽无阻塞，但肠内容物停止运行，故也可纳入动力性肠梗阻中。但能迅速发生肠坏死，在处理上与肠麻痹截然不同。

（4）假性肠梗阻　与麻痹性肠梗阻不同，病因不明显，属慢性疾病，可能与遗传有关。临床表现为反复发作的肠梗阻症状，但十二指肠与结肠蠕动可能正常。治疗原则主要是非手术疗法，仅在并发穿孔、坏死等情况下进行手术处理。

2. 按肠壁有无血运障碍分类

（1）单纯性肠梗阻　仅肠内容物通过受阻，而肠管并无血运障碍。

（2）绞窄性肠梗阻　肠梗阻并伴有肠壁血运障碍者，可因肠系膜血管受压、血栓形成或栓塞等所致。绞窄性肠梗阻如不及时解除，则很快出现肠壁坏死、穿孔。

3. 按梗阻的部位分类

（1）高位肠梗阻　空肠上段梗阻。

（2）低位肠梗阻　回肠末段和结肠梗阻。

4. 其他分类方法　根据梗阻的程度可分为完全性和不完全性肠梗阻，根据发展过程的快慢可分为急性和慢性肠梗阻。若一段肠管两端均受压且不通畅者称闭袢性肠梗阻，易发生肠坏死和穿孔。

【病理】

1. 局部改变　不同类型的肠梗阻病理变化不完全一致。单纯机械性肠梗阻一旦发生，梗阻以上的肠管扩张，蠕动增强，而梗阻以下的肠管则瘪陷、空虚或仅存积少量粪便。扩张和瘪陷肠管交界处即为梗阻所在，对手术寻找梗阻部位至为重要。急性完全性肠梗阻时，肠管高度膨胀，肠壁变薄，腔内压不断升高，最终可出现静脉回流受阻，同时由于缺氧和毛细血管通透性增加，可导致肠壁水肿，肠腔和腹腔内渗出液增多。随着血运障碍的发展继而出现动脉血运受阻，最后肠管因缺血而坏死。

2. 全身改变　急性肠梗阻时，除了引起肠管本身的改变外，尚可引起全身改变。

（1）体液失衡　肠梗阻发生后，由于不能进食、频繁的呕吐和第三间隙液体积聚的增多等原因，使体液大量的丢失，造成严重的缺水，并导致电解质紊乱和酸碱失衡。如有肠绞窄存在，则可丢失大量血液。

（2）感染和中毒　梗阻以上的肠腔内细菌大量繁殖而产生多种强烈的毒素，同时由于肠壁的血运障碍和失去活力，肠道细菌移位，细菌和毒素渗透至腹腔或肠壁血管内引起严重的腹膜炎和中毒。

（3）休克　严重的缺水、血容量减少、电解质紊乱、酸碱平衡失调、细菌感染、中毒等均可引起休克。当肠壁坏死穿孔时，全身中毒尤为严重。

（4）呼吸和循环功能障碍　肠管膨胀，使腹内压增加，膈肌上升，腹式呼吸减弱，影响肺内气体交换，同时由于下腔静脉回流受阻，而致呼吸、循环功能障碍。

【临床表现】

1. 症状　肠梗阻共同表现为腹痛、呕吐、腹胀及肛门停止排便排气。概括起来可以用"痛""吐""胀""闭"表达。

（1）腹痛　腹痛是机械性肠梗阻最先出现的症状，呈阵发性绞痛，疼痛呈波浪式由轻而重，然后又减轻，缓解一段时间后再次发作。绞窄性肠梗阻为持续性腹痛伴有阵发性加剧；麻痹性肠梗阻多为持续性胀痛。

（2）呕吐　早期常为反射性呕吐，后期多为反流性。呕吐物的性质和量与梗阻的部位有关。高位肠梗阻时呕吐出现早而频繁，呕吐物主要为胃内容物；低位肠梗阻时，呕吐出现晚，呕吐物可以呈粪样。闭袢性肠梗阻虽容易发生绞窄，但呕吐并不严重。绞窄性肠梗阻的呕吐物呈血性或咖啡样。麻痹性肠梗阻时，呕吐常为溢出性。

（3）腹胀　腹胀发生在腹痛之后，其程度与梗阻部位和梗阻程度有关。如高位肠梗阻时，腹胀较轻；低位肠梗阻时，腹胀显著，遍及全腹，呈均匀性隆起。

结肠梗阻时，如果回盲瓣关闭良好，梗阻以上结肠可成闭袢，则腹周膨胀显著。腹部隆起不均匀对称，是肠扭转等闭袢性肠梗阻的特点。

（4）肛门停止排气排便　急性完全性肠梗阻者，患者多不再排气排便，但在梗阻早期，尤其是高位肠梗阻，因梗阻以下肠内尚残存的少量粪便和气体，仍可有少量的排气排便。但在肠套叠、肠系膜血管栓塞或血栓形成时，可自肛门排出血性黏液或果酱样便。

2. 体征

（1）腹部体征　①视诊：机械性肠梗阻，常可见到肠型和蠕动波；麻痹性肠梗阻腹部呈弥漫性膨隆，而肠扭转时腹部呈不对称隆起。除此之外，可见腹式呼吸减弱或消失。②触诊：单纯性肠梗阻可有轻度压痛，而无反跳痛和腹肌紧张；绞窄性肠梗阻可有明显腹部压痛、反跳痛和腹肌紧张。触及腹部包块对某些疾病诊断有重要意义，如触及条索状团块，可考虑蛔虫性肠梗阻；"腊肠样"包块多提示肠套叠；扪及痛性包块且有固定压痛和腹膜刺激征时应想到绞窄性肠梗阻。③叩诊：绞窄性肠梗阻渗液多时可有移动性浊音。④听诊：机械性肠梗阻时肠鸣音亢进，有气过水声或金属音；麻痹性肠梗阻时肠鸣音减弱或消失。

（2）直肠指诊　正常时直肠指诊是空虚的。如触及肿块，应考虑直肠肿瘤或低位肠腔外肿瘤；若指套染血，则可能为肠绞窄或肠系膜血管栓塞等。

【辅助检查】

1. 实验室检查　实验室检查对肠梗阻并无诊断意义，但有助于估计病情和术前准备。血液浓缩时，血红蛋白和红细胞比容明显升高；白细胞计数和中性粒细胞明显增加，多见于绞窄性肠梗阻。血气分析和血电解质、肌酐、尿素氮检测，可显示不同程度的酸碱失衡、电解质紊乱和肾功能情况。

2. 影像学检查　X线检查在肠梗阻的诊断中具有较大的价值。立位或侧卧位透视或摄片可见阶梯状的液平面及气胀肠袢，可提示肠梗阻，多出现于肠梗阻发生后4～6小时。

但无上述征象，也不能排除肠梗阻的可能。当怀疑肠套叠、乙状结肠扭转或结肠肿瘤时，可做钡灌肠或结肠镜检查以助诊断。

【诊断及鉴别诊断】

1. 诊断要点

（1）询问病史　某些病史有助于寻找病因。如腹部手术史提示有粘连性肠梗阻的可能；腹股沟疝可引起绞窄性肠梗阻；饱餐后运动或体力劳动出现肠梗阻应考虑肠扭转；心血管疾病，如心房纤颤、瓣膜置换术后应考虑肠系膜血管栓塞等。

（2）临床表现　①具有腹痛、呕吐、腹胀、肛门停止排气排便四大症状；②腹部可见肠型及蠕动波，触及条索状或"腊肠样"包块，肠鸣音亢进、减弱或消失等。

（3）辅助检查　腹部平片显示肠管扩张、有多个气液平面。钡灌肠及结肠镜有助于寻找肠梗阻病因。

2. 鉴别诊断　在急性肠梗阻确诊后，尚应对肠梗阻的类型进行鉴别。

（1）机械性与动力性肠梗阻　机械性肠梗阻具有典型的腹痛、呕吐、腹胀、肠鸣音亢进等；麻痹性肠梗阻是腹部持续腹胀，腹痛程度轻，肠鸣音减弱或消失，且多与腹腔感染、外伤等有关。腹部 X 线平片对鉴别两者甚有价值。

（2）单纯性与绞窄性肠梗阻　绞窄性肠梗阻严重程度明显甚于单纯性肠梗阻，可发生肠坏死、穿孔与腹膜炎，应及早确诊并手术治疗。有下列情况时提示绞窄性肠梗阻的可能：①发病急，开始即为持续性剧烈腹痛，或在阵发性加重之间仍有持续性疼痛；②病情发展迅速，早期出现休克，抗休克治疗后改善不显著；③有明显腹膜刺激征，体温上升、脉率增快、白细胞计数增高；④腹胀不对称，腹部有局部隆起或触及有压痛的肿块；⑤呕吐物、胃肠减压抽出液、肛门排出物为血性，或腹腔穿刺抽出血性液体；⑥腹部 X 线检查见孤立、突出胀大的肠袢、肠袢固定、假肿瘤状阴影；⑦经积极非手术治疗而症状、体征无明显改善。

（3）小肠梗阻与结肠梗阻　小肠梗阻较结肠梗阻临床常见。结肠梗阻以腹胀为主要症状，腹痛、呕吐、肠鸣音亢进均不及小肠梗阻明显，体检时发现腹部不对称的膨隆，钡灌肠检查或结肠镜检查能确诊。

（4）完全性肠梗阻与不完全性肠梗阻　完全性肠梗阻呕吐重，完全停止排便排气，X 线检查发现梗阻以上肠袢扩张充气明显，梗阻以下肠袢内无气体；不完全性肠梗阻呕吐与腹胀均较轻，X 线检查发现肠袢扩张充气都不明显，梗阻以下肠袢内可见气体。

【治疗】

肠梗阻的治疗原则是矫正因肠梗阻所引起的全身生理紊乱和解除梗阻。具体的治疗方法要根据肠梗阻的类型、部位和患者的全身情况而定。西医治疗主要包括基础疗法和解除梗阻；中医治疗则可辨证施治。

1. 基础疗法 不论采用非手术或手术治疗均需应用。

（1）胃肠减压 胃肠减压是治疗肠梗阻的重要方法。通过胃肠减压，不但能吸出胃内的液体和气体降低胃肠内的压力，减轻腹胀，还能减少肠腔内的细菌及毒素，改善局部和全身情况，又可根据病情通过胃管注入药物，避免服药引起的呕吐。现多采用鼻胃管（Levin 管）减压。

（2）液体疗法 液体疗法是治疗肠梗阻的重要一环。所补液体的量和性质应当根据病情而定，并结合血清钾、钠、氯和血气分析监测结果而定。

（3）防止感染 除早期单纯性肠梗阻外，均宜早期应用抗肠道细菌，包括抗厌氧菌的抗生素，特别是绞窄性肠梗阻以及手术治疗的患者。

（4）对症治疗 单纯性肠梗阻的患者可经过胃管注入液状石蜡或通便泻下的中药，疼痛剧烈的患者可应用镇痛、止痉的药物，但必须遵循外科急腹症治疗的用药原则。为减轻胃肠道的膨胀可给予生长抑素以减少肠肠液的分泌量。

在非手术治疗期间，若单纯性肠梗阻经过非手术治疗 24～48 小时后，梗阻的症状未能缓解或在观察治疗过程中症状加重或出现腹膜炎症状时，应及时手术治疗。

2. 解除梗阻 手术是解除肠梗阻的重要疗法，大多数情况下需要手术解决。手术的原则是在最短的手术时间内，以最简单的方法解除梗阻或恢复肠腔的通畅。

（1）适应证 绞窄性肠梗阻、肿瘤及先天性肠道畸形引起的肠梗阻，以及非手术治疗无效的患者，均应手术治疗。

（2）手术疗法 手术可归纳为以下四种：①消除梗阻原因：如粘连松解术、肠内异物切开取出术、肠套叠或肠扭转复位术等；②肠切除肠吻合术：如切除肠管肿瘤、炎症性狭窄或局部已经坏死失活的肠袢后行肠吻合术等；③短路手术：当梗阻原因既不能简单解除，又不能切除时，可作梗阻近端与远端肠袢的短路手术；④肠造口或肠外置术：主要适合于患者病情危重或局部病变所限不能耐受复杂手术者。

（3）非手术疗法 主要适用于单纯性肠梗阻（特别是不完全性）、麻痹性或痉挛性肠梗阻、蛔虫或粪块堵塞引起的肠梗阻、肠结核等炎症引起的不完全性肠梗阻、肠套叠早期等。除前述基础疗法外，还包括中医中药治疗、口服或胃肠道灌注生植物油、针刺疗法，以及根据不同病因采用低压空气或钡灌肠，经乙状结肠镜插管、颠簸疗法等各种复位方法。

二、粘连性肠梗阻

粘连性肠梗阻是肠粘连或腹腔内粘连带所致的肠梗阻，在肠梗阻中最常见。

【病因】

粘连性肠梗阻的直接原因是腹腔内粘连的存在，仅有粘连，梗阻并不一定就会发生，而肠功能紊乱、暴饮暴食、体位的突然改变往往是引起肠梗阻的诱因。临床上可分为先天性或后天性两种。

1. 先天性因素 少见。主要因发育异常或胎粪性腹膜炎所致。

2. 后天性因素 多见。常由于腹腔内手术、炎症、创伤、出血、异物等引起。手术后粘连是粘连性肠梗阻中最常见的病因。

【病理】

粘连性肠梗阻一般都发生在小肠，引起结肠梗阻者少见。粘连的产生是机体创伤、缺血、感染、异物所做出的炎症反应，肠粘连必须在一定的条件下才会引起肠梗阻。如因肠襻间紧密粘连成团或固定于腹壁，使肠腔变窄、肠管牵扯扭曲成角、粘连带压迫肠管（图8-3）、肠襻粘连带形成内疝或因肠襻以粘连处为支点发生扭转等。

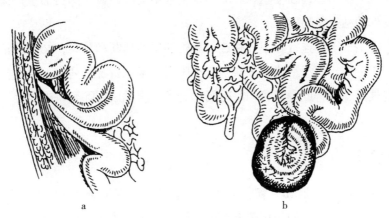

图8-3 粘连性肠梗阻
a. 粘连牵扯肠管成角　b. 粘连带压迫肠管

【临床表现】

急性粘连性肠梗阻主要是小肠机械性肠梗阻的表现。主要特点有：①多有腹腔手术、外伤或炎症史；②反复发作；③发作时可为不完全性或完全性梗阻。

粘连性肠梗阻多为单纯性梗阻，但部分患者长期无症状，若突然出现急性肠梗阻症状，腹痛较重，并有腹部局部压痛，甚至腹肌紧张者，即应考虑是粘连带等引起的绞窄性肠梗阻。

【辅助检查】

腹部平片显示肠管扩张、肠腔内有多个气液平面。

【诊断】

1. 询问病史 多有腹腔手术、创伤或感染的病史。
2. 临床表现 典型的机械性肠梗阻的表现。
3. 辅助检查 腹部 X 线检查可见多个液平面。

【治疗】

1. 非手术治疗 目前认为非手术治疗是粘连性肠梗阻的首选治疗方法。因多为单纯性肠梗阻，一般采用禁食、胃肠减压、输液、应用抗生素，必要时应用中医中药、口服或灌注生植物油、肥皂水灌肠等法多能解除梗阻。

2. 手术治疗

（1）适应证 ①粘连性肠梗阻如经非手术治疗不见好转甚至病情加重；②绞窄性肠梗阻；③反复发作的粘连性肠梗阻。

（2）手术方法 ①粘连带和小片粘连可施行简单的切断和分离；②广泛粘连但并未引起梗阻的肠管不分离，广泛粘连而屡次引起梗阻者，采用折叠排列术；③若一组肠管紧密粘连成团引起梗阻，可将此段肠管切除行肠吻合术，若无法切除则将梗阻近、远端肠管行侧侧吻合。

三、肠扭转

肠扭转是指一段肠袢沿其系膜长轴旋转而造成的闭袢型肠梗阻，是肠梗阻中病情凶险、发展迅速的一类。常见的肠扭转有部分小肠、全部小肠和乙状结肠扭转。肠扭转以顺时针方向旋转多见，扭转程度轻者在 360° 以下，严重的可达 2～3 圈。由于系膜血管受压而使肠壁坏死，所以肠扭转多属于绞窄性肠梗阻。

【病因】

1. 解剖因素 肠袢过长而其系膜根部缩窄是引起肠扭转的解剖基础。
2. 物理因素 肠内容物骤增、乙状结肠内积存干粪便过多等是肠扭转发病的潜在因素。
3. 动力因素 肠管蠕动异常、体位的突然改变等使肠袢产生不同步的运动，使已有轴心固定位置且有一定重量的肠袢发生扭转。

【临床表现】

1. 小肠扭转（图 8-4） ①多见于青壮年，常在饱食后立即进行剧烈活动时发病；②表现为突然发作的脐周剧烈绞痛，常为持续性疼痛伴阵发性加重，可放射到腰背部，呕吐频繁，腹胀不显著或者某一部位特别明显，有时可扪及压痛的扩张肠袢，严重者有明显的腹膜刺激征、移动性浊音、肠鸣音消失。

2. 乙状结肠扭转（图 8-5） ①多见于男性老年人，常有便秘习惯，或以往有多次腹痛发作经排便、排气后缓解的病史；②临床表现主要为腹部持续胀痛，左腹部为著，呕吐一般不明显，可见肠型，腹部压痛及肌紧张不明显，叩之鼓音，如做盐水低压灌肠，灌入量往往不足 500mL 便不能再灌入。

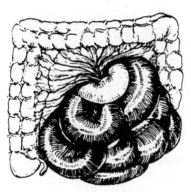

图 8-4　全小肠扭转

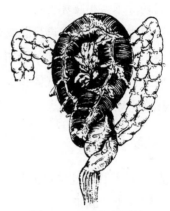

图 8-5　乙状结肠扭转

【辅助检查】

影像学检查具有诊断意义。

1. 小肠扭转 腹部 X 线检查呈绞窄性肠梗阻的表现，有时可见空肠和回肠换位，或排列成多种形态的小跨度蜷曲肠袢等特有的征象。

2. 乙状结肠扭转 腹部 X 线平片显示马蹄状巨大的双腔充气肠袢，圆顶向上；立位可见两个液平面。钡剂灌肠 X 线检查见扭转部位钡剂受阻，钡影尖端呈"鸟嘴"形。

【诊断】

1. 询问病史 小肠扭转青壮年多见，有饱食后立即进行剧烈活动病史；乙状结肠扭转多见于男性老年人，常有便秘病史。

2. 临床表现 小肠扭转表现为突然发作的脐周剧烈绞痛，腹胀不显著或者某一部位特别明显；乙状结肠扭转腹部持续胀痛，左腹部为著，如做盐水低压灌肠，灌入量往往不足 500mL。

3. 辅助检查 X线检查可以协助诊断。

【治疗】

肠扭转是一种严重的机械性肠梗阻，可在短期时间内发生肠绞窄、坏死，一般应及时手术治疗，仅少数患者可先试行非手术疗法。

1. 手术治疗

（1）扭转复位术 将扭转的肠袢按其扭转的相反方向回转复位。复位后若肠系膜血运恢复良好，肠管未失去生机，则尚需预防复发。如为移动性盲肠引起的盲肠扭转，可将其固定于侧腹壁；过长的乙状结肠可将其平行折叠，固定于降结肠内侧，也可行二期手术将过长的乙状结肠切除吻合。

（2）肠切除术 小肠坏死可行一期肠切除后肠吻合术，乙状结肠坏死一般切除坏死肠段后行肠造口术，二期手术再行肠吻合术。

2. 非手术治疗 早期乙状结肠扭转，可在乙状结肠镜明视下，将肛管插过扭转部位以上扩张肠管进行减压，如有气体及粪便排出，症状迅速好转，可望肠管自行复位。但应用该法，必须在严密的观察下进行，一旦怀疑有肠绞窄，必须及时改行手术治疗。

四、肠套叠

一段肠管套入其相连的肠管腔内称为肠套叠。本病多发生于2岁以内的男性健壮儿童，偶尔也可发生于成年人。

【病因】

肠套叠可分为急性肠套叠与慢性肠套叠两类。

1. 急性肠套叠 绝大多数发生于婴幼儿。一般认为与小儿肠功能紊乱有关，如多发生在哺乳幼儿开始添加副食品或断乳之后。

2. 慢性肠套叠 多见于成人。常继发于肠道器质性病变，如肠道息肉、肠肿瘤等，使肠功能紊乱所致。

肠套叠多数为近端肠管套入远端肠管。按照肠套叠部位不同，肠套叠可分为回盲部肠套叠（回肠套入结肠）、小肠套叠（小肠套入小肠）与结肠套叠（结肠套入结肠）等类型。临床上最多见的是回肠末端套入结肠（图8-6）。肠套叠发生后，不仅造成肠腔梗阻，而且使套入肠管出现血运障碍，从而

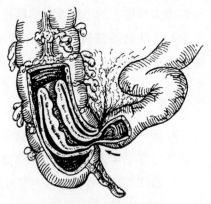

图8-6 回盲部肠套叠

发生肠坏死，故肠套叠属绞窄性肠梗阻。

【临床表现】

1.急性肠套叠 以腹痛、呕吐、排黏液血便及腹部包块四大特点为主要表现。

（1）腹痛 表现为突然发作的剧烈的阵发性腹痛。发作时病儿哭闹不安、面色苍白、出汗，可持续数分钟，间歇期又安静如常，也可表现为精神萎靡。

（2）呕吐 早期呕吐较频繁，呕吐物为胃内容物。病儿常拒乳或拒食。后期发展为完全性肠梗阻时，呕吐物可为带有臭味的粪样物。

（3）黏液血便 起病4～12小时后即可排出果酱样黏液血便，直肠指诊指套上可染有血迹。

（4）腹部包块 病儿入睡时于腹部可扪及"腊肠样"肿块，表面光滑、质地较软，稍可活动。腹痛发作时，肿块明显，肠鸣音亢进，右下腹有"空虚感"。

2.慢性肠套叠 多呈反复发作的不完全性肠梗阻。表现为阵发性腹痛发作，症状较轻，便血较少见，常伴有可消散的腹部痛性包块。套叠肠管可自行复位而症状消失。

【辅助检查】

急性肠套叠行空气或钡剂灌肠X线检查，可见空气或钡剂在结肠受阻，阻端钡剂呈"杯口状"阴影，甚至呈"弹簧状"阴影。而慢性肠套叠钡剂灌肠或纤维结肠镜检查可发现套叠部位或肠道病变存在。

【诊断】

1.急性肠套叠 2岁以内的小儿多发；有腹痛、呕吐、排黏液血便及腹部包块四大特点；空气或钡剂灌肠检查可协助确诊。

2.慢性肠套叠 多见于成人；有反复发作的不完全性肠梗阻，症状较轻；钡剂灌肠或纤维结肠镜检查可发现病变所在。

【治疗】

1.急性肠套叠

（1）低压灌肠或钡剂灌肠 疗效可达90%以上。一般空气压力先用60mmHg左右，经肛管灌入结肠内，在X线透视下明确诊断后，继续加压至80mmHg左右，直至套叠复位，一旦复位即有大量气体和粪便喷射而出，病儿情况好转安静入睡。

（2）推拿按摩 病儿仰卧，术者双手掌涂上滑石粉，轻而有力地紧贴腹壁按摩。先按顺时针或逆时针方向进行短时间按摩，然后按病儿自觉舒服乐于接受的方向继续进行。如疼痛反而加剧，应立即改变推拿方向。

（3）颠簸疗法　病儿取膝肘卧位，充分暴露腰部，术者双手掌轻托腹部两侧，由上至下或左右震荡，震度由小渐大，以病儿能忍受为度，每次进行 5 ～ 10 分钟，根据病情可反复应用。

（4）手术治疗　①适应证：空气或钡灌肠复位失败或复位后出现腹膜刺激征及全身情况恶化者；病期已超过 48 小时，疑有肠坏死者；反复多次发作的复发性肠套叠；②手术方法：根据肠套叠的性质可选择手术复位、肠切除吻合术等。

2. 慢性肠套叠　因多继发于肠道器质性疾病，故以手术治疗为主。对无坏死的肠套叠，先行手术复位后，检查如无器质性病变，可将复位后肠段靠拢缝合固定或固定在侧腹壁；如套叠肠段有器质性病变，或已发生坏死者，应行肠切除做肠吻合术。

五、肠蛔虫堵塞

肠堵塞是指由于蛔虫团、胆石、粪便或其他异物等堵塞肠腔。肠蛔虫堵塞则是指因蛔虫结聚成团并引起局部肠管痉挛而致的肠腔堵塞。该病多是一种单纯性机械性肠梗阻，最多见于儿童，农村发病率较高。

【病因】

驱虫治疗不当常为诱因，较多见蛔虫缠绕成团而致肠腔堵塞。蛔虫团堵塞肠腔后，分泌毒素，刺激肠管而引起痉挛，故可引起阵发性腹痛和呕吐等症状。少数可因蛔虫团过大而引起肠壁坏死穿孔，大量蛔虫进入腹腔后可引起腹膜炎。

【临床表现】

主要表现为脐周阵发性腹痛和呕吐。堵塞的部位常见于回肠，梗阻多为不完全性，一般腹胀不显著，也无腹肌紧张，腹部检查常可扪及可以变形、变位的条索状团块，并且可能随肠管收缩而变硬，肠鸣音可亢进或正常，体温多正常。

【辅助检查】

1. 实验室检查　白细胞计数多正常。

2. X 线检查　腹部 X 线平片偶见小肠充气或有液平面，有时可见到肠腔内成团的虫体阴影。

【诊断】

1. 询问病史　多有驱虫治疗不当的诱因，有便蛔虫或吐蛔虫病史。

2. 临床表现 脐周阵发性腹痛和呕吐，腹胀不显著；无腹肌紧张，常可扪及可以变形、变位的条索状团块，肠鸣音亢进或正常，体温多正常。

3. 辅助检查 腹部 X 线平片偶见小肠充气或有液平面，或见到肠腔内成团的虫体阴影。

【治疗】

1. 非手术治疗 目前认为是治疗单纯性蛔虫堵塞的首选方法。除采用禁食、输液外，可口服生植物油，也可口服枸橼酸哌嗪等驱虫；腹痛剧烈，可用解痉剂，或配以针刺、腹部轻柔按摩等。症状缓解后驱虫治疗。

2. 手术治疗

（1）适应证 ①经非手术治疗无效；②并发肠扭转；③出现腹膜刺激征。

（2）手术方法 肠壁切开取虫术。需尽量取尽且术后应继续驱虫治疗。

项目六 肠系膜血管缺血性疾病

【学习目标】

1. 掌握肠系膜血管缺血性疾病临床表现。
2. 熟悉肠系膜血管缺血性疾病的诊断及治疗。
3. 了解肠系膜血管缺血性疾病的病因。

肠系膜血管缺血性疾病是一组疾病的总称，是由多种原因引起的肠系膜上动脉和肠系膜上静脉因缺血性病变导致肠壁缺血坏死和肠管运动功能障碍的一种临床综合征。通常分为四种类型：肠系膜上动脉栓塞、肠系膜上动脉血栓形成、肠系膜上静脉血栓形成和非肠系膜血管阻塞性缺血。

【病因与病理】

1. 病因

（1）肠系膜上动脉栓塞 由于栓子的栓塞所致。栓子多来自心脏，如心肌梗死后的壁栓、心瓣膜病、心房纤颤、心内膜炎或瓣膜置换术后等。

（2）肠系膜上动脉血栓形成 大多在动脉硬化性阻塞或狭窄的基础上发生，充血性心力衰竭、心肌梗死、失水、大手术后引起血容量骤减等则常为其诱因。

（3）肠系膜上静脉血栓形成　多继发于一些疾病，最常见的是血液凝血病，如真性红细胞增多症、抗凝血酶Ⅲ缺乏、C蛋白缺乏等，而腹腔感染、门静脉高压症、高凝状态、外伤或手术造成血管损伤等均为其诱因。

（4）非肠系膜血管阻塞性缺血　起病多与低血容量性休克、充血性心力衰竭、急性心肌梗死、血管收缩剂和洋地黄中毒等有关。

2. 病理

（1）肠系膜上动脉栓塞和肠系膜上动脉血栓形成　不论是栓塞或血栓形成，均可使肠系膜上动脉血供减少而引起肠壁缺血、水肿、渗出增加，若持续时间过长，则可导致肠管坏死，肠腔内细菌繁殖，产生毒素引起休克。

（2）肠系膜上静脉血栓形成　静脉血栓通常累及肠系膜静脉的分支并造成肠壁节段性缺血，也出现水肿、充血、渗出增加，甚至肠坏死，但发展速度较动脉栓塞缓慢。

（3）非肠系膜血管阻塞性缺血　病理表现与急性肠系膜上动脉栓塞相似，但病变更广泛，可累及整个结肠与小肠，肠黏膜有广泛出血性坏死伴溃疡形成，黏膜下层血管内有大量红细胞沉积。

【临床表现】

根据肠系膜血管阻塞的性质、部位、范围和发生的缓急，临床表现各有差别。

1. 肠系膜上动脉栓塞

（1）症状　突然发生剧烈的腹部绞痛是最初的症状，难以用一般药物缓解，腹痛可以弥漫全腹，也可以局限于脐旁、上腹、右下腹或耻骨上区。多数患者伴有恶心、呕吐，呕吐物呈血性。

（2）体征　"症征不称"是肠系膜上动脉栓塞的典型特点。腹部检查发现腹部平坦、柔软，可有轻度压痛，肠鸣音活跃或正常。随着肠坏死和腹膜炎的发展，腹胀渐趋明显，肠鸣音消失，出现腹部压痛、腹肌紧张等腹膜刺激征。

2. 肠系膜上动脉血栓形成　和肠系膜上动脉栓塞的临床表现大致相仿。常先有慢性肠系膜上动脉缺血的征象，如饱餐后腹痛，患者不敢进食而日渐消瘦，并伴有慢性腹泻等肠道吸收不良的症状。当血栓形成突然引起急性完全性血管阻塞时，则表现与肠系膜上动脉栓塞相似。

3. 肠系膜上静脉血栓形成　症状发展较慢，多有腹部不适、便秘或腹泻等前驱症状。数日至数周后可突然出现剧烈腹痛、持续性呕吐，但呕血和便血更为多见，腹胀和腹部压痛，肠鸣音减弱。腹腔穿刺可抽出血性液体。

4. 非肠系膜血管阻塞性缺血　临床表现亦与急性肠系膜上动脉栓塞相似，唯过程较缓慢，腹痛剧烈且逐渐加重，待出现肠坏死则有严重腹痛、呕血或血便。

【辅助检查】

1. 实验室检查　血常规检查可表现血液浓缩，白细胞计数升高，常达 $20 \times 10^9/L$ 以上。血清乳酸脱氢酶（LDH）、碱性磷酸酶（AKP）、肌酸肌酶（CK）等升高。

2. 影像学检查

（1）腹部超声检查　多普勒彩色超声检查，可根据血流方向及速度，判断有无栓塞及栓塞的部位，但肠梗阻时，肠管扩张可干扰诊断正确性。

（2）血管造影　选择性肠系膜上动脉造影不仅能协助诊断，还可以鉴别是动脉栓塞、血栓形成或血管痉挛。尤其对于非肠系膜血管阻塞性缺血更有诊断价值，造影显示动脉近端正常，而远侧分支变细而光滑。

（3）计算机体层成像　多排 CT 血管成像及磁共振血管成像（CTA 及 MRA）不仅可以观察到肠系膜血管情况，还可反映肠管、腹腔内脏器、周围组织的变化。

【诊断及鉴别诊断】

1. 诊断要点

（1）询问病史　能为诊断疾病提供依据，如心肌梗死后的壁栓、心瓣膜病、心房纤颤等栓子脱落可供诊断肠系膜上动脉栓塞；动脉硬化性阻塞或狭窄可为诊断肠系膜上动脉血栓形成提供依据等。

（2）临床表现　肠系膜上动脉栓塞腹痛程度剧烈且一般止痛药物难以缓解，肠系膜上动脉血栓形成患者因不敢进食而日渐消瘦；肠系膜上静脉血栓形成呕血和便血更为多见；非肠系膜血管阻塞性缺血临床表现过程缓慢，且无肠系膜动、静脉血流受阻证据。

（3）辅助检查　影像学检查，如腹部超声、血管造影、计算机体层成像等能协助诊断栓塞的性质、程度及部位。

2. 鉴别诊断　肠系膜血管缺血性疾病需与其他一些急腹症相鉴别，如胃十二指肠溃疡急性穿孔、急性胰腺炎、肠扭转、肠套叠、卵巢囊肿扭转、急性阑尾炎等。

【治疗】

1. 非手术治疗

（1）去除病因　积极地消除病因，如治疗心瓣膜病、心房纤颤、动脉硬化、真性红细胞增多症、低血容量性休克、充血性心力衰竭、急性心肌梗死、洋地黄中毒等。

（2）药物治疗　经选择性肠系膜上动脉造影后已经确诊的患者，可经动脉导管灌注溶栓剂，如尿激酶、链激酶以溶解栓子，也可给以罂粟碱、妥拉唑啉等血管扩张药。

2. 手术治疗 根据病因选择适当的手术，如肠系膜上动脉栓塞可行取栓术；血栓形成则可行血栓内膜切除术或肠系膜上动脉 – 腹主动脉"搭桥"手术。如已有肠坏死者应行肠部分切除术，一期肠吻合术或肠断端外置造口术。术后施行抗凝治疗及应用抗生素预防感染。

项目七　胆石病

【学习目标】

1. 掌握胆囊结石、肝内外胆管结石的临床表现、诊断和治疗原则。

2. 熟悉胆石症的病因、病理。

3. 具备对常见胆道疾病诊断的能力，能结合病史、临床表现和相应的辅助检查对胆道疾病做出正确的判断，同时给予正确的处理。

胆石病是发生在胆囊和胆管的结石。按结石部位分为胆囊结石、肝外胆管结石和肝内胆管结石。本病是常见病、多发病，随着人民生活水平的提高，我国胆石病的发病特点发生了明显变化。我国西北地区和大中城市中胆囊结石的发病率较高，西南部、沿海地区及广大农村人口中肝内胆管结石的发病率较高。女性与男性的发病比例约 3∶1，其中胆固醇结石与胆色素结石比例约 3.4∶1。

胆石病按结石所含成分分为胆固醇结石、胆色素结石和混合性结石（图 8-7）。①胆固醇类结石：主要存在于胆囊内，包括纯胆固醇结石和混合性结石，后者组成成分以胆固醇为主，含量占 80% 以上，呈白黄、灰黄或黄色，形状和大小不一，多呈圆形或椭圆形，质硬表面多光滑，剖面呈放射性条纹状，X 线检查多不显影。②胆色素类结石：分为胆色素钙结石和黑色素石。胆色素钙结石以胆色素为主要成分，内混有钙等金属离子，主要发生在胆管内，松软不成形的胆色素结石，形似泥沙，又称泥沙样结石；胆色素结石呈棕色或褐色，形状大小不一，质松软，易碎、一般为多发。黑色素石不含细菌，质较硬，由不溶性的黑色胆色素多聚体、各种钙盐和黏液糖蛋白组成，几乎均发生于胆囊内。③混合结石以胆红素、胆固醇、钙盐等多种成分组成，60% 在胆囊内，40% 在胆管内，剖面中心呈放射状、外周为层状，含钙多的 X 线可显影。

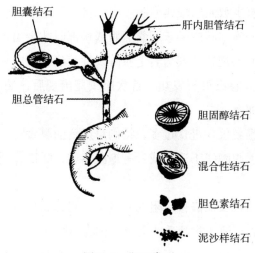

图 8-7　胆石类型

一、胆囊结石

胆囊结石是胆管系统中最常见疾病，占全部胆石病总数的半数左右，主要为胆固醇结石，也有以胆固醇为主的混合性结石或黑色素结石。主要见于成年人，发病率在 40 岁后随年龄增长而增高，女性多见，尤以经产妇和服用避孕药者为常见。

【病因】

胆囊结石的成因复杂，是综合性因素所致。目前认为基本因素是胆汁的成分和理化性质发生了改变，导致了胆汁中的胆固醇呈过饱和状态，易于沉淀析出和结晶而形成结石。另外，胆囊结石患者的胆汁中可能存在一种促成核因子，可分泌大量的黏液糖蛋白促使成核和结石形成。此外胆囊收缩能力减低，胆囊内胆汁淤积也有利于结石形成。

【病理】

胆囊结石梗阻，使胆囊内容物不能充分排出，造成急性胆囊炎，演变后可化脓、坏疽、穿孔导致腹膜炎；结石反复刺激胆囊壁后，纤维组织增生，囊壁增厚，可引起慢性胆囊炎，也可引起胆囊积液或积脓；结石进入胆总管，可引起急性胆管炎、急性胰腺炎等系列并发症。

【临床表现】

大多数胆囊结石患者可无明显症状，而在其他检查、手术或尸体解剖时被偶然发现，称为静止性胆囊结石。胆囊结石患者的症状取决于结石的大小、部位、有无梗阻和炎症，以及胆囊的功能等。只有少数人出现典型胆绞痛症状，其他常表现为急性或慢性胆囊炎。

1. 胆绞痛 只有当胆囊结石嵌顿于胆囊壶腹或颈部时才会出现，多在饱餐、进油腻饮食后或睡眠中改变体位时出现，表现为右上腹阵发性绞痛，可向右肩胛部和背部放射，多伴有恶心、呕吐，如合并感染可有发热。首次胆绞痛出现后，约70%患者1年内会再次发作，且发作频度会增加。

2. 上腹隐痛 多数患者仅在进食过多，特别是进食油腻食物、工作紧张或休息不好时容易出现，上腹部或右上腹隐痛不适，或者有饱胀不适、呃逆、嗳气等症状，常被误诊为"胃病"。

3. 胆囊积液 胆囊结石长期嵌顿或阻塞胆囊管，胆囊黏膜吸收胆汁中的胆色素，并分泌黏液性物质，导致胆囊积液，积液透明无色，称为白胆汁。

4. 其他 极少数发生黄疸；小结石通过胆囊管进入胆总管，形成胆总管结石；进入胆总管的结石引起胆源性胰腺炎；结石压迫引起胆囊炎症慢性穿孔，引起胆囊十二指肠瘘或胆囊结肠瘘，较大的结石通过瘘管进入肠道，偶尔引起肠梗阻称为胆石性肠梗阻；结石和炎症的长期刺激可诱发胆囊癌。

5. Mirizzi 综合征 胆囊管或胆囊颈结石嵌顿引起胆总管狭窄，临床上出现胆管炎、梗阻性黄疸和肝功能损害为特征的综合征。

6. 体征 患者极少出现黄疸，即使黄疸也较轻。主要表现为右上腹或上腹部压痛、反跳痛和肌紧张，Murphy 征阳性。若出现胆囊积液或积脓时，可在右上腹触到肿大的胆囊；如胆囊穿孔则表现为腹膜炎体征。

【辅助检查】

1. 超声检查 胆囊结石首选检查方法，胆囊内可发现1个或多个团块状强回声，后伴声影，可随体位变化而移动。

2. CT、MRI 检查 虽也可显示胆囊结石，但价格昂贵，不宜常规采用。

【诊断及鉴别诊断】

1. 诊断要点 ①进食油腻食物后容易诱发腹痛发作；②右上腹阵发性绞痛并且向右肩胛部和背部放射，Murphy 征阳性等；③超声检查、CT 检查等可有助于确诊。

2. 鉴别诊断

（1）急性胰腺炎 常于酒后或饱餐后突然出现剧烈腹痛，腹痛一般呈持续性，可有进行性加重，腹痛部位一般位于上腹呈束带状并向腰背部放射。血、尿淀粉酶的测定和胰腺CT 是确诊急性胰腺炎最为敏感的方法。

（2）消化性溃疡穿孔 多数患者既往有胃病或溃疡病史，近期症状加重，突然发作的剧烈腹痛，初起时多位于上腹部，随后迅速蔓延至全腹。腹部检查有明显的腹膜刺激征，叩诊肝浊音界缩小或消失。腹部 X 线平片示膈下游离气体可协助诊断。

（3）尿路结石　主要症状是疼痛和血尿，膀胱结石典型症状为排尿突然中断，疼痛放射至远端尿道，伴排脓困难及膀胱刺激征，泌尿系 X 线平片及 B 超可提供诊断依据。

【治疗】

1. 手术治疗　对于有症状和（或）并发症的胆囊结石，应及时行胆囊切除术。手术时机最好在急性发作后缓解期为宜。对于无症状的胆囊结石，一般认为不需立即行胆囊切除，只需观察和随诊。

（1）适应证　①伴有胆囊息肉＞1cm；②结石数量多，直径超过≥2～3cm；③胆囊壁钙化或瓷性胆囊；④胆囊壁增厚≥3mm，即伴有慢性胆囊炎；⑤合并糖尿病和心肺功能不全的；⑥发现胆囊结石 10 年以上。

（2）手术方法　腹腔镜胆囊切除是治疗胆囊结石的首选方法，病情复杂或没有腹腔镜条件时可做小切口胆囊切除。

2. 非手术治疗

（1）基础疗法　给予流质饮食，呕吐剧烈者应禁食；静脉补液，纠正缺水和代谢性酸中毒；补充维生素；一般不用抗生素，出现胆囊积液或积脓时，则应用抗生素。

（2）碎石疗法　体外震波碎石（ESWL）是治疗胆囊胆固醇结石的一项新技术。主要适用于有临床症状、胆囊管通畅、胆囊内胆固醇结石直径不超过 3cm，而且胆囊收缩功能良好者。应用该法治疗后，部分患者可发生急性胆囊炎或出现胆绞痛。

二、肝外胆管结石

肝外胆管结石来源可分为原发性和继发性两种。原发性结石指在胆管内形成的结石，原发性肝外胆管结石多位于胆总管下端，主要为棕色胆色素类结石；继发性胆管结石是指胆囊内结石排至胆总管者，主要为胆固醇类结石或黑色素结石。

【病因】

本病发生的原因比较复杂，主要与胆道感染、胆汁淤滞和胆道寄生虫等有关，其中胆道感染是形成结石的首要因素。

1. 胆道感染　主要致病菌为大肠埃希菌、厌氧菌。进入胆道的细菌可使胆汁变为酸性，使胆固醇容易沉淀，同时因为大肠埃希菌感染而产生大量的 β－葡萄糖醛酸酶，将结合性胆红素水解成为非结合性胆红素，易聚结析出与钙结合形成胆红素钙，促发胆色素结石形成。

2. 胆汁淤滞　由于胆道梗阻，胆汁排空受限，胆汁淤滞变稠，故易形成结石。

3. 胆道寄生虫　肠道蛔虫或华支睾吸虫进入胆道后，其虫体或虫卵多是结石形成的核心。

【病理】

肝外胆管结石指发生于左、右肝管汇合部以下的胆管结石。结石嵌顿时引起胆道梗阻，继发感染时可导致急性梗阻性化脓性胆管炎，梗阻并感染可引起肝细胞损害，甚至发生肝细胞坏死及形成胆源性肝脓肿、胆汁性肝硬化，甚至长期刺激胆管而诱发癌变。

【临床表现】

1. 症状　取决于有无感染及梗阻。平时一般可无症状，但当胆管结石合并急性胆管炎时，则出现典型的 Charcot 三联征：腹痛、寒战高热和黄疸。

（1）腹痛　多发生于进食油腻食物和体位改变后，常位于剑突下或右上腹，呈阵发性绞痛，或持续性疼痛伴阵发性加剧，并向右肩背部放射，常伴有恶心、呕吐，这是结石嵌顿引起胆总管平滑肌或 Oddi 括约肌痉挛所致。

（2）寒战高热　约 2/3 的患者在胆管梗阻继发感染后可出现寒战高热，体温可达 39～40℃，多表现为弛张热。

（3）黄疸　胆管梗阻后出现黄疸是胆汁淤积性黄疸。如梗阻为部分或间歇性，黄疸程度较轻且呈波动性；完全性梗阻则黄疸明显，且呈进行性加深；出现黄疸时，常伴有尿色变深，粪色变浅，完全梗阻时则可出现白陶土样大便。随着黄疸加深，患者可出现皮肤瘙痒。

2. 体征　平日无发作时可无阳性体征，或仅有剑突下和右上腹部可深压痛。如合并肝内胆管炎时，可有不同程度的腹膜炎征象，主要在右上腹，严重时也可出现弥漫性腹膜刺激征，并有肝区叩击痛。胆囊或可触及，有触痛。

【辅助检查】

1. 实验室检查　当合并胆管炎时，实验室检查结果改变明显，如血白细胞计数和中性粒细胞升高；血清总胆红素及结合胆红素增高，碱性磷酸酶和血清转氨酶均增高；尿中胆红素升高，尿胆原降低或消失，粪中尿胆原减少。

2. 影像学检查　B 超检查能明确结石大小和部位，故一般首选超声检查；如合并梗阻，可发现内、外胆管扩张，胆总管远端的结石可因肥胖或肠气干扰而观察不清，但应用内镜超声（EUS）检查则不受影响，对胆总管远端结石的诊断有重要价值。此外还可行磁共振胆胰管造影（MRCP）、内镜逆行胰胆管造影（ERCP）、经皮肝穿刺胆管造影（PTC）、CT 等检查。

【诊断及鉴别诊断】

1. 诊断要点 ①有胆道感染、胆道蛔虫等病史；②有 Charcot 三联征的临床表现；③超声检查发现胆管内结石及胆管扩张影像，必要时加行 MRCP、ERCP、PTC、EUS、CT 等检查。

2. 鉴别诊断

（1）**肠梗阻** 患者一般有腹部手术、外伤、肿瘤、腹膜炎或肠道炎症等相关病史。以腹痛、腹胀、呕吐、肛门停止排气排便四大症状为主，腹部体征以可见胃肠型蠕动波，以肠鸣音亢进或消失等典型体征。立位腹部 X 线平片可见阶梯状的液平面及气胀肠袢。

（2）**急性胰腺炎** 临床以急性上腹痛、发热、恶心、呕吐和血尿淀粉酶升高等为特点，结合腹部 CT 检查可鉴别诊断。

（3）**肾、输尿管结石** 临床表现与活动有关的疼痛和血尿，尤其是典型的肾绞痛，应考虑肾或输尿管结石。B 超能显示结石的特殊声影可提供鉴别诊断的依据。

【治疗】

1. 非手术治疗 也可作为手术前的准备治疗。

（1）**基础疗法** ①营养支持：给予低脂、高糖、高维生素易消化的饮食，禁食患者应加强营养支持和补充维生素；②静脉补液、维持水电解质和酸碱平衡；③预防和控制感染，根据敏感细菌选择有效的抗生素；④对症处理：如腹胀明显者考虑胃肠减压，有凝血机制障碍者加用维生素 K，腹痛者加解痉药物、护肝药物等。

（2）**中药治疗** 下列情况可考虑应用中药治疗：①肝内、外胆管泥沙样结石，或块状结石直径 1cm 左右；②肝内广泛小结石，手术难以取尽者；③手术前、后用以排出泥沙样结石或小结石。

2. 手术治疗 目前肝外胆管结石的治疗仍以手术治疗为主，手术应遵循"取尽结石、去除结石和感染的病灶、解除胆道狭窄并保持胆汁引流通畅，防止结石复发"的原则，争取在胆道感染控制后行择期手术治疗。手术时机和手术方法根据病情和术中探查发现来决定。

（1）**胆总管切开取石、T 管引流术** 可采用开腹手术或腹腔镜手术。适用于单纯胆管结石，胆管上、下端通畅，胆管无狭窄或其他病变者。有条件者可采用术中胆道造影，术中超声或纤维胆道镜检查以避免结石残留。

放置 T 管注意事项：①观察 T 管引流胆汁量和性状，应平均每天 200 ～ 300mL，较澄清。若量过多，表示胆总管下端有梗阻；量过少，可能因为 T 管阻塞或肝功能衰竭所致。②手术后 10 ～ 14 天，可先行经 T 管造影，如无异常发现，造影 24 小时后可夹闭 T

管 24 ～ 48 小时，无症状可予拔管。③造影后开放 T 管引流 24 小时以上。④拔管时切忌使用暴力，以免撕裂胆管及瘘管。⑤对长期使用激素，低蛋白血症及营养不良，老年人或一般情况差者，应延迟拔管时间。⑥如造影发现结石残留，则需保留 T 管 6 周以上，待窦道形成坚固后，再拔除 T 管，经窦道行纤维胆道镜取石。

（2）胆肠吻合术　亦称胆汁内引流术。近年来已经认识到胆肠吻合术废弃了 Oddi 括约肌的功能，因此使用已逐渐减少。此法仅适用于：①胆总管远端炎症狭窄造成的梗阻无法解除，胆总管扩张；②胆胰汇合部异常，胰液直接流入胆管；③胆管因病变部分切除而无法再吻合。

（3）腹腔镜、胆道镜取石术　随着微创设备的高速发展，胆管结石的患者如存在下列情况，也可行腹腔镜、胆道镜手术。包括：①胆总管结石直径 ≤ 2.0cm；②结石导致梗阻性黄疸或急性梗阻性胆管炎；③基础状态差，不能耐受开腹手术的患者。

三、肝内胆管结石

肝内胆管结石是指左右肝管汇合部以上的结石，几乎都是胆色素结石，多原发于肝内胆管系统，也可分布于某一肝叶或肝段胆管内。好发部位是左肝外叶及右肝后叶。

【病因】

肝内胆管结石形成与肝外胆管结石相同，其原因亦与肝内感染、胆汁淤滞、胆道蛔虫、胆管解剖变异及营养不良等因素有关。

【病理】

肝内胆管结石引起肝内胆管炎症，反复炎症导致狭窄，狭窄部位以上的胆管扩张，或成囊状，结石长时间堵塞肝段、肝叶胆管，使得该区域细胞坏死、纤维增生、肝组织萎缩。长期胆管结石或炎症的刺激，可发生胆管癌。

【临床表现】

1.症状　临床症状和体征多不具特异性，合并肝外胆管结石时，临床表现与肝外胆管结石相似；未合并肝外胆管结石者，常有肝区和胸背部持续性胀痛不适，影响睡眠。若合并感染可出现寒战高热和腹痛，甚至出现急性梗阻性化脓性胆管炎表现；若反复发作胆管炎，可形成胆源性肝脓肿，较大的脓肿穿破膈肌和肺则可形成胆管支气管瘘，咳出黄色味苦的胆汁样痰液。对病史较长，近期内频繁发作胆管炎，伴进行性黄疸，持续性腹痛，感染难以控制，腹部肿物，腹壁瘘管流出黏液样液，以及消瘦等症状者，特别是年龄在 50 岁以上者，应怀疑合并肝胆管癌的可能。

2. 体征 主要表现为肝不对称性肿大，肝区有压痛及叩击痛；合并感染和并发症时，则出现相应的体征。

【辅助检查】

1. 实验室检查 无症状早期肝内胆管结石患者，实验室检查如血常规和肝功能等指标可无明显异常。合并胆管炎时，外周血白细胞总数和中性粒细胞比值可显著升高。肝功能检查常见：胆红素、血清谷氨酰转移酶、血清碱性磷酸酶、丙氨酸氨基转移酶和天冬氨酸氨基转移酶升高。糖链抗原（CA19-9）或 CEA 明显升高应高度怀疑癌变。

2. 影像学检查

（1）超声检查 超声检查是诊断肝内胆管结石首选方法，可提示肝内胆管结石大小、形状及分布等，以及可评估有无合并肝内胆管扩张及扩张程度，有无继发肝萎缩等。

（2）CT 和 MRI 检查 可显示高密度肝内胆管结石影，增强扫描也能清晰地显示肝内胆管狭窄病变情况。其准确度高于超声检查，但价格较昂贵。

（3）经皮肝穿刺胆管造影（PTC） 能够更加清楚地显示肝内外胆管扩张、狭窄及结石分布情况。在大医院能得到广泛应用，目前尚未能在基层医院广泛开展。

（4）磁共振胆胰管成像（MRCP） 敏感性、特异性和准确性均高达 90% 以上，能提供肝内外胆道完整的影像，而且不受梗阻因素的影响。但检查费用昂贵，基层医院无法开展。

【诊断及鉴别诊断】

1. 诊断要点 ①有肝内感染、胆汁淤滞、胆道蛔虫等病史；②临床表现颇不典型，间歇期仅有右上腹持续不适或隐痛，急性发作期有畏寒发热和胀痛，晚期可出现门静脉高压的表现；③超声检查及 CT、MRI、PTC 等检查对确定诊断和指导治疗有重要意义。

2. 鉴别诊断

（1）肝炎 由肝炎病毒引起的传染病，病前有与肝炎患者密切接触史，或到过病毒性肝炎流行区，或半年内接受过输血及血制品治疗等。主要表现为食欲减退、恶心、厌油、疲乏、巩膜黄染、肝大、肝区疼痛及肝功能异常等表现。肝穿刺病理检查对诊断有较大价值。

（2）胃炎 具有上腹部饱胀不适、疼痛和消化不良等症状。胃镜及活体组织检查可帮助确诊。当胃镜检查结果与病理组织学检查有误差时，应以病理检查为依据。

【治疗】

1. 非手术治疗 尽管促进胆道结石排出的药物对肝内胆管结石有一定的作用，但目前对于有临床症状的患者，仍主张积极采取外科手术治疗。

2. 手术治疗　治疗原则是彻底清除结石、去除病灶、解除狭窄、通畅引流、预防复发。其中解除狭窄是手术治疗的关键。

（1）肝叶切除术　规则肝叶或肝段切除是治疗肝内胆管结石最有效方法之一。既能取出肝内结石，又能解决肝内胆管狭窄，还能治愈性切除相应的肝脏毁损性病变，同时减少了术中出血量及并发症发生率，能保证良好的治疗效果。

（2）高位胆管切开取石术　解剖肝门，在较高位置显露肝内胆管至 1 ～ 2 级肝管，直视下切开矫正肝胆管狭窄及取出结石。

（3）腹腔镜手术　运用腹腔镜肝切除治疗肝内胆管结石疗效良好，具有术后痛苦少、术中出血少、恢复快、住院时间短等优势，其近期疗效优于开腹手术。目前适应证为：①区域性的肝胆管结石病；②肝内病灶纤维化萎缩，合并有胆管狭窄，且无法取净结石，病灶相对局限于左叶或右叶下段，尤以左叶最适宜；③无须肝门部胆管整形或胆肠吻合。

（4）纤维胆道镜的应用　纤维胆道镜能显著降低术后残余结石的发生率，能在直视下观察结石的位置、大小、数量、性状及与周围组织的关系，决定肝切除的范围；并了解狭窄的部位、原因、程度、类型，能直接进入二级甚至是明显扩张的三级以上胆管，降低术中对胆道及胆管的损伤。

项目八　胆道感染

【学习目标】

1. 掌握急性胆囊炎、急性梗阻性化脓性胆管炎的临床表现、诊断和治疗原则。
2. 熟悉胆管炎的病因、病理。
3. 了解常见胆道疾病诊断，能结合病史、临床表现和相应的辅助检查对胆道疾病做出正确的判断，同时给予正确的处理。

胆道感染是常见的外科急腹症，按发病部位可分为胆囊炎和胆管炎两类，按发病急缓和病程经过又可分为急性、亚急性和慢性炎症 3 种。胆道感染和胆石病常互为因果关系，如胆石病可引起胆道梗阻，导致胆汁淤滞，细菌繁殖，而致胆道感染；胆道感染的反复发作又是胆石形成的重要致病因素和促发因素。

一、急性胆囊炎

急性胆囊炎是指胆囊管梗阻和细菌感染引起的炎症，是一种常见的外科急腹症，发病率次于急性阑尾炎。约95%的患者合并有胆囊结石，称结石性胆囊炎；5%的患者未合并胆囊结石，称非结石性胆囊炎。

【病因】

1. 胆囊管阻塞 胆囊结石是胆囊管阻塞最常见的原因，其他因素为胆囊管扭转、狭窄和蛔虫堵塞等。

2. 细菌感染 多为继发性感染，通过胆道逆行感染，或经血行、淋巴途径形成感染。致病菌主要是革兰阴性杆菌，其中以大肠杆菌最常见，其他有克雷白菌、粪肠球菌、铜绿假单胞菌等。常合并厌氧菌感染。有报告称幽门螺杆菌（HP）也可引起胆道感染。

3. 创伤、化学刺激 部分发生于严重创伤、烧伤或手术后，也有的发生于脓毒症、结节性多发性动脉炎、多次输血和分娩后及恶性肿瘤压迫胆囊管所致梗阻，称为急性非结石性胆囊炎。

【病理】

1. 急性单纯性胆囊炎 急性胆囊炎初期，胆囊肿大，腔内压力升高，胆囊黏膜层充血、水肿、渗出。

2. 急性化脓性胆囊炎 炎症累及胆囊壁全层，出现囊壁炎性增厚，血管扩张，甚至浆膜面也有纤维素和脓性渗出物。

3. 急性坏疽性胆囊炎 胆囊内压力继续上升，胆囊极度膨胀，压迫胆囊壁致血运障碍，继而缺血坏疽。坏疽胆囊常发生穿孔，可致胆汁性腹膜炎。穿孔部位多在胆囊底部或颈部。

【临床表现】

1. 症状

（1）腹痛 急性发作主要是上腹部疼痛，开始时为上腹部胀痛不适，逐渐发展至阵发性绞痛，疼痛向右肩部、右肩胛部和背部放射。夜间发作常见，饱餐、进食油腻食物后常诱发发病。

（2）消化道症状 出现腹胀、恶心、呕吐、厌食及便秘等。

（3）全身症状 患者常有轻度至中度发热，通常无寒战，可有畏寒。当合并感染化脓时可出现高热，体温可达40℃，出现寒战高热表明病变严重。如胆囊坏死穿孔后可出现弥漫性腹膜炎。

2. 体征　右上腹饱满，右上腹有不同程度的压痛、反跳痛和腹肌紧张，Murphy 阳性，有时可在右上腹触到肿大的胆囊并有触痛，很少出现黄疸或仅有轻度黄疸；若黄疸较重且持续，可能提示胆总管结石并梗阻。部分患者可表现为 Mirizzi 综合征，即反复发作的胆囊炎、胆管炎及梗阻性黄疸。

【辅助检查】

1. 实验室检查　多数患者血白细胞总数及中性粒细胞比例增高。血清丙氨酸转移酶、碱性磷酸酶升高，约 1/2 的患者血清总胆红素升高，1/3 的患者血清淀粉酶升高。

2. 影像学检查

（1）超声检查　常为首选诊断方法，可显示胆囊增大，囊壁增厚＞ 4mm（正常胆囊壁＜ 2mm），甚至有"双边征"，部分患者可探及胆囊内结石影像。

（2）CT、MRI 及 ^{99m}Tc-EHID 检查

CT 检查：不做常规检查，主要表现，胆囊增大，直径＞ 5cm，胆囊壁弥漫性增厚超过 3mm，增厚的胆囊壁常呈分层状强化，内层强化明显且强化时间长，外层为无强化的组织水肿层；炎症渗出，胆囊周围脂肪密度增高并可有液体潴留；胆囊坏死、穿孔，可见胆囊壁连续性中断，胆囊窝可见含有液平面的脓肿。

MRI 检查：胆囊增大，壁增厚。胆囊壁因水肿出现 T1WI 低信号，T2WI 高信号。胆囊内的胆汁含水量增加，T1WI 呈低信号，T2WI 高信号。

^{99m}Tc-EHID 检查：急性胆囊炎由于胆囊管梗阻，胆囊不显影，其敏感性几乎达 100%。

【诊断及鉴别诊断】

1. 诊断要点　①曾有胆囊疾病的表现，常在饱餐、进食油腻食物后或在夜间发病；②右上腹剧烈绞痛，可向右肩部、右肩胛部和背部放射；Murphy 征阳性等。③血常规检查：有白细胞总数及中性粒细胞比例增高，超声检查可协助诊断。

2. 鉴别诊断

（1）急性胰腺炎　患者发病前多有饮酒或暴饮暴食、胆道结石史，临床以急性上腹痛、发热、恶心、呕吐和血尿淀粉酶升高等为特点。胰腺增强 CT 扫描显示胰腺弥漫性肿大的背景上出现质地不均、液化和蜂窝状低密度区。

（2）肝癌破裂　可有乙型肝炎、肝硬化病史，肝区疼痛，可放射至右肩或右背部，具有典型的腹膜炎症状和体征及皮肤巩膜黄染。B 超发现肝脏有单个实性占位，结合血清甲胎蛋白（AFP）测定有助于提高肝癌的确诊率。

（3）急性阑尾炎　典型的转移性右下腹疼痛伴恶心呕吐的病史，阑尾炎最重要的体征是固定的右下腹麦氏点附近肌紧张、压痛、反跳痛。大多数急性阑尾炎患者的白细胞计数和中性粒细胞比例增高，B 超检查可发现肿大的阑尾。

【治疗】

急性结石性胆囊炎最终需采用手术治疗，原则上应争取择期手术。

1. 非手术治疗　大多数患者经非手术治疗后，病情能够控制，待以后行择期手术。

（1）适应证　①发病时间短，无全身中毒症状，局部体征轻者；②发病时间超过 72 小时，症状开始减轻，体征逐渐局限者。

（2）治疗方法　既可用于治疗，又可作为术前准备。①禁食或进流质，必要时行胃肠减压；②使用维生素 K、解痉止痛药物如阿托品、消旋山莨菪碱等，但不宜单独使用吗啡止痛药；③输液、纠正水、电解质及酸碱失衡，加强全身支持疗法；④选用对革兰阴性细菌、革兰阳性细菌及厌氧菌均有作用的广谱抗生素或联合用药；⑤中药治疗，可用柴胡汤（柴胡、黄芩、半夏、木香、郁金、生大黄）加减。

2. 手术治疗　对于年老体弱的高危患者，应争取在患者情况处于最佳状态时行择期手术，以求安全、简单、有效。

（1）适应证　①发病在 48 ～ 72 小时者；②经非手术治疗无效且病情恶化者；③有胆囊穿孔、弥漫性腹膜炎、急性化脓性胆管炎、急性坏死性胰腺炎等并发症者。

（2）手术方法　①胆囊切除术：首选腹腔镜胆囊切除术，其他还有传统的开腹手术；②部分胆囊切除术：如估计游离胆囊困难或出血者，可保留胆囊床部分胆囊壁，用物理或化学方法破坏该处的黏膜，胆囊其余部分切除；③胆囊造口术：对高危患者或解剖关系不清者，应选用胆囊造口术作为减压引流，3 个月后病情稳定后再行胆囊切除；④超声或 CT 引导下经皮经肝胆囊穿刺引流术（PTGD）：适用于病情危重又不宜手术的化脓性胆囊炎患者。

二、急性梗阻性化脓性胆管炎

急性梗阻性化脓性胆管炎（AOSC），又称急性重症胆管炎（ACST），是由细菌感染引起的胆道系统的急性炎症，男女发病率接近，青壮年多见。大多数患者有胆道疾病发作史和胆道手术史。本病发病急骤，病情危重，常伴感染性休克。

【病因】

急性梗阻性化脓性胆管炎是急性胆管梗阻和严重的胆道感染所致，是胆道感染疾病中的严重类型。

1. 急性胆管梗阻　在我国，肝内外胆管结石是最常见的梗阻因素，其次为胆道寄生虫和胆管狭窄。在国外，恶性肿瘤、胆道良性病变、原发性硬化性胆管炎等也较常见。近年来，胆肠吻合口狭窄，经 T 管造影或 PTC 术后亦可引起。

2. 严重的胆道感染　致病菌主要为革兰阴性杆菌和厌氧菌，其中以大肠埃希菌、克雷白菌最常见。细菌入侵途径，大都为胆道逆行感染，亦可经血行、淋巴入侵。

【病理】

胆管完全性梗阻和胆管内化脓性感染是本病的病理改变基础。梗阻部位可在肝外和（或）肝内胆管。梗阻可致细菌进入血液循环，引起全身化脓性感染，大量的细菌产生毒素常并发败血症、胆源性肝脓肿、感染性休克及多器官功能障碍综合征（MODS）。

【临床表现】

1. Reynolds 五联征　即除具备一般胆道感染的 Charcot 三联征（腹痛、寒战高热、黄疸）外，还可出现休克、中枢神经系统受抑制表现，如嗜睡、昏睡、神志淡漠、昏迷、全身发绀、低血压性等，并发多器官功能不全综合征，严重者可在短期内死亡。

2. AOSC 分级标准　①Ⅰ级：单纯急性梗阻性化脓性胆管炎，其病变多为局限性，临床表现以毒血症为主，没有并发休克症状；②Ⅱ级：并发感染性休克症状，脓毒症、菌血症的发生率明显升高；③Ⅲ级：伴有胆源性肝脓肿，并发顽固性脓毒症、菌血症，或者休克等临床症状，内环境紊乱，并且较难对其进行处理；④Ⅳ级：严重的感染，以及多器官衰竭。

【辅助检查】

1. 实验室检查　血白细胞计数明显升高，可达 20×10^9/L 以上，中性粒细胞升高，胞内可出现中毒颗粒。血小板计数降低，最低可达（$10 \sim 20$）$\times 10^9$/L 表示预后严重；凝血酶原时间延长，肝功能有不同程度损害。动脉血气分析 PaO_2 下降、血氧饱和度降低。患者血培养有细菌生长。尿中常有蛋白及管型，尿胆红素试验阳性。

2. 影像学检查　超声检查最为实用，对诊断胆道梗阻部位和病变的性质及肝内外胆管扩张情况均有帮助。如患者情况允许，必要时可行 CT、MRCP 等检查。

【诊断及鉴别诊断】

1. 诊断要点　①患者有胆道疾病发作史和胆道手术史；②雷诺（Reynold）Reynolds 五联征表现；③有上述实验室及影像学检查的阳性结果。

对于不具备典型雷诺（Reynold）五联征者，当其体温持续在 39℃ 以上，脉搏 ＞ 120

次 / 分、白细胞＞ $20×10^9$/L、血小板降低，即应考虑急性梗阻性化脓性胆管炎。

2. 鉴别诊断

（1）消化性溃疡穿孔　多数患者既往有胃病或溃疡病史，近期症状加重，突然发作的剧烈腹痛，初起时多位于上腹部，随后迅速蔓延至全腹。腹部检查有明显的腹膜刺激征，叩诊肝浊音界缩小或消失。腹部 X 线平片示膈下游离气体可协助诊断。

（2）急性重型肝炎　发病多有重叠感染、机体免疫状况、妊娠、过度疲劳、精神刺激、饮酒、应用肝损伤药物、合并细菌感染等诱因。临床上多以急性黄疸型肝炎起病，病情发展迅猛，出现精神、神经症状，表现为嗜睡、性格改变、烦躁不安、昏迷等症状。体格检查可见扑翼样震颤及病理反射，血氨升高，肝臭，急性肾衰竭（肝肾综合征）应考虑本病的诊断。

【治疗】

治疗原则是紧急手术解除胆道梗阻并引流，及早而有效地降低胆管内压力。临床经验证实，只有解除胆管梗阻才能控制胆道感染，制止病情进展。对病情较轻者也可选用非手术疗法，病情缓解后择期手术治疗。

1. 非手术治疗　既是治疗手段，又可作为术前准备。非手术时间一般应控制在 6 小时以内。

（1）积极抗休克　如改善通气功能、迅速补充血容量、用血管活性药物、纠正酸中毒、保护重要脏器、使用肾上腺皮质激素等措施。

（2）联合应用　抗生素一般需联合足量应用抗生素，如第二代头孢菌素或第三代头孢菌素加甲硝唑。根据抗生素半衰期，治疗效果并结合血、胆汁细菌培养及药物敏感试验结果，决定是否更换抗生素。

（3）全身支持治疗　如降温、纠正体液失衡、解痉、止痛、静脉补充维生素 K、维生素 C；吸氧纠正低氧状态等。

（4）以上治疗后病情仍未改善　应在边抗休克的同时紧急行胆道引流治疗。

2. 手术治疗　胆管迅速减压是挽救急性梗阻性化脓性胆管炎患者的最主要方法，手术应力求简单、迅速、有效。

（1）胆总管切开减压、T 管引流术　紧急减压后有望迅速缓解病情，但对于位置较高的肝内胆管梗阻，效果往往不佳。

（2）经皮肝穿胆管引流术（PTCD）　此手术操作简单，能及时减压，对较高位胆管梗阻或非结石性阻塞效果较好，但要注意引流管勿脱落或被结石堵塞，且注意凝血功能。

（3）经内镜鼻胆管引流术（ENBD）　此手术创伤小，能有效减低胆道内压，并能根据需要持续放置 2 周或更长时间；但对于高位胆管梗阻的引流效果不佳。

项目九　胆道蛔虫病

胆道蛔虫病指原来寄生在空回肠的蛔虫经十二指肠逆行钻入胆道，引起一系列临床症状。本病儿童及青、少年多见，发生与卫生习惯、卫生条件等均有关系。

【病因】

1. 蛔虫寄生环境的改变　蛔虫常寄生于人体小肠中下段内，有喜碱恶酸和钻孔癖性。当寄生环境发生改变时，如高热、妊娠、腹泻、饥饿、胃酸降低、驱虫不当、手术刺激等可激惹蛔虫上窜，故易钻入胆道。

2. 胆道口括约肌舒缩功能失调　胆道口括约肌因炎症、结石、功能失常而处于松弛状态，更有利于蛔虫钻入。

【病理】

蛔虫钻入胆道后，刺激胆管（尤其嵌顿于十二指肠乳头部），引起 Oddi 括约肌强烈痉挛收缩，导致胆绞痛；损伤胆道黏膜引起胆道出血；堵塞胰管开口引起急性胰腺炎。同时，蛔虫还把肠道细菌带入胆道内，可引起胆管炎、胆囊炎、肝脓肿等。后期蛔虫大多死在胆道内，其残尸碎片、虫卵将成为结石形成的核心。蛔虫还可经胆囊管钻入胆囊（称胆囊蛔虫病），引起胆囊穿孔。

【临床表现】

剧烈的腹痛与较轻的腹部体征不相称，所谓"症征不符"。

1. 症状　阵发性腹痛为最主要的症状，多位于剑突下偏右方，突发而又突止。发作时腹痛剧烈，呈钻顶样绞痛，可向右肩背部放射，疼痛难以忍受，但间歇期平息如常。疼痛时伴有恶心、呕吐，有时呕吐物中可含胆汁或吐出蛔虫。早期无明显发热，当合并胆道感染时，可有发热。因蛔虫所致胆管梗阻多不完全，故黄疸少见或较轻。

2. 体征 剑突下方偏右有轻压痛。间歇期往往无压痛，无腹肌紧张。若并发胆道感染、胰腺炎、肝脓肿等，则会出现相应体征。

【辅助检查】

1. 实验室检查 血白细胞计数稍升高，嗜酸性粒细胞增高。大便中多能找到蛔虫卵。

2. 影像学检查 超声检查是本病的首选检查方法，可显示胆总管内有平行强光带，偶可见蛔虫在胆管内蠕动，有确诊价值。若有条件应结合腹部 CT、MRI、MRCP、ERCP 检查。

【诊断及鉴别诊断】

1. 诊断要点 ①有能使蛔虫寄生环境改变的病史，如高热、饮食不节、胃酸降低、驱虫不当、手术刺激等。②上腹部阵发性绞痛且可突然缓解，间歇期如常人；剑突下偏右方轻压痛"症征不符"的特点。③超声检查、CT、MRI、MRCP 和 ERCP 检查结果可帮助确诊。

2. 鉴别诊断

（1）急性胆囊炎 右上腹或剑突下发作性疼痛，向右腰背部放射，常发生于进食油腻食物后，伴恶心、呕吐、发热，右上腹肌紧张、压痛，墨菲（Murphy）征阳性。B 超可显示胆囊增大，囊壁增厚甚至有"双边征"，部分患者可探及胆囊内结石影像。

（2）急性胰腺炎 起病前多数患者有胆道疾病或过量饮酒史，腹痛剧烈，多位于左上腹，向左肩及左腰背部放射，病变累及全胰腺时，疼痛范围呈束带状并向腰背部放射，增强 CT 扫描可显示胰腺弥漫性肿大、质地不均、液化或蜂窝状低密度区。

【治疗】

本病的治疗原则是解痉、镇痛、利胆、驱虫、控制感染和纠正水、电解质失衡。绝大多数胆道蛔虫病经非手术疗法治愈，仅少数伴有严重并发症者需手术治疗。

1. 非手术疗法

（1）解痉止痛 应用阿司匹林、阿托品、消旋山莨菪碱、维生素 K_1 和苯巴比妥等药，必要时肌内注射哌替啶。另外针刺疗法取穴上脘、足三里、太冲、肝俞、内关等，也有解痉止痛作用。

（2）利胆驱虫 发作时可口服 33% 硫酸镁、乌梅丸、食醋等。经胃管注入氧气也有驱虫和镇痛作用。驱虫最好在症状缓解期进行，可选用驱虫净、左旋咪唑、驱蛔灵（哌嗪）等方法，直至粪便虫卵转阴。如症状缓解后超声检查发现胆管内有虫体残骸时，应继续服用消炎利胆药 2 周，以排出胆管内的蛔虫残骸及虫卵，预防结石形成。

（3）防治感染 选用氨苄西林、头孢呋辛、甲硝唑等。

（4）ERCP取虫 如发现蛔虫有部分在胆管外，可用取石钳将虫体取出。

2. 手术治疗

（1）手术指征 ①经积极治疗3～5天以上，症状无缓解或反而加重者；②胆管内蛔虫较多，难用非手术疗法治愈，或蛔虫与结石并存者；③胆囊蛔虫病；④合并严重并发症，如急性重症胆管炎、急性坏死性胰腺炎、肝脓肿、胆汁性腹膜炎等。

（2）手术方式 可根据患者情况选用适当术式。传统的开腹手术创伤较大、恢复较慢、并发症较多，近年来已逐渐被腹腔镜技术及内镜技术所主导的微创手术取代。当然，胆道探查术仍是胆道蛔虫病治疗不可或缺的手段，对于保守治疗及腹腔镜技术及内镜技术取蛔虫均失败的患者而言，手术治疗仍是胆道蛔虫病治疗最后的手段。

项目十 上尿路结石

【学习目标】

1. 掌握上尿路结石的临床表现。

2. 熟悉上尿路结石的诊断方法。

3. 了解上尿路结石的治疗原则。

尿石症又称泌尿系结石，是泌尿外科最常见的疾病之一。有明显的地区性，我国长江以南，如贵州、广东、福建、江西、湖北、安徽等省为高发区。尿石可见于肾、膀胱、输尿管和尿道的任何部位。肾和输尿管结石合称为上尿路结石，多发生于中壮年，男、女比例为3～9∶1，左右侧发病相似，双侧结石占10%。肾、输尿管结石的主要症状是绞痛和血尿，常见并发症是梗阻和感染，更严重的可导致肾实质破坏、萎缩、肾功能损害。

【尿石成因】

尿石症的病因较复杂，至今为止未完全阐明。多数学者认为尿石形成是多因素综合作用的结果。

1. 内在因素

（1）家族遗传因素 有些与结石有关的疾病，如肾小管性酸中毒、胱氨酸尿症，是由于常染色体的显性遗传所致的肾小管功能障碍，原发性高草酸尿症及高嘌呤症及某些高尿酸血症也起源于先天性酶缺欠。结石病患者家族的结石病率高于非结石患者家族。

（2）饮食与营养　不喜欢饮水的人容易发生结石。婴儿过早的用粮食喂养而乳品不足即容易长膀胱结石。相反，成年人多吃乳品又会导致钙的吸收过多。肉类，尤其动物内脏含较多嘌呤，嘌呤的代谢终产物尿酸经肾脏排泄，如果肾小球尿酸滤过减少、肾小管重吸收增多以及尿酸盐结晶在泌尿系沉积形成尿酸结石。近年来，我国上尿路结石的发病率大幅度上升，与人民生活改善、饮食结构变化有关。

（3）代谢异常　甲状旁腺功能亢进症导致骨钙大量溶出并促进肠道钙的吸收引起高血钙和高尿钙是尿石症的一个重要原因。皮质醇症造成骨脱钙也可合并结石。痛风患者由于体内嘌呤代谢紊乱导致高尿酸血症及高尿酸尿症，后者不但可引起尿酸结石，而且还可导致草酸钙结石的形成。胱氨酸尿症是肾近曲小管对胱氨酸、赖氨酸和鸟氨酸重吸收不良的遗传性缺陷，可导致胱氨酸结石的形成。

（4）药物　溃疡患者大量饮牛乳和碱性药物即可产生结石 – 乳碱综合征。治疗青光眼的乙酰唑胺、维生素 D 中毒、大量用抗坏血酸（可转变为草酸）、皮质激素及磺胺等均可发生结石，阿司匹林也有增加尿草酸的作用。

（5）尿路因素　梗阻可使尿中已形成的晶体或颗粒滞留，继续长大成石，还可以合并感染。肾结石容易发生在多囊肾、海绵肾、肾盂输尿管畸形和狭窄的患者。这些都显示梗阻在结石形成上的作用。尿内晶体颗粒也可附着在受损害的黏膜上而成长为结石。尿路感染，尤其致病菌有分解尿素产生氨的作用时，pH 值的提高、黏蛋白的聚合、细菌本身和感染产物都可促进结石的形成。尿路中的异物如缝线、导尿管等亦可诱发结石。

2. 外在因素　气候条件似乎有相当重要的作用，炎热的天气下因出汗而导致尿的浓缩，增加结石成分的过饱和度并诱发促进物的活性。食物对摄入钙的关系远大于水，而水中的钙又有结合食物草酸减少其吸收的作用。自然条件还对食物的种类、产量、供应时间等有显著影响，缺少乳品和动物蛋白的地区小儿膀胱结石较多，水果、蔬菜丰富的地区食物草酸含量即较高，鱼肉、乳品多的地方尿钙和尿酸的排泄量略高。

【病理生理】

尿石症的病理生理改变与结石的部位、大小、数目、继发感染和梗阻的程度等有关。尿路结石在肾和膀胱内形成，可自然排出，或停留在尿路某一部位。尿路结石可引起泌尿系统直接损伤、梗阻、感染和恶性变。肾盏结石可在原位而不增大，亦可增大并向肾盂发展。当结石阻塞肾盂输尿管连接处或输尿管时，可引起急性完全性梗阻或慢性不完全性梗阻。前者在及时解除梗阻后，可无肾脏损害。慢性不完全性梗阻导致肾积水，使肾实质逐渐受损而影响肾功能。结石梗阻于肾盏颈部时，可导致肾盏积水或积脓，进一步引起肾实质感染、瘢痕形成，甚至发展为肾周感染；结石可直接损伤尿路黏膜引起出血和感染，合并梗阻时更易发生感染，感染和梗阻又促使结石的长大和再形成。结石在肾盂或膀胱内偶可引起恶变。结石在肾内逐渐长大，充满肾盂及部分或全部肾盏，形成鹿角形结石。可继发感染，亦可无任何症状。

【临床表现】

上尿路结石的临床表现因结石的部位、大小、形状、有无梗阻和感染等而异，其中活动后血尿是最常见的表现，且常常伴有剧烈的绞痛。

1. 症状

（1）疼痛　是尿路结石最重要和最常见的症状。小而活动的结石可阻塞输尿管而突发剧烈绞痛，呈阵发性，沿输尿管径路向下腹部、会阴和大腿内侧放射，伴有恶心、呕吐、面色苍白和出冷汗；较大的结石可无症状或腰部胀痛。

（2）血尿　多于运动后或绞痛发作后出现。以显微镜下血尿多见，亦可为肉眼血尿。血尿加疼痛是尿路结石的主要特征，发生率40%～90%。

（3）膀胱刺激征　下段输尿管结石或伴感染时，可出现尿频、尿急、尿痛。

（4）脓尿　肾和输尿管结石并发感染时尿中出现脓细胞，临床可出现高热，腰痛。肾、输尿管结石的常见并发症是梗阻和感染，不少病例因尿路感染症状就医。

（5）其他　结石梗阻可引起肾积水、肾功能不全；孤立肾或双侧尿路结石因梗阻而引起无尿，即所谓结石梗阻性无尿；有的患者尚可出现胃肠道症状、贫血等。

2. 体征　肾结石可有肾区压痛和叩击痛，合并感染时则更加明显；合并肾盏积水往往可以扪及增大的肾脏；输尿管结石可沿输尿管径路有腹部深压痛。

【辅助检查】

1. 实验室检查

（1）尿常规　多有较多的红细胞，运动后尿液中红细胞多于运动前，对诊断有帮助。女性要排除月经期尿液被血染的影响。尿液中有时可发现与其尿路结石成分相同的结晶。

（2）血、尿生化检查测定　血钙、血磷、血尿酸和24小时尿钙、尿酸、尿草酸含量，有助于了解患者代谢状态、寻找结石的病因。测定血尿素氮和肌酐可了解肾功能情况。

2. 影像学检查

（1）X线检查　①腹部平片：95%以上的尿路结石患者能在腹部平片中发现高密度结石阴影，并可显示结石的部位、形状、大小和数目。②排泄性尿路造影：经静脉注射有机碘溶液，不仅能显示结石，而且可显示肾脏结构和功能的改变，发现结石生成的局部因素，如肾盂输尿管连接处狭窄等。透X线的结石可显示负性阴影。③CT：非增强CT尤其是螺旋CT不受结石成分、肾功能、呼吸运动的影响，螺旋CT还能同时对所获图像进行2维及3维重建，发现结石的敏感性比尿路平片及IVU高得多，尤其适合急性肾绞痛患者的诊断，可作为 X 线检查的重要补充。CT 值对结石成分及脆性可进行初步评估，对选择治疗方法提供帮助。

（2）B 型超声检查 结石呈现强光团，其后伴有声影，对透 X 线的结石有重要诊断价值，并能提供肾脏有无积水等情况。

（3）磁共振水成像（MRU） MRU 能了解结石梗阻后肾输尿管积水的情况，而且不需要造影剂即可获得与 IVU 相似的影像，不受肾功能改变的影响，因此对于不适合做 IVU 的患者可考虑采用。

3. 输尿管肾镜检查 若腹部 X 线平片未能显示结石、排泄性尿路造影有充盈缺损而不能明确诊断时，可作输尿管肾镜检查，直接观察输尿管、肾盂内病变，并可进行治疗。

【诊断及鉴别诊断】

1. 诊断要点 根据临床表现、尿液检查和影像学检查，诊断多无困难。诊断应明确结石的部位、大小、数目、形态、有无梗阻和感染以及肾功能损害等，并尽可能明确引起结石的原因。

2. 鉴别诊断

（1）急性胆囊炎 右上腹或剑突下发作性疼痛，向右腰背部放射，常发生于进食油腻食物后，伴恶心、呕吐、发热等症状，右上腹腹肌紧张、压痛，墨菲（Murphy）征阳性。血常规示白细胞计数增高，中性粒细胞比例上升，B 超示胆囊炎增大（双边征）。

（2）急性阑尾炎 多数患者有典型的转移性右下腹痛伴恶心、呕吐的病史。腹部体征以右下腹麦氏点附近固定压痛、反跳痛及肌紧张。大多数患者的血白细胞计数和中性粒细胞比例增高，B 超检查有时可发现肿大的阑尾或脓肿。

（3）卵巢囊肿蒂扭转 好发于中年女性，为常见的妇科急腹症，多发生于瘤蒂较长、中等大小、活动度良好、重心偏向一侧的肿瘤。发病时患者多有体位改变后突然发生一侧下腹剧痛，常伴恶心、呕吐甚至休克。双合诊检查可扪及压痛的肿块，B 超下显示肿瘤内部回声多以囊性或囊实性混合为主，囊肿根部探头触痛明显，患侧附件区卵巢回声消失。

【治疗】

治疗的主要目的是除去结石、保护肾功能和防止结石复发。治疗方法的选择取决于结石的位置、大小、数目、形态，有无梗阻和感染，肾功能，以及有无确定的病因等。治疗方法分为手术疗法与非手术疗法两大类，手术疗法又分为开放性手术与非开放性手术两种。但当绞痛发作时，首先应该使症状缓解，而后再选择治疗方案。

1. 肾绞痛的处理 首要的任务是镇痛，解除肾盂和输尿管平滑肌痉挛。

（1）解痉止痛 黄体酮（女性月经期不能用）、哌替啶及阿托品、钙通道阻滞剂、吲哚美辛等均可用于肾绞痛的处理。

（2）针刺疗法　取穴肾俞、三阴交等，采用强刺激手法，或 0.5％普鲁卡因 2mL 做穴位内封闭。

2. 非手术疗法　适于结石直径 ≤ 0.6cm、表面光滑、形态规则，尿路无梗阻和无严重感染者。常用方法有解痉、镇痛、利尿，中药与"总攻"疗法，调节尿液酸碱度和控制尿路感染等。

（1）解痉镇痛　常用阿托品、654-2、维生素 K、黄体酮、哌替啶或针刺等。针刺常取肾俞、膀胱俞、三阴交等穴。

（2）利尿　大量饮水或静脉输液，使尿液每日排出量在 2000mL 以上，可稀释尿液，使尿液中形成结石的物质浓度下降，晶体沉积成石的机会减少，对结石有"内冲洗"作用，既有利于结石的排出，也有益于控制尿路感染。尤其睡前和夜间饮水，保持夜间尿液呈稀释状态，可预防结石的形成和长大。

（3）中药与"总攻"疗法　中药金钱草、车前子、石韦、萹蓄、瞿麦、木通、滑石、白茅根等具有利尿排石的作用，亦可适当选用双氢克尿噻、依他尼酸或呋塞米等利尿药配合治疗。

（4）调节尿液酸碱度　口服枸橼酸合剂、碳酸氢钠可使尿液碱化，对尿酸和胱氨酸结石的预防和治疗有一定的意义；口服氯化铵可使尿液酸化，对防止感染性结石的生长有益。

（5）特殊药物的应用　口服别嘌呤醇对纯尿酸结石有治疗作用，口服 Thiola 可溶解胱氨酸结石，尿素分解酶抑制剂如乙酰异羟肟酸（AHA）能溶解感染性结石，口服维生素 B_6 和氧化镁能减少内源性草酸的形成，亚甲蓝能减少钙与草酸的结合，对草酸钙结石有防治作用。口服 α – 受体阻滞剂或钙离子通道拮抗剂也可以促进结石的排出。

（6）选择抗菌药物　对治疗结石合并的尿路感染和减少结石的形成也有一定作用。

3. 手术疗法　近年来尿路结石的手术治疗方法有很大发展，肾脏局部低温和肾脏离体手术的开展已能最大限度地保留肾脏和取净结石；由于腔内泌尿外科手术的发展和体外震波碎石技术的应用，可使大部分尿路结石经非开放性手术取净。

（1）手术治疗指征　一般认为直径大于 1.0cm 的结石自排的机会较小，特别是常见的草酸结石，因表面不光滑，难以排出。结石引起的梗阻而影响肾功能，或经非手术治疗无效者，均应考虑手术治疗。近年来由于体外震波碎石及腔内泌尿外科的发展，手术指征发生了一定的变化。

（2）手术治疗的原则

①对于双侧肾结石：一般情况下应先取手术简单安全的一侧。原则上如总肾功能尚好时，应先行梗阻严重的一侧；若总肾功能不良，宜先选择肾功能较好的一侧。如结石难以

除去，患者病情严重，可经膀胱镜行输尿管插管，进入肾盂做引流或先行经皮肾造瘘。必要时手术前可配合人工肾或腹膜透析治疗。

②一侧肾结石对侧输尿管结石：应先行梗阻严重的输尿管取石术。

③双侧输尿管结石：应先取梗阻严重的一侧。对有原发尿路梗阻的肾结石，例如合并肾盂输尿管连接处狭窄的，在取石的同时需做肾盂成形术以矫正梗阻。对有原发性甲状腺功能亢进的肾结石患者应先做甲状旁腺手术，术后有的肾结石可自行溶解。对于因结石引起的急性梗阻性无尿症，手术取石解除梗阻后，应注意多尿期的水电解质及酸碱代谢紊乱的防治。

（3）手术方式　①非开放性手术疗法包括经膀胱镜碎石或取石术、输尿管套石术、输尿管镜取石或碎石术、经皮肾镜取石或碎石术等。②开放性手术疗法包括输尿管切开取石术、肾盂切开取石术、肾实质切开取石术、肾部分切除术、肾切除术和离体肾脏切开取石术等。

4. 体外震波碎石（ESWL）　通过 X 线或超声波对尿路结石进行定位，利用高能冲击波聚焦后作用于结石，使结石裂解。碎石效果与结石部位、大小、性质、是否嵌顿等因素有关。诸多指南均认为 ESWL 是治疗直径 ≤ 2cm 肾结石、直径 ≤ 1cm 输尿管中上段结石的可选方法。经 ESWL 治疗后，可有一过性肾绞痛、发热及血尿等并发症。

复习思考题

1. 简述急性阑尾炎的诊断要点。
2. 简述肠梗阻基础疗法的内涵。
3. 简述胃十二指肠溃疡急性穿孔的诊治要点。

扫一扫,看课件

模 块 九

门静脉高压症

【学习目标】

1. 掌握门静脉高压症的概念;门静脉高压症的临床表现。

2. 熟悉门静脉高压症的诊断要点及治疗原则。

3. 了解门静脉高压症的发生机制及相关辅助检查。

案例导入

患者,男性,55岁,呕血、黑便3天。患者3天前出现上腹部不适,随后感恶心并呕吐咖啡样物约100mL,稍感头晕、乏力不适感。近2天解黑色大便两次。既往有肝炎、肝硬化病史,吸烟、饮酒史。体格检查:体温36.6℃,脉搏81次/分,呼吸18次/分,血压120/80mmHg。腹部稍显膨隆,腹软,肝脾肋缘下可触及约2cm,移动性浊音(+)。

问题:该患者呕血、黑便的原因是什么?如何进一步完善检查?需要预防的风险是什么?

【概述】

正常门静脉压力为 1.27 ~ 2.35kPa(13 ~ 24cmH_2O),平均 1.76kPa(18cmH_2O)。门静脉高压症是一组由门静脉压力持久增高而超过 2.35kPa(24cmH_2O)引起的症候群,有脾大、脾功能亢进、食管胃底静脉曲张破裂出血、腹水等表现。本病多见于中年男性,病情发展缓慢。

【病因】

门静脉高压病因各异，发病原因未完全阐明，门静脉血流受阻是其发病的根本原因，并非唯一原因。临床发病大多数由肝炎后肝硬化引起，其次是血吸虫性肝硬化和酒精性肝硬化，少数继发于门静脉主干或肝静脉梗阻，以及原因不明的其他因素。在我国，门静脉高压症患者中有90%以上系由肝硬化引起，而由病毒性肝炎导致的肝硬化居于首位，约占68%。

【临床表现】

1.脾大　充血性脾大常是临床最早发现的体征，脾脏的大小、活动度、质地与病程病因相关，如大结节性肝硬化者比小结节性肝硬化者脾大明显，血吸虫性肝硬化比酒精性肝硬化者脾大更为突出。其次，由于脾功能亢进所致的白细胞计数减少、增生性贫血和血小板减低，患者易并发贫血、发热、感染及出血倾向。

2.交通支扩张　交通支的建立和开放是门静脉高压的独特表现，是诊断门静脉高压症的重要依据。

（1）出血　是曲张静脉破裂后引起的。如食管胃底静脉破裂，引起呕血；直肠下端、肛管交通支静脉破裂，可引起便血。

（2）腹壁和脐周静脉曲张　在脐周腹壁静脉曲张显著者称"水母头征"。

3.腹水　肝硬化晚期出现门静脉高压时，常伴腹水。腹水量少时仅有轻度腹胀感，多时可出现腹胀、食欲不振、尿少，甚至因过度腹胀引起腹部疼痛、呼吸困难、心功能障碍及活动受限等。查体发现：直立时下腹部饱满，仰卧位时呈蛙状腹，触诊有波动感，叩诊有移动性浊音等。

4.并发症

（1）门静脉高压性胃病　因门静脉高压致使胃黏膜微循环发生障碍，胃黏膜防御屏障发生破坏而形成的非炎症性非特异性病变。患者常有食欲不振、腹胀和嗳气，上腹部不适或疼痛等症状。

（2）肝性脑病　因胃肠道出血、感染、过量摄入蛋白质、镇静药、利尿剂等而诱发。因肝细胞功能严重受损，致使有毒物质（如氨、硫醇和 γ - 氨基丁酸等）不能代谢与解毒而直接进入体循环，从而对脑产生毒性作用并出现神经精神综合征，称之肝性脑病或门体性脑病。

【辅助检查】

1.实验室检查

（1）血常规检查　脾功能亢进时，血细胞计数减少，以白细胞计数降至$3×10^9/L$以下，血小板计数降至（70～80）×10^9/L 以下最为明显。

（2）肝功能检查 多表现为血浆白蛋白降低而球蛋白增高，白、球蛋白比例倒置。

2. 影像学检查

（1）腹部超声检查 能显示腹水、肝密度及质地异常、门静脉扩张。多普勒超声可以显示血管开放情况、测定血流量，门静脉高压症时门静脉内径 ≥ 1.3cm（门静脉正常管径 10～12mm）。

（2）X 线钡餐检查 食管为钡剂充盈时，可显示曲张的食管黏膜呈虫蚀样或串珠样充盈缺损；排空时，曲张的静脉表现为蚯蚓样或串珠状负影，但这在内镜时更明显；胃底静脉曲张表现为病变处黏膜条状增粗，走行纡曲，也可表现为多发散在的结节及较大的分叶状肿块。

（3）血管造影 能了解肝动脉、肝静脉、门静脉和下腔静脉形态、分支及病变，确定静脉受阻部位及侧支回流情况，还可为手术方式提供材料。但因为有创伤而限制了其日常应用。

（4）计算机体层成像 多排 CT 血管成像及磁共振血管成像（CTA 及 MRA）可以清楚显示门静脉主干及属支扩张、门 – 体侧支等门静脉高压症表现，同时还可以了解门静脉扩张程度、侧支循环形成与否及部位与程度，因而可评价门静脉高压的严重程度。由于该检查是一种无痛苦的无创检查，可以进行多次复查随访，临床更容易被患者所接受。

3. 内镜检查 是识别食管胃底静脉曲张的金标准。不仅能直视下判断静脉曲张的原因和部位，同时还能直视下急诊止血治疗。但内镜医师评价曲张静脉大小时有一定的主观性，而且患者较痛苦，依从性较差。

【诊断及鉴别诊断】

1. 诊断要点 ①多有肝炎、血吸虫病等病史；②有脾脏肿大、腹水、腹壁静脉曲张、呕血、便血等临床表现；③多普勒超声、多排 CT 血管成像及磁共振血管成像等检查可协助确诊。

2. 鉴别诊断

（1）消化性溃疡出血 呕血与门脉高压症的出血具有相似性，但消化性溃疡具有规律性腹痛病史，应用奥美拉唑、法莫替丁等药物有效，纤维胃镜检查可以确诊。

（2）慢性粒细胞性白血病 以脾大为最显著的体征，有乏力、低热、多汗、体重减轻等症状，但典型的血象、骨髓象改变、细胞遗传学及分子生物学改变等检查结果易于与门静脉高压症鉴别。

【治疗】

外科治疗主要是预防和控制曲张静脉破裂出血，治疗应遵循早期、持续和终身治疗的原则。

措施主要包括 3 个方面：药物和内镜治疗为第一线治疗；分流术和断流术为第二线治疗；终末期肝病行肝移植治疗。治疗过程中可结合病情采取药物治疗、内镜治疗、介入治疗和外科手术治疗等措施。若选择手术治疗，应正确掌握手术适应证和手术时机，强调有效、合理、安全。

1. 非手术治疗　适用于有黄疸、有大量腹水、肝功能严重受损的患者发生大出血，尤其是对肝功能储备 Child C 级的患者。

（1）一般治疗　门静脉高压患者病情稳定而无明显其他并发症时，可采取以针对病因或相关因素治疗为主的原则。如注意休息、饮食治疗、病因治疗、支持治疗、护肝治疗、退黄治疗等。

（2）药物治疗　包括应用血管收缩剂（血管加压素、特立加压素、生长抑素、非选择性 β 受体阻滞剂）或与血管舒张剂硝酸酯类联用。血管收缩剂的作用是通过收缩内脏血管和减少门静脉流入量而实现的：①血管加压素 20U，加入 5% 葡萄糖 200mL 内静滴，在 20 ～ 30 分钟内迅速滴完，必要时 4 小时后可重复应用；②三甘氨酰赖氨酸加压素（特立加压素）1 ～ 2mg 静滴，每 6 小时 1 次。

（3）内镜治疗　具有创伤小、操作简单、安全有效的优点。治疗方法包括内镜下硬化剂注射疗法（EIS）和内镜下曲张静脉套扎疗法（EVL）。目前 EVL 是控制食管曲张静脉急性出血的首选方法，但对于胃底曲张静脉破裂出血无效。

（4）三腔管压迫止血　是传统的治疗食管胃底静脉曲张破裂出血的压迫止血法，通常用于对血管加压素或内镜治疗食管胃底静脉曲张破裂出血无效的患者。放置时间不宜持续超过 3 ～ 5 天，否则可使食管或胃底黏膜因受压太久而发生溃烂、坏死，甚至破裂。因此，每隔 12 小时应将气囊放空 10 ～ 20 分钟，如有出血再充气压迫。

（5）介入治疗　主要采用介入放射的方法，经颈静脉肝内门体静脉分流术（TIPS）。具有微创、效果显著、可重复操作等优势，主要用于药物和内镜治疗无效、肝功能差的曲张静脉破裂出血的患者和用于等待行肝移植的患者。

2. 手术治疗　治疗目的：主要是解决食管胃底静脉曲张引起的破裂出血，其次是要解决脾大及脾功能亢进。选择手术治疗时必须考虑到本病的发病原因、病理生理、血流动力、肝脏功能分级等诸多因素，临床常用的肝功能 Child 分级，详见表 9-1。对没有黄疸、没有明显腹水的患者（Child A、B 级）发生大出血，应迅速手术。手术治疗主要分为两类：一类是通过各种不同的分流手术降低门静脉的压力；另一类是阻断门奇静脉间的反常血流，达到止血目的。

表 9-1 肝功能 Child 分级标准

Child 分级标准		
A 级	B 级	C 级
血清胆红素（μmol/L） 34.2	34.2～51.3	＞51.3
血浆白蛋白（g/L） ＞35	30～35	＜30
腹水 无	易控制	难控制
肝性脑病 无	轻	重、昏迷
营养状态 优	良	差

（1）传统手术 ①门体分流术：通过降低门静脉压力，制止食管胃底静脉曲张出血，分为非选择性分流、选择性分流两类。②断流术：即脾切除，同时手术阻断门奇静脉间的反常血流，以达到止血的目的，如食管下端横断术、胃底横断术、食管下端胃底切除术及贲门周围血管离断术等。

（2）腹腔镜 治疗开腹脾切除、食管胃底血管断流术是治疗门静脉高压症的典型术式。近年来，随着微创技术的发展，腹腔镜脾切除术越来越成熟并受到大家的重视。

3.肝移植 是目前外科治疗终末期肝病并发门静脉高压食管胃底静脉曲张出血患者的最理想方法，既替换了病肝，又使门静脉系统血流动力学恢复到正常。但存在供肝短缺、终身服用免疫抑制剂的危险，且费用昂贵，不便临床推广。

复习思考题

1. 简述门静脉高压症的临床表现。

2. 简述门静脉高压症上消化道出血的处理方法有哪些？

3. 归纳肝门静脉的组成特点。

扫一扫，看课件

模 块 十

腹外疝

【学习目标】

1.掌握疝、腹外疝、腹股沟斜疝、难复性疝、绞窄性疝的概念；腹外疝的临床表现；腹股沟斜疝的治疗原则。

2.熟悉腹股沟区的解剖，腹外疝的形成机制、诊断要点与鉴别诊断。

3.了解腹股沟疝手术治疗方式，切口疝的预防。

项目一 概 述

体内某个脏器或组织离开其正常解剖部位，通过先天或后天形成的薄弱环节、缺损或孔隙进入另一部位，即称为疝。疝的分类方法有很多，就腹部而言有腹外疝与腹内疝之分，而以腹外疝多见。腹腔内脏或组织连同腹膜壁层，经腹壁薄弱点和孔隙，向体表突出而形成局部肿块，称为腹外疝，如腹股沟斜疝；腹内脏器或组织进入腹腔内的间隙囊内而形成的称为腹内疝，如网膜孔疝。

【病因】

腹壁强度降低和腹内压增加是腹外疝发生的两大基本因素。

1.腹壁强度降低 ①解剖结构因素：如精索或子宫圆韧带穿过腹股沟管、股动静脉穿过股管、脐血管穿过脐环、腹白线发育不全等；②后天获得性原因：如腹部手术切口愈合不良、腹壁外伤、腹壁神经损伤、肥胖者过多的脂肪浸润、老年人肌萎缩及胶原代谢异常等。其中解剖结构因素是腹外疝发生的主要原因。

2.腹内压力增加 慢性便秘、慢性咳嗽、晚期妊娠、腹水、排尿困难、举重及腹内肿瘤等也可诱发腹外疝。若腹壁强度正常，即使有腹内压增高，也不致发生疝。

【病理解剖】

典型的腹外疝由疝环、疝囊、疝内容物和疝外被盖 4 个部分组成（表 10-1）。

表 10-1　典型腹外疝的分部与组成特点

分部	特点
疝环	即腹壁薄弱和缺损处，是疝内容物向体表突出的门户，又称疝门。 腹股沟斜疝的疝环即为腹股沟管深环。
疝囊	是壁层腹膜的憩室样突出部，由疝囊颈和疝囊体组成。疝囊颈是疝囊比较狭窄的部分，是疝囊与腹腔间的通道。
疝内容物	是进入疝囊的腹内脏器或组织。最常见的是小肠，其次是大网膜，其他少见的是盲肠、阑尾、乙状结肠、横结肠、膀胱等。
疝外被盖	疝囊以外的腹壁各层组织，通常由筋膜、肌肉、皮下组织和皮肤组成。

【临床类型】

1. 易复性疝　疝内容物很容易回纳入腹腔的，称为易复性疝。患者除发现局部疝块外，可有轻度胀痛，并在疝块回纳后症状、体征消失。

2. 难复性疝　疝内容物不能或只能部分回纳入腹腔者，称难复性疝。与易复性疝一样，难复性疝的内容物并无血运障碍，也无严重的临床症状。疝内容物因反复突出，常致疝囊颈受摩擦损伤而产生粘连，导致疝内容物不易回纳，这种疝的内容物多是大网膜。

3. 嵌顿性疝　腹内压突然增高时，疝内容物可强行扩张囊颈而进入疝囊，随后因囊颈的弹性收缩又将疝内容物卡住而不能回纳入腹腔，称嵌顿性疝。若疝内容物为肠管，因静脉回流受阻，易导致肠壁淤血和水肿，进而肠壁颜色由正常的淡红转为深红，囊内淡黄色渗液积聚。肠管嵌顿时可扪及肠系膜内动脉的搏动，如嵌顿能及时解除，病变肠管可恢复正常。

4. 绞窄性疝　肠管嵌顿如不能及时解除，肠壁及其系膜即可因持续受压缺血，最终完全中断血供，称为绞窄性疝。此时肠系膜动脉搏动消失，肠壁逐渐失去光泽、弹性和蠕动能力，终于坏死变黑。儿童疝环组织一般比较柔软，疝嵌顿后很少发生绞窄。

项目二　腹股沟疝

腹股沟疝是指腹腔内脏器通过腹股沟区的缺损向体表突出所形成的疝，是各种疝中最常见的类型。疝囊从腹股沟管深环（内环）突出，进入腹股沟管，再穿出腹股沟管浅环（皮下环）到达阴囊内或大阴唇，称为腹股沟斜疝；若疝囊经腹壁下动脉内侧的直疝三角直接由后向前突出，不经过内环，也不进入阴囊，则为腹股沟直疝。斜疝是最常见的腹外疝，发病率占腹外疝总数的 75% ～ 90%，或占腹股沟疝的 85% ～ 95%。腹股沟斜疝男性多于女性，男女发病率之比约为 15∶1，右侧多于左侧。

【解剖概要】

腹股沟区为一个三角区，内侧为腹直肌外缘，上界为髂前上棘至腹直肌外缘的水平线，下界为腹股沟韧带，此处是腹前壁的薄弱点、疝的好发部位，见图 10-1。

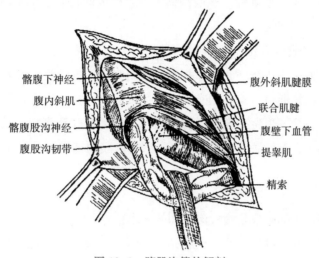

图 10-1　腹股沟管的解剖

1.腹外斜肌　在腹股沟区域内，腹外斜肌移行成为腱膜，在髂前上棘至耻骨结节间向后反折形成腹股沟韧带；韧带内侧端一小部分又向后、向下转折形成陷窝韧带，附着于耻骨梳上，其游离缘组成股环的内界。陷窝韧带向外侧延续，附着于耻骨梳上的韧带，称耻骨梳韧带。腹外斜肌腱膜的纤维在耻骨结节外上方形成一个三角形裂隙，即腹股沟浅环（外环或皮下环）。正常人的外环能容纳一小指尖，内有精索或子宫圆韧带通过。

2.腹内斜肌和腹横肌　在此区分别起于腹股沟韧带的外侧 1/2、1/3 处，越过精索至精索上内侧，其下缘如弓状在腹直肌外缘互相融合成联合肌腱，然后绕至精索后方，止于耻骨嵴。此二肌下缘部分肌纤维沿精索的内、外缘向下行，成为提睾肌，腹股沟斜疝手术时，常需切开以显露疝囊。

3.腹横筋膜　位于腹横肌深面。腹横筋膜与包裹腹横肌和腹内斜肌的筋膜在弓状下缘融合，形成弓状腱膜结构，称为腹横肌腱膜弓；腹横筋膜至腹股沟韧带向后的游离缘加厚形成髂耻束。腹横肌腱膜弓和髂耻束在腹腔镜疝修补术中非常重要。腹横筋膜在腹股沟韧带中点上方 2cm、腹壁下动脉外侧处，男性精索和女性子宫圆韧带穿过腹横筋膜而造成一个卵圆形裂隙，即深环（内环或腹环）。腹横筋膜与腹膜间有大量的腹膜外脂肪组织。

4. 腹股沟区神经 髂腹下神经、髂腹股沟神经、生殖股神经是腹股沟疝修补术时应避免损伤的主要神经。髂腹下神经和髂腹股沟神经均在腹股沟管上方 2～2.5cm 处。髂腹下神经分布于耻骨上区；髂腹股沟神经位于髂腹下神经的下方，分布于阴囊（或大阴唇）前部，阴茎根部和大腿内侧的皮肤；生殖股神经分布于睾提肌、阴茎、阴囊肉膜及皮肤。在腹股沟疝手术时应注意保护上述神经，避免损伤。

5. 动脉 腹股沟三角区的主要动脉是腹壁下动脉，腹壁下动脉是直疝与斜疝的分界线。由腹壁下动脉、腹直肌外缘、腹股沟韧带三者构成的直疝三角（Hesselbach 三角或海氏三角）是直疝的好发部位。

6. 腹股沟管 腹股沟管位于腹股沟韧带的内上方，成人长 4～5cm，起自深环，向内、下、浅部斜行而终止于浅环，大体相当于腹内斜肌、腹横肌弓状下缘与腹股沟韧带之间的空隙，男性有精索通过，女性则有子宫圆韧带通过。腹股沟管前壁有皮肤、皮下组织和腹外斜肌腱膜，外侧 1/3 尚有腹内斜肌；后壁为腹横筋膜和腹膜，其内 1/3 尚有腹股沟镰；上壁为腹内斜肌、腹横肌的弓状下缘；下壁为腹股沟韧带和腔隙韧带。

【临床表现】

腹股沟区有一突出的肿块是腹股沟斜疝的基本特点。

1. 易复性斜疝 开始肿块较小，仅在站立、劳动、行走、咳嗽或婴儿啼哭时出现，多呈带蒂柄的梨形，并可降至阴囊或大阴唇，嘱患者平卧或用手向腹腔内回纳时疝块消失。回纳后，以手指通过阴囊皮肤伸入浅环，可感到浅环扩大、腹壁软弱；此时嘱患者咳嗽，指尖有冲击感。如用手指紧压腹股沟管深环，然后嘱患者用力咳嗽，疝块并不出现，但一旦移去手指，则可见疝块由外上向内下鼓出。疝内容物如为肠袢，则肿块柔软、光滑、叩之呈鼓音。回纳时常先有阻力；一旦回纳，肿块即较快消失，并常在肠袢进入腹腔时发出咕噜声。若疝内容物为大网膜，则肿块坚韧，叩诊呈浊音，回纳缓慢。

2. 难复性斜疝 主要特点是疝块不能完全回纳，常伴有坠胀感。难复的滑动性疝多见于右侧，常同时伴有便秘或消化不良等症状。

3. 嵌顿性斜疝 强力活动或排便等腹内压骤增是嵌顿性斜疝的主要原因。表现为疝块突然增大，并伴有明显疼痛，平卧或用手推送不能使疝块回纳。肿块紧张发硬且有明显触痛。嵌顿内容物如为肠袢，不但局部压痛明显，还可伴有阵发性腹部绞痛、恶心、呕吐、停止排便排气、腹胀等机械性肠梗阻的临床表现；如为大网膜，则局部疼痛常较轻微。疝一旦嵌顿，自行回纳的机会较少；多数患者的症状逐步加重，如不及时解除，将发展为绞窄性疝。但在肠管发生坏死、穿孔时，疼痛可因疝块压力骤减而暂时有所缓解，不可认为是病情好转。绞窄时间较长者，可发生疝外被盖的急性炎症，甚至发生脓毒症。

【诊断及鉴别诊断】

1. 诊断要点 ①多发于男性，儿童及青壮年多见；②腹股沟管中有带蒂柄的梨形肿块，可降至阴囊或大阴唇，肿块回纳后压住深环，疝块不再突出。

2. 鉴别诊断

（1）腹股沟直疝 腹股沟直疝与斜疝的鉴别，详见项目三表10-2。

（2）睾丸鞘膜积液 肿块完全局限在阴囊内，上界可以清楚地摸到，无带，不能回纳。透光试验多为阳性，而疝块则不能透光。

（3）交通性鞘膜积液 肿块的外形与睾丸鞘膜积液相似。于每日起床后或站立活动时肿块缓慢地出现并增大。平卧或睡觉后肿块逐渐缩小，挤压肿块，其体积也可逐渐缩小。透光试验为阳性。

（4）隐睾 多位于腹股沟管内，肿块较小，边缘清楚，用手挤压时可出现特有的胀痛感觉。同时，患侧阴囊内睾丸缺如。

【治疗】

腹股沟斜疝随着疝块逐渐增大，将加重腹壁缺损而影响劳动力，且又常可发生嵌顿或绞窄而威胁患者生命。因此，除极少数特殊情况外，一般应尽早施行手术治疗。

1. 非手术治疗 适用于：①1岁以下婴幼儿，婴幼儿成长过程中腹壁肌肉逐渐强壮，部分腹股沟斜疝有自愈可能，因此可暂不手术，可采用棉线束带或绷带压住腹股沟管深环以防疝块突出，见图10-2；②年老体弱或伴有其他严重疾病而禁忌手术者，可配用医用疝带，以疝带一端的软压垫压迫内环处，阻止疝块突出。但长期使用疝带可使疝囊颈受到摩擦变得肥厚坚韧而增高嵌顿的发病率，并有促使疝囊与疝内容物发生粘连的可能。

2. 手术治疗 手术治疗是最有效的方法。手术的基本原则是关闭疝门，即内环口，加强或修补腹股沟管管壁。术前如存在糖尿病、高血压和冠心病、慢性咳嗽、排尿困难、便秘等症，应先予处理，避免和减少术后复发。

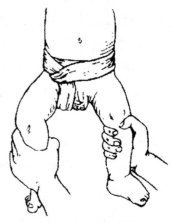

图10-2 棉线束带

（1）单纯疝囊高位结扎术 指在内环水平，显露斜疝疝囊颈后，予以高位结扎或贯穿缝合。术中达到内环水平时，应以腹膜外脂肪为标志。本法多适用于婴幼儿和绞窄性疝因肠坏死而局部感染严重者，同时也可作为疝修补术的基本内容之一。

（2）疝修补术 单纯疝囊高位结扎术不足以预防成人腹股沟斜疝的复发，而疝修补术则是在疝囊高位结扎基础上，加强或修补薄弱的腹股沟管前壁或后壁，达到彻底治愈的目的。常用的手术方法有传统的疝修补术、新兴的无张力疝修补术和经腹腔镜疝修补术。

1）传统的疝修补术　修补腹股沟管前壁以 Feruson 法最常用。该法适用于腹横筋膜无显著缺损、腹股沟管后壁尚健全的患者。它是在精索的前方将腹内斜肌下缘与联合肌腱缝至腹股沟韧带上，消灭腹内斜肌下缘和腹股沟韧带之间的间隙。修补或加强腹股沟管后壁常用的有 4 种方法，分别是 Bassini 法、Halsted 法、McVay 法及 Shouldice 法。临床上加强腹股沟管后壁法以 Bassini 法应用最广泛，在精索后方把腹内斜肌下缘和联合肌腱缝至腹股沟韧带上，置精索于腹内斜肌与腹外斜肌腱膜之间。

2）无张力疝修补术　是利用人工合成网片材料，在无张力的情况下进行修补术，克服了传统修补术的许多弊端，具有术后疼痛轻、患者下床早、恢复快、复发率低等优点。常用的无张力疝修补术有 3 种：①平片无张力疝修补术：使用一适当大小的补片材料置于腹股沟管后壁；②疝环充填式无张力疝修补术：使用一个锥形网塞置入已返纳疝囊的疝环中并加以固定，再用一成形补片置于精索后以加强腹股沟管后壁；③巨大补片加强内脏囊手术：在腹股沟置入一块较大的补片以加强腹横筋膜，通过巨大补片以挡住内脏囊，后经结缔组织长入，补片与筋膜发生粘连实现修补目的，多用于复杂疝和复发疝。但该方法有潜在的排异和感染的危险，加之手术材料贵，故目前不能普遍推广应用。

3）经腹腔镜疝修补术　①经腹膜前法；②完全经腹膜外法；③经腹腔补片植入技术；④单纯疝环缝合法。前 3 种是从后方用网片加强腹壁的缺损；最后一种是用钉或缝线使内环缩小，只用于较小儿童斜疝。经腹腔镜疝修补术具有创伤小、痛苦少、恢复快和美观等优点，并可同时发现和处理并发疝、双侧疝。但因其对技术设备要求高、需全身麻醉、手术费用高等原因，目前临床上仍未广泛应用。

3. **嵌顿性疝和绞窄性疝的处理原则**　应采取紧急手术治疗。手术的关键在于正确判断疝内容物的生命力，然后根据病情确定处理方法。但对于嵌顿时间在 3～4 小时以内，局部压痛不明显，没有腹部压痛和腹膜刺激征，年老体弱或伴有其他较严重疾病而估计肠袢尚未绞窄坏死者，可以试行手法复位。如复位失败，应立即手术治疗。手术过程中，如证实肠管尚具有活力，可回纳腹腔；如肠管确已坏死，则在患者情况允许下行肠切除肠吻合术。凡施行肠切除肠吻合术的患者，只宜做疝囊高位结扎术，不宜做修补术以免因感染导致手术失败。

4. **复发性腹股沟疝的处理原则**　腹股沟疝修补术后发生的疝称之为复发性腹股沟疝（简称复发疝）。

（1）真性复发疝　由于技术问题或患者本身的原因，在疝手术的部位再次发生疝。

（2）遗留疝　初次疝手术时，除了手术处理的疝外，还有另外的疝，也称伴发疝。

（3）新发疝　初次疝手术时，经彻底探查并排除了伴发疝，疝修补术也是成功的。手术若干时间后再发生疝，疝的类型与初次手术的疝相同或不同，但解剖部位不同。

后两种疝又称假性复发疝。在临床实践中很难确定复发疝的类型，即使手术也不易区分。因此，对于手术方式也需根据手术所见才能确定。

项目三　股　疝

股疝是指疝囊通股环，经股管向卵圆窝突出的疝。多见于 40 岁以上的妇女，发病率在腹股沟疝之后居腹外疝的第二位，但股疝嵌顿者最多，高达 60%。

【解剖概要】

股疝的发病与正常解剖结构关系密切。股管在股静脉内侧为一长 1 ～ 1.5cm、上宽下窄而呈漏斗形的管状空隙，内含脂肪组织、疏松结缔组织和少数淋巴结。上口称股环，直径约 1.5cm，有股环隔膜覆盖；前缘为腹股沟韧带，后缘为耻骨梳韧带，内缘为腔隙韧带，外缘为股静脉，下口为卵圆窝。

【病理解剖】

随着腹内压增高，股管上口的腹膜由于被下推而经股环向股管突出形成股疝，最终由股管下口顶出筛状板而至皮下层。疝内容物常为大网膜或小肠。由于股环的狭小，加上股环前、后和内侧三面均为韧带结构，不易延伸，所以股疝容易发生嵌顿、绞窄。

【临床表现】

腹股沟韧带下方卵圆窝处半球形突起是股疝最典型的特点。

1.症状　易复性股疝症状轻微，常不为患者所注意，尤其是肥胖患者。若股疝肿块延伸到腹股沟区时，可感觉腹股沟区有坠胀不适或疼痛感觉：若发生嵌顿，除局部疼痛外，常伴有急性肠梗阻的表现，严重者甚至掩盖了股疝的局部症状。因此，凡有肠梗阻表现的妇女，应注意有无股疝嵌顿。

2.体征　股疝体征不甚典型。部分患者可在久站或咳嗽时感到患处胀痛并可触及肿块，肿块通常不大，质地柔软且不能自行回纳。

【诊断及鉴别诊断】

1.诊断要点　①多发于 40 岁以上中年女性；②腹股沟韧带下方卵圆窝处半球形突起。
2.鉴别诊断　腹股沟斜疝、直疝与股疝的鉴别表见表 10-2。

表 10-2　腹股沟斜疝、直疝与股疝的鉴别

	斜疝	直疝	股疝
发病年龄	儿童及青壮年多见	老年多见	中年经产妇多见
突出途径	自内环经腹股沟管突出，可进阴囊	由直疝三角突出，不进阴囊	经股管突出
疝块外形	带蒂的梨形或椭圆形	呈半球形，基底较宽	半球形、较小
回纳疝块后压住内环	疝块不再突出	疝块仍可突出	疝块仍可突出
疝囊与精索的关系	疝囊在精索前外方	疝囊在精索后方	
疝囊颈与腹壁下动脉的关系	疝囊颈在腹壁下动脉外侧	疝囊颈在腹壁下动脉内侧	与腹壁下动脉无关
嵌顿发生	较多	极少	最多

（1）腹股沟斜疝　腹股沟斜疝相对位置位于上内方，而股疝则位于下外方。斜疝的肿块始于腹股沟上方，只向阴囊或大阴唇扩展，不会向腹股沟下方股三角处发展；股疝肿块虽有可能达到腹股沟上方，但其下部必在腹股沟下股三角中的卵圆窝处，到达腹股沟上的部分绝不进入阴囊或大阴唇。

（2）脂肪瘤　股疝疝囊外的脂肪组织在疝内容物回纳后，局部肿块不一定完全消失，有被误诊为脂肪瘤的可能。两者的不同在于脂肪瘤的基底并不固定，活动度较大并可提捏于手指之间；股疝疝囊基底固定而不能被推动。

（3）大隐静脉曲张结节样膨大　曲张静脉结节不仅在站立或咳嗽时增大，若压迫股静脉近心端则可使膨大更显著。平卧时曲张静脉多可自行消失，而股疝需用推送才能复位。此外，下肢其他部分同时有静脉曲张对鉴别诊断有重要意义。

【治疗】

股疝容易嵌顿，一经确诊应及时手术治疗，而且手术是唯一可考虑的治疗方法。选择何种式式，达到既安全有效又更加微创，临床医生可根据条件自行选择，如 McVay 修补术、经腹腔镜疝修补术、无张力疝修补术等。

项目四　腹壁切口疝

腹壁切口疝是指发生于腹壁手术切口的疝。临床上比较多见，占腹外疝的第三位。腹部手术后，如切口获得一期愈合，切口疝的发病率通常在 1% 以下；但如切口发生感染，则发病率达 10%，伤口裂开者甚至高达 30%。

【病因】

1. 切口感染 这是切口疝发生最主要的病因，约占全部病例的 50%。感染后切口二期愈合，瘢痕组织多，腹壁有不同程度的缺损，切口部位腹壁强度明显降低。

2. 切口选择 切口疝多见于腹部手术后的纵形切口。除腹直肌外，腹壁各层肌及筋膜、鞘膜等组织的纤维均为横形走向，纵形切口势必切断上述各层组织而易发生切口裂开。

3. 手术操作 大块结扎引起的组织坏死、止血不全引起的血肿、切口缝合不规范等常是引起切口疝的原因。

4. 其他 引流物留置、创口愈合不良、老龄、糖尿病等也是引起切口疝的重要因素。

【临床表现】

1. 症状 腹壁切口处有肿块突出为主要症状，咳嗽或用力时更明显，平卧后即自行回纳消失。严重者可有腹部隐痛、牵扯下坠及恶心、呕吐等不适。部分患者可伴有不完全性肠梗阻。

2. 体征 可见切口瘢痕处肿块，小者直径数厘米，大者可达 10 ～ 20cm，甚至更大。有时疝内容物可达皮下。若疝内容物为肠管时，则可见到肠型或蠕动波，触之则可感到肠管的咕噜声。肿块复位后，多数可触到腹肌裂开所形成的疝环边缘，但腹壁神经损伤所致腹肌瘫痪引起切口疝时，腹壁虽有膨隆，疝块边界可能并不清楚，且无明确疝门可触及。

【诊断及鉴别诊断】

1. 诊断要点 ①腹部有手术外伤史；②腹壁切口瘢痕处有突出肿块，咳嗽或用力时更明显，平卧后即自行回纳消失。

2. 鉴别诊断 疝块自腹壁切口突出清楚而明确，无须鉴别。

【治疗】

手术治疗是切口疝的绝对适应证。对于较小的切口疝可做单纯缝合修补术；若切口疝较大，则可用人工高分子修补材料或自体筋膜组织修补。

项目五 脐 疝

经脐环脱出的疝称为脐疝。临床上分为小儿脐疝和成人脐疝两种，前者远较后者多见。

【病因】

1. 小儿脐疝 多属先天性，系出生时脐环闭锁不全或脐部瘢痕组织不够坚硬，在腹内压增高时发生。

2. 成人脐疝 绝大多数是后天性，常继发于长时间的腹内压增高和腹壁过度牵张。

【临床表现】

1. 小儿脐疝 多属易复性疝，嵌顿少见。当啼哭、站立或用劲时，可见脐环有半球形包块，触诊时有频频膨胀性冲击。肿物缩小或还纳后，局部留有松弛皮肤皱褶。

2. 成人脐疝 多见于中年肥胖经产妇女。疝块通常在脐上或脐下，有咳嗽冲击感，常伴有消化不良、腹部不适和隐痛等，容易嵌顿。

有时疝内容物可达皮下。若疝内容物为肠管时，则可见到肠型或蠕动波，触之则可感到肠管的咕噜声。肿块复位后，多数可触到腹肌裂开所形成的疝环边缘，但腹壁神经损伤所致腹肌瘫痪引起切口疝时，腹壁虽有膨隆，疝块边界可能并不清楚，且无明确疝门可触及。

【诊断及鉴别诊断】

1. 诊断要点 ①腹部有手术外伤史；②腹壁切口瘢痕处有突出肿块，咳嗽或用力时更明显，平卧后即自行回纳消失。

2. 鉴别诊断 疝块自腹壁切口突出清楚而明确，无须鉴别。

【治疗】

1. 小儿脐疝

（1）非手术疗法 2岁前，绝大多数可通过脐部筋膜环的逐步收缩而自愈，除非嵌顿或穿破等紧急情况外均可采用。方法：在疝块回纳后，用一大于脐环的、外包纱布的硬币或小木片抵住脐环，然后用胶布或绷带加以固定勿移动。6个月以内的婴儿采用此法治疗，效果较好。

（2）手术治疗 2周岁后，脐疝直径超过 1 ~ 5cm，则可采用手术治疗。原则上5岁以上的儿童的脐疝均应采取手术治疗。

2. 成人脐疝 宜早施手术治疗，嵌顿时应紧急手术。

复习思考题

1. 简述腹股沟斜疝与腹股沟直疝的鉴别要点有哪些？

2. 简述腹股沟斜疝的手术方式有哪些？

3. 简述腹外疝的形成机制。

扫一扫，看课件

模块十一

周围血管病

项目一　血栓闭塞性脉管炎

【学习目标】

1. 掌握血栓闭塞性脉管炎的概念。
2. 熟悉血栓闭塞性脉管炎的症状特点及诊断与鉴别诊断。
3. 了解血栓闭塞性脉管炎治疗原则。

案例导入

患者，男，35岁，有长期的吸烟史，每日近3盒；1年前右下肢开始怕凉、麻木疼痛，有间歇性跛行，遇寒增剧。近4个月来疼痛持续，夜间痛剧，抱膝而坐。近半个月来疼痛，行走困难，间歇性跛行，距离为200米左右。右下肢足部发凉，足背皮肤紫暗，足大趾末端有一干性坏疽处，0.4cm×0.6cm，足背及胫后动脉搏动消失，皮肤冰凉。下肢血管多普勒超声报告：右下肢腘动脉以下狭窄样改变，内膜增厚，足背动脉段近闭塞。踝肱指数（踝部胫前或胫后动脉收缩压与同侧肱动脉压之比）0.27。动脉造影：患肢胫前、胫后动脉狭窄，腘动脉以下近闭塞。

问题：诊断为何病？诊断依据是什么？

【概述】

血栓闭塞性脉管炎（thromboangitis obliterans，TAO）是一种原因不明，以侵犯四肢中小动静脉为主的全身性非化脓性血管炎性疾病。具有慢性、节段性、周期性发作的特征。本病是一种自身免疫性疾病，多见于男性青壮年，亚洲地区发病率明显高于欧美，我国各地均有发病，北方地区较多。1908 年 Buerger 对本病开始认识，故也称 Buerger 病。

【病因】

目前本病病因虽尚未明确，但与下列因素有密切关联。

1.吸烟和寒冷 吸烟与本病有着密切的关系，绝大多数 TAO 有吸烟史，吸烟会引起血管痉挛及损伤内皮细胞。本病寒冷地区发病率高，许多 TAO 患者有过冻伤史，寒冷刺激下血管呈痉挛状态，致使血管中滋养血管炎性变性。

2.免疫紊乱 免疫学研究表明：本病的发生可能是体液和细胞免疫反应所形成的免疫复合物损害血管的结果。

3.激素紊乱 临床上本病几乎为青壮年男性，女性极少见，一方面雌激素对血管有保护作用，另一方面青壮年男性多发生前列腺功能紊乱，此时前列腺素丧失过多，而前列腺素有舒张血管和抑制血小板凝集的作用。因此考虑激素紊乱亦为本病发病的一种可能的因素。

4.其他 外伤、血管神经调节障碍、遗传因素、霉菌感染等也是有可能诱发本病的原因。总之，凡是能使周围血管长久地处于痉挛状态的因素都可能是 TAO 发病的原因。

【病理】

早期多侵犯中小动静脉，病情进展可波及腘、股、髂动脉和肱动脉，侵犯腹主动脉及内脏血管者罕见。病变呈节段性分布，两段之间血管比较正常。可分为急性期和慢性期，在急性期为急性动静脉炎和其周围炎，并可波及伴随神经。血管全层有广泛的内皮细胞和成纤维细胞增生，并有淋巴细胞浸润，中性粒细胞浸润较少，还可见巨细胞、血管内皮增生和血栓形成。慢性期管腔内血栓机化，内有新生细小血管再通，含有大量成纤维细胞，并与增生的血管内膜融合粘连。动脉内弹力层显著增厚，动脉各层有广泛的成纤维细胞增生。动脉周围显著纤维化，呈炎症性粘连，使动脉、静脉、神经包裹在一起，形成坚硬的索条。呈周期性发作，故具有急、慢性变化。

当血管闭塞时，都会有侧支循环建立，如果代偿不足血管炎症病变，使侧支血管痉挛，即可引起肢体循环障碍，而出现发凉、麻木、疼痛、溃疡和坏疽。

【临床表现】

1.症状

（1）发凉 患肢发凉、肢冷、自觉凉感，这是早期的常见症状。

（2）疼痛 疼痛是本病最突出的症状，十分之一的患者在开始患病时就有疼痛，当远端血管闭塞严重时可出现"间歇性跛行"(行走一段时间后由于下肢疼痛不适被迫停止行走,稍休息后再能行走)及静息痛(休息时也会疼痛)。

(3)感觉异常　患肢(趾、指)可出现发痒、胖胀感、针刺、麻木、灼热、酸胀感等,甚或在足部或小腿有部分感觉丧失区。此为末端神经因缺血而致。

2. 体征

(1)皮肤颜色改变　皮肤苍白,当抬高患肢时此苍白变得更为明显,进一步可呈紫绀色,接近坏疽或坏疽时呈紫暗或潮红色。

(2)游走性血栓性浅静脉炎　半数患者出现此症。表现为浅静脉走行处可见红肿的硬索条,伴有压痛及疼痛,以足部及小腿处多见。病变呈迁移性发作,可单处亦可数处同时发病。

(3)营养障碍　病变部位由于缺血、营养不良而致皮肤干燥、皲裂、脱屑、少汗或无汗,趾背、足背及小腿汗毛脱落,趾(指)甲变厚、变形,生长缓慢,小腿肌肉萎缩等。

(4)动脉搏动减弱或消失　足背动脉及胫后动脉通常触及不到或减弱,腘动脉及股动脉常减弱或消失,有时可累及上肢的桡、尺动脉,其搏动不能触及。

(5)雷诺现象(Raynaud's phenomenon)　患者早期受情绪或受寒冷刺激呈现趾(指)由苍白、潮红继而紫绀的颜色变化。

(6)坏疽和溃疡　局部缺血或因加温、药物刺激或损伤等,可诱发局部坏疽或溃疡。部位可位于甲旁、趾间或足的侧面,或趾(指)关节,并可波及整个趾(指)甚或整个足(手)部。根据坏疽或溃疡的范围,可将其分为三级:

Ⅰ级坏疽、溃疡只限于趾部。

Ⅱ级坏疽、溃疡延及跖趾(掌指)关节或跖(掌)部。

Ⅲ级坏疽、溃疡延及全足背(掌背)或侵及跟踝(腕)关节或腿部。

【实验室和物理检查】

1. 超声多普勒(Doppler)肢体血流检查　是肢体缺血的首选无创检查,可直接显示血管的闭塞程度和管径大小及血流速度等相关指标。激光多普勒血管诊断仪目前已应用于临床。

2. 踝肱指数(ABI)测定　踝部动脉收缩压与同侧肱动脉压之比。踝肱指数正常在0.9 和 1.3 之间。

3. 免疫球蛋白检测　免疫球蛋白及其免疫复合物以及 T 细胞亚群检测可出现异常。

4. 动脉造影　可进一步判定阻塞部位及情况,侧支循环情况等。可以通过计算机数字减影仪(DSA)下进行直接造影;也可以通过核磁动脉成像(MRA);由体内金属物者不宜做核磁检查,可应用 CT 血管成像(CTA)来检查。

【临床分期】

根据病理变化，可分为三期。

第一期（缺血期）：表现为患肢麻木、发凉、怕冷、酸胀、沉重及轻度间歇性跛行、皮肤温度低、皮色苍白、足背动脉或胫后动脉搏动减弱，可有游走性浅静脉炎的表现。

第二期（营养障碍期）：此期除麻木、发凉、肢冷、酸胀沉重加重外，间歇性跛行明显，并出现静息痛，以夜间尤甚，皮温下降，皮肤出现紫斑潮红，趾（指）甲变厚，汗毛脱落。足背及胫后动脉消失，腘动脉及股动脉可减弱。

第三期（坏死期）：患者诸症加重，由于严重缺血可出现趾（指）端发黑、干瘪坏死、溃疡、疼痛加剧，抱膝而坐、彻夜不眠，消瘦、贫血可出现中毒感染症状。

【诊断】

1. 年龄 45 岁以下青壮年男性，多有吸烟史。

2. 病程长，早期患肢发凉、怕冷、麻木、疼痛、间歇性跛行、静息痛或发生溃疡及坏疽。

3. 患肢皮肤苍白、潮红、紫红或青紫。

4. 游走性浅静脉炎表现。

5. 患肢足背动脉、胫后动脉减弱或消失，甚至腘动脉、股动脉搏动减弱或消失。侵犯上肢者，尺动脉、桡动脉搏动减弱或消失。

6. 除外动脉硬化闭塞症、大动脉炎等疾病。

7. 实验室及其他检查支持。

【鉴别诊断】

1. 肢体动脉硬化闭塞症

（1）本病一般年龄 45 岁以上，男女均可发生。

（2）常伴有高血压、动脉硬化或糖尿病。

（3）发病部分可以是髂动脉等大血管，其次为腘及其他部位动脉血管。

（4）同时可伴血脂升高，X 线中显示动脉有钙化斑点。

2. 糖尿病性坏疽　有糖尿病史，血糖升高，坏疽疮面常呈湿性。

3. 红斑肢痛症

（1）青、壮年多见，女性多于男性。

（2）常发于手或足部。

（3）表现为肢端皮肤发红、充血、灼痛，遇热加重，或高举患肢侧症状减轻。

（4）患肢皮肤温度高而发红，动脉搏动增强。

4. 动脉栓塞

（1）发病急、进展快。

（2）常见血压下降，甚或休克。

（3）并有心脏病、心脏手术、心房纤颤等血栓来源的发病基础，阻塞段面也较高。

（4）肢体 5P 征：疼痛（pain）、苍白（pallor）、麻痹（paralysis）、感觉异常（paresthesia）、无脉（palsesseness）。

【治疗】

1. 治疗原则

（1）严格戒烟、患肢保暖、防止外伤，避免情绪激动或紧张，适当锻炼。

（2）本病治疗采用中西医结合方法，其目的主要是建立侧支循环，以改善病变区供血。

（3）治疗原则为扩血管、抗凝、祛聚、对症治疗，或通过手术方法解决和改善侧支循环。

2. 药物治疗

（1）扩血管改善微循环药物　盐酸占替诺、贝前列素钠等口服剂，还有前列地尔注射液、丁咯地尔注射液等。

（2）抗血小板聚集药　阿司匹林、双嘧达莫等。

（3）降纤药　常用的有绛纤酶、蕲蛇酶注射液、东菱迪芙等。

（4）中药制剂　注射剂常用的有参芎注射液、银杏达莫、苦碟子注射液、脉络宁注射液等，口服制剂有脉血康胶囊、脉管复康片、通塞脉片等活血化瘀通络药物。

（5）止痛剂　可选用非甾体类的抗炎止痛作用药物和麻醉剂止痛剂等。

（6）抗生素　在并发坏疽或肢体未坏死但有发黑变色时，可适当选用抗生素。

3. 手术治疗

（1）腰交感神经节切除术　交感神经切除或化学性交感神经灭活术对一些患者有效或缓解病情，交感神经兴奋引起血管痉挛，切除第 2～4 个腰交感神经节及神经链，可使下肢血管扩张及开放更多的侧支循环，改善下肢血液供应。

（2）血管重建术　包括动脉血栓内膜剥脱术和经皮腔内血管成形术，后者是通过介入的方法，利用球囊扩张来改善局部的狭窄。如患肢流出道通畅，可采用自体大隐静脉或人工血管旁路转流术改善供血。

（3）截肢（趾、指）术　当患者采及多种手段未见明显效果，发生坏疽、溃疡，适合截肢（趾、指）条件时，予以截肢（趾、指）术。

（4）干细胞移植　较少医院开展了自体骨髓或外周血干细胞移植，疗效待观察。

项目二　动脉硬化闭塞症

案例导入

患者，男性，72岁，于前无明显诱因，双足发凉1年，麻木，遇暖时症状略减轻，受凉后加重，近日加重，静息痛为主，有间歇性跛行。自述有高脂饮食习惯双下肢皮色黄，双小腿瘦削，汗毛稀疏，皮肤干燥，双足趾甲增厚、干燥，小腿下1/2皮肤温度低，足部发凉，双足背及胫后动脉搏动消失。右足第二趾背侧有1cm×1cm溃疡，颜色发黑，右足跟部有1cm×2cm溃疡。心电检查：有冠状动脉粥样硬化的表现。X线平片检查：腹主动脉和下肢动脉有钙化阴影。多普勒超声：双下肢动脉血管多发斑块，伴严重狭窄，腘以下动脉近闭塞。踝肱指数（踝部胫前或胫后动脉收缩压与同侧肱动脉压之比）0.35。动脉造影：患者股动脉狭窄、闭塞。

问题：该患者首要诊断是什么？

【概述】

动脉硬化性闭塞症（arteriosclerosis obliterans，ASO），是一种由于大、中动脉硬化、内膜出现斑块，从而引发动脉狭窄、闭塞而导致下肢慢性缺血改变的周围血管常见疾病。它是全身性疾病。多发生于大中动脉，临床以下肢慢性缺血性改变为主。临床特点为：下肢发凉、麻木、间歇性跛行、皮色苍白或潮红紫暗、肢端营养不良、坏疽等。男性占绝大多数，年龄大多45以上，目前该病发病率呈上升趋势。

【病因】

目前本病的病因和发病机制尚未完全清楚。高血压、高脂血症、吸烟、糖尿病、肥胖等是其高危因素。

【病理】

其发病机制目前有如下三种学说。

1. 血管内膜损伤及平滑肌细胞增殖学说 认为高血压、血流动力学改变、血栓形成、激素或化学物质刺激、免疫复合物、细菌病毒、糖尿病及低氧血症等可损伤动脉内膜，继而刺激平滑肌细胞向内膜移行，随后发生增殖。增殖时细胞生长因子释放，导致内膜增厚及细胞外基质和脂质积聚。

2. 脂质浸润学说 认为脂质增多和代谢紊乱与动脉硬化有十分密切的关系，它导致脂质浸润并在动脉壁沉积而发生动脉狭窄或闭塞。

3. 血流动力学说 认为血流冲击在动脉分叉部位形成切力，或在某些特殊的解剖部位，由于切力影响引起血管内皮细胞破坏，脱屑及平滑肌增殖，对动脉壁形成慢性损伤，同时还可引起血流分层和淤滞，促使动脉斑块形成，动脉中膜变性或钙化，使腔内继发血栓导致管腔狭窄、闭塞。严重者可引发肢端坏死。

【临床表现】

1. 症状

（1）早期症状主要为肢体发凉、沉重无力。

（2）病情进一步加重则出现肢体酸痛麻木、间歇性跛行、刺痛、烧灼感。继而出现静息痛。

2. 体征

（1）皮肤温度下降 根据病变闭塞部位的不同，其皮肤温度由大腿股部至足部均可降低，但通常在远端足趾处皮温明显下降。

（2）皮肤颜色变化 闭塞动脉血供不足时，根据其病程的长短，侧支循环情况，可有皮肤苍白、潮红、青紫、发绀等改变。初期一般呈苍白，如时间久者可出现潮红、青紫等。

（3）肢体失营养 主要表现为肌萎缩、皮肤萎缩变薄、骨质疏松、发脱落、趾甲增厚变形、坏疽或溃疡。坏疽以足趾远端为最常见。

（4）动脉搏动减弱或消失 根据闭塞部位，可扪及胫后动脉，足背动脉及腘动脉、股动脉搏动减弱或消失。

3. 实验室及物理检查

（1）一般检查 心电图、心功能及眼底检查、血脂、血糖检查。通过一般检查可以判定患者的动脉硬化和高脂血症的情况，以及是否患有糖尿病等。

（2）无创伤性血管检查包括 超声多普勒（Doppler）肢体血流检查及电阻抗或光电

容积血流描记（PPG）检查，特别是双功彩色超声多普勒，可以清晰地显示血管腔形态及血流状态，还可测定节段动脉压，以了解病变部位和缺血严重程度。近年来，激光多普勒血管检测仪开始应用与临床。

（3）踝肱压指数（ABI） 即踝压（踝部胫前或胫后动脉收缩压）与同侧肱压相比，踝肱指数正常在 0.9 和 1.3 之间。

（4）影像学检查 数字减影（DSA）动脉造影，磁共振血管造影（MRA）检查能提供周围血管的形态观察及侧支循环、腔内斑块等情况，因而更加直接对病情做出判断，（有金属物于体内者，可以行 CTA 检查）。

【诊断】

1. 发病年龄在 45 岁以上，男性多见，常伴有高血压病、冠心病、糖尿病或脑血管硬化疾病等。

2. 可有眼底动脉硬化、血胆固醇、甘油三酯、β - 脂蛋白增高。

3. X 线检查可见高血压心脏病改变及动脉钙化斑点。

4. 心电图检查可有冠状动脉供血不足、心律失常、陈旧性心梗等。

5. 肢体超声多普勒肢体血流检查：提示动脉内管腔狭窄或闭塞，动脉腔内有硬化斑块形成。

6. 磁共振血管造影（MRA）或数字减影（DSA）下动脉造影直接直观显示动脉闭塞改变。

7. 肢体远端缺血改变，如皮肤色苍白、潮红，皮温降低；足背及胫后动脉搏动减弱或消失等。

【鉴别诊断】

1. 血栓闭塞性脉管炎 发病多见于青壮年；一般不伴有冠心病、高血压、高血脂症、糖尿病和其他动脉病变；受累血管为中小动静脉；可见游走性浅静脉炎表现；受累动脉无钙化改变，且在动脉造影中呈节段性闭塞，病变段的近、远侧血管壁光滑。

2. 大动脉炎 好发于 10 ～ 20 岁的女性；病变主要累及主动脉弓头臂动脉起始部，其次是腹主动脉和主要分支。髂、股动脉闭塞或狭窄少见；起病缓慢，多伴风湿症状。

【治疗】

1. 治疗原则 药物治疗原则：降血脂、改善血压、改善血液高凝状态、促进侧支循环形成。随着现代科技及腔内血管技术发展，动脉球囊扩张术、支架置入等已经运用于临床。对糖尿病患者要注意基础血糖、血压及血脂的调整。

目前，随着中西医结合治疗 ASO 的广泛开展，在手术、药物、介入等治疗手段外，合理选择和辨证使用中医疗法是目前较为理想的治疗方法。

2. 药物治疗

（1）降血脂　根据不同的情况选用他汀类药物及烟酸等。

（2）扩血管　可选用丁咯地尔、前列地尔（PGE_1）、贝前列素钠、占替诺等药物。上述药物可扩张血管，促进侧支循环形成。

（3）抗凝祛聚　阿司匹林、双嘧达莫、安步乐克（沙格雷酯）、华法林等药物。在手术后需常规应用抗凝药物，如肝素皮下或静脉给药。

（4）去纤溶栓　降纤药有蕲蛇酶、东菱巴曲酶等，根据纤维蛋白原和优球蛋白溶解时间调节用量或停药。溶栓药以尿激酶为代表。

（5）凝血酶抑制剂　如诺保思泰（阿加曲班）。

（6）其他治疗　如应用抗生素，止痛、体液补充、控制血糖等对症治疗。

（7）中药治疗　辨证使用中药及中药制剂。目前中成药静脉注射剂有参芎注射液、脉络宁等，口服药有脉血康、通塞脉片、大黄䗪虫丸等。

3. 手术疗法

（1）经皮腔内血管成形术　适用于单处或多处短段狭窄者。是通过球囊导管在管腔内球囊的张力扩大病变管腔，以恢复血流，如有可能与血管内支架配合应用可提高远期通畅率。

（2）动脉旁路转流术　根据病变部位，以人工血管及自身大隐静脉于闭塞段的远近端做搭桥转流，可选择的术式有：主髂或股动脉旁路术、腋腹动脉旁路术、双侧股动脉旁路术、股－腘（胫）动脉旁路术。

（3）动脉内膜剥膜术　主要适用于短段的主－髂动脉闭塞。手术直接剥除病变部位动脉增厚的内膜、斑块和血栓。

（4）截肢术　局部坏疽严重时可行截肢（趾）术。

项目三　急性动脉栓塞

【学习目标】

1. 掌握急性动脉栓塞的概念。

2. 熟悉急性动脉栓塞的临床表现。

3. 了解急性动脉栓塞的诊断。

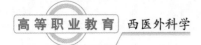

患者，男，52岁，自述患者有风湿性心脏病史14年，心电图检查曾有心房纤颤，未发生过心衰。近3年来常感心慌、胸闷、气短，尚能坚持一般工作。3天前上午，突然感到右侧腰部及右下肢疼痛，持续性，剧烈难忍，不能入睡，伴有右下肢麻木，不能活动及行走，右下肢疼痛、苍白、麻木，触诊冰凉，右股动脉搏动减弱，右腘动脉及足背动脉搏动消失。心电检查：心房纤颤，有冠状动脉粥样硬化的表现。彩色多普勒血管超声：右下肢无动脉波形出现，血管无血流通过。动脉造影：右患肢股腘动脉分叉处造影剂突然中断，端面呈杯口状凹陷。

问题：本病的诊断？

【概述】

急性动脉栓塞是血管外科中的凶险疾病。它是指来自心脏和近端动脉腔内脱落的栓子或由外界进入血管内的异物，如肿瘤、空气、脂肪等所形成的栓子，随血流向远端动脉流动，停顿在口径相似的动脉内，引起局部组织器官急性缺血，甚至坏死的一种病理过程。急性动脉栓塞性疾病，根据病变发生的部位可以分为两类：即肢体动脉急性缺血和内脏动脉急性缺血。本项目着重描述由急性肢体动脉栓塞导致的周围动脉急性缺血。特点是肢体或栓塞局部疼痛、发凉、苍白，动脉搏动消失以及感觉和运动障碍。绝大多数的栓子来自心脏，多数栓塞在腹主动脉末端和下肢动脉内。

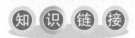

Harvey于1628年首例报告，使人们对此病有了初步认识。1684年Willian Gould首次详细记录了一例死于癫痫的患者，右心室脱落的碎片栓塞于颈内动脉及其终末支的报道。1852年Wiooianwivrkes报告了由于亚急性细菌心内膜炎所致周围动脉栓塞的病例。至19世纪末、20世纪初，人们逐渐尝试动脉血栓栓子摘除术，1895年Sabanyer首先做了动脉取栓术，1911年Lahey进一步完善了此手术。吴咸中报道了7例动脉栓塞手术的治疗经验。1963年Fogarty采用球囊导管经股动脉行腹主动脉及髂动脉取栓术，由于更加安全有效，逐步取代了动脉直接切开取栓的传统术式。

【病因】

急性动脉栓塞的发生，主要是由于体内的诸多因素，导致血管内形成栓塞物，随血流在动脉内的流动，在大小相应的部位堵塞而发病。动脉栓塞的栓子可由血栓、动脉硬化斑块或碎片、细菌性纤维素凝集物、空气、肿瘤组织、脂肪、子弹、折断的导丝、导管尖，或羊水等组成，其中以血栓最为常见。血栓大多来自心血管系统，特别是左心房。

1. 心源性血栓 最常见的来源，该病的90%以上的栓子均来自心脏。据文献报道占86%～91%。心脏疾病中以风湿性心脏病、二尖瓣狭窄、心房颤动和心肌梗死占多数，国内以风湿性心脏病最为常见。风湿病变累及二尖瓣造成狭窄或关闭不全者多见。在二尖瓣狭窄时，心房内血流滞缓，心房纤颤使之更为加剧，加上内膜的风湿病变，使血液中的血小板更易与心房壁黏附、聚集，形成血栓。在应用洋地黄或利尿剂时，使血液浓缩，血黏稠度增高，纤维蛋白浓度升高，促使血栓形成。在心肌梗死时，相应部位心内膜上形成附壁血栓，后者脱落形成栓子。有时动脉栓塞可成为心肌梗死的首要表现。心房颤动可促使栓子脱落；房颤转为窦性心律时，也可促使栓子脱落。随着动脉硬化发病率的增高，由缺血性心脏病造成动脉栓塞的比例日趋增高。此外，亚急性细菌性心内膜炎也可成为动栓塞的病因。

2. 血管源性 动脉瘤、动脉硬化、动脉壁炎症或创伤时，血管壁上可有血栓形成，血栓或动脉硬化斑块脱落形成栓子。当栓子脱落后，可随血流栓塞在血管的特殊的狭口上。

3. 医源性 近年来，随着心脏、大血管手术的不断开展，医疗设施和器材不断更新，医源性栓塞也成为动脉栓塞的重要原因之一。二尖瓣置换术较主动瓣置换术的动脉栓塞率高。此外，动脉手术，如主动脉瘤切除和人工血管移植术，以及动脉造影和插管术等也能引起动脉栓塞。

4. 原因不明 一般认为有4%～5%患者经仔细检查仍不能发现血栓的来源。

【病理】

1. 动脉痉挛 包括受栓塞的动脉本身和邻近侧支，灵敏的神经末梢感受器受到刺激使动脉痉挛。栓塞刺激动脉壁神经，通过交感神经血管舒缩中枢反射引起病变部位远端血管及邻近侧支动脉强烈痉挛。血栓内大量凝集的血小板释放出组胺与5-羟色胺，这些物质会加重动脉痉挛。痉挛程度愈剧，缺血愈严重。

2. 动脉壁的损伤 当栓子使动脉缺血时，动脉壁缺氧，组织发生退化，血管内皮变性、弹力纤维张力消失、大量纤维蛋白沉着。若发病后短时治疗，尚可恢复，如时间长则不可逆。

3. 继发性血栓形成 继发于动脉内皮损伤之后，栓塞远段动脉内压下降，造成血流缓慢、管腔萎瘪，血栓收缩时放出凝血物质和红细胞、白细胞、血小板释放的二磷酸腺苷都能加速血液凝固。肌肉和神经组织产生少量前列腺素 E，能抑制胶原纤维、凝血酶原、肾上腺素及二磷腺苷等，有诱发血小板凝集的作用。当动脉栓塞后，栓塞邻近组织缺血，前列腺素产生量减少，可造成上述物质增多，从而加速血栓的生成。

4. 受累肢体的损伤 受累肢体的远端，可产生形态和颜色的改变，感觉和运动障碍，动脉搏动消失，肌肉神经功能消失，组织缺氧继而发生组织细胞坏死，各种细胞对缺氧敏感性不同，有不同的氧呼吸率。一般认为动脉栓塞后，15～30分钟内出现神经缺血症状，先是感觉减退和感觉异常，后是肌群麻痹。如果在30～60分钟内血运恢复，则缺血肢体仍可恢复正常，否则即发生严重的改变。6～12小时内肌肉死亡，12～20小时后神经改破坏，24～48小时皮肤发生坏死。

5. 栓塞时心脏的损伤 动脉栓塞的患者多有心脏病，动脉栓塞或多或少地加重了心脏的负担。一般栓塞动脉愈大，阻塞和痉挛愈明显，对心脏的影响也愈大，阻塞和痉挛愈明显，对心脏的影响也愈大。当心脏失代偿时，可发生心力衰竭。

6. 栓塞对全身代谢的影响 栓塞发生后，受累组织广泛，取栓后血流迅速恢复，大量坏死组织里的代谢产物很快进入全身循环，在短时期内出现明显的代谢变化，临床上称肌病 – 肾病 – 代谢酸中毒综合征（myopatic–nephroticmetabolic syndrome）。一般在栓塞10～12小时后，就会出现一定程度的氮质血症、高钾血症。

【临床表现】

1. 动脉栓塞的肢体常具有特征性的"5P"征 疼痛（pain）、麻木（paresthesia）、无脉（pulselessness）、苍白（pallor）和运动障碍（paralysis）。

（1）疼痛 大多数患者的主要症状是急性锐性疼痛，部分患者可无疼痛感觉，仅感酸痛或麻木。疼痛部位开始在栓塞的平面下，以后渐向远处延伸。随栓子移动，疼痛部位可转移，直至整个肢体。可有间歇性跛行，发展则成为静息痛。

（2）麻木 患肢远端呈袜套型感觉丧失区。其近端有感觉减退区，感觉减退平面低于栓塞部位。再近端可有感觉过敏区。患肢还可以有针刺样感觉。

（3）苍白 由于缺血和局部营养障碍出现厥冷，组织缺血，皮肤乳头层下静脉丛血流排空，皮肤呈蜡样苍白。若血管内尚积聚少量血液，在苍白皮肤间可出现散在青紫斑块。肢体周径缩小，浅表静脉萎瘪，皮温可降低。

（4）动脉搏动消失 栓塞部位的动脉有压痛，栓塞以下动脉搏动消失或减弱。有时由于血流的冲击，使动脉搏动传导到栓塞远端的动脉，股总动脉完全栓塞时，有时在股浅动脉近侧仍可触到搏动，这是由于血流的冲击而感到，实际上并未有真正的血流搏动。偶尔，因栓塞不完全，仍有部分血流通过动脉，远端可触及微弱的动脉搏动。栓塞近端动脉可出现弹跳状强搏动或称为水冲脉，但当动脉痉挛严重或形成继发血栓时，栓塞近端搏动也可减弱。

（5）运动障碍　肌力减弱，甚至麻痹，可出现不同程度的足和腕下垂。当主观感觉消失和麻痹时常提示已经或将出现肌肉坏死。

2. 实验室检查

（1）血液物理化学特性检查　血液流变学常有血液黏度、血小板黏附和聚集性、纤维蛋白原升高。凝血系列可见 D–D 二聚体增高，凝血因子Ⅺ，vWF：Ag 增高，凝血因子Ⅱ、Ⅴ下降，蛋白 C：A（PC：A）下降，总蛋白 S（TPS）下降。

（2）无损伤性检查　多普勒超声不能听及正常的动脉音，血流图检测，无血流或动脉波形出现，可以大致确定肢体动脉闭塞的部位、程度、血流状态及侧支循环情况。

（3）X 线检查　动脉造影可以确定肢体动脉闭塞的部位、状态及侧支循环情况。主要征象：①栓子完全阻塞动脉腔，造影剂至栓塞部位突然中断，端面呈杯状凹陷；②栓子阻塞部分动脉腔，造影剂继续通过，动脉内显示充盈缺损；③栓塞平面上、下有侧支显示。

（4）皮温测定　利用皮温计可以测定皮肤温度降低的梯度位置，以便辅助判断栓子的位置。

（5）心电图及相关的病因检查　以发现栓子的来源。

【诊断】

1. 有心脏病并伴有心房纤颤病史。

2. 有典型的临床表现，动脉 5 "P" 征：疼痛、苍白、麻木、无脉、运动障碍。

3. 近期有心脏及较大的动脉血管手术史。

4. 有动脉瘤或动脉粥样硬化病史。

5. 动脉造影显示造影剂突然中断，断面呈杯口状凹陷；或动脉腔内充盈缺损；或肢体血管无损伤性检测有阳性发现。

【鉴别诊断】

1. 急性动脉血栓形成　大多数在动脉粥样硬化的基础上继发血栓形成，造成急性肢体动脉缺血。①既往有慢性动脉缺血的病史，如出现肢体麻木、发凉和腓肠或股髋部间歇性跛行等；②发病较急性动脉栓塞缓慢，肢体发凉、苍白的平面较模糊；③动脉造影可见广泛的粥样斑块、动脉管壁不光滑、血管壁钙化或骨质稀疏、狭窄或节段性闭塞、不规则扭曲及有较多的侧支形成等表现。

2. 股青肿　由于肢体极度肿胀，对动脉压迫，导致动脉供血障碍及远端动脉搏动消失。①全下肢广泛性粗肿，胀痛；②整个下肢浅静脉代偿性扩张，下腹壁、耻骨上均有扩张的浅静脉；③患肢皮肤温度较正常略高；④多有骨折、手术或产后等卧床史；⑤缺血现象多在 12 小时后改善：动脉搏动恢复，皮温升高。

3. 腘动脉受压综合征（popliteal entrapment syndrome ） ①有慢性病史；②多发生在 20 ～ 40 岁；③膝过伸时，可有足背或胫后动脉的消失和减弱。

【治疗】

1. 手术治疗 一旦确定诊断后应积极准备手术治疗。

手术方法：①传统的切开取栓术；②球囊导管取栓术；③取栓术加内膜切除术；④血管架桥移植术；⑤颈或腰交感神经节切除；⑥截肢术和取栓加截肢术。

2. 非手术治疗 主要原则：防止栓塞的繁衍，解除动脉的痉挛，同时建立侧支循环。主要采取溶栓、抗凝、祛聚，同时治疗原发病。一般治疗：卧床休息、患肢要低于心脏平面。

（1）抗凝治疗 首选抗凝剂是肝素，可以不同途径给药。

（2）祛聚治疗用 右旋糖酐 40，扩容，降低血液黏稠度，防止新鲜血栓形成。

（3）解除痉挛应用 镇静药和止痛药等，如 1% 的普鲁卡因静脉注射可以化解痉挛。

（4）血管扩张剂 用罂粟碱，前列地尔等。

（5）溶栓治疗 在发病后 24 ～ 72 小时内最佳，常用尿激酶、链激酶、奥扎格雷钠等。

（6）降纤疗法 应用降纤酶、蕲蛇酶注射液或巴曲酶。

3. 中药治疗 辨证使用中药。

（1）中成药 通塞脉片、大黄䗪虫丸、西黄丸、脉血康、地龙胶囊等均有一定的疗效。

（2）中药注射剂 血栓通注射液、葛根素、川芎嗪、疏血通、舒血宁、红花注射液等均可应用。

项目四 雷诺病

【学习目标】

1. 掌握雷诺病的临床表现。

2. 熟悉雷诺病的治疗。

3. 了解雷诺病的诊断及鉴别诊断。

案例导入

　　患者，女性，年龄，25岁，患者自述3年前开始，双手遇冷时出现手指肤色变苍白，继则紫绀、潮红，遇暖后可逐渐恢复正常，同时伴有麻木、胀痛，秋冬季节发作较频繁。近两个月来，因天气逐渐变冷，患者双手手指遇冷变苍白、紫绀，伴有麻木、胀痛，逐渐加重，不易缓解。双手手指皮肤紧韧，弹性差，十指远端肿胀、干裂，手指发凉，冷水实验（+），握拳实验（+）。血液流变学：血流变示血小板聚集率高，血脂偏高。X线平片检查：双手X线平片正常。甲皱微循环：指端血管明显减少，口径减小，血流变慢，停滞。抗"O"正常。血沉12mm/h。类风湿因子（-）。

　　问题：本患者考虑什么疾病？

【概述】

　　雷诺病（Raynaud disease）是一种遇冷或情绪紧张后，以阵发性肢端小动脉强烈收缩引起肢端缺血改变为特征的疾病，又称肢端血管痉挛症。发作时，肢端皮肤由苍白变为青紫，而后转为潮红。由于1862年MauriceRaynaud首先描述故得名。本病无其他相关疾病和明确病因（原发）时称雷诺病；与某些疾病相关（继发）称雷诺现象。雷诺病女性患者多见，男女比例为1：10，发病年龄多在20～30岁。

【病因】

　　本病病因至今未完全明了，多数学者认为与寒冷刺激、情绪波动、精神紧张和内分泌功能紊乱有关。

　　1.雷诺病的原因

　　（1）寒冷刺激　寒冷地区发病率较高，患者对寒冷极为敏感。发病早期每于寒冷季节发作频繁，到了晚期由于末梢动脉痉挛临界温度升高，所以在夏季阴雨天也会出现皮色改变。局部温度降低（如冷水试验）可诱发手的皮色变化，说明寒冷与本病发生的关系密切。在1929年，Lewis提出血管起因学说，认为指趾血管局部缺陷是末梢动脉平滑肌对寒冷刺激产生敏感的一个原因，患者对寒冷敏感是本学说的证据。

　　（2）神经因素　Raynaud认为，患者血管神经功能极不稳定，是细小动脉容易痉挛的一个因素，病情严重时，情绪波动、精神紧张就会发作，此即神经起因学说。1978 Nielubowicz等指出，雷诺现象可能由于动静脉吻合支开放与颈神经根或末梢混合神经损害有关。上肢动静脉开放支受颈神经或末梢神经支配，一旦这部分神经受损，上肢末梢血管对寒冷极为敏感，寒冷刺激后小血管强烈收缩就可导致本病。

（3）内分泌功能紊乱　此病女性患者占60%～90%，病情常在月经期加重，妊娠期减轻，因此可能与性腺功能有关。用丙酸睾酮、甲基雄烯二醇和甲状腺素治疗，可使症状缓解，提示内分泌紊乱与此病的发生有某些联系。

（4）其他因素　患者常有家族史，提示与遗传有关。患者血液循环中肾上腺素与去甲肾上腺素的含量增高，呈交感神经功能亢奋状态，临床证明在使用交感神经阻滞药物后，雷诺症状可缓解。血液黏滞性增高亦可能是本病诱因。

2.雷诺现象的原因

（1）某些疾病微血栓而致　如锁骨下动脉近段的狭窄和闭塞、肋锁压迫综合征、震动综合征、小鱼际综合征、冻伤、动脉闭塞或受压等一些疾病，导致微小血栓形成。

（2）炎性血管疾病　胶原性血管疾病，尤其系统性硬化、红斑狼疮及干燥综合征、Wegener肉芽肿、类风湿性关节炎、TAO、过敏性血管炎等疾病可以引起雷诺现象发生。

（3）某些血液病　冷球蛋白血症、真性红细胞增多症、原发性血小板增多症等可以导致雷诺现象发生。

（4）毒性物质或药物　含麦角的化合物和其他治疗偏头疼的药物、口服避孕药、化疗药物（如博莱霉素、长春新碱）、聚氯乙烯、环孢素A等药物和物质会使血管痉挛，内膜改变而发病。

（5）功能性血管痉挛病所致　手足紫绀、Digitus Mortuus病、冻疮等继发。

（6）其他原因　脊柱退行性改变、动静脉瘘、乙型肝炎、恶性肿瘤、尿毒症、反射性交感神经营养障碍等疾病可以引发雷诺现象。

[病理]

本病早期，指（趾）动脉是功能性痉挛，并无器质性改变，后期出现动脉内膜增厚，弹性纤维断裂及中层增厚，导致动脉腔狭窄和血流量减少。可继发血栓形成，管腔闭塞。

1.皮肤及皮下组织　长期或反复发作可使局部组织发生营养障碍性改变，指（趾）端溃疡或坏死。病情进展时形成干性坏死，可达骨膜，指（趾）甲生长缓慢，变厚，凹凸不平，并发慢性爪甲周围炎。晚期末梢皮肤，甚至全手、全足皮肤光滑、菲薄及萎缩。皮下组织硬化，形成收缩性瘢痕，同硬皮病相似。

2.骨的变化　亦可出现骨质疏松。

3.神经组织变化　严重病例，椎旁神经节细胞的营养血管变狭窄，结缔组织水肿，淋巴细胞变性，神经节细胞变性，表现为染色质溶解、空泡形成及异常色素沉着。

本病的病理生理学变化是神经系统功能紊乱和末梢动脉痉挛。

【临床表现】

1. 症状

（1）肢端皮肤变色 当寒冷刺激或情绪激动及精神紧张时，手指皮肤出现苍白和紫绀，经保暖后，皮色变潮红，则有温热和胀感，继而皮色恢复正常，症状也随之消失。疾病早期，上述变化在寒冷季节频繁发作，持续时间长，而在温热季节则反之。如果病情较重，在夏季阴雨天气时也可发作。

（2）感觉异常 手指末梢有麻木、发凉和刺痛及僵硬感。发病久后感觉功能减退，恢复期间有数分钟的酸麻和灼热感。受累手指常呈对称性，皮色变化多按4、5、3、2指顺序发展，拇指因肌肉较多血液供应比较丰富而很少受累，皮色变化先从末节开始逐向上发展，但很少超过腕部，都发生在双手，足趾发病者少见，耳郭、鼻尖、唇皮肤苍白或紫绀者偶见。

（3）神经兴奋症状 雷诺病的患者常有中枢神经失调现象，易激动、兴奋、不安、多疑、郁闷、伤感、失眠多梦和神经官能症的表现。

（4）雷诺现象 可同时伴原发病症状。

2. 体征

（1）皮色变化规律性 呈对称性典型变化，规律为患指（趾）苍白—青紫—潮红—正常，持续数分钟，完全恢复时间需要10～30分钟。部分患者缺乏典型的间歇性皮色变化，特别是晚期患者，在发作时仅有皮肤苍白或紫绀。

（2）溃疡和坏疽 严重患者指端皮肤可出现营养障碍，表现为皮肤干燥、肌肉萎缩，指甲脆裂、甲周易感染，当指动脉狭窄或闭塞后，指端出现表浅性溃疡和小面积坏疽，且伴有剧烈疼痛，溃疡愈合后遗留点状皮肤瘢痕。

【辅助检查】

1. 激发试验

（1）冷水试验 将双手浸入4℃左右冷水中1分钟，可出现雷诺现象，诱发率在75%左右。或者直接用冷水冲手、触摸冰冷物等可诱发。

（2）握拳试验 令患者握拳1分钟后，在屈曲状态下松开手指，亦可诱发症状出现。或反复用力握拳，也可诱发。

2. 物理及实验室检查

（1）光电容积脉波描记PPG 发作时检查，指（趾）端图形会显示指动脉波幅低平，弹力波和重搏波不明显或消失。如将双手浸入30℃左右温水中，描记图型：可恢复正常，表明是指动脉痉挛的典型表现；无明显变化，则提示指动脉已有狭窄或闭塞。

（2）手指温度恢复时间测定　患者坐在室温 24±2℃ 的房间内 20 ～ 30 分钟，用热敏电阻探头测定手指温度后，将手浸入冰块和水的混合液中 20 秒，予以擦干，然后再每分钟测量手指温度一次，直至温度恢复到原来水平，95% 正常人手指温恢复时间在 15 分钟内，雷诺患者则超过 20 分钟。症状轻微的患者恢复时间可正常。本方法是用来估计手指血流情况的简易方法，也是估计治疗效果和确立诊断的客观依据。

（3）动脉造影　上肢动脉造影可以了解指动脉及其近端动脉的情况，有助于确诊。可见指动脉管腔细小、迂曲，晚期病例有指动脉内膜不规则、狭窄或阻塞，此法目前尚不能做常规检查。

（4）甲皱微循环检查　有助于区分是雷诺病还是继发性雷诺现象。在间歇期与发作期的三个不同阶段微循环变化均有所不同，非发作期轻症患者可无异常所见。轻者有微血管袢纤曲扭转异形管袢（呈多形性改变），偶见轻微的颗粒样血细胞聚集；重者毛细血管周围有散在红细胞渗出，偶见小出血点，管袢内血流缓慢淤滞，如为结缔组织病引起的雷诺现象，可见袢顶显著膨大或微血管口径极度扩张形成的"巨型管袢"，管袢周围有成层排列的出血点。

（5）其他检查　为确诊继发性雷诺现象的原发病，如疑有自身免疫性结缔组织病者，应查血液抗核抗体（ANA）、抗 ds DNA 抗体（SLE 的特异性抗体）、抗着丝点抗体（CREST 综合征的特异性抗体）、抗 Scl–70 抗体（PSS 的特异性抗体）、类风湿因子、免疫球蛋白、补体、冷球蛋白测定、Coombs 试验、抗 RNP 抗体（对混合性结缔组织病有特异性）等；手部 X 线检查有利于类风湿性关节炎的诊断，食道钡餐透视有利于硬皮病诊断，测定上肢神经传导速度有助于发现腕管综合征等。

【诊断】

1. 雷诺病的诊断

（1）见于女性，年龄在 20 ～ 40 岁。

（2）寒冷或情绪激动容易诱发。

（3）两侧对称性发作。

（4）无任何系统性疾病、周围血管病、解剖异常等或观察两年以上未发现其他疾病者。

2. 雷诺现象的诊断

（1）发病年龄在 20 ～ 60 岁；一般年龄应较雷诺病为大。

（2）单侧发病为多，特别是限于 1 ～ 2 指者。

（3）发病后迅速发展成组织坏死。

（4）动脉搏动减弱或消失。

（5）有发热、系统性症状、贫血和血沉增快及抗核抗体免疫指标异常等。

【鉴别诊断】

1. 震颤病 多见于使用震动工具的工人，与操作的手指有关。表现为手指遇冷变白，一般不对称。本病还可见于钢琴家、凿工、石匠等。

2. 网状青斑症 多见于女性。特点是皮肤持续呈连续性网状或斑状青紫，无雷诺病的指（趾）变化顺序，病变以下肢为多，抬高患肢后症状减轻。

3. 血栓闭塞性脉管炎 男性为多，女性罕见。首先多累及下肢，往往伴有静脉炎。四肢末梢的动脉搏动大多消失或减弱。

4. 手足发绀症 以指、趾皮肤呈现持续性不整齐的蓝和红变色为特征的改变，有时扩展到腕和踝的近端。局部可有汗出，有家族遗传倾向。

5. 冻疮 是一种寒冷季节性疾病，多见于儿童和妇女。末梢血管对寒冷敏感是其主要因素。一般可发生在两手、足、耳、鼻部，尤多见于手背和耳壳。冻疮初期局部皮色苍白，继而红肿，出现红、紫或紫红色界线性小肿块，压之褪色，尤多见手背外侧。遇热后常充血，且有轻度灼痒感。严重者出现水疱，可形成溃疡，愈合慢，常遗留萎缩性瘢痕。气温转暖后冻疮逐渐好转，但可复发。多年复发者，两手皮肤可呈紫红色，形似手足紫绀症。

6. 红斑性肢痛症 是一种以末梢动脉扩张和对温热敏感的疾病，病因不明。临床表现的特点是手足有阵发性红、肿、痛、热四大症状。手足均可发生，但在两足为多见且明显。多呈对称性。足部温度升高时，常感灼痛难忍。患者怕热喜凉，宁愿赤脚和将足浸在冷水内，以缓解症状。此病与雷诺病的症状截然不同，容易鉴别。

【治疗】

治疗主要以药物为主，手术可以在药物治疗不佳的情况下考虑。

1. 手术治疗 交感神经切除术是一种传统的手术疗法，术后，受其支配的血管处于去交感状态而呈扩张，外周阻力降低，血流量增加，达到治疗目的。

发于上肢者予胸交感神经切除术，发于下肢者予腰交感神经切除术；末梢交感神经切除术，是近年来应用于临床的显微外科新术式，术后数小时，患者疼痛缓解，远期疗效好。

2. 非手术治疗

（1）降低血管张力药 可给与钙离子通道阻滞剂，如硝苯地平。

（2）外周血管扩张剂 α-肾上腺素能受体拮抗剂，如苯氧苄胺、哌唑嗪等；血管紧张素转换酶抑制剂，如卡托普利、利生普利等。静脉注射可选用丁咯地尔 0.2g 加入 250～500mg 盐水葡萄糖中静脉滴注。

（3）抑制血小板黏附及血管收缩剂 如前列腺素、前列地尔、沙格雷酯等。

（4）降低血黏度 减低纤维蛋白原，如巴曲酶、蕲蛇酶等。

（5）血管内神经阻滞术 采用胍乙啶或利血平，通过静脉内交感神经阻滞术或动脉内封闭疗法来直接作用到肢体血管局部。

（6）血浆交换法 可降低患者血纤维蛋白水平、血浆黏度、血小板黏附性和聚集性，减少循环免疫复合物，增强红细胞的柔变性，从而加快血液流速和改善局部血管痉挛状态。适用于血液黏滞性过高、血小板功能亢进和免疫异常的病例。方法：每周输入代血浆每次 2 ～ 2.5L，共 5 次，经 1 个疗程治疗后，疗效至少维持 6 周，常在冬季前进行本疗法，以防冬季发病。

（7）中药治疗 中成药有通塞脉片、大黄蟅虫丸等、静脉注射剂可选用川芎嗪等。

项目五 单纯性下肢静脉曲张

【学习目标】

1. 掌握单纯下肢静脉曲张的发病原因。

2. 熟悉单纯下肢静脉曲张的检查方法。

3. 了解单纯下肢静脉曲张的治疗。

案例导入

某女，36 岁。5 年前左下肢青筋暴露，自觉行走沉重，略肿胀，症状逐渐加重；查体见左下肢大隐静脉走形区可见明显的静脉迂曲暴露，左小腿、胫前皮肤轻度色素沉着，大隐静脉瓣功能试验（Trendelenburg 试验）提示隐股静脉瓣膜功能不全。下肢静脉彩超示：左下肢隐 - 股静脉瓣返流；双下肢浅静脉曲张。深静脉通畅、瓣膜功能无异常。诊断：左下肢大隐静脉曲张。

问题：如何进行诊断？

【概述】

下肢静脉曲张（lower extremity varicose veins，LVV）指下肢大隐或小隐静脉系统处于过伸态，以蜿蜒、纡曲为主要病变的一类疾病。在长期站立或负重人群中发病较高，如营业员、教师、体力工作者等。临床上以大隐静脉系统发病为主，临床特点为：下肢沉重感、酸胀疼痛感、肢体可见曲张突出的静脉团、后期足靴区色素沉着、溃疡。患者往往有遗传史和久立、寒冻史。

【病因】

本病病因主要是先天性浅静脉壁薄弱或瓣膜关闭不全，以及静脉内压力持久升高导致静脉扩张。往往患者静脉壁中层肌纤维及胶原纤维及弹性纤维缺乏，致静脉壁强度减弱，管腔扩大，加上瓣膜的膜缺损，出现血液反流，静脉纡曲扩张。其诱因常见为习惯性便秘、重体力劳动、慢性咳嗽等。特别指出的是遗传因素是重要的基础、寒冷的因素是重要的诱因之一。

【病理】

在小腿肌肉收缩时，血液动力学发生改变，由于保护血液单向流动的静脉瓣膜遭到破坏，深静脉血液逆流入浅静脉，此时浅静脉缺乏肌肉筋膜支持，仅为皮下疏松结缔组织包绕，再加上静脉壁薄弱，因此导致静脉增长、变粗、曲张；进一步导致静脉血淤积，渗透活性的粒子，尤其是纤维蛋白原的漏出、5-羟色胺及儿茶酚胺等增多，阻碍了毛细血管与周围正常组织间氧气与养分的交换，于是在皮肤和皮下组织出现了营养不良性变化。

【临床表现】

1. 症状 患肢浅静脉纡曲；下肢沉重感，酸胀感，时有疼痛、肿胀。尤其当患者行走久之，由于血液倒流而致静脉淤积加重，回流受影响而出现诸症状。伴有浅静脉血栓时，可感到疼痛。

2. 体征

（1）患肢浅静脉隆起，扩张，纡曲，状如蚯蚓甚者成大团块，站立时明显，少数人在卧位时，由于静脉倒流不明显曲张静脉空虚亦不明显；严重者，可于静脉纡曲处触及"静脉结石"。

（2）患肢小腿下段、足踝部或足背部肿胀，并可有压陷痕。

（3）皮肤营养变化：可出现皮肤变薄，色素沉着（多在足靴区），湿疹样皮炎和溃疡形成。

（4）血栓性浅静脉炎：由于血液淤积，缓慢，在曲张静脉处形成血栓而出现局部索条状红肿处，并有压痛。

3. 下肢静脉功能试验

（1）深静脉通畅试验（Perthes试验） 用来测定深静脉通畅情况。站立时，用止血带结扎大腿根部以阻断大隐静脉回流，此时嘱患者快速踢腿十余次，若深静脉通畅，由于小腿肌肉运动而使静脉血经深静脉回流，此时曲张之浅静脉空虚而萎陷。否则会出现肢体沉重，曲张静脉更突出等。

（2）隐股静脉瓣膜功能试验（Brodie–Trendelenburg 试验）　仰卧，抬高下肢，将曲张静脉内血液排空，用止血带缠缚于腹股沟下方（阻断浅在的大隐静脉隐股静脉瓣膜），以拇指压迫腘窝小隐静脉入口处（阻断小隐静脉），嘱患者站立，放开止血带（不松拇指）时，曲张静脉顿时充盈，则表示大隐静脉瓣膜关闭不全；如只放开拇指（不松止血带）时，曲张静脉顿时充盈，说明小隐静脉瓣膜功能不全；如两者都不松，此时曲张静脉顿时充盈，说明深浅静脉交通支瓣膜功能不全。

（3）交通静脉瓣膜功能试验（Pratt 试验）　仰卧，抬高患肢，在大腿根部缠缚止血带以阻断大隐静脉，先从足趾向上至腘窝逐次缠缚第一根弹力绷带，再自大腿根部止血带向下，缠缚第二根弹力绷带，此时患者应站立，一边自止血带向下缠第二根弹力绷带，一边向下放开第一根弹力绷带，二根弹力绷带间任何一处出现曲张静脉，即意味着此处有功能不全的交通支静脉。

4. 实验室及物理检查

（1）静脉造影　是目前最直观最可靠的诊断下肢静脉曲张的方法。通过静脉造影可以显示深静脉瓣膜功能及隐股静脉瓣膜功能和深浅静脉交通支、静脉曲张的走形，同时对手术起到一个良好的指导作用。

（2）超声多普勒（Doppler）肢体血流图　可以反应曲张静脉的回流纡曲程度，同时针对深静脉瓣膜进行测定。

【诊断】

1. 家族史或长期站立、寒冷刺激等病史。
2. 肢体有曲张的或呈团块样静脉。
3. 足靴区可出现营养不良情况，如色素沉着、溃疡等。
4. 大隐静脉瓣膜功能试验，深静脉通畅试验及深浅静脉交通支试验提示大隐静脉或小隐静脉瓣膜功能不全、并可有交通支瓣膜功能不全。

【鉴别诊断】

1. 先天性静脉畸形骨肥大综合征（Klippel–Trenaunay，KTS）　肢体增长、增粗，皮肤血管瘤三联征。下肢静脉造影或多普勒超声证实下肢深静脉畸形或部分缺如。

2. 原发性下肢深静脉瓣膜功能不全　多普勒超声血流图提示深静脉瓣膜功能不全，有倒流；下肢静脉造影可见深静脉回流影像；可有下肢肿胀，特别是久立或久行后加重。

【治疗】

1. 治疗原则 单纯性下肢静脉曲张的根治方法是手术治疗，但是中医药对下肢静脉曲张引发的疼痛、肿胀、溃疡、淤积性皮炎等症状在治疗上有比较显著的疗效。

2. 药物治疗

（1）口服药物 迈之灵、羟苯磺酸钙等可以在一定范围内缓解症状。

（2）局部用药 硬化剂注射和压迫疗法：本方法适用于少量、局限的病变以及手术的辅助治疗，处理残留的曲张静脉。

3. 手术治疗 当患者排除深静脉不通畅、深静脉瓣膜功能严重不全及其他可能疾病外，排除年老体弱和手术耐受力很差者，均可考虑手术治疗。术式选择大隐静脉高位结扎剥脱术。已有足靴区溃疡者，根据造影决定是否结扎交通支。另外，还要注意小隐静脉的情况。随着现代医学的发展腔内激光、射频及旋切的方法也在临床应用。

4. 弹力袜治疗 如果没有手术的指征，可以穿医用弹力袜来减轻症状。

5. 合并症处理

（1）血栓性浅静脉炎 可给予局部外用肝素钠乳膏或局部热敷治疗，对感染者使用抗生素。

（2）溃疡形成 局部外用药物治疗，如利凡诺、中药等。如面积大也可考虑清创后植皮。

（3）曲张静脉破裂出血 抬高患肢和加压包扎后即可止血，无需特殊用药。

项目六 深静脉血栓形成

【学习目标】

1. 掌握下肢深静脉血栓形成的危险因素及形成原因。

2. 熟悉下肢深静脉血栓形成的概念；如何预防下肢深静脉血栓形成。

3. 了解下肢深静脉血栓形成的治疗。

案例导入

患者，男，42岁。于2个月前行左人工股骨头置换手术，术后1个月出现左下肢轻微肿胀，症状不见好转。4天前左下肢突然出现肿胀、疼痛，症状明显加重.查体：见右下肢肿胀，皮温略高，皮色暗红，腓肠肌挤压试验（＋），股三角区压痛（＋）。下肢静脉多普勒（doppler）彩超报告：左股、腘静脉内可探及等强回声区域，充满管腔，回声不均匀，股总、股静脉管腔内未探及血流信号，腘静脉周边可探及细窄血流绕行。D-二聚体（＋）。诊断：左下肢深静脉血栓形成。

问题：怎样诊断上述疾病？该患是由什么原因导致？

【概述】

下肢深静脉血栓形成（legs deep venous thrombosis，LDVT）是指血液在深静脉腔内不正常凝结，阻塞静脉腔，导致静脉回流障碍，如未予及时治疗，将造成慢性静脉功能不全，影响生活和工作能力，甚至致残。由于解剖关系以左下肢发病为多。本病为较常见的周围血管疾病，发病率较高，临床以下肢肿胀、疼痛为特点。多有长期卧床、产后、腹部手术等病史，如果未予及时治疗，将导致慢性下肢静脉功能不全。

【病因病理】

1846年，威尔啸（Virchon）提出了静脉血栓形成三大因素，即静脉损伤、血流缓慢和血液高凝状态。

1.血管损伤 手术、外伤、骨折、化学药物等一些因素可以直接导致血管壁损伤，当静脉损伤时内膜下层及胶原裸露，使静脉壁电荷改变，易致血小板黏附；创伤时内皮细胞功能损害，可释放生物活性物质，启动内源性凝血系统，易于形成血栓。

2.血流缓慢 久病卧床、手术中生理性反应、术后肢体制动、久坐状态或血管受压狭窄等情况均可引起肢体血流缓慢。由于血流缓慢导致在瓣膜窦内形成涡流；瓣膜局部缺氧，引起白细胞黏附因子表达，白细胞黏附促成血栓形成。另外，血液正常的轴流受破坏，使血小板和白细胞向血管壁边流动，增加了血小板和白细胞的聚集及黏附机会而形成血栓。

3.血液高凝 妊娠、产后、长期服用避孕药、肿瘤组织裂解产物、大面积烧伤等因素均可使血液呈高凝状态。此时，血小板数增高，凝血因子含量增加而抗凝血因子活性降低而形成血栓。

典型的血栓包括头、颈、尾三部分。头为白血栓（包括纤维素、成层的血小板和白细胞，极少的红细胞）；颈为混合血栓（白血栓和红血栓混合体）；尾部为红血栓（血小板和白细胞散在分布于红细胞和纤维素的网状块内）。

【临床表现】

根据血栓发生部位分成以下三种类型。

1. 中央型 发生于髂 – 股静脉部位的血栓形成。

（1）症状 患肢沉重，肿胀、胀痛或酸痛，可有股三角区疼痛。在初期由于病情轻、症状不明显，所以往往被忽略或发现晚。

（2）体征 起病急，全下肢肿胀明显，患侧髂窝股三角区有疼痛和压痛；胫前可有压陷痕，患侧浅静脉怒张，可伴发热，肢体皮肤温度可增高。左侧比右侧多见。

2. 周围型 发生于股 – 腘静脉及小腿端深静脉处血栓形成。

（1）症状 大腿或小腿肿痛，沉重，酸胀，发生在小腿深静脉者疼痛明显，不能踏平行走。

（2）体征 血栓位于股静脉者，患肢大腿肿胀，程度轻，皮温升高不明显，皮肤颜色正常或稍红。血栓部位局限于小腿深静脉者，小腿剧痛，不能行走，行走则疼痛加重，往往呈跛行，腓肠肌压痛明显，Homans 征阳性（即仰卧时，双下肢伸直，将踝关节过度背屈，会引发腓肠肌紧张性疼痛）。

3. 混合型 全下肢深静脉血栓形成。

（1）症状 全下肢沉重、酸胀、疼痛，股三角、腘窝和小腿肌肉疼痛。

（2）体征 下肢肿胀，股三角、腘窝、腓肠肌处压痛明显。如果体温升高和脉率加速不明显，皮肤颜色变化不显著者称股白肿。如果病情严重，肢体肿胀明显，影响了动脉供血时，则足背及胫后动脉搏动减弱或消失；肢体皮肤青紫，皮温升高，称股青肿。后者可发生肢体坏疽。

4. 实验室及物理检查

（1）超声多普勒（Doppler）检查 双功彩色多普勒超声可从影像、声音来对下肢深静脉血栓形成进行诊断，可看到管腔内血栓回声、管径大小、形态、血流情况、静脉最大流出率等，是无创检查中较理想的方法。

（2）凝血系列指标检查 包括出凝血时间、凝血酶原时间及纤维蛋白原等测定。其中 D– 二聚体的测定有十分重要的意义。

5. 转归 血栓可向远、近端滋长和蔓延，其后可在纤维蛋白原溶解酶的作用下，血栓可溶解消散，有时裂解的小栓子会随血入肺，引发肺栓塞。当血栓形成后不能完全溶解和消散时，在静脉内可形成裂隙，称不完全再通。同时静脉瓣膜可受到破坏，引发倒流性疾病，继发下肢深静脉瓣膜功能不全。

6. 并发症及后遗症

（1）并发症 下肢深静脉血栓形成可向其远近端蔓延，进一步加重回流障碍。如血栓波及下腔静脉则可引发双侧下肢回流障碍。血栓脱落，随血流回流至肺动脉处，可引发肺栓塞，导致死亡。

（2）后遗症　静脉血栓形成后，可破坏静脉瓣膜，而遗留下深静脉瓣膜功能不全的综合征。本病早期管腔闭塞，中期可出现部分再通，后期可全部再通；也可再次形成血栓。

【诊断】

1. 发病急骤，患肢胀痛，股三角区或小腿有明显压痛，Homans 征可呈阳性。
2. 患肢广泛性肿胀，可有广泛性浅静脉怒张。
3. 患肢皮肤可呈暗红色、温度升高。
4. 慢性期具有下肢回流障碍和静脉逆流征，即活动后肢体凹陷性肿胀，浅静脉怒张或曲张，出现营养障碍表现、色素沉着、瘀积性皮炎、溃疡等。
5. 多普勒肢体血流检查或静脉造影显现静脉回流障碍。
6. 排除动脉栓塞、淋巴管炎、盆腔肿瘤、淋巴水肿、肾病性、心源性水肿等疾病。

【鉴别诊断】

1. 心源性水肿　具有心衰征象或肺心病史；心源水肿呈双侧对称表现。

2. 淋巴水肿　有感染、手术、外伤、肿瘤等疾病史；发病多自足踝部向上逐渐发展；皮肤增厚，毛孔变粗、指压凹陷不明显。

3. 营养不良性和低蛋白水肿　此类患者有饮食不佳、肝病病史及一些消耗性疾病的过程，要结合检查判断。

【治疗】

1. 治疗原则　抗凝、祛聚和溶栓。要求早期治疗，除非有股青肿者需要手术，通常都是药物治疗。

2. 药物治疗

（1）一般处理　卧床，抬高患肢，适当活动，离床活动应穿弹力袜或弹力绷带保护患肢。

（2）溶栓疗法　病程不超过 72 小时者，可给予尿激酶（UK）静脉滴注，还可以用链激酶（SK）、奥扎格雷钠等药物。治疗间需要监测凝血系列指标。

（3）抗凝疗法　如错过早期溶栓机会，后期抗凝将是重要的方法。常用药物有肝素和华法林。肝素的给药途径采用静脉和皮下或肌内注射。华法林为口服制剂。应用时务必监测凝血指标，注意个体差异。

（4）祛聚疗法　常用药物有阿司匹林、双嘧达莫等，作用为稀释血液，降低血液黏稠度，防止血小板凝聚。

（5）降纤疗法　目的在于降纤、降低血黏度。常用药物有蕲蛇酶、巴曲酶等。

（6）中药治疗　常用中成药制剂有水蛭素制剂脉血康、蚓激酶制剂等。川芎嗪、苦碟子等注射剂联合应用可以增加疗效，植物药迈之灵可以减轻肿胀。

3. 手术疗法

（1）主要采取 Fogarty 导管取栓术，髂 – 股静脉血栓形成，病程不超过 48 小时者；或出现股青肿时，应选择手术疗法。术后要辅用抗凝、祛聚疗法。

（2）可采用腔内超声血栓消融术和血栓消融器溶栓术，超声消融是一种应用于临床的新的技术。

（3）静脉切开取栓，当股青肿影响下肢动脉供血者，或者患病时间短（72 小时之内）者；必要时可以采用此方法。

（4）腔静脉滤器植入，为了预防肺栓塞，必要时可以考虑。血栓可以在滤器中拦截住，避免会进入肺脏而导致肺栓塞。

【预防】

1. 术后或卧床的患者，可在床上垫高下肢，适当床上做下肢活动，或早期常下床活动以促进肢体循环。

2. 患病后，前 2 周应卧床休息，患肢略屈曲抬高，发病 1 个月内不做剧烈活动，防止血栓脱落，引发并发症。

3. 血栓恢复后期可续用弹力袜或弹力绷带，促进下肢回流。

复习思考题

1. 简述急性动脉栓塞后的 5 "P" 征。

2. 简述血栓闭塞性脉管炎与动脉硬化性闭塞症的鉴别诊断。

3. 简述雷诺现象的典型症状。

扫一扫，看课件

模块十二
骨关节疾病

项目一 骨折概述

【学习目标】

1. 掌握骨折的诊断、急救、治疗原则。

2. 熟悉骨折的分类、并发症、愈合标准。

3. 了解骨折的愈合过程。

案例导入

患者，男性，65岁。跌倒时以右侧膝部和右手掌着地，自觉右腕部剧烈疼痛，并出现畸形，右手不能持物。右侧髋部疼痛，不能站立，被立即送往医院。体格检查可见右腕部肿胀，呈枪刺刀畸形。右下肢缩短、内收、外旋畸形。

问题：患者的入院诊断是什么？可能出现哪些并发症？

骨折，即骨的完整性或连续性中断。儿童的骨骺分离也属于骨折。

【病因】

1. 外伤性骨折

（1）直接暴力 暴力直接作用使受伤部位发生骨折，常伴有不同程度的软组织损伤。如重物砸伤、车轮撞击、碾轧。（图 12-1）

（2）间接暴力 暴力经过传导、杠杆、旋转和肌收缩使远离受伤处发生骨折，如跌倒时手

掌着地，依其上肢与地面角度不同，暴力向上传导，可致桡骨远端或肱骨髁上骨折。（图12-2）

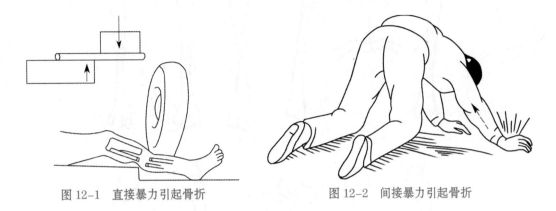

图12-1　直接暴力引起骨折　　　　　　图12-2　间接暴力引起骨折

（3）牵拉暴力　暴力使肌肉猛烈收缩致肌肉附着处骨质断裂发生骨折。如骤然跪倒时，股四头肌猛烈收缩，导致髌骨骨折。

（4）积累劳损　长期、反复、轻微的直接或间接损伤可致使肢体某一特定部位骨折。如战士长途行军易致第二、三跖骨及腓骨下1/3骨干骨折，称为疲劳性骨折。

2. 病理性骨折　因肿瘤、骨髓炎、结核等疾病造成骨质破坏，在轻微外力作用下即可断裂造成骨折。

【分类】

根据骨组织的损伤程度、形态、损伤时间进行骨折分类，骨折类型不同治疗方法也不同。

1. 根据骨折处皮肤、黏膜的完整性分类

（1）开放性骨折　指骨折处皮肤或黏膜破裂，骨折处与外界或脏器相通。

（2）闭合性骨折　骨折处皮肤或黏膜完整，骨折不与外界或脏器相通。

2. 根据骨折断端的形态分类　分为横形骨折、斜形骨折、螺旋形骨折、粉碎性骨折、青枝骨折、压缩骨折、嵌插骨折、凹陷骨折。（图12-3）

3. 根据骨折端稳定情况分类

（1）稳定性骨折　骨折端不易移位或复位后不易再发生移位，如裂缝骨折、青枝骨折、嵌插骨折等。

（2）不稳定性骨折　骨折端易移位或复位后易再发生移位，如斜形骨折、螺旋形骨折、粉碎性骨折。

4. 根据骨折的程度分类

（1）完全骨折　骨的完整性和连续性全部中断，如横形骨折、斜形骨折、螺旋形骨折、粉碎性骨折。

（2）不完全骨折　骨的完整性和连续性部分中断，如裂缝骨折、青枝骨折。

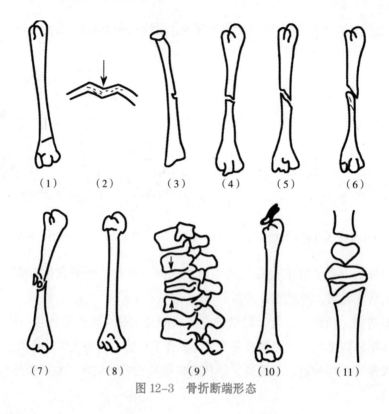

(1) (2) (3) (4) (5) (6)

(7) (8) (9) (10) (11)

图 12-3 骨折断端形态

5. 根据骨折发生的时间分类

（1）新鲜骨折　时间在 3 周以的骨折为新鲜骨折。

（2）陈旧骨折　超过 3 周的骨折则为陈旧骨折。

【骨折移位】

骨折后大多发生骨折段不同程度的移位。（图 12-4）

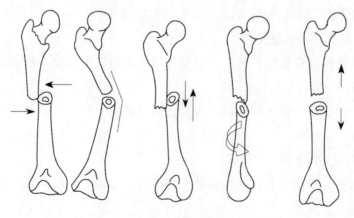

图 12-4　骨折移位

1. 成角移位 两骨折段纵轴线交叉成角。

2. 侧方移位 骨折远端向近端的前、后、内、外侧移位。

3. 短缩移位 两骨折段相互重叠或嵌插，使骨干缩短。

4. 旋转移位 远侧骨折段围绕骨干纵轴旋转。

5. 分离移位 两骨折段在纵轴线上相互离开，形成间隙。

影响骨折移位的因素有：①外界暴力的性质、大小和作用方向；②骨折远侧端肢体重量的牵拉；③不恰当的搬运和治疗。

【诊断】

骨折诊断包括是否骨折、骨折类型、骨折移位情况和并发症等，应详细询问病史、分析症状体征及 X 线检查，做出正确诊断。

1. 询问病史 了解受伤暴力形式、程度、性质，患者受伤时体位、环境、受伤前后表现及急救处理经过，推断受伤程度、部位、有无复合伤。

2. 体格检查

（1）全身情况 ①昏迷：重点检查颅脑是否损伤；②休克：多见于骨盆骨折、股骨骨折及多发性骨折；③呼吸困难：警惕有无胸部损伤。

（2）局部情况

1）一般表现：①疼痛压痛：骨折处疼痛明显，环绕骨折线平面的局限、固定压痛。沿长骨纵轴自远端向近侧的叩击痛；②肿胀瘀斑：骨折后血肿形成及创伤性炎症使局部肿胀明显，血肿浸及皮下可见瘀斑，开放性骨折可见伤口及骨外露；③功能障碍：骨折引起疼痛、肌反射性痉挛或失去支架作用致肢体活动受限。

2）专有体征：①创伤处畸形：骨折段发生侧方、成角、旋转、重叠等移位呈现的形态改变；②异常活动：原本连贯非骨关节部位，出现反常类似关节的角度活动；③骨擦音或骨擦感：肌肉痉挛或肢体位置变动，致使骨断端相互触碰摩擦引起声响，当体检时手下可感觉到骨折断端的异常活动。具有以上三个骨折特有体征之一者，即可诊断为骨折。

3. X 线检查 凡疑有骨折者，应常规做 X 线摄片检查。①正、侧位或轴位：可证实骨折及显示类型、程度、移位情况；②稳定性骨折的裂缝骨折、嵌插骨折早期不易发现，需两周后再次复查得到证实；③骨折治疗期间为了解骨折复位、愈合情况，应定期行 X 线检查。

【并发症】

骨折的发生和愈合过程中可出现多种并发症。

1. 早期并发症

（1）休克 多发骨折、骨盆骨折、股骨骨折及合并重要脏器损伤，出血量大，易发生创伤性和失血性休克。

（2）内脏损伤 复杂性损伤常有颅脑、胸腹部伤。如肋骨骨折可致气血胸，肝、脾破裂，骨盆骨折可致膀胱、直肠损伤。应密切注意观察全身和局部的症状体征。

（3）血管、神经损伤 骨折部邻近的重要神经和动脉、静脉有损伤的可能。如肱骨髁上骨折可损伤肱动脉和正中神经（图12-5）。血管损伤造成肢体远端血液循环障碍，严重时导致坏死或致残。脊柱骨折可致脊髓损伤引起截瘫。

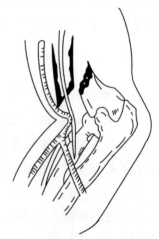

图12-5 骨折端损伤神经、血管

（4）脂肪栓塞综合征 由于骨折处髓腔内压力增高，骨髓被破坏，大量脂肪滴进入破坏的静脉窦内；或由于创伤的应激作用，使血液中的乳糜微粒失去稳定性，结合成脂肪栓子，可导致严重的肺、脑栓塞。肺栓塞表现为呼吸功能不全、发绀、血压下降，胸部拍片有广泛的肺实变。脑栓塞表现为意识障碍、烦躁、谵妄、昏迷等。

（5）骨筋膜室综合征 由深筋膜与骨、骨间膜和肌间隔围成的骨筋膜室内肌肉、神经急性缺血而出现的一系列早期症候群。最多见于前臂掌侧和小腿，常由创伤骨折时所形成的血肿和软组织水肿或外包扎过紧、局部压迫导致骨筋膜室内压力增高。若前臂超过65mmHg、小腿超过 55 mmHg 时，可导致小动脉关闭，形成缺血—水肿—缺血的恶性循环。早期表现为剧烈疼痛，患肢肿胀、红热、压痛明显，如及时恢复血运，患肢功能可保存；如缺血时间较长、肌肉坏死增多，虽积极恢复血运，部分坏死肌肉只能瘢痕修复，出现缺血性肌挛缩，形成爪形手或肢体坏死等严重后果。若大量毒素进入血液循环，还可导致休克、心律失常和急性肾衰竭。

2. 中、晚期并发症

（1）感染 开放性骨折有发生化脓感染和厌氧菌感染的可能，可引起化脓性骨髓炎、脓毒血症等。

（2）关节僵硬 患肢固定日久或缺少锻炼，关节囊与周围软组织形成粘连、挛缩，导致关节活动受限。这是骨折和关节损伤最为常见的并发症。

（3）损伤性骨化 又称骨化性肌炎，关节附近骨折因局部形成骨膜下血肿，处理不当使血肿扩大、机化并在关节附近的软组织内广泛骨化，造成严重关节功能障碍。多见于肘关节、肩关节。

（4）骨折愈合障碍或畸形愈合　全身情况差、骨折处血供不佳、骨折复位固定不当、骨折断端分离、软组织嵌入、不适当的活动、局部感染等诸多因素均可使骨折延期愈合、不愈合或使骨折在重叠、旋转、成角畸形状态下愈合。

（5）创伤性关节炎　关节内骨折未解剖复位、畸形愈合后，造成关节面损伤不平整，活动或负重时关节疼痛。

（6）缺血性骨坏死　骨折造成某一骨折段的血液供应障碍，导致该骨折段骨质因缺血而坏死，如腕舟骨骨折致近骨折段坏死、股骨颈骨折引起股骨头坏死。

【骨折愈合】

1. 骨折愈合过程

（1）血肿机化期　骨折后髓腔内、骨膜下血管破裂，在骨折端及其周围形成血肿，骨断端缺血坏死诱发无菌性炎性反应，坏死细胞的释放产物，引起局部毛细血管增生扩张，血浆渗出、炎性细胞浸润，血凝块被逐渐清除使血肿机化形成肉芽组织，2～3周时间形成纤维连接，将骨折两端连接起来。

（2）骨痂形成期　骨外膜、骨内膜新生血管长入、成骨细胞大量增生，形成新骨，称为内骨痂和外骨痂。充填骨折端和髓腔内的纤维组织逐渐转化为连接骨痂，内、外骨痂及连接骨痂合为原始骨痂，这些骨痂将骨断端包绕加强，当达到足以抵抗肌收缩、剪力和旋转力时，骨折则达到临床愈合阶段，X线片骨折端可显示梭形骨痂阴影。此期4～8周时间。

（3）骨痂塑形期　原始骨痂中的骨小梁逐渐增粗、规则排列和致密，骨折端死骨清除，原始骨痂被板层骨替代，使骨折部位形成坚强的骨性连接，此期8～12周时间。随肢体运动和负重，应力轴线骨痂不断改造、加强，多余的周围骨痂逐渐吸收，最后塑形为生理需要的永久骨痂，髓腔再通，恢复正常骨结构。（图12-6）

2. 骨折愈合标准

（1）临床愈合标准　①局部无压痛、无肢体纵向叩击痛；②局部无异常活动；③X线片显示骨折线模糊，有连续性骨痂通过；④解除外固定后，追踪观察2周局部无变形；⑤受伤上肢向前平举1kg能坚持1分钟，受伤下肢不扶拐可在平地上行走3分钟且不少于30步。

（2）骨性愈合标准　①具备临床愈合标准；②X线片显示骨折线消失。

3. 影响骨折愈合的因素　骨折成功愈合主要取决于三个方面，即骨折断端要有充分的接触面积、坚固的固定措施及良好的血液供应。

（1）全身因素　全身健康情况差，营养不良，患有慢性病如糖尿病、恶性肿瘤、钙磷代谢紊乱等。

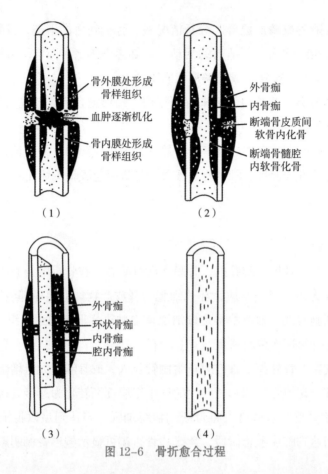

图 12-6　骨折愈合过程

（2）局部因素　骨折伤口感染、骨折部位血运不良、断端嵌有软组织；骨折损伤严重、缺损大；反复整复、对位不佳、固定不牢；手术剥离骨膜过多及合并感染等都可导致骨折延期愈合或不愈合。

【急救】

目的是应用简单有效的方法抢救生命、保护患肢、防治休克，使伤者安全、迅速转送医院，尽快得到妥善治疗。

1.抢救生命　初步检查判定有无颅脑、胸腹部合并伤。如有颅脑伤或昏迷应保持呼吸道通畅；如有气胸、窒息应紧急给予处理；如有休克在条件允许时应迅速输血补液、吸氧、保暖；如有伤口大出血立即加压包扎止血，必要时使用止血带。

2.防止继续损伤或污染　①四肢检查要动作轻柔、稳妥，必要时应剪开患者的衣袖和裤脚。②开放性骨折发现骨折端外露时不要还纳复位，需用无菌敷料或清洁布类包扎伤口加压止血、固定肢体。已包扎伤口不应无故打开。③可疑骨折者应按骨折处理。闭合骨折发现局部明显畸形，有致血管神经损伤或穿破皮肤危险者，应适当手法牵引，尽量消除显著移位畸形，恢复肢体正常轴线后再妥善固定肢体，以免骨折端移位造成软组织再损伤，同时减轻转运中疼痛，利于防止休克发生。④四肢长骨固定应超过上下关节，固定物可使用预制的夹板，也可就地取材，如树枝、木棍、木板等。在无材料可用时上肢骨折可固定于胸部，下肢骨折可固定于对侧下肢。

3. 脊柱骨折急救 应三人分别托扶起患者头背、腰臀及双下肢，协调动作平稳放于硬板担架上抬运。保持脊柱中立位，切忌背驮、抱持等，以免脊柱扭曲、旋转致骨折处移位而损伤脊髓。颈椎受伤时必须双手牵引头部维持中立位，转运途中头颈两侧加垫保持脊柱中立，避免扭曲旋转。

【治疗原则】

早期正确复位、有效固定、康复治疗是治疗骨折三项基本原则。

1. 早期正确复位 骨痂形成快，骨折愈合好。骨折后半小时内局部无肿胀疼痛、肌肉松弛，是复位最好时机，超过半小时后的复位应在麻醉下进行。

（1）复位要求 ①解剖复位：骨折通过复位，恢复正常的解剖关系，对位、对线完全良好；②功能复位：骨折复位后未恢复正常的解剖关系，但愈合后肢体功能无明显影响。

（2）复位方法

1）手法复位：大多数骨折都采用此法。手法复位必须轻柔，争取一次成功。粗暴手法反复多次复位，不仅增加组织损伤影响愈合，还能引起各种并发症。手法复位操作步骤：①给予麻醉药物解除肌肉痉挛，消除局部疼痛；②沿肢体纵轴拔伸牵引，矫正骨折移位，也可使用牵引架；③根据骨折类型，应用各种矫正手法，如旋转屈伸、捺正端提、摇摆叩击、夹挤分骨、折顶回旋、按摩推拿等使骨折复位（图12-7）。

2）切开复位：应用手术方法切开软组织，暴露骨折端直视下将骨折复位、固定。适用于血管神经损伤、手法复位失败牵引不成功、关节内骨折、陈旧或不愈合骨折。切开复位可使骨折达到解剖复位，但可引起伤口感染，手术破坏局部血循环引起骨折不愈合等并发症。

2. 有效的局部固定 骨折固定有内固定、外固定，目的为防止骨折复位后再移位，要求固定牢固有效，不稳定的骨折可影响骨折愈合。

（1）小夹板固定 通过对骨折三点挤压的杠杆作用固定骨折。取有弹性的柳木、竹板和塑料板制成宽窄不同的小夹板，绑缚在骨折肢体的外面，外扎横带固定。（图12-8）

1）优缺点：优点是利于关节活动增进血循环，防止肌萎缩与关节僵硬。缺点是小夹板松紧度患者不易掌握，必须随时调整，绑扎过紧产生压迫性溃疡，引起肢体坏死；绑扎太松骨折可发生再移位，因此应密切观察肢体感觉、温度、颜色、肿胀、脉搏等。

2）适应证与禁忌证：适用于四肢骨折、创口小的开放骨折。不适用于肿胀严重、有血管神经损伤并感染的开放骨折、长途转运的患者。

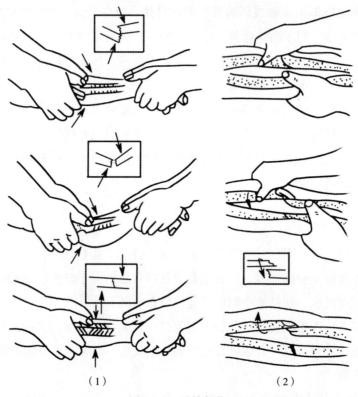

（1）   （2）

图 12-7　手法复位

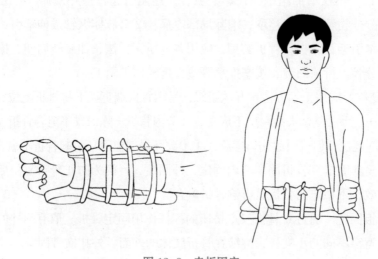

图 12-8　夹板固定

　　3）固定方法：①放置固定垫，胶布固定；②安放小夹板，前、后、左、右各放 1 块；③捆绑横带四条，带结放在外侧板上，松紧度以横带上下活动 1cm 为准。

　　（2）石膏绷带固定　将石膏绷带按骨折部位制作成适宜的石膏托、石膏夹等，温水浸

泡后固定在患者的肢体上，维持位置 5 ～ 10 分钟后即可硬结成型，待干燥后对肢体即起到固定作用。（图 12-9）

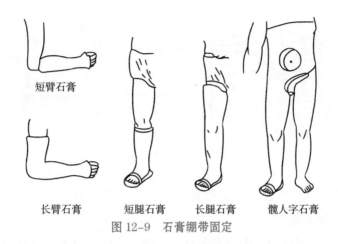

短臂石膏

长臂石膏　　短腿石膏　　长腿石膏　　髋人字石膏

图 12-9　石膏绷带固定

1）优缺点：优点是石膏固定确实可靠，符合体型，伤员舒适，固定时间长，便于转运。缺点是固定范围大，超过上下两关节，妨碍伤肢功能恢复，可引起肌萎缩、关节僵硬等并发症。

2）固定指征：①开放性骨折术后、伤口愈合之前的外固定；②某些难以固定者和某些切开内固定术后的辅助性外固定；③畸形矫正术后位置的维持，以及骨关节手术的术后固定；④化脓性骨髓炎、骨肿瘤术后的肢体固定。

3）注意事项：①固定前先清洁皮肤、伤口换药，敷料、胶布应纵置；②将肢体固定于功能位，骨突或凹陷部加垫；③浸泡石膏水温为 40℃左右；④管型固定时，石膏绷带卷要行滚过式包缠，重叠前一周 1/3，用手均匀抹平；⑤石膏固定时助手应维持肢体位置，用手掌托扶肢体，不可手指顶压石膏产生局部压迫，导致皮肤坏死，在石膏未干时禁止搬动，以免折断；⑥石膏固定完毕后在石膏上注明诊断及固定时间；⑦石膏固定过程中抬高伤肢，做肌肉收缩和关节运动；⑧石膏因肢体消肿而过松，或浸湿变软、折断者应及时更换；⑨石膏固定期间应注意观察肢体远端皮肤颜色、温度感觉，如有疼痛剧烈、麻木发凉、颜色暗紫应立即采取措施进行处理。

4）石膏管型固定范围：①短臂石膏：肘下至手掌横纹；②长臂石膏：腋下至掌横纹，屈肘 90°；③长腿石膏：大腿上 1/3 至趾端，膝屈 15°；④短腿石膏：膝下至趾端；⑤髋人字石膏：上至病侧乳腺，下至趾端，腹部开窗。

（3）持续牵引固定　持续牵引有复位和固定双重作用，分为皮牵引、骨牵引两种方法。

1）方法：①皮牵引适用于儿童，用宽胶布绷带包扎重量不超过 5kg；②骨牵引适用于成人，将骨圆针贯穿跟骨、胫骨结节等骨的松质骨处，通过滑轮等装置进行牵引，重量为体重的 1/10 ～ 1/7。（图 12-10）

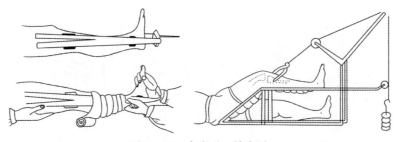

图 12-10　皮牵引、骨牵引

2）指征：①颈椎骨折脱位；②股骨骨折；③开放性骨折及开放骨折合并感染者；④复位困难的肱骨髁上骨折。

3）注意事项：①经常检查牵引装置有无松脱及方向、位置；②早期加大重量力争复位，复位后改维持重量，对比两侧长度避免过牵；③及时处理胶布引起的皮炎水疱；④每天用 70% 的乙醇消毒牵引针眼；⑤牵引针两端套小药瓶用于防护意外损伤。

（4）内固定　采用手术切开复位方法，使用金属内固定物，如加压钢板、螺纹钉、髓内针等，将骨折段于解剖位置予以固定。切开复位内固定可使骨折达到解剖复位，但增加了骨折部位感染的机会和引起骨折不愈合等并发症，另外须二次手术取出金属内固定物。

3. 康复治疗（功能锻炼）　是骨折治疗的重要阶段，可以使患肢血运通畅，代谢旺盛，以促进骨折愈合及功能恢复，防止关节僵硬、肌萎缩等并发症的发生。要求医务人员要充分发挥患者的积极性，根据骨折不同部位、不同时期，遵循动静结合、主被动结合、循序渐进的原则，指导患者由轻到重，由小到大进行早期功能锻炼。

（1）早期　骨折后 1 ～ 2 周，目的是促进患肢血循环，消除肿胀防止肌萎缩。应以患肢肌肉主动收缩为主，为防止疼痛和骨折段再移位，骨折上、下关节原则不活动，身体其他部位关节可正常活动。

（2）中期　骨折 2 周后已形成纤维连接，骨折断端日趋稳定，此期可开始进行骨折上、下关节的活动，其强度和活动范围逐渐增加，以防止肌萎缩和关节僵直。

（3）晚期　骨折已达临床愈合标准，外固定已拆除，应在物理治疗下，促进肌力恢复、增大关节活动范围，使肢体尽快恢复正常功能。

4. 开放性骨折处理　处理原则是及时正确处理伤口，尽可能防止感染，将开放性骨折变成闭合性骨折。

（1）清创　开放性骨折在伤后 6 ～ 8 小时进行清创术，冬季伤口污染轻，清创时间可适当延长。骨外膜应尽量保留，以保证骨愈合，骨折端既要彻底清理干净，又要保留骨的完整性，污染的松质骨可以刮除，密质骨可用骨刀凿除。与组织尚有相连的小骨片应予保留，游离的大骨片要重新放回原处以保证骨的连续性。

（2）骨折内固定　清创术后直视下将骨折解剖复位，同时选最快捷、最简单的内固定为宜，必要时可适当加用外固定。

（3）闭合伤口　完全闭合伤口是将开放性骨折变成闭合性骨折的关键。清创术后采用直接或减张缝合、皮瓣移植和植皮术等各种不同方法闭合伤口。

清创术完成后，根据伤情选择适当方法固定患肢，并应用抗生素和 TAT 治疗，以预防感染和防止破伤风发生。

项目二　常见骨折

【学习目标】

　1.掌握肱骨髁上骨折、桡骨下端骨折、股骨颈骨折、脊柱骨折的诊断、治疗原则。

　2.熟悉锁骨骨折、股骨干骨折、骨盆骨折的诊断、治疗原则。

📖 案例导入

　患儿，男性。8岁。不慎跌倒时手掌撑地，自觉右肘上部剧烈疼痛，被立即送往医院。体格检查：可见右上臂成角畸形，轻度肿胀，肘后三角关系正常，右手活动受限。

　问题：患儿入院诊断可能是什么？首选何种检查？

一、锁骨骨折

锁骨骨折多见于儿童及青壮年，多为间接暴力造成，患者因侧身跌倒肩部着地所致。成人为短斜形或粉碎性，儿童为青枝骨折。骨折近端受胸锁乳突肌牵拉向上、后移位，远端因上肢重量牵拉向下，受胸大肌、斜方肌和背阔肌牵拉向前、内移位。骨折断端可重叠。

【临床表现】

患者肩部下垂，骨折处肿胀、瘀血。为减少疼痛常用手托起肘部，头偏向患侧。检查时局部有压痛和骨擦感并扪及骨断端。儿童青枝骨折，以患侧上肢不敢活动为主要症状，易误认为上肢损伤，应注意鉴别。

X线摄片检查，可明确骨折类型和移位方向。

【治疗】

1.无移位的骨折和儿童青枝骨折 可用三角巾悬吊患肢，3～6周后开始练习患肢活动。

2.有移位的中段骨折 行手法复位，横行"8"字绷带固定（图12-11）。

3.手术切开复位内固定 以下情况，可考虑切开复位内固定：①患者不能忍受"8"字绷带固定的痛苦；②复位后再移位，影响外观；③合并血管、神经损伤；④开放性骨折；⑤陈旧性骨折不愈合；⑥锁骨外端骨折，合并喙锁韧带断裂。切开复位时，应根据骨折部位、骨折类型及移位情况选择钢板、螺钉或克氏针固定。在选用钢板时，要按锁骨形状

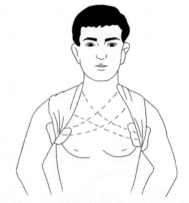

图 12-11 锁骨骨折横"8"字绷带固定

进行预弯处理，并应将钢板放在锁骨上方，尽量不放在前方。

4.功能锻炼 主动进行挺胸抬肩、握拳、屈伸肘关节等功能锻炼。

二、肱骨髁上骨折

肱骨髁上骨折是儿童常见骨折，多为间接暴力所致，肱骨下端宽而薄，向前屈曲（肱骨干轴线与肱骨髁轴线形成30°～50°的前倾角），为容易发生肱骨髁上骨折的解剖因素。根据暴力不同和骨折移位的方向，分为伸直型、屈曲型。伸直型骨折可并发神经血管损伤。

1.伸直型 跌倒时手掌着地，暴力经前臂向上传导，由上下产生的剪力使肱骨髁发生骨折，骨折线由前下方斜向后上方，骨折远端向后上移位，近端向前下移位，易损伤血管和神经。

2.屈曲型 跌倒时肘关节处于屈曲位，肘后着地，暴力传至肱骨下端造成骨折。骨折线由后下方斜向前上方，骨折远端向前上移位（图12-12）。

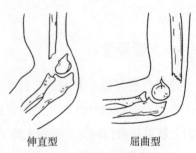

伸直型　　　　　　屈曲型

图 12-12 肱骨髁上骨折分型

【临床表现】

有手掌着地外伤史，肘部明显肿胀疼痛、皮下瘀斑、活动障碍。伸直型肘部向后方突出，呈半曲位畸形。局部检查：肘后三角正常，触及骨折端、有反常活动、骨擦音，合并肱动脉损伤时桡动脉搏动消失。

X线摄片检查可进一步确诊骨折类型和移位方向。

【治疗】

1.伸直型骨折 尽早手法复位，尽快解除骨折端压迫，石膏托固定于屈90°以上。

2.屈曲型骨折 以伸肘位牵引复位，石膏托固定肘关节稍屈40°左右。4～6周后开始练习肘关节活动。

3.肘部肿胀、水疱形成 宜用尺骨鹰嘴牵引，消肿后再复位固定。

4.手法复位失败、合并肱动脉损伤者 应及时手术探查，修复损伤血管神经，同时用克氏针、螺钉行骨折内固定。

5.儿童已出现肘内外翻畸形造成功能障碍者 可在12～14岁时行肱骨下端截骨矫正术。

三、桡骨下端骨折

骨折发生于桡骨下端3cm内，此处是松质骨与密质骨的交界处，为解剖薄弱部位，一旦遭受外力容易发生骨折，多为间接暴力引起。常见于老年人及成人，分伸直型，称Colles骨折；屈曲型，称Smith骨折。伸直型跌倒时手掌着地，远折段向背侧、桡侧移位；屈曲型跌倒时腕关节屈曲手背着地，远折段向掌侧移位。

【临床表现】

典型损伤史，腕关节肿胀疼痛，功能障碍。专有体征：Colles骨折呈餐叉畸形和枪刺刀状畸形（图12-13）。Smith骨折，腕掌部畸形严重，腕部下垂，背侧皮下瘀血，检查局部压痛、骨擦音明显。X线检查，显示骨折类型及有无尺桡关节分离。

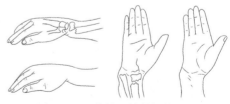

图12-13 桡骨下端骨折的畸形

【治疗】

1.Colles骨折 复位后，石膏固定于尺偏掌倾位。

2. Smith 骨折　复位后，长臂石膏固定于腕关节背伸，旋前屈肘 90°位 4 ～ 6 周。

3. 手术治疗　适用于重粉碎骨折、移位明显、桡骨下关节面破坏；复位失败外固定不稳定者。可采用直视下解剖复位，松质骨螺钉、钢针固定。

四、股骨颈骨折

股骨颈骨折好发于老年人，与骨质疏松骨质量下降有关，遭到轻微旋转暴力则易发生骨折，因走路滑倒一侧臀部着地引起，易发生股骨头缺血坏死。青年人因坠落、车祸等较大暴力造成。

【分类】

1. 按骨折线位置　分为三型。①头下型：骨折线位于股骨头下，旋股内、外侧动脉发出的营养股骨头的血管分支损伤，导致股骨头严重缺血，使股骨头坏死的机会增大。②经颈型：骨折线位于股骨颈中部，呈斜形，骨折使股骨干发出的滋养动脉升支损伤，造成股骨头供血不足，引起股骨头坏死或骨折不愈合。③基底型：骨折线位于股骨颈与大转子间连线处，由于有旋股内、外侧动脉分支吻合的动脉环供血，骨折处血循环丰富骨折容易愈合。（图 12-14）

2. 按骨折两端关系　分为内收型：Paunel 角 > 50°；外展型：Paunel 角 < 30°。（图 12-15）

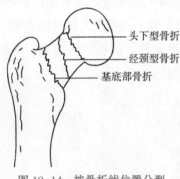

图 12-14　按骨折线位置分型

头下型骨折
经颈型骨折
基底部骨折

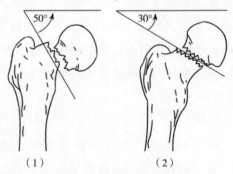

（1）　　　　（2）

图 12-15　按 Paunel 角分型

【临床表现】

中老年人有典型外伤史，伤后髋部疼痛，下肢功能障碍，不能站立行走。检查伤肢呈短缩、外旋、内收畸形，大转子上移，伤肢纵轴叩击痛。外展型骨折嵌插者，有时可以行走，但数天后出现髋部疼痛加重，伤肢有外旋畸形，纵轴叩击痛明显。

X 线摄片检查：显示骨折部位、类型，了解骨折移位程度，指导临床治疗。

【治疗】

1. 无明显移位的嵌插型、外展型骨折 皮牵引 3 ~ 8 周，3 周后在床上练习屈髋活动，3 个月后离床架拐不负重练习行走，半年后去拐逐渐负重功能锻炼。

2. 内收型有移位骨折 择期手术复位，采用加压螺纹钉和角钢板内固定，3 个月后下床扶双拐不负重练习行走。

3. 高龄患者、疑有股骨头坏死者 可行人工股骨头置换或人工全髋关节置换术，以利早期下床活动，减少并发症发生。

五、股骨干骨折

股骨干骨折，为小转子与股骨髁之间的骨折，常见于儿童或青壮年。移位情况由于骨折部位而不同。①股骨上 1/3 骨折：呈前屈、外旋、外展移位，远端向上、后、内移位；②股骨中 1/3 骨折：因内收肌收缩引起向外成角畸形；③股骨下 1/3 骨折：远折端受腓肠肌牵拉向后倾斜，可压迫动、静脉和神经。（图 12-16）

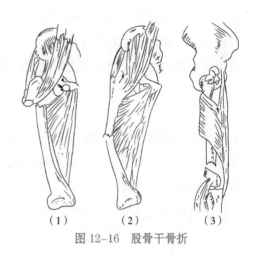

（1）　　（2）　　（3）

图 12-16 股骨干骨折

【临床表现】

大腿部剧烈疼痛、肿胀，有短缩、成角、异常扭曲等畸形。检查局部有异常活动、触及骨擦音，伤肢、膝关节活动障碍。损伤神经、血管时感觉障碍、足背动脉搏动消失等，股骨干骨折因失血过多常出现休克，应注意观察患者的全身情况。

X 线摄片检查：确定骨折类型、部位和移位情况，指导临床治疗。

【治疗】

1. 非手术治疗

（1）悬吊式皮牵引　适用于 3 岁以下儿童。（图 12-17）

（2）滑动式皮牵引　适用于 4 ~ 12 岁儿童。

（3）骨牵引加小夹板固定　适用于 12 岁以上任何类型患者，牵引 6 ~ 8 周后去牵引，夹板固定开始活动。

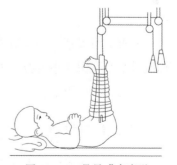

图 12-17 悬吊式皮牵引

2. 手术治疗

（1）适应证　①非手术治疗失败者；②开放骨折；③合并神经血管损伤；④不愈合或畸形愈合影响功能者。

（2）方法　①加压钢板内固定：为临床较常用的方法，术后可早期功能锻炼。②带锁髓内针固定：近几年开展的一种新的治疗方法，将髓内针打入髓腔内，在股骨干两端打入螺栓加压，形成即可加压又有防止旋转的髓内针固定术。

六、胫腓骨干骨折

胫腓骨位于皮下较表浅，又是承重的骨骼，易遭暴力引起骨折，直接暴力致横断、粉碎性骨折，间接暴力致长斜形、螺旋形骨折。胫骨中 1/3 骨折可引起骨筋膜室综合征，胫骨中下 1/3 骨折可发生骨延迟愈合，腓骨上端骨折易致腓总神经损伤。胫骨的前内侧位于皮下，肌肉位于后外侧，骨折后断端向前内侧移位刺破皮肤致开放骨折。

【临床表现】

患者骨折部肿胀、疼痛、畸形，检查沿胫骨嵴易触及骨折线、异常活动。开放性骨折见伤口处骨折端外露。并发骨筋膜室综合征时，可有足背动脉搏动消失、足发凉、苍白、紫绀、剧痛。合并腓总神经损伤呈足下垂表现。

X 线检查：应拍胫腓骨全长片以明确骨折部位。

【治疗】

治疗原则为矫正成角、旋转畸形，恢复胫骨上、下关节面平行关系和小腿长度，防治并发症。

1. 胫腓骨双骨折　①闭合性骨折：无移位可用夹板或石膏外固定 6～8 周后下床架拐负重行走。有移位行手法复位，石膏固定 3～4 个月后扶拐下床活动。②不稳定、移位螺旋形骨折：先行跟骨结节牵引，夹板固定 4～6 周，牵引中注意观察肢体长度，避免过牵导致不愈合。待骨折矫正短缩畸形后，再改用石膏管型固定 2～3 个月，固定期间可下床活动。

2. 开放性骨折　早期清创，正确复位，钢板螺丝钉或髓内针固定。粉碎性骨折通常采用跟骨结节牵引和小夹板加外固定架固定，既稳定骨折又有利于伤口换药。伤口愈合后改长腿石膏管型外固定。

七、脊柱骨折

脊柱骨折和脱位发生在活动度大的胸、腰椎交界处及颈椎 5～6 部位。多因间接暴力引起，如由高处坠落，头、肩或臀、足着地造成脊柱猛烈屈曲；或弯腰工作时，重物打击头、肩、背部使脊柱急剧前屈。直接暴力损伤为枪弹伤或车祸直接撞伤。

【分类】

1. 根据受伤时暴力方向 ①屈曲型；②过伸型；③屈曲旋转型；④垂直压缩型。

2. 根据损伤程度 ①单纯椎体压缩骨折；②椎体压缩骨折合并附件骨折；③椎骨骨折脱位。单纯压缩骨折，椎体压缩不超过原高度的1/3和腰4～5以上的单纯附件骨折，不易再移位，为稳定性骨折。椎体压缩超过1/3的单纯压缩骨折或粉碎压缩骨折（图12-18）、骨折脱位、第1颈椎前脱位或半脱位、腰4～5的椎板或关节突骨折，复位后易再移位，为不稳定性骨折。

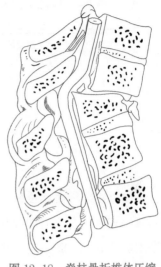

图 12-18　脊柱骨折椎体压缩

【临床表现】

颈椎损伤者伤后头颈部疼痛、不敢活动，常用双手扶着颈部。合并脊髓损伤者，可出现四肢瘫痪、呼吸困难、尿潴留等；胸、腰段骨折脊柱出现后突畸形，局部疼痛、不能站立，翻身困难，检查局部压痛明显。伴腹膜后血肿刺激腹腔神经节可出现腹痛、腹胀甚至肠麻痹等症状。合并脊髓损伤者，可出现双下肢感觉、运动功能障碍。

【诊断】

根据外伤史、临床表现及X线表现可以确定诊断。X线检查不仅可明确诊断，还可以确定骨折类型、移位情况。CT、MRI检查，可进一步明确骨折移位、脊髓受损情况。

【急救】

现场急救的正确搬动方法对伤员非常重要。对疑有脊柱骨折者，必须三人同时搬运，保持脊柱伸直位平托或轴向滚动伤员，用硬板担架运送（图12-19）。严禁一人搂抱或两人分别抬上肢和下肢的错误搬运。对颈椎损伤者，应有专人托扶固定头部，并略加牵引，始终使头部伸直与躯干保持一致，缓慢移动，严禁强行搬头。

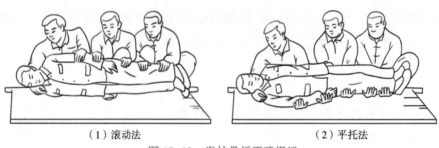

（1）滚动法　　　　　　　　（2）平托法

图 12-19　脊柱骨折正确搬运

【治疗】

合并其他重要组织器官损伤者，应首先抢救危及生命的损伤，待病情平稳后再处理骨折。

1. 颈椎骨折压缩或移位较轻者　可用枕颌带卧位牵引，重量 3 ～ 5kg。复位后，用头颈胸石膏固定 3 个月；有明显压缩和脱位者，可用持续颅骨牵引，重量从 3 ～ 5kg 开始，可逐渐增加到 6 ～ 10kg。应及时摄片，观察复位情况。骨折复位后，用头颈胸石膏固定 3 个月。

2. 胸腰段单纯椎体压缩骨折不到 1/3 者　可卧硬板床，骨折部加垫，使脊柱后伸，指导患者早期做腰背肌功能锻炼，患者仰卧位由五点支撑弓腰开始，逐渐进行三点支撑弓腰、两点支撑弓腰。然后转换为腹卧位，抬头挺胸，两小腿后伸抬高腹部着床，如"燕飞"姿势。（图 12-20）

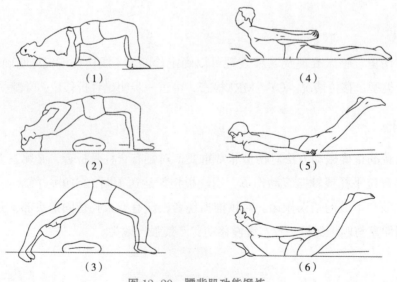

（1）　　　　　　　　　　（4）

（2）　　　　　　　　　　（5）

（3）　　　　　　　　　　（6）

图 12-20　腰背肌功能锻炼

3. 骨折脱位伴脊髓损伤者 手术治疗，行椎管减压术，脊柱骨折 DCP 钢板、椎弓根钢板螺丝钉内固定术。

八、骨盆骨折

骨盆骨折多由强大的暴力所致，如车祸、塌方、坠落伤等，是一种严重损伤。常伴有盆腔脏器损伤及大出血。按骨盆环损伤程度可分为：稳定骨折如骨盆边缘骨折、骨盆环单处骨折；不稳定骨折如骨盆环双处骨折、骨盆环破裂。

【临床表现和诊断】

1. 有强大暴力外伤史。

2. 骨折局部疼痛、肿胀，会阴部、腹股沟及腰部可有皮下瘀血斑，下肢活动和翻身困难。

3. 局部检查肢体长度不对称，患侧下肢短缩。骶髂关节分离时，骨盆变形。

4. 骨盆挤压、分离实验阳性从双侧髂前上棘处对向挤压骨盆或向后分离骨盆引起疼痛。

5. X 线摄片可显示骨折类型和移位情况。

根据外伤史、临床表现、X 线摄片检查可做出正确诊断。

【并发症】

骨盆骨折常伴有严重的并发症，而且并发症的处理较骨盆骨折更为重要。

1. 腹膜后血肿 骨盆为松质骨，邻近有较多血管，血液供应丰富，骨折引起广泛出血，巨大的腹膜后血肿常伴有休克，若出现腹痛、腹胀、肌紧张等腹膜刺激症状时，应进行腹腔穿刺与腹腔内出血相鉴别。

2. 尿道或膀胱损伤 尿道损伤较膀胱损伤多见，坐骨支骨折常引起尿道损伤。

3. 直肠损伤 是会阴部撕裂引起的后果，可引起弥漫性腹膜炎。

4. 神经损伤 主要是腰骶神经丛和坐骨神经损伤，可引起括约肌功能障碍。

【治疗】

1. 并发症的治疗 ①有休克者应立即抢救，如果是腹膜后大出血所致，经积极的非手术治疗无好转者，应在抗休克的同时，行髂内动脉结扎或栓塞术；②尿道断裂者，应先放置导尿管，防止尿液外渗，导尿管插入困难者，可行耻骨上膀胱造瘘及尿道会师术；③膀胱破裂者应及时手术修补；④直肠破裂者应立即剖腹探查，修补裂口，近端造瘘。

2. 骨折的处理 ①没有移位的稳定骨折，只需卧床休息 3～4 周；②有明显移位的耻骨上下支骨折，可行下肢牵引复位；③骨盆环破裂、分离者，可用骨盆兜悬吊牵引（图 12-21）；④髋臼骨折并中心脱位者，可先行牵引复位，复位不满意者应切开复位，用加压钢板或重建钢板内固定。

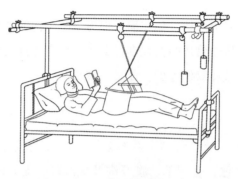

图 12-21　骨盆骨折兜带固定法

项目三　关节脱位

【学习目标】

1. 掌握关节脱位的病因分类、诊断要点、治疗原则；

2. 熟悉肩关节、肘关节、髋关节脱位的诊断要点、治疗方法。

📚 案例导入

患者，男性，28岁。因"右髋外伤后疼痛，活动障碍1小时"入院。1小时前，患者乘公交车跷"二郎腿"时，突遇刹车，右膝顶撞于前排座椅靠背上，当即右髋剧痛，不能活动，而急来就诊。体格检查：仰卧位，右下肢缩短，右髋呈屈曲内收内旋畸形，右髋弹性固定状态，活动受限，左下肢感觉正常。

问题：患者可能的诊断是什么？如何明确诊断和处理？

一、概述

关节脱位，是指构成关节的各骨关节面失去正常的对合关系称脱位。

【分类】

1. 按脱位原因 ①创伤性脱位：暴力作用于正常关节造成脱位；②习惯性脱位：复位后关节屡次发生脱位；③病理性脱位：因骨关节被病变破坏发生脱位；④先天性脱位：因先天性骨关节发育不良引起脱位。

2. 按脱位时间 ①新鲜性脱位：指关节脱位发生在3周以内；②陈旧性脱位：指关节脱位超过3周。

3. 按脱位程度 ①完全脱位：指脱位关节完全失去正常对合关系；②不完全脱位：指脱位关节尚存部分对合关系。

4. 按关节腔是否与外界相通 ①闭合性脱位：脱位处皮肤完整，关节腔不与外界相通；②开放性脱位：脱位处皮肤破裂，关节腔与外界相通。

【病理】

创伤性脱位不仅造成关节面对合失常，同时发生关节软骨、滑膜、关节囊、韧带、肌肉等的损伤或破裂，关节腔积血，当血肿机化后将引起关节粘连，致使关节整复困难。

【临床表现和诊断】

1. 多见于青壮年，有相关外伤史。

2. 患肢肿胀、疼痛、关节功能障碍，有时合并骨折或神经、血管损伤。

3. 关节脱位特有体征 ①畸形：脱位关节处明显畸形，关节变粗大，患肢变短或变长；②弹性固定：关节脱位后因肌痉挛及关节囊、韧带的作用，使患肢保持在异常位置，被动活动关节时感到有弹性抗力；③关节盂空虚：检查发现关节盂处空虚，触诊可在关节盂外扪及到脱出骨端。

4. X线摄片检查可显示关节脱位的方向、部位、程度，同时明确是否并发骨折。对陈旧性关节脱位观察有无骨化性肌炎或缺血性骨坏死。

【治疗】

关节脱位的治疗原则是复位、固定、功能锻炼。

1. 复位

（1）闭合性脱位。

1）手法复位 可在麻醉下复位，时间越早越好。

2）切开复位 用于并发关节内骨折或软组织嵌入；陈旧性脱位手法复位不成功者。

（2）开放性脱位 力争6～8小时内进行伤肢创面彻底清创，同时将关节复位，术后用石膏绷带固定 3 ～ 4 周，给予抗生素治疗防止感染，肌内注射 TAT 预防破伤风。

2. 固定 关节脱位经手法复位后，将关节固定在功能位置，以利于损伤的关节囊、韧带等组织修复避免再次脱位，时间一般为 2 ～ 3 周，方法为石膏绷带固定或牵引等。

3. 功能锻炼 关节固定期间为消除患肢肿胀、促进血液循环，避免肌肉萎缩和关节僵硬，积极进行关节周围肌肉运动和关节的主动活动是非常重要的。去除固定后应逐渐进行关节的主动功能锻炼，可在理疗、中药汽化治疗下进行，逐步恢复关节的功能。

二、肩关节脱位

肩关节脱位亦称肩肱关节脱位，分前脱位及后脱位两种，前脱位又分盂下脱位、喙突下脱位、锁骨下脱位。发生率为全身关节脱位之首（图 12-22）。

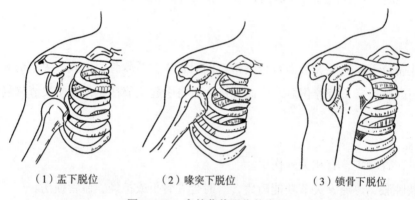

（1）盂下脱位　　　　（2）喙突下脱位　　　　（3）锁骨下脱位

图 12-22　肩关节前脱位的类型

【病理机制】

肩关节盂小而浅，肱骨头大而圆，其活动范围大而稳定性差。喙突下脱位是最常见的前脱位，当上臂外展外旋时，受间接暴力冲击肱骨头滑出关节囊前方即发生前脱位。或患者向后跌倒，肱骨后方直接撞击在硬物上，产生向前的暴力导致肩关节前脱位。

【临床表现和诊断】

有手掌着地跌伤史，局部表现疼痛、患肢活动受限、外展弹性固定，呈"方肩"畸形（图 12-23）。检查关节盂处空虚，"Dugas 征阳性"（患者手掌置于健侧肩部，则患肢肘部未能贴近胸壁；或肘部贴近胸壁，则患者手掌不能置于健侧肩部）。

X 线摄片检查显示关节脱位类型，观察是否并发骨折。

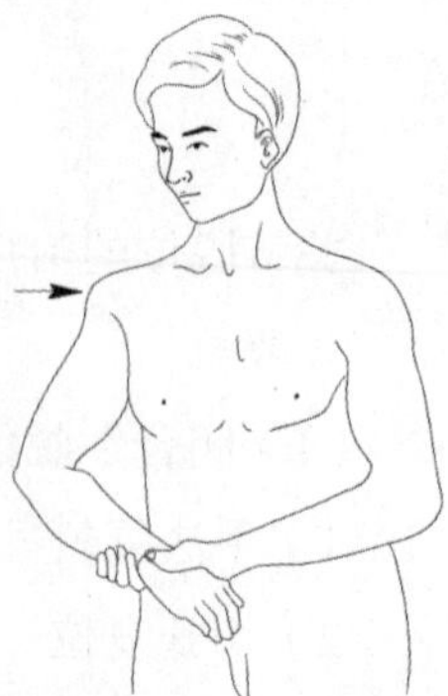

图 12-23　方肩畸形

【治疗】

1. 复位

（1）足蹬复位法　患者仰卧，整复者位于患侧床边，将同侧足跟置于患者伤侧腋窝向外上方推挤，术者双手握腕部于外展位做对抗牵引。（图12-24）

（2）拔伸托入法　患者取坐位，整复者站于患肩外侧，将两手拇指压住患侧肩峰，其余四指插入腋窝把住肱骨上端内侧，一助手站于患者健侧肩后，双手斜向环抱固定患者，另一助手握住患肢腕与肘部，先外展外旋向外拔伸牵引，逐渐将患肢内收内旋，此时术者双手握肱骨头向外方提托，使肱骨头复位。

2. 固定　复位后伤肢贴近胸壁，用三角巾或绷带屈90°悬吊固定于胸前3周。注意观察伤肢远端感觉、运动及血循环情况。

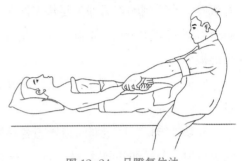

图12-24　足蹬复位法

3. 功能锻炼　固定期间进行腕和手指关节活动，解除外固定后主动进行肩关节功能锻炼，配合理疗、热敷尽快恢复肩关节功能。禁忌粗暴搬拉以免增加新的损伤。

三、肘关节脱位

发生率仅次于肩关节脱位，多见于青年人，根据尺桡骨近端移位的方向分为前脱位、后脱位、侧方脱位，其中最多见为后脱位。

【病理机制】

当患者跌倒时，手掌着地肘关节完全伸展，前臂旋后位，暴力沿尺骨纵轴上传使肘关节过伸，鹰嘴尖端抵在鹰嘴窝处成为支点，使尺骨半月切迹离开肱骨滑车移向后方，尺骨上端和桡骨小头同时滑向后上方，而肱骨前下端突破薄弱的关节囊前壁滑向前方，形成肘关节后脱位。

肘关节脱位可合并肱骨内上髁骨折、喙突及桡骨小头骨折、尺神经损伤等。

【临床表现及诊断】

有外伤史，局部明显肿胀、疼痛功能障碍。患者用健侧手臂托起患侧前臂，肘关节被动活动时不能伸直。典型特征：①肘部畸形：患肘处于半伸位固定，肘部增粗前臂缩短；②肘后三点关系失常；③于肘前扪及肱骨远端，肘后触及鹰嘴。

X线摄片检查显示关节脱位类型，观察是否并发骨折。

【治疗】

1. 手法复位　局部麻醉下手法复位，术者站在患者前面，将患者患肢提起，肘半屈曲位环抱在术者腰部，一手握腕部牵拉，另一手沿前臂纵轴方向推挤尺骨鹰嘴，当听到响声后即为复位（图12-25）。用长臂石膏托固定屈肘90°功能位3周。指导患者正确进行功能锻炼。

2. 固定　石膏托固定于屈肘90°位，三角巾胸前悬吊2～3周。

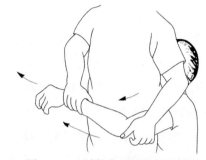

图12-25　肘关节后脱位复位法

3. 功能锻炼　固定期间指导患者早期进行肩、腕、手指关节活动，解除外固定后，主动进行肘关节屈伸和前臂旋转活动，配合理疗、热敷直至恢复肘关节正常功能。

四、桡骨小头半脱位

桡骨小头半脱位多发生于5岁以下小儿，主因握其手臂旋前位强力向上牵拉所致。

【病理机制】

5岁以下小儿桡骨小头发育不成熟，环状韧带还是薄弱的纤维膜，当小儿手臂被强制牵拉，致使桡骨小头向远端滑移，恢复原位时环状韧带的上半部卡在肱桡关节内造成桡骨小头半脱位。

【临床表现和诊断】

有强制牵拉上肢病史，当小儿在蹲位时或穿上衣时，强制牵拉小儿上肢手臂，形成桡骨小头半脱位。患儿诉肘部疼痛，拒绝用该手取物，手臂下垂，肘关节略屈曲，桡骨小头部压痛。

X线摄片检查：骨质无异常改变。

【治疗】

手法复位，整复者一手握小儿腕部，另一手托肘部并用拇指压在桡骨小头部，屈肘90°双手向中间推挤并轻柔进行旋前旋后活动，当听到或手部感到有弹响时即已复位。用颈腕带屈肘固定3天，嘱家长不可再次强制牵拉上肢，以免复发。

五、髋关节脱位

髋关节为杵臼关节，周围有坚强的韧带和强大的肌群，因此只有强大的暴力才可造成髋关节脱位，多为车祸引起。分前、后、中心性脱位三型，后脱位占 85% ~ 90%。

【脱位机制】

1. 髋关节后脱位　患者体位处于屈膝、髋关节屈曲内收、股骨轻度内旋，当膝部受到暴力时，股骨头即从髋关节囊后下部脱出。

2. 髋关节前脱位　患者由高空坠落，股骨外展、外旋，髋关节后部受到直接暴力作用，股骨头即从髋关节囊前内下方脱出。

3. 髋关节中心性脱位并髋臼骨折　暴力直接作用在股骨粗隆部，致使股骨头水平移位穿破髋臼内侧壁进入骨盆。

【临床表现和诊断】

1. 典型外伤史　通常为强大暴力所致。

2. 髋关节疼痛、畸形、活动障碍　后脱位患肢屈曲、内收、内旋畸形，臀部膨隆、扪及脱出的股骨头，股骨大粗隆上移；前脱位患肢外展、外旋屈曲畸形，腹股沟处触到脱出的股骨头；中心性脱位伤处肿胀疼痛、活动障碍，大腿上部外侧见较大血肿，肢体短缩，常合并内脏损伤。

3. X 线摄片检查　明确脱位情况及有无骨折。髋关节中心性脱位，应配合 CT 检查了解髋臼骨折三维概念和盆腔脏器的损伤情况。

【治疗】

1. 复位　应在麻醉下进行复位。①提拉法（Allis 法）：用于髋关节后脱位复位（图 12-26）；②回旋复位法（问号法）：用于髋关节前脱位复位（图 12-27）。中心性髋关节脱位，经牵引复位不成功者应行手术切开复位，同时用螺丝钉、特殊钢板内固定。

2. 固定　髋关节前、后脱位复位后须卧床 4 周，穿 T 字鞋或皮牵引，中心性髋关节脱位行骨牵引缓慢复位。

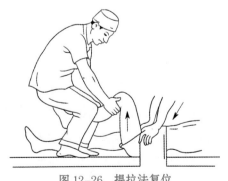

图 12-26　提拉法复位

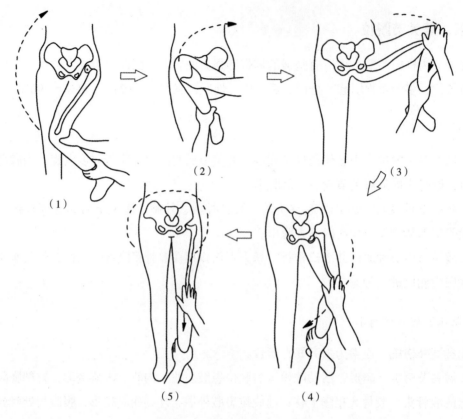

图 12-27 髋关节问号复位法

3.功能锻炼 卧床 4 周，进行股四头肌收缩运动，2 周后进行关节活动，4 周后扶双拐下床活动。中心性脱位则应待骨折临床愈合后，可下床逐渐进行关节活动。

项目四 骨与关节感染

【学习目标】

1.掌握急性化脓性骨髓炎、慢性骨髓炎临床表现、诊断和治疗原则。

2.熟悉急性化脓性骨髓炎、慢性骨髓炎和化脓性关节炎的病理变化。

3.了解急性化脓性骨髓炎、慢性骨髓炎和化脓性关节炎的病因；化脓性关节炎的病理变化、临床表现和治疗。

病例导入

女，5岁。咳嗽、咳痰2天，右大腿下段剧痛1天，伴烦躁不安，呕吐。查体：T39.5℃，右大腿下段外侧有明显的局限性压痛，膝关节未见明显肿胀，右下肢拒动。血常规：WBC 20×10^9/L，N 92%。

问题：该患者最有可能的诊断是什么？最有意义的检查是什么？如何进行治疗？

一、化脓性骨髓炎

【概述】

化脓性细菌感染侵入骨膜、骨质与骨髓组织，引起的炎症反应称为化脓性骨髓炎。常见于3～15岁的儿童和青少年，男性多于女性。好发于股骨远端和胫骨近端的干骺部。细菌感染途径大多为血源性、创伤性和蔓延性感染。根据病程和临床表现分为急性和慢性两种。

（一）急性化脓性骨髓炎

【病因】

溶血性金黄色葡萄球菌是最常见的致病菌，乙型链球菌占第二位，其他的细菌有大肠杆菌、产气荚膜杆菌、流感嗜血杆菌等，也可是肺炎球菌和白色葡萄球菌。

大多为血源性感染，少数为创伤性或蔓延性感染。血源性感染系致病菌经过血源性播散到达骨组织发生感染，即先有身体其他部位的感染性病灶，如疖、痈、扁桃体炎和中耳炎。在原发病灶处理不当或机体抵抗力下降的情况下发病。外伤也可能是本病诱因。创伤性感染主要为开放性骨折或骨关节手术无菌操作不当，细菌感染造成。蔓延性感染主要为邻近软组织感染蔓延至骨组织所致，如脓性指头炎造成指骨骨髓炎。

【病理】

本病的病理变化为骨质破坏与死骨形成，后期有新生骨，成为骨性包壳。

1.骨内脓肿形成　儿童和青少年干骺端血供丰富，并且血流缓慢，一旦细菌感染，可形成化脓性病灶。

2.骨膜下脓肿形成　脓腔内高压的脓液可以沿着哈佛管蔓延至骨膜下间隙，将骨膜掀起成为骨膜下脓肿。骨膜穿破后脓液便沿着筋膜间隙流注而成为深部脓肿。穿破皮肤，排出体外，成为窦道（图12-28）。

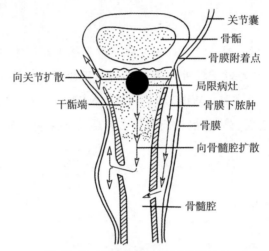

图 12-28　骨内脓肿形成及蔓延方向

3. 化脓性关节炎　脓液进入邻近关节比较少见，因为儿童的骨骺板具有屏障作用。成人骺板已经融合，脓肿可直接进入关节腔形成化脓性关节炎。小儿股骨头骺板位于髋关节囊内，该处骨髓炎可以直接穿破干骺端骨密质而进入关节。

4. 骨性包壳和无效腔形成　骨组织失去血供后，部分骨组织因缺血而坏死。在周围形成炎性肉芽组织，死骨的边缘逐渐被吸收，使死骨与主骨完全脱离。在死骨形成过程中，病灶周围的骨膜因炎性充血和脓液的刺激而产生新骨，包围在骨干的外层，形成"骨性包壳"，包壳上有数个小孔与皮肤窦道相通。包壳内有死骨、脓液和炎性肉芽组织，往往引流不畅，成为骨性无效腔。

5. 死骨的转归　小片死骨可以吸收、清除或经窦道排出。大块死骨难以吸收或排出，长期留存体内，使窦道久不愈合，进入慢性阶段。

6. 转归　①痊愈；②扩散形成脓毒血症；③转为慢性骨髓炎。

【临床表现】

1. 发病年龄和部位　好发于儿童。胫骨近端和股骨远端最多见。

2. 全身表现　起病急，有寒战高热，儿童可有烦躁不安，呕吐与惊厥。重者有昏迷与感染性休克。

3. 局部表现　早期患区剧痛，肢体因肌痉挛呈半屈曲状，动则痛甚。局部皮温增高，肿胀、压痛明显。脓肿穿破后成为软组织深部脓肿，此时疼痛反可减轻，但局部红、肿、热、压痛都更为明显。如果病灶邻近关节，可有反应性关节积液。起病 1～2 周后，有发生病理性骨折的可能。

急性骨髓炎的自然病程可以维持 3～4 周，脓肿穿破后疼痛即刻缓解，体温逐渐下降，脓肿穿破后形成窦道，病变转入慢性阶段。

【实验室检查】

1. 白细胞 计数增高一般都在 $10 \times 10^9/L$ 以上，中性粒细胞增高。

2. 血培养 在寒战高热期抽血培养，所获致病菌均应做药物敏感试验，以便选用合适抗生素。

3. 早期局部脓肿分层穿刺 是最有意义的诊断方法。抽出混浊液体或血性液可做涂片检查与细菌培养，涂片中发现多是脓细胞或细菌即可明确诊断。任何性质穿刺液都应做细菌培养与药物敏感试验。

【影像学检查】

1. X 线检查 起病后 2 周内的 X 线检查一般无异常发现，2 周后在 X 线片上出现局部骨质破坏，周围有广泛骨质脱钙，随后有骨膜下新生骨形成，继而出现虫蚀样破坏，可见密度增高的死骨。少数病例有病理性骨折。

2. CT 检查 可提前发现骨膜下脓肿，对细小的骨脓肿仍难以显示。

3. MRI 检查 根据 MRI 影像的异常信号，可以早期发现局限于骨内的炎性病灶，并能观察到病灶的范围，病灶内炎性水肿的程度和有无脓肿形成，具有早期诊断价值。

【诊断与鉴别诊断】

在诊断方面应结合病史、临床表现以及辅助检查进行，诊断宜早。血培养与分层穿刺液培养具有很大的价值，为了提高阳性率，需反复做血培养。MRI 对早期诊断意义较大。

在鉴别诊断方面，需与软组织炎症、风湿病、化脓性关节炎、尤文肉瘤等进行鉴别。

【治疗】

1. 抗生素治疗 对疑有骨髓炎的病例应早期联合足量使用抗生素。抗生素应使用至体温正常、症状消退后 2 周左右。

2. 全身支持治疗 包括充分休息、纠正水电解质失衡、降温、营养支持等。

3. 局部治疗 用石膏托或牵引等制动以减少疼痛，防止发生畸形及病理性骨折。

4. 手术治疗

（1）手术目的 ①引流脓液，减少毒血症症状；②阻止急性骨髓炎转变为慢性骨髓炎。

（2）手术方式 钻孔引流和开窗减压两种。

（3）伤口处理 ①闭式灌洗引流；②单纯闭式引流；③延迟缝合。

（二）慢性化脓性骨髓炎

病例导入

女，25岁。右小腿窦道反复流脓5年，近10天再次出现局部发热、红肿、疼痛，窦道口流出脓液增多。X线片示右胫骨中段死骨形成，周围有新生骨。

问题：该患者可能的诊断是什么？目前最佳的治疗是什么？

【病因】

急性感染期未能彻底控制，反复发作演变成慢性骨髓炎；系低毒性细菌感染，在发病时即表现为慢性骨髓炎。

【病理】

由于死骨形成，较大死骨不能被吸收，成为异物及有细菌生长的病灶，引起周围炎性反应及新骨增生，形成包壳，故骨质增厚粗糙，可代替病骨起支持作用。如形成窦道，常经年不愈。如引流不畅，可引起全身症状。

【临床表现】

1.全身症状 在病变不活动阶段可以无症状，但局部引流不畅可有症状。

2.局部症状 局部肿胀，表面粗糙，肢体增粗及变形。如有窦道，伤口长期不愈，偶有小块死骨排出。有时伤口暂时愈合，但由于感染病灶未彻底治愈，当机体抵抗力降低时，炎症扩散，可引起急性发作，表现为红、肿、热、痛。由于炎症反复发作，多处窦道者对肢体功能影响较大，有肌肉萎缩；如发生病理骨折，可有肢体短缩或成角畸形，多有关节挛缩或僵硬。

【影像学检查】

1.X线检查 X线片可显示骨膜下新骨形成；骨质硬化、骨髓腔不规则、有大小不等的死骨。

2.CT检查 CT显示出脓腔与小型死骨。

3.经窦道注入造影剂检查 可以显示脓腔的部位、大小和延伸方向。

【诊断】

根据病史和临床表现以及X线，诊断不难。特别是有经窦道排出过死骨，诊断更易。

一般病例不需要做 CT 检查。

【治疗】

以手术治疗为主，主要是清除病灶、消灭无效腔和闭合伤口。常用的方法是病灶清除术。

二、化脓性关节炎

📚 病例导入

男孩，10 岁。左膝外伤后当晚出现寒战、高热，短暂谵妄。查体：T39.6℃，左膝局部肿胀、疼痛明显，浮髌试验阳性。实验室检查：血 WBC $14.0×10^9$/L，N 85%，ESR 75mm/h。X 线检查未见明显异常。

问题：该患者首先考虑的诊断是什么？为确诊最有意义的检查是什么？如何进行治疗？

【概述】

化脓性关节炎为关节内化脓性感染。多见于儿童，好发于髋、膝关节。

【病因】

最常见的致病菌为金黄色葡萄球菌，其次为白色葡萄球菌、淋病双球菌、肺炎球菌和肠道杆菌等。细菌进入关节内的途径有：①血源性；②蔓延性；③创伤性；④医源性。本处只叙述血源性化脓性关节炎。

【病理】

化脓性关节炎的病变发展过程可以分成三个阶段。

1. 浆液性渗出期　细菌进入关节腔后，滑膜明显充血、水肿，有白细胞浸润和浆液性渗出物。渗出物中含多量白细胞。此期尚未累及关节软骨，如及时治疗，病变可逆转。

2. 浆液纤维素性渗出期　病变继续发展，渗出物变为混浊、增多，关节液含有白细胞和纤维蛋白。白细胞释放出大量溶酶体破坏软骨基质，纤维蛋白沉积在关节软骨上可以影响软骨的代谢。此期出现不同程度的关节软骨损毁，部分病变已成为不可逆性。

3. 脓性渗出期　炎症已侵犯至软骨下骨质，滑膜和关节软骨都已破坏，关节周围亦有蜂窝织炎，渗出物为脓性。此期关节重度粘连甚至纤维性或骨性强直，病变为不可逆性，治疗后仍有重度关节功能障碍。

【临床表现】

1. 全身表现 起病急骤，有寒战高热等症状，甚至出现谵妄与昏迷，小儿惊厥多见。

2. 局部表现 病变关节疼痛与功能障碍，浅表的关节，如膝、肘和踝关节，局部红、肿、热、痛明显，关节常处于半屈曲位，浮髌试验可为阳性；深部的关节，如髋关节，因有厚实的肌肉，局部红、肿、热都不明显，关节往往处于屈曲、外旋、外展位。因剧痛，患者不愿意做任何检查。

【辅助检查】

1. 实验室检查 白细胞计数增高可至 $10 \times 10^9/L$ 以上，中性粒细胞计数增高；血沉加快；关节穿刺液呈清亮、混浊或为脓性，镜检有大量脓细胞；血培养阳性。

2. X 线检查 早期可见关节周围软组织肿胀的阴影，关节间隙增宽；继而出现骨质疏松；因关节软骨破坏而出现关节间隙进行性变窄或小；软骨下骨质破坏使骨面毛糙，骨质破坏或骨质增生。后期可出现关节挛缩畸形，骨性强直或病理性脱位等。

【诊断和鉴别诊断】

1. 诊断要点 根据全身与局部症状和体征，一般诊断不难。关节穿刺和关节液检查对早期诊断很有价值。抽出物应做细菌培养和药物敏感试验。

2. 鉴别诊断

（1）结核性关节炎 有结核病史或结核病人接触史，有或不伴有结核症状，关节穿刺液培养结核杆菌等。

（2）创伤性关节炎 有关节内损伤病史，关节穿刺液无异常。

（3）风湿性关节炎 多伴有心脏病，关节炎呈多发性、游走性，抗链球菌溶血素 O 试验阳性。

（4）类风湿性关节炎 小关节好发，常呈多发性、对称性，类风湿因子阳性。

（5）急性化脓性骨髓炎 压痛点在骨端，邻近关节穿刺无异常。

【治疗】

1. 全身抗生素治疗 早期足量全身性使用抗生素，原则同急性化脓性骨髓炎。

2. 全身支持治疗 同急性化脓性骨髓炎。

3. 关节腔内注射抗生素 关节穿刺抽液后，注入抗生素。

4. 关节腔灌洗 表浅大关节穿刺插管反复冲洗引流，灌洗后在关节腔内留置敏感的抗生素。

5. 经关节镜灌洗 关节镜直视下灌洗，灌洗后在关节腔内留置敏感的抗生素。

6. 关节切开引流 适用于较深的大关节，穿刺插管难以成功的部位，如髋关节，应该及时做切开引流术（图12-29）。

7. 局部石膏托固定或皮肤牵引 以防止或纠正关节挛缩。

8. 后期 如关节强直于非功能位或有陈旧性病理性脱位者，须行矫形手术。

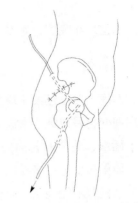

图 12-29 髋关节化脓性关节炎切开引流术

项目五 骨与关节结核

【学习目标】

1. 熟悉骨与关节结核的病理、临床表现、诊断和治疗原则。
2. 熟悉脊柱结核的病理、临床表现、诊断和治疗原则。
3. 了解骨与关节结核的病因病机；髋、膝关节结核的病理、临床表现、诊断和治疗原则。

📚 病例导入

女性，45岁。背痛、消瘦、乏力6个月，不能行走1周；查体：背部后凸畸形，叩痛，双下肢感觉、运动障碍，腱反射亢进。X线片见胸8椎体骨质破坏，死骨形成，胸8-9椎间隙变窄，椎旁寒性脓肿影。血沉80mm/h。

问题：该患者最有可能的诊断是什么？最有意义的检查是什么？如何进行治疗？

一、概述

骨与关节结核是最常见的肺外继发性结核，其原发灶绝大多数源于肺结核。其中脊柱结核最多见，约占50%。骨与关节结核的好发部位都是一些负重大，活动多，易于发生损伤的部位。在我国，好发于儿童与青少年。

【病理】

本病主要是继发于原发肺结核或胃肠道结核，通过血液传播引起。骨与关节结核的最初病理变化是单纯性滑膜结核或单纯性骨结核，以后者多见。在发病初期，病灶局限于长骨干骺端，关节软骨面完好，如果在此阶段结核便被很好地控制住，则关节功能不受影响。如果病变进一步发展，结核病灶侵及关节腔，破坏关节软骨面，称为全关节结核。全关节结核若不能控制，便会出现破溃，产生瘘管或窦道，并引起继发感染，此时关节已完全毁损，必定会遗留各种关节功能障碍。

【临床表现】

1. 全身症状 一般有肺结核病史或家庭结核病史。起病多较缓慢，症状隐匿，可无明显全身症状或只有轻微结核中毒症状。全身症状包括午后低热、乏力、盗汗，典型病例还可见消瘦、食欲差、贫血等症状。

2. 局部症状 关节病变大多为单发性，病变部位初起隐痛，活动后加剧。由于髋关节与膝关节神经支配有重叠现象，所以髋关节结核患者亦可主诉膝关节疼痛。浅表关节检查可见关节肿胀和积液，并有压痛。关节常处于半屈曲状态，以缓解疼痛。结核进一步发展，导致病灶部位积聚了大量脓液，结核性肉芽组织、死骨和干酪样坏死组织形成。由于无红、热等急性炎症反应表现，故结核性脓肿称为"冷脓肿"或"寒性脓肿"。脓液可经过组织间隙流动，形成病灶之外的脓肿。也可以向体表溃破成窦道，经窦道流出米汤样脓液，有时还有死骨及干酪样坏死物质流出。脓肿可位于病灶局部，也可远离病灶形成流注脓肿。若寒性脓肿破溃产生混合性感染，出现局部急性炎症反应。脊柱结核大多数患者有寒性脓肿形成，脓肿、肉芽组织、坏死骨块可直接压迫脊髓引起疼痛、肌肉痉挛、神经功能障碍甚至截瘫等。部分患者可出现病理性脱位和病理性骨折。晚期病变静止后可有各种后遗症，如关节功能障碍；畸形，如关节屈曲挛缩畸形、脊柱后凸畸形；肢体不等长等。

【实验室检查】

1. 血液检查 有轻度贫血，血白细胞计数一般正常，仅约10%患者有白细胞升高，有混合感染时白细胞计数增高。

2. 血沉 在病变活动期明显增快，静止期一般正常，是用来检测病变是否静止和有无复发的重要指标。

3. C 反应蛋白（CRP） CRP 的高低与疾病的炎症反应程度关系密切，故 CRP 亦可用于结核活动性及临床治疗疗效的判定。

4. 结核菌素试验（PPD） 在感染早期或机体免疫力严重低下时可为阴性。骨关节结核患者，结核菌素试验常为阴性。仅供临床诊断时参考。强阳性者对成年人有助于支持结核病的诊断，对儿童特别是 1 岁以下幼儿可作为结核诊断的依据。

5. 脓液或关节液涂片　查找抗酸杆菌和结核分枝杆菌培养阳性是结核病诊断的重要指标，对诊断具有重要意义，有条件应同时进行药敏试验。

6. 抗结核抗体检测　血清抗结核抗体检测是结核的快速辅助诊断手段，但其敏感性不高。

7. 结核分枝杆菌 DNA 检测　是结核病原学诊断的重要参考。

【病理检查】

病变部位穿刺活检及手术后病理组织学是确诊的重要方法，病理学检查见到典型结核性肉芽肿，且通过抗酸染色或其他细菌学检查证据证明为结核分枝杆菌感染是确诊的依据。

【影像学检查和关节镜检查】

1. X 线检查　对诊断骨与关节结核十分重要，但一般在起病 6 ～ 8 周后方有 X 线平片改变，故不能做出早期诊断。其特征性表现为区域性骨质疏松和周围少量钙化的骨质破坏病灶，周围可见软组织肿胀影。随着病变发展，可出现边界清楚的囊性变，并伴有明显硬化反应和骨膜反应。可出现死骨和病理性骨折。

2. CT 检查　可以发现普通 X 线平片不能发现的问题，可以清晰地确定病灶的位置、死骨的情况、软组织病变的程度，特别是对显示病灶周围的寒性脓肿有独特的优点。还可在 CT 导引下穿刺抽脓和活检。

3. MRI 检查　可在结核炎症浸润阶段即显示异常信号，比其他检查方法更为敏感，有助于早期诊断。MRI 还可以观察脊柱结核有无脊髓受压和变性，对脊柱肿瘤、骨折、退变等疾病的鉴别诊断有重要价值。

4. B 超检查　可以探查深部寒性脓肿的位置和大小。可定位下穿刺抽脓进行涂片和细菌培养。

5. 关节镜检查　关节镜检查及滑膜活检对诊断滑膜结核很有价值。

【治疗】

1. 全身治疗

（1）支持治疗　注意休息、避免劳累，合理加强营养，每日摄入足够的蛋白质和维生素。有贫血者应纠正贫血。

（2）抗结核药物治疗　骨关节结核的药物治疗应该遵循抗结核药物的治疗原则：①早期；②联合；③适量；④规律；⑤全程。目前常用的一线抗结核药物为：异烟肼（INH）、利福平（RFP）、吡嗪酰胺（PZA）、链霉素（SM）、乙胺丁醇（EMB）。主张联合用药，异烟肼与利福平为首选药物。

抗结核药物的主要不良反应为肝损害、神经毒性、过敏反应、胃肠道反应、肾损害等，用药期间应定期检查肝肾功能，并同时服用保肝等药物。发现异常及时予以相应处理。乙胺丁醇儿童需慎用。

判断骨关节结核是否痊愈应当从患者主诉、临床检查、实验室检查、影像学表现及远期随访进行判断。治愈的标准为：①全身情况良好，体温正常，食欲良好；②局部症状消失，无疼痛，窦道闭合；③3次血沉都正常；④影像学表现脓肿缩小乃至消失，或已经钙化；无死骨，病灶边缘轮廓清晰；⑤起床活动已1年，仍能保持上述4项指标。符合标准的可以停止抗结核药物治疗，但仍需定期复查。

2. 局部治疗

（1）局部制动　可用石膏、支具或牵引等制动。一般小关节结核固定期限为1个月，大关节结核要延长到3个月。儿童及青少年一般用皮肤牵引以解除肌痉挛，减轻疼痛，防止病理性骨折、脱位，并可纠正关节畸形。骨牵引主要用于纠正成人重度关节畸形。

（2）局部注射　最适用于早期单纯性滑膜结核病例。常用药物为异烟肼，剂量为100～200mg，每周注射1～2次。

3. 手术治疗

（1）主要有脓肿切开引流、病灶清除术等。术前要规范应用抗结核药物治疗4～6周，至少2周。术后要继续完成规范化疗全疗程。

（2）后期矫正畸形的手术包括关节融合术、截骨术、关节成形术以及脊柱畸形矫正术等。

二、脊柱结核

脊柱结核发病率占骨与关节结核的首位，约占50%，绝大多数发生于椎体，附件结核仅有1%左右。椎体以松质骨为主。腰椎结核发生率最高，其次是胸椎、颈椎。儿童、成人均可发生。

【病理】

椎体结核可分为中心型和边缘型两种。

1. 中心型椎体结核　多见于10岁以下的儿童，好发于胸椎。病变进展快，整个椎体被压缩成楔形。一般只侵犯一个椎体，也有穿透椎间盘而累及邻近椎体。

2. 边缘型椎体结核　多见于成人，腰椎为好发部位。病变局限于椎体的上下缘，很快侵犯至椎间盘及相邻的椎体。椎间盘破坏是本病的特征，导致椎间隙变窄。

3. 椎体破坏后形成的寒性脓肿　主要有两种表现：①椎旁脓肿：脓液汇集在椎体旁，可在前方、后方或两侧，以积聚在两侧和前方比较多见。脓液将骨膜掀起，还可以沿着韧带间隙向上和向下蔓延，使数个椎体的边缘都出现骨侵蚀。它还可以向后方进入椎管内，压迫脊髓和神经根。②流注脓肿：椎旁脓肿积聚至一定数量后，压力增高，会穿破骨膜，沿着肌筋膜间隙向下方流动，在远离病灶的部位出现脓肿。常见的流注部位脓肿包括腰大肌脓肿、髂窝脓肿、腰三角脓肿等。腰大肌脓肿还可沿腰大肌流注至股骨小转子处，成为腹股沟处深部脓肿。它还能绕过股骨上端的后方，流注至大腿外侧，甚至沿阔筋膜向下流至膝上部位。

【临床表现】

1. 全身表现　见概述。

2. 局部症状

（1）疼痛　是最先出现的症状。初期疼痛多较轻，痛点也不局限，随病变进展，痛点多固定于脊柱病变平面的棘突或棘突旁。颈椎结核的患者会因为疼痛出现托颈畸形。

（2）活动受限　因疼痛和病变椎体的不稳定造成肌肉痉挛，使脊柱处于某种固定的被动体位，活动明显受限。

（3）畸形　胸椎结核脊柱后凸十分常见；腰椎结核物试验阳性。

（4）寒性脓肿。

（5）并发截瘫　最早出现运动障碍，接着出现感觉障碍，大、小便功能障碍最迟出现。

【影像学检查】

1. X 线平片检查　表现为骨质破坏和椎间隙狭窄。中心型的骨质破坏集中在椎体中央，在侧位片比较清楚，很快出现椎体压缩成楔状，前窄后宽。边缘型的骨质破坏集中在椎体的上缘或下缘，表现为进行性椎间隙狭窄，并累及邻近两个椎体。可见脊柱侧弯或后凸畸形。椎旁软组织阴影增宽。

2. CT 检查　可以清晰地显示病灶部位，骨质破坏的程度，有无空洞和死骨形成。CT检查对腰大肌脓肿有独特的诊断价值。

3. MRI 检查　在结核炎性浸润阶段即可显示异常信号，能清楚显示脊柱结核椎体骨炎，椎间盘破坏，椎旁脓肿及脊髓神经有无受压和变性。对脊柱结核具有早期诊断价值，是脊柱结核必不可少的检查方法。

【诊断及鉴别诊断】

根据病史、症状、体征、影像学检查，典型病例诊断不难，但必须与强直性脊柱炎、化脓性脊椎炎、腰椎间盘突出症、脊柱肿瘤等进行鉴别。

【治疗】

治疗目的：彻底清除病灶，解除神经压迫，重建脊柱稳定性，矫正脊柱畸形。

1. 全身治疗

（1）支持治疗　注意休息、避免劳累，合理加强营养。

（2）抗结核药物治疗　见概述。

2. 局部治疗

（1）矫形治疗　可用支具、石膏背心等，限制脊柱活动，减轻疼痛，预防、矫正畸形以利病灶修复。

（2）脓肿穿刺或引流　适用于脓肿较大者，可局部注入抗结核药物加强局部治疗。

3. 手术治疗

（1）适应证　①经非手术治疗效果不佳，病变仍有进展；②病灶内有较大的死骨及寒性脓肿存在；③窦道经久不愈；④骨质破坏严重，脊柱不稳定；⑤出现脊髓和马尾神经受压迫症状或截瘫；⑥严重后凸畸形。

（2）治疗原则　①术前 4～6 周规范抗结核化疗，控制混合感染；②术中彻底清除病灶，解除神经及脊髓压迫，重建脊柱稳定性；③术后继续完成规范化疗全疗程。脊柱结核的手术治疗主要由病灶清除和脊柱功能重建两部分组成。

三、髋关节结核

髋关节结核占全身骨与关节结核发病率的第三位，仅次于脊柱和膝关节。患者多为儿童，且多为单侧性发病。

【病理】

早期髋关节结核为单纯性滑膜结核或单纯性骨结核，以单纯性滑膜结核多见。单纯性骨结核的好发部位在股骨头的边缘部分或髋臼的髂骨部分。至后期会产生寒性脓肿与病理性脱位。脓肿可以通过前内方髋关节囊的薄弱点突出于腹股沟的内侧方，也可以流向后方，成为臀部脓肿。也可穿破骨盆内壁，形成盆腔内脓肿。

【临床表现】

起病缓慢，有低热、乏力、倦怠、食欲差、消瘦及贫血等全身症状，多为单发性，早期症状为疼痛，初起时疼痛不剧烈，休息后会好转。在小儿则表现为夜啼。儿童患者常诉膝部疼痛，如不注意，会延误诊断。随着疼痛的加剧，出现跛行。至后期，会在腹股沟内侧与臀部出现寒性脓肿，破溃后成为慢性窦道。股骨头破坏明显时会形成病理性脱位，通常为后脱位。早期髋关节前侧可有压痛，肿胀多不明显，继而股四头肌和臀肌显著萎缩。

患肢出现屈曲、外展、外旋畸形，随病情发展髋关节即表现为屈曲、内收、内旋畸形，髋关节强直与下肢不等长最为常见。"4"字试验阳性，托马斯（Thomas）征阳性。

【实验室检查】

见概述。

【影像学检查】

1. X 线平片检查 早期病变可能不明显，必须两侧髋关节同时摄片比较。局限性的骨质疏松通常是最早的放射学表现，如有关节间隙轻度狭窄更应引起注意。在疾病后期，常有破坏性关节炎伴有少量反应性硬化表现，偶尔可在数周内迅速出现关节的完全破坏，出现空洞和死骨。严重者股骨头几乎消失。后期可出现病理性脱位。

2. CT 与 MRI 检查 可帮助早期诊断，能清楚显示髋关节内积液量，显示普通 X 线平片不能发现的微小骨破坏病灶。MRI 更能显示骨内的炎性浸润。

【诊断与鉴别诊断】

根据病史、症状、体征、实验室和影像学检查，本病一般不难诊断。须与一过性髋关节滑膜炎、儿童股骨头骨软骨病、类风湿关节炎、化脓性关节炎、强直性脊柱炎等进行鉴别。

【治疗】

1. 全身支持治疗 见概述。

2. 药物治疗 见概述。

3. 牵引 有髋部剧烈疼痛及肌肉痉挛或屈曲畸形者应做皮肤牵引或骨牵引以缓解疼痛、矫正畸形。

4. 手术治疗 非手术治疗无效者，根据病变发展的不同阶段采用不同的手术方法。常用的方法有：滑膜切除术，病灶清除术、关节融合术、截骨矫形术、关节成形术等。

四、膝关节结核

膝关节结核占全身骨关节结核的第二位，仅次于脊柱结核。儿童和青少年患者多见。多位于股骨下端和胫骨上端。单纯滑膜结核较单纯骨结核常见。

【病理】

起病以滑膜结核多见。病变缓慢发展，以炎性浸润和渗出为主，表现为膝关节肿胀和积液。随着病变的发展，结核性病变可以经过滑膜附着处侵袭至骨骼，产生边缘性骨侵蚀。随之大块关节软骨板剥落而形成全关节结核。至后期则有脓液积聚，成为寒性脓肿，穿破皮肤会成为慢性窦道。关节韧带结构的毁坏会产生病理性半脱位或脱位。病变静止后产生膝关节纤维性强直，有时还伴有屈曲挛缩。

【临床表现】

起病缓慢，有低热、乏力、疲倦、食欲差、消瘦、贫血等全身症状。血沉增高。儿童有夜啼。膝关节肿胀和积液十分明显。检查时发现膝眼饱满，髌上囊肿大，浮髌试验阳性。较严重的膝关节结核，滑膜可以显著肿胀和增厚。早期膝关节穿刺可获得比较清亮液体，随着病程进展，抽出液逐渐变浑浊，有纤维素混杂在内，最终变为脓性。关节持续积液和失用性肌萎缩，使膝部呈梭形肿胀。由于疼痛使膝关节半屈曲状，日久即发生屈曲挛缩。至后期寒性脓肿形成，溃破后成慢性窦道，经久不愈合。或因韧带的毁损而产生病理性脱位。病变静止或愈合后成为纤维性强直。骨生长受到抑制，造成两下肢不等长。

【实验室检查】

见概述。

【影像学检查与关节镜检查】

早期处于滑膜结核阶段，X线平片上仅见髌上囊肿胀与局限性骨质疏松。病程较长者可见到进行性关节间隙变窄和边缘性骨侵蚀。至后期，骨质破坏加重，关节间隙消失，严重时出现胫骨向后半脱位。无混合感染时骨质疏松十分严重；有窦道形成出现混合感染时则表现为骨硬化。CT与MRI检查可以看到普通X线平片不能显示的病灶，特别是MRI检查具有早期诊断价值。

关节镜检查对早期诊断膝关节滑膜结核具有独特价值，既可做关节液培养和组织活检，同时也可行镜下滑膜的切除术。

【治疗】

1. 全身治疗　见概述。

2. 非手术治疗

（1）关节腔穿刺注药。

（2）关节制动限制患者活动量，注意休息，做下肢牵引或石膏固定。

3. 手术治疗　经过局部药物治疗后，如果不见好转，滑膜肿胀肥厚，再考虑施行关节镜滑膜切除术。全关节结核，如果病变进展明显不能控制或有积脓，需作病灶清除术。术后根据情况考虑膝关节加压融合术、全膝置换术等。

项目六　颈肩痛

【学习目标】

1. 掌握颈椎病的病因、分类、临床表现、诊断和治疗。
2. 熟悉粘连性肩关节囊炎的病因、临床表现、诊断和治疗。

📖 病例导入

女，40岁。颈肩痛3个月，伴右手麻木，无视物模糊、行走不稳和眩晕。查体：颈部压痛，伴右上肢放射痛，压头试验阳性，右手"虎口区"麻木，右侧伸腕肌肌力减弱，Hoffmann征阴性。

问题：该患者初步诊断是什么？如何进行检查？如何进行治疗？

颈肩痛是指颈部、肩部及肩胛部等处的疼痛，病因复杂，范围广泛，是一种临床常见的疼痛。

一、颈椎病

【概述】

颈椎病是指颈椎间盘退行性变及继发性椎间关节退行性变所致的脊髓、神经、血管损伤，以及由此所表现出的相应症状和体征，在临床是一种常见病和多发病。

【病因】

1. **颈椎间盘退行性变**　是颈椎病发病的最基本原因。由于椎间盘退变使颈椎管处于狭窄临界状态，最终导致脊髓、神经、血管受压或刺激而出现临床症状。

2. **外伤及劳损**　颈部外伤可加重原已退变的颈椎和椎间盘损害而诱发颈椎病；长期使头颈部处于单一姿势位置，如低头看电视、看书、高枕、坐位睡觉等易发生颈椎病。

3. **颈椎结构发育不良**　在颈椎先天性椎管狭窄基础上发生颈椎退变，也可出现神经压迫症状而发病。

【临床表现】

根据受累组织和结构的不同，颈椎病分为4种主要类型：神经根型、脊髓型、交感神经型、椎动脉型。如果两种以上类型颈椎病同时存在，称为"混合型"颈椎病。

1.神经根型颈椎病 临床上最常见的类型。多由于椎间盘退变、突出、节段性不稳定、骨质增生等所致。常为单侧、单根发病，也有双侧、多根发病者。

（1）症状 最早出现颈痛和颈部发僵，上肢放射性疼痛或麻木具有特征性。颈部活动、咳嗽、喷嚏、用力及深呼吸等可使疼痛加重，有些患者还有肩部及肩胛骨内侧缘疼痛、患肢感觉沉重、握力减退，并有持物坠落等症状。

（2）体征 患侧颈部肌肉紧张，棘突、棘突旁、肩胛骨内侧缘及受累神经根所支配的肌肉有压痛。椎间孔部位出现压痛并伴上肢放射性疼痛或麻木。臂丛神经牵拉试验（图12-30）阳性，椎间孔挤压试验（图12-31）阳性。

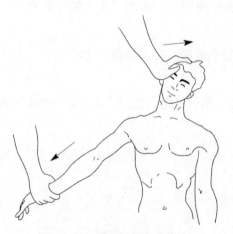

图 12-30 臂丛神经牵拉试验

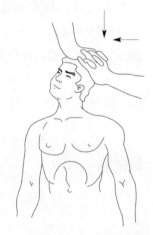

图 12-31 压头试验

2.脊髓型颈椎病 通常起病缓慢，多无颈部外伤史。由于颈椎退变压迫脊髓可造成肢体瘫痪，因而致残率高。

（1）症状 多数患者首先出现上肢或下肢疼痛、麻木无力、僵硬或沉重感，随后逐渐出现行走困难，抬步慢，不能走快，步态不稳，双脚有踩棉感，写字、系扣、持筷等精细动作难以完成，严重者甚至不能自己进食。后期可出现排尿无力、尿频、尿急、大便秘结等膀胱和直肠功能障碍症状。病情进一步发展，患者须拄拐或借助他人搀扶才能行走，直至出现双下肢呈痉挛性瘫痪，卧床不起，生活不能自理。

（2）体征 颈部多无体征。浅反射，如腹壁反射、提睾反射减弱或消失；深反射，如腱反射活跃或亢进。肌力下降，四肢肌张力增高，可有折刀感；髌阵挛和踝阵挛阳性。病理反射如 Hoffmann 征、巴宾斯基征（Barbinski 征）等均可出现阳性。

3. 交感神经型颈椎病 发病机制尚不完全清楚，可能由于椎间盘退变和节段性不稳定等因素，对颈椎周围的交感神经末梢造成刺激所致。

（1）症状 主要表现为交感神经受刺激的症状。

①交感神经兴奋症状：为交感神经型颈椎病的主要表现，如头痛或偏头痛，头晕，恶心甚至呕吐；视物不清、眼胀、视力下降、瞳孔扩大或缩小；心率加速、心律不齐、胸闷及血压升高；面部及肢体出汗异常；耳鸣、听力下降、发音异常等。

②交感神经抑制症状：如头昏、眼花、流泪、鼻塞、心动过缓、血压下降及胃肠胀气等。

（2）体征 颈部活动多正常，颈椎棘突间或椎旁小关节周围的软组织压痛。

4. 椎动脉型颈椎病 当颈椎出现节段性不稳定和椎间隙狭窄时，可以造成椎动脉扭曲并受到挤压，导致椎 - 基底动脉供血不全而出现症状。

（1）症状 ①椎 - 基底动脉供血不全症状，如偏头痛、耳鸣或听力下降、发作性眩晕，复视伴有眼震、发音不清等。②自主神经刺激症状，如心悸、心律失常、胃肠功能减退等。

（2）体征 神经系统检查无阳性体征，但椎动脉造影可有阳性发现。

【辅助检查】

1. X 线摄片检查 是诊断颈椎病的最基本、最常用的检查技术，是临床不可忽视的一项重要检查方法。X 线平片显示：颈椎正常生理曲度消失或者反张，椎间隙变窄，椎管狭窄，椎体后缘骨赘形成，在过伸、过屈位片上还可以观察到颈椎节段性不稳定。

2. CT 检查 可以清晰地观察到颈椎的增生钙化情况，对于椎管狭窄、椎体后缘骨赘形成具有明确的诊断价值。

3. MRI 检查 可以清晰地观察到椎间盘突出压迫脊髓，常作为术前影像学检查的证据，用以明确手术的节段及切除范围。

4. 椎 - 基底动脉多普勒检查 用于检测椎动脉血流的情况，是椎动脉型颈椎病患者的常用检查手段。

【诊断及鉴别诊断】

1. 诊断要点

（1）神经根型 具有根性分布的症状（麻木、疼痛）和体征；椎间孔挤压试验（压头试验）或（和）臂丛神经牵拉试验阳性；影像学所见与临床表现基本相符；排除颈椎外病变（胸廓出口综合征、网球肘、腕管综合征、肘管综合征、肩周炎、肱二头肌长头腱鞘炎等）所致的疼痛。

（2）脊髓型 出现颈脊髓损害的临床表现；影像学显示颈椎退行性改变、颈椎管狭窄，并证实存在与临床表现相符合的颈脊髓压迫；除外进行性肌萎缩性脊髓侧索硬化症、脊髓肿瘤、脊髓损伤、继发性粘连性蛛网膜炎、多发性末梢神经炎等。

（3）交感型　诊断较难，目前尚缺乏客观的诊断指标。临床有交感神经功能紊乱的临床表现，影像学显示颈椎节段性不稳定。对部分症状不典型的患者，如果行星状神经节封闭或颈椎高位硬膜外封闭后，症状有所减轻，则有助于诊断。

（4）椎动脉型　曾有猝倒发作，并伴有颈性眩晕；旋颈试验阳性；椎动脉造影能帮助诊断。

2. 鉴别诊断

（1）周围神经嵌压综合征　神经根型颈椎病需与周围神经嵌压综合征，如胸廓出口综合征、肘管综合征、腕管综合征等鉴别。该类综合征均有局部的骨性和纤维卡压神经的因素，而神经根型颈椎病致压因素则为颈椎间盘突出、颈椎钩椎关节增生等。可通过体检、影像学分析及电生理检查确诊。

（2）椎管内肿瘤　脊髓型颈椎病需与颈椎椎管内肿瘤鉴别。颈椎椎管内肿瘤症状的进展速度比脊髓型颈椎病要快得多，而脊髓型颈椎病进展速度一般较慢，有时好时坏的现象，初期尤为明显。除非发病后颈部受到外伤，否则较少出现四肢完全性瘫痪的情况。磁共振检查能确定椎管内肿瘤的诊断，是目前最理想的检查方法。

（3）冠状动脉供血不足　需与交感型神经椎病鉴别。尽管两者均有心前区疼痛，心律不齐等表现，但前者没有上肢节段性疼痛和感觉异常，心电图检查有病理性改变，用血管扩张剂可缓解症状；后者 X 线颈椎动力位摄片示有颈椎不稳时，用 0.5% 普鲁卡因 5 ～ 8mL 行颈硬膜外隙封闭后，原有症状消失。

（4）梅尼埃病　需与椎动脉型颈椎病进行鉴别。两者都可出现头痛、眩晕、恶心、呕吐、耳鸣、耳聋、眼震、脉率减慢、血压下降等表现，但梅尼埃病常与过度疲劳等因素有关，而椎动脉型颈椎病则多由颈的活动所诱发。椎动脉造影、颈椎 MRI 等辅助检查均可协助诊断。

【治疗】

1. 非手术治疗　主要适用于神经根型、椎动脉型及交感神经型颈椎病。

（1）颌枕带牵引　适用于脊髓型以外各型颈椎病。取端坐位进行牵引，头屈 15° 左右，牵引重量为 3 ～ 5kg，每次持续时间 20 ～ 30 分钟，每日 2 次，2 周为 1 疗程（图 12-32）。

（2）颈托和围领　可使用充气型颈托。除固定颈椎外，还

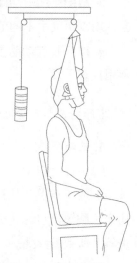

图 12-32　颌枕带牵引

有一定撑开牵张作用，以限制颈椎过度活动，而行动不受影响。

（3）药物治疗 可使用非甾体抗炎药、肌肉松弛剂及镇静剂对症治疗。局部有固定且范围较小压痛点时，可用醋酸泼尼松龙 2mL 局部封闭治疗。

（4）其他治疗 推拿、理疗、改善不良工作体位及睡眠姿势等均可改善脊髓型以外的早期颈椎病的局部血循环，减轻肌痉挛，加速炎性水肿消退和松弛肌肉作用。

2. 手术治疗

（1）适应证 ①诊断明确的颈椎病经非手术治疗半年无效或反复发作者；②脊髓型颈椎病症状进行性加重者；③神经根性疼痛剧烈，非手术治疗无效者；④上肢某些肌肉尤其手内在肌无力、萎缩，经非手术治疗 4～6 周后仍有发展趋势者。

（2）手术方法 主要是减压术，依据具体病情可选择前路及前外侧入路手术或后入路手术等。

二、粘连性肩关节囊炎

📚 病例导入

患者，女性，50 岁。右肩痛，右上肢上举、外展受限 8 个月。查体：无肩周红、肿、皮温增高等表现，疼痛向颈、耳、前臂及手放射。

问题：该患者初步诊断是什么？需与哪些疾病进行鉴别？应该如何治疗？

【概述】

粘连性肩关节囊炎，以往称为肩关节周围炎，又称冻结肩，是肩周肌肉、肌腱、滑囊及关节囊的慢性损伤性炎症。因关节内、外粘连而致活动时疼痛。本病好发于 50 岁左右患者，左肩多于右肩，女性多于男性，功能受限为其临床特点。

【病因】

1. 肩部原因 ①长期过度活动、姿势不良等所产生的慢性损伤是主要的激发因素；②上肢外伤后固定肩部过久，肩部组织继发萎缩、粘连；③肩部急性挫伤、牵拉伤后治疗不当等。

2. 肩外因素 颈椎病及心、肺、胆道疾病发生的肩部牵涉痛，因原发病长期不愈，肩部肌肉持续痉挛、缺血而形成炎性病灶，转变为真正的肩周炎。

【临床表现】

本病为自限性疾病，一般在 6～24 个月自愈，但部分不能恢复到正常功能水平。

1. **症状** 肩部疼痛是最主要症状，且疼痛与动作、姿势关系明显。早期仅表现为肩部某一处局限性疼痛，随病情加重，疼痛范围逐渐扩大，同时伴有肩关节活动受限。严重时患肢不能梳头、洗面和扣腰带，甚至因肩部疼痛而影响睡眠。患者初期尚能指出疼痛范围，后期范围扩大。

2. **体征** 查体三角肌有轻度萎缩，斜方肌痉挛。冈上肌腱、肱二头肌的长、短肌腱及三角肌的前、后缘均可有明显压痛。肩关节外展、外旋、后伸受限最明显，少数人内收、内旋受限，但前屈受限较少。

【辅助检查】

1. **X 线摄片检查** X 线检查早期可无明显异常，后期部分患者可见骨质疏松，但无骨质破坏，部分患者可在肩峰下见到钙化影。

2. **MRI 检查** 可见关节囊增厚，肩部滑囊有渗出。

3. **肩关节造影检查** 可有肩关节囊萎缩，关节囊下部皱褶消失。

【诊断及鉴别诊断】

1. **诊断要点** ①多发生于中年人或老年人；②肩部疼痛逐渐加重，昼轻夜重，肩关节活动受限；③ MRI、肩关节造影等检查可协助诊断。

2. **鉴别诊断**

（1）颈椎病 主要与神经根型颈椎病鉴别。两者主要鉴别点是颈椎病时肩关节被动活动大致正常且无痛，颈椎斜位 X 线平片显示相应椎间孔狭窄，肌电图提示神经根性损伤。

（2）肩袖损伤 多见于 60 岁以上老年人，肩前方疼痛，肩关节无力；被动活动范围基本正常；落臂征；超声检查、MRI 检查有肩袖撕裂的特征性表现。

（3）肩部肿瘤 肩部肿瘤虽较其他疾病少见，但后果严重。因此，凡疼痛进行性加重，不能用固定患肢的方法缓解疼痛，并出现轴向叩击痛者，均应摄片检查，以排除骨肿瘤。

（4）肺癌 肺癌发生于肺尖部，可能浸润颈部神经血管，而引起肩部疼痛，上肢感觉异常及血管受压症状，有时易误诊为肩周炎。检查时在锁骨上窝有时可摸到发硬的肿物，肺部 X 线片即可鉴别。

【治疗】

1. **非手术治疗** 肩周炎是慢性病，大多数患者 1 年内能逐渐好转自愈。病变早期可上肢悬吊制动、理疗、针灸、推拿可解痉止痛改善症状，疼痛较重可考虑口服消炎镇痛药物如布洛芬、双氯芬酸等。痛点局限时可局部封闭等。肩外因素所致的肩周炎除局部治疗外，还需对原发病进行治疗。晚期可在麻醉下进行手法松解，肩部在疼痛能忍受情况下主动功能锻炼。

2.手术治疗　对长期保守治疗无效，严重影响肩关节功能者，可考虑手术治疗。手术方法主要有肱二头肌长头腱固定或移位术、喙肱韧带切断术等。但由于本病为自限性疾病，故一般不提倡手术治疗。

项目七　腰腿痛

腰腿痛不是单一疾病，而是一组证候群，可由多种原因引起，在体力劳动者中发生率较高。创伤、炎症、肿瘤和先天性疾患等四大基本病因均可囊括在内。

一、腰肌膜纤维织炎

【概述】

腰肌膜纤维织炎又称纤维肌痛，是指因寒冷、潮湿及慢性劳损等引起的肌筋膜或肌肉组织水肿、渗出及纤维性变而出现的一系列临床症状及体征。该病发病率较高，多见于青壮年，好发于腰背、骶髂等部位。

【病因】

1.软组织损伤　如体育运动员、重体力工作者、职业性或不良姿势等均可伤及腰背部软组织而引起疼痛。

2.其他因素　如结构异常、心理因素及病毒感染等均与本病的发生有一定的关系。

【临床表现】

1.症状　脊背部出现局限性或弥漫性钝痛，晨起痛重，日间稍轻，傍晚复重，寒冷及长时间不活动或过度活动均可诱发疼痛，痛时可出现腰痛和下肢牵涉痛。病程长短不一，短者几天，长者可达数年，并且反复发作。

2.体征　触诊时局部皮下组织增厚，可扪及痛性结节或条索感；有明显的局限性压痛点，触摸此点可引起疼痛和放射，用2%普鲁卡因痛点注射后疼痛消失。

【辅助检查】

一般不需做特殊检查，若需进一步鉴别则可选择 X 线摄片、MRI 检查等。

【诊断及鉴别诊断】

1. 诊断要点 ①腰背部局限性或弥漫性边界不清的疼痛；②局限性软组织压痛点及休息后加重，运动后减轻；③X线摄片检查无明显异常。

2. 鉴别诊断

（1）多发性肌炎　为特发性炎症性肌病，伴有皮肤损害者为皮肌炎。

（2）急性腰扭伤　多见于青壮年体力劳动者或体育运动者，有急性扭伤史；有明显压痛点，患侧腰肌呈保护性痉挛，肌张力高，痛点封闭有效。

【治疗】

1. 非手术治疗

（1）消除病因　加强体育锻炼，改善生活、工作条件，注意防潮、防寒及保温，避免出汗时吹凉风或洗冷水浴。

（2）药物治疗　目前仍以非甾体类镇痛药物为主，且能较好地缓解疼痛。除此以外，维生素类药物及中医中药均可选择。

（3）封闭疗法　2% 利多卡因 5mL 加曲安奈德 40mg 痛点封闭，每周 1 次，3～4 次为 1 个疗程。绝大多数病例均可治愈。

（4）其他疗法　如局部理疗、针灸推拿等方法，均有一定疗效。

2. 手术治疗　对非手术治疗无效者，可选择痛性结节切除或软组织松解术，也可取得疗效。

二、腰椎间盘突出症

📚 病例导入

患者，男性，35 岁，腰痛伴右侧下肢放射性痛 3 个月，无明显发热、盗汗。

查体：右侧直腿抬高试验阳性，小腿前外侧和足底感觉减退，背伸肌力减退。

问题：该患者初步诊断是什么？下一步进行哪些检查？主要治疗的方法有哪些？

【概述】

腰椎间盘突出症是指因椎间盘发生退行性变后，纤维环发生破裂，单独或连同髓核、软骨板向外突出，刺激或压迫窦椎神经和神经根引起的一种综合征。腰椎间盘突出症是骨科常见病、多发病，是引起腰腿痛的最常见原因。腰椎间盘突出症中以腰 4～5、腰 5 骶 1 椎间盘发病率最高。

【病因】

1.腰椎间盘退行性变　随着年龄的增加，纤维环和髓核的水分减少，可因失水引起椎体间隙的高度下降，椎体失稳、松动，负重时椎间盘向四周膨出。故退行性变是腰椎间盘突出的根本原因。

2.外力的作用　长期反复的外力积累性损伤是造成椎间盘退变的主要原因，也是引起椎间盘突出的主要诱因。反复的弯腰扭转，过度负荷，如驾驶员及重体力劳动者易引起纤维环破裂，髓核突出，导致该病发生。

3.妊娠　妊娠期间盆腔压力增大，盆腔、下腹部充血，整个韧带系统处于松弛状态，易于导致腰椎间盘突出。

4.遗传因素　统计数字表明，有色人种腰椎间盘突出症的发病率明显为低，20 岁以下的青少年患者中约 32% 有阳性家族史。

【临床表现】

腰椎间盘突出症常见于 20～50 岁患者，男性多见，老年人发病率最低。临床上约 1/3 病例发病前有腹内压增加，如咳嗽、打喷嚏及便秘等病史。

1.症状

（1）腰痛　腰痛是椎间盘突出症的最常见症状，也是最早出现的症状。大多数患者先出现腰痛，一段时间后出现腿痛，有的病例同时出现腰腿痛，很少病例仅出现腿痛。平卧时腰痛减轻，站立或行走时则加重。

（2）坐骨神经痛　约 95% 的椎间盘突出症发生于腰 4～5 和腰 5 骶 1 椎间隙，故坐骨神经痛最为常见。常为逐渐发生，疼痛为放射痛，由下腰部向臀部、大腿后侧、小腿外侧直至足部的放射。咳嗽、喷嚏、用力排便等使腹内压增加的动作可加重疼痛。

（3）马尾综合征　中央型椎间盘突出或大块突出的纤维环髓核组织脱入椎管，常压迫突出平面以下的马尾神经，出现会阴部麻木，大、小便障碍和性功能障碍，双下肢根性疼痛。

2.体征

（1）腰椎侧凸　是一种减轻疼痛的姿势代偿性畸形，具有辅助诊断价值。

（2）腰部活动受限　腰部各方向的活动度均受到不同程度的影响。在急性发作期，腰部前屈、侧屈和旋转活动均受限，其中前屈受限最为明显。

（3）压痛及骶棘肌痉挛　压痛点多在受累椎间隙的棘突旁侧 1cm 处，按压时可向患肢及足部出现放射痛。约 1/3 的患者有腰部竖脊肌痉挛，使腰部固定于强迫位，沿坐骨神经的走行处有压痛。

（4）直腿抬高试验和加强试验（图 12-33）做直腿抬高试验时，应记录直腿抬高角度。抬高的角度越小，临床意义越大。但必须与健侧对比，一般以 60° 为界限，小于 60° 为异常。直腿抬高试验阳性时可继续做加强试验，即缓慢降低患肢高度，待放射痛消失，再被动背屈踝关节，若又出现下肢放射痛即为阳性。

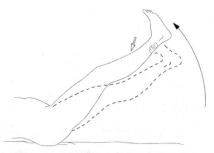

图 12-33　直腿抬高试验和加强试验

（5）神经系统表现　①感觉异常：受累神经根分布区域出现感觉减退或消失，腰 4～5 椎间盘突出者，可出现小腿前外侧、足内侧和趾皮肤感觉减退；腰 5 骶 1 椎间盘突出者，可出现小腿后外侧、外踝附近和足外侧痛、触觉减退。②肌力下降：70%～75% 的患者出现肌力下降。第 5 腰神经根受累时，足趾背伸力下降；第 1 骶神经根受累者，足跖屈力减弱。③反射异常：第 1 骶神经根受累者，可以引起踝反射减弱或消失；马尾神经受压引起肛门括约肌张力下降及肛门反射减弱或消失。

【辅助检查】

1. X 线摄片检查　通常作为常规检查。单纯 X 线平片可见脊柱侧凸、椎体边缘增生及椎间隙变窄等退行性改变，不能直接反映是否存在椎间盘突出症，对椎间盘突出症确诊和定位无特异性。X 线平片可发现有无结核、肿瘤等骨病，有重要鉴别诊断意义。

2. CT 和 MRI 检查　CT 检查可显示骨性椎管形态，黄韧带是否增厚及椎间盘突出的大小、方向等，对本病有较大诊断价值，目前已普遍采用。MRI 检查可全面观察各腰椎间盘是否有病变，也可在矢状面上了解髓核突出的程度和位置，并鉴别是否存在椎管内其他占位性病变。

3. 其他检查　电生理检查（肌电图、神经传导速度及诱发电位）可协助确定神经损害的范围及程度，观察治疗效果。

【诊断及鉴别诊断】

1. 诊断要点　①有反复弯腰扭转，过度负荷病史；②有腰痛、坐骨神经痛、腰部活动受限、棘突旁压痛、直腿抬高试验阳性等临床表现；③X 线平片、CT、MRI 检查可以协助诊断。

2. 鉴别诊断

（1）急性腰扭伤　患者有明显的外伤史，扭伤部位疼痛和压痛，疼痛能为局部封闭所缓解或消失，按照腰扭伤治疗 2 周左右症状很快消失。CT、MRI 检查可协助诊断。

（2）腰肌劳损　无明显诱因的慢性疼痛，病程长，症状轻，与长期保持一种劳动姿势有关，腰痛呈酸胀痛，休息后可缓解。直腿抬高试验阴性，痛点局部封闭效果较好。

（3）神经根和马尾肿瘤　神经肿瘤发病较缓慢，无椎间盘突出症因动作而诱发的病史。鉴别主要依靠 MRI 及脑脊液检查。

（4）腰椎管狭窄症　临床以腰痛、马尾神经或腰神经受压症状为主要表现，以神经源性间歇性跛行为主要特点。主诉症状多而阳性体征少。诊断主要依靠 CT、MRI 检查。

（5）梨状肌综合征　主要表现为臀部和下肢痛，与活动有关，休息即可明显缓解；臀肌萎缩，直腿抬高试验阳性；但神经定位体征多不明确。髋关节外展、外旋位抗阻力时，可以诱发症状。

【治疗】

1. 非手术治疗　多数初次发作，症状较轻的患者可经非手术疗法缓解症状或治愈。

（1）适应证

①年轻、初次发作或病程较短者。

②休息后症状可自行缓解者。

③由于全身疾病或局部皮肤疾病不能施行手术者。

④患者拒绝手术者。

（2）治疗方法

①绝对卧床休息：当症状初次发作时，立即卧床休息，卧床 3 周后带腰围起床活动，3 个月内不做弯腰持物动作。

②持续牵引：采用骨盆牵引可使椎间隙略微增宽，减少椎间盘内压，扩大椎管容量从而减轻对神经根的刺激或压迫（图 12-34）。

③给予非甾体类镇痛药物以止痛。

④针灸治疗：根据症型选择适当的穴位施行针灸，如委中、肾俞、阳关、殷门、夹脊及足三里等穴位均可以缓解疼痛。

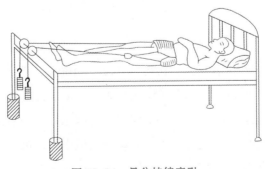

图 12-34　骨盆持续牵引

⑤其他治疗：如糖皮质激素硬膜外隙注射、椎间盘微创消融术、椎间盘臭氧注射等均取得不错的效果。

2. 手术治疗

（1）适应证

①病史长，症状反复发作，非手术治疗无效者。

②出现马尾神经综合征或单根神经麻痹者。

③腰椎间盘突出伴腰椎管狭窄或腰椎滑脱者。

（2）手术方法　有前路及后路手术，较多采用后路手术。钳取突出的髓核组织和纤维环，解除对神经根的压迫。也可通过椎间盘镜等进行微创手术。

三、腰椎管狭窄症

【概述】

腰椎管狭窄症是指腰椎管因某种因素产生骨性或纤维性结构异常，产生一处或多处管腔狭窄，使马尾神经或神经根受压所引起的一种综合征。本病 50 岁以上者多见，男性多于女性，腰 4～5 发病率最高，腰 5 骶 1 次之。

【病因】

1. 退变性腰椎管狭窄　主要是由于脊柱发生退行性病变引起。

2. 发育性腰椎管狭窄　椎管狭窄是由先天性发育异常所致。

3. 外伤性椎管狭窄　脊柱受外伤时，特别是外伤较重引起脊柱骨折或脱位时可引起椎管狭窄。

4. 医源性椎管狭窄　多由于脊柱融合术后引起棘间韧带和黄韧带肥厚或植骨部椎板增厚，尤其是后路椎板减压后再于局部行植骨融合术，结果使椎管变窄压迫马尾或神经根而引起椎管狭窄。

【临床表现】

1. 症状

（1）间歇性跛行　多数患者行走一段路程（50～100m）后，出现腿痛或麻木、无力并逐渐加重，以致不能继续再走，蹲下或休息片刻后上述症状消失，继续行走痛又出现。

（2）腰腿痛　多数患者有反复出现的腰腿痛，常因站立或行走而加重，卧床减轻或缓解。疼痛性质为酸痛、刺痛、灼痛等。疼痛有单侧，但多是双侧或左右交替出现。少数放射到大腿外侧或前方、臀部甚至腹股沟部。较严重者，可能引起尿急或排尿困难。

（3）其他　部分患者出现下肢某些肌肉萎缩、无力，胫前肌及趾伸肌最易受累。

2. 体征　症状较重，而体征相对较轻，部分患者可能没有任何阳性体征。

（1）脊柱检查　脊柱生理前凸减小或消失，腰椎活动受限主要表现在后伸，脊柱过伸试验是诊断本病的主要体征。

（2）下肢感觉、运动、反射改变　多表现在双侧，不像腰椎间盘突出压迫相应的一条神经根，而是多条神经根的轻微受压出现的临床体征。

（3）其他　直腿抬高试验阳性者相对较少，且放射痛不明显。

【辅助检查】

1. X 线摄片检查　X 线摄片对诊断椎管狭窄有很大帮助，在正位片上可见两侧椎弓根间距变窄，侧位片上可见椎管矢状径变窄。在椎管狭窄并有腰椎不稳时可有椎间盘退变特征，包括骨赘、关节突肥大、退行性椎体滑脱和退行性椎体侧弯等。

2. 椎管造影检查　椎管造影可直接显示硬膜囊形状及有无狭窄，但不能显示侧隐窝。通常规定矢状径在 10mm 及以下者为绝对狭窄，10 ～ 12mm 者为相对狭窄。

3. 腰椎 CT 检查　CT 检查可显示椎管横断面形状，并可直接测量其矢状径及面积，对椎管狭窄的诊断提供直接依据，但对硬膜囊的显示有时不清楚。

4. 腰椎 MRI 检查　矢状位及断层切片可直接显示狭窄的部位、程度及范围，并可显示导致狭窄的组织来源，对人体无伤害，是目前诊断学上常用的检查方法，但价格昂贵。

【诊断及鉴别诊断】

1. 诊断要点　患者多有腰腿痛及间歇性跛行，主诉多而阳性体征少，以及伸腰受限等表现；结合影像资料如 MRI、CT 检查等多可明确诊断。

2. 鉴别诊断

（1）腰椎间盘突出症　腰部多有损伤史；腰痛伴下肢放射性疼痛，症状时轻时重，活动受限，弯腰则可加重症状，休息后疼痛缓解；棘突间或棘突旁有明显压痛，直腿抬高试验阳性；X 线平片或腰椎 CT 检查可协助确诊。

（2）腰椎结核　有结核接触病史；有结核病的全身反应，腰痛较剧，拾物试验阳性；X 线片上可见椎体或椎弓根的破坏。

【治疗】

1. 非手术治疗　大多数患者通过非手术治疗可以缓解症状。

（1）一般治疗　急性期适当卧床休息，一般 2 ～ 3 周；缓解期需加强背伸肌、腹肌的肌力锻炼，以增加腰椎的稳定性，从而推迟腰椎关节退变演变的速度。

（2）药物治疗　选用非甾体类镇痛药物以缓解疼痛。另外，也可辨证后选用中药治疗。

（3）针灸及推拿治疗　可取腰阳关、肾俞、大肠俞、气海俞、命门、环跳、风市、委中、昆仑等穴位治疗。

（4）其他治疗　如物理治疗、局部封闭治疗等均可选用。

2. 手术治疗　手术目的是解除神经组织和血管在椎管内、神经根管内或椎间孔内所受的压迫，最大限度地保持脊柱的稳定性。

（1）适应证　症状较重者，经过半年以上非手术治疗无效，影响正常生活与工作者；有明确的神经根传导障碍，尤其是某些肌肉无力和萎缩者。

（2）手术方法　根据临床表现及 X 线片、CT 等检查，确定手术方式，常见有半椎板或全椎板切除减压术、开窗减压术，减压后短节段融合固定或长节段融合固定术及显微内窥镜微创手术等多种手术方式。

四、骨关节炎

【概述】

骨关节炎为一种常见的关节慢性病变，系由诸多因素引起的关节软骨退化损伤，关节边缘和软骨下骨反应性增生为特征的慢性关节病，又称骨关节病、退行性关节炎、老年性关节炎、肥大性关节炎等。多发生于 50 岁以上中老年人，女性多于男性，好发于负重较大的膝关节、髋关节、脊柱及手指关节等部位。

【病因】

骨关节炎的病因到目前为止尚不明确，它的发展是一个长期、慢性、渐进的过程，涉及全身及局部许多因素。根据病因可将骨关节炎分为原发性和继发性两大类。

1. 继发性骨关节炎　指因某种已知原因导致的软骨破坏或关节结构改变而发病。常见有：先天畸形，如髋关节发育异常；创伤，如关节内骨折；关节面后天性不平整，如骨的缺血性坏死造成关节面塌陷变形；关节不稳定，如关节囊或韧带松弛；关节畸形引起的关节面对合不良，如膝内翻、膝外翻等。

2. 原发性骨关节炎　病因尚不清楚，发病与多种因素有关，如年龄、遗传、肥胖、累积性应力、炎症及营养等。

【临床表现】

1. 症状　关节疼痛是骨关节炎的最典型症状。初期轻微钝痛，以后逐渐加重，具有典型的疼痛曲线：早晨起床时或白天关节长时间保持一定体位后，出现关节疼痛或僵硬，关节僵硬很少超过 30 分钟，稍微活动后减轻，行走过多或活动过度后疼痛加重，休息后缓解，再次活动将重复上述过程。若病情恶化，则患者可出现持续的疼痛、关节活动受限、关节肿胀。虽然关节炎患者关节破坏严重，疼痛剧烈难忍，但几乎不会发生关节强直。

2. 体征 有关节肿胀、压痛，压痛点多在关节囊及侧副韧带之附着处，活动关节时有摩擦感或"咔嗒"声，病情严重者可有肌肉萎缩及关节畸形。

【辅助检查】

1. 实验室检查 血常规、蛋白电泳、免疫复合物及血清补体等指标基本正常。若伴有滑膜炎时可出现 C 反应蛋白（CRP）和红细胞沉降率（ESR）轻度升高。

2. X 线摄片检查 X 线平片于早期并无明显异常，后期关节间隙有显著狭窄、关节面不光滑、骨质硬化、关节边缘骨质增生、骨赘形成、关节端小囊腔形成等。

3. CT 及 MRI 检查 可在早期发现关节软骨及软骨下骨质的异常改变，是目前认为最具潜力的无创伤性影像诊断方法。

4. 关节镜检查 关节镜能直观地观察关节内病变，并能取标本做病理学检查，作为鉴别诊断的最终依据；但系创伤性检查，且费用偏高，故目前仍不作为常规检查方法。

【诊断及鉴别诊断】

1. 诊断要点 ①病程长而缓慢；②有典型的疼痛曲线、关节僵硬、关节肿胀、关节压痛及骨擦感等体征；③ CT 及 MRI 检查可协助确诊。

2. 鉴别诊断

（1）类风湿性关节炎 全身症状较轻，持续时间长，受累关节多对称或多发，近侧指间关节多见。关节早期肿胀呈梭形，晚期出现功能障碍及强直畸形。X 线检查局部或全身骨质疏松，晚期出现骨性强直。实验室检查血沉增快，类风湿因子阳性。

（2）强直性脊柱炎 多发于 15 ～ 30 岁男性青壮年。发病缓慢，间歇性疼痛，多关节受累。脊柱活动受限，关节畸形，有晨僵。X 线检查：骶髂关节间隙狭窄模糊，脊柱韧带钙化，呈竹节状改变。实验室检查类风湿因子多属阴性。

【治疗】

虽然目前还不能治愈骨性关节炎，但通过积极的治疗能达到减轻疼痛，延缓关节退变，保持和改善关节活动度，预防关节功能障碍的目的。

1. 非手术治疗 对初次就诊且症状不重的骨关节炎患者，非药物治疗是首选的治疗方法，目的是减轻疼痛，改善功能，使患者能很好地认识疾病。

（1）行动支持 让患者了解正确的运动方式，如适度地骑自行车、游泳，使膝关节在非负重状态下能获得屈伸活动，避免长时间跑、跳、蹲等不良姿势，以注意保护关节，延缓病变进程。肥胖患者应减轻体重，减少关节负荷。下肢关节有病变时可用拐杖或手杖，以求减轻关节的负担。对于因关节炎所伴发的内翻或外翻畸形，可采用相应矫形支具或矫形鞋以平衡各关节面的负荷。

（2）物理治疗 如热疗、水疗、超声波、针灸、推拿、牵引等治疗方法，可以改善局部血液循环，缓解疼痛。

（3）药物治疗 ①局部外用药物：如非甾体抗炎药的乳胶剂、膏剂、贴剂、擦剂等，可以缓解关节疼痛；关节腔药物注射，如关节腔内注射透明质玻璃酸钠，具有润滑关节、保护关节软骨和缓解疼痛的作用；对非甾体抗炎药物治疗4～6周仍无效的患者也可选择糖皮质激素，一般每年不超过3～4次。②全身用药，根据镇痛药物分为口服药物、针剂及栓剂，具有缓解疼痛、延缓病情、改善患者症状的作用。

2. 手术治疗

（1）治疗目的 ①协助诊断；②减轻或消除疼痛；③防止或矫正畸形；④保护关节；⑤改善关节功能。

（2）手术方法 手术方法很多，如游离体摘除术、关节镜下行关节清理术、截骨术、关节融合术和关节成形术及人工关节置换术等。

五、强直性脊柱炎

强直性脊柱炎是一种主要累及脊柱、中轴骨骼和四肢大关节，并以椎间盘纤维环及其附近结缔组织纤维化和骨化，及关节强直为病变特点的慢性炎性疾病。本病好发于16～30岁的青壮年，男性多见。

【病因】

强直性脊柱炎属于血清阴性反应的结缔组织疾病，病因尚不清楚，组织相容性抗原（HLA-B27）的阳性率很高。可能与遗传、感染、自身免疫、创伤、内分泌及代谢障碍等有关。

【临床表现】

1. 症状 本病发病隐匿，病初偶有下腰部或骶髂部疼痛不适和晨僵，但活动后减轻，常不为患者所注意，病情经过数月、数年后发展为持续性疼痛，以后随着关节融合强直，炎性疼痛消失。部分患者也可出现臀部、腹股沟酸痛不适并且向下肢放射。若累及胸椎关节和肋椎关节时，可导致肺扩张受限，出现呼吸困难或伴有束带状胸痛。

2. 体征 脊柱强直是强直性脊柱炎晚期的典型体征，最终可出现驼背畸形，患者胸椎严重后凸，骨性强直而头部呈前伸畸形。

【辅助检查】

1. 实验室检查 缺乏特异性指标。HLA–B27多为阳性，类风湿因子试验阴性。急性期白细胞增多，有时继发贫血，血沉增快，C反应蛋白增加等。

2. X线摄片检查

（1）骶髂关节 早期X线表现为骶髂关节骨质疏松、关节边缘呈虫蚀样改变，间隙规则增宽，软骨下骨有硬化致密改变；以后关节面逐渐模糊，间隙逐渐变窄，直至双侧骶髂关节完全融合。

（2）脊柱 早期为普遍性骨质疏松，椎小关节及椎体骨小梁模糊（脱钙）；病变发展至椎间盘的纤维环和前后纵行韧带骨化，形成最有特征的"竹节样脊柱"改变。

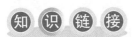

骶髂关节炎影像学病变程度分级

Ⅰ级，可疑。

Ⅱ级，有轻度骶髂关节炎。

Ⅲ级，有中度骶髂关节炎。

Ⅳ级，关节强直。

【诊断及鉴别诊断】

1. 诊断要点 强直性脊柱炎的诊断主要依据临床表现及X线检查。

（1）纽约诊断标准 1984年修订，目前临床多采用该标准。具体内容：①下背痛病程至少3个月，疼痛随活动改善，但休息不减轻；②腰椎在前后和侧屈方向活动受限；③胸廓扩展范围小于同年龄和性别人群的正常值；④双侧骶髂关节炎Ⅱ～Ⅳ级，或单侧骶髂关节炎Ⅲ～Ⅳ级。如果具备④并分别附加①～③条中的任何1条，强直性脊柱炎可确诊。

（2）中国诊断标准 1997年我国制定。具体内容：当CT检查骶髂关节炎为Ⅱ以上（X线片Ⅲ级），又具有以下临床表现中任一条者即可诊断为该病：①胸、腰、腹股沟、臀部或下肢酸痛不适；②夜间痛或晨僵；③活动缓解；④不对称性外周大关节炎，尤其是下肢单关节炎；⑤足跟痛或其他肌腱附着点病、急性眼葡萄膜炎。

2. 鉴别诊断

（1）髂骨致密性骨炎 本病多见于青年女性，主要表现为慢性腰骶部疼痛和发僵。该病无明显坐久、卧久疼痛的特点，接受非甾体类抗炎药治疗时不如强直性脊柱炎疗效明显。临床检查除腰部肌肉紧张外，无其他异常。X 线前后位平片可协助诊断。

（2）类风湿关节炎

①类风湿关节炎女性较多，而强直性脊柱炎男性多发。

②类风湿关节炎很少累及骶髂关节，而强直性脊柱炎则均有骶髂关节受累。

③类风湿关节炎只侵及颈椎，而强直性脊柱炎则全脊柱自下而上地受累。

④类风湿关节炎累及多关节、对称性，四肢大小关节均可受累；而强直性脊柱炎外周关节受累较少，非对称性，且以下肢关节为主。

⑤类风湿关节炎有类风湿结节，而强直性脊柱炎无类风湿结节。

⑥类风湿关节炎类风湿因子呈阳性，而强直性脊柱炎则呈阴性。

⑦类风湿关节炎与 HLA-DR4 有关，而强直性脊柱炎则与 HLA-B27 有关。

【治疗】

治疗目的是解除疼痛，防止畸形和改善功能。

1. 非手术治疗 是目前治疗强直性脊柱炎的主要方法。

（1）医疗宣传 本病目前尚无特效的治疗方法，故应认真做好患者和家属思想工作，以便更好地了解疾病的性质、发展、治疗措施及预后，配合治疗。

（2）药物治疗 早期疼痛时可选择非甾体抗炎药，如布洛芬、芬必得等，若效果不满意可用柳氮磺胺吡啶。

（3）物理治疗 一般可用热疗，如热水浴、水盆浴或淋浴、矿泉温泉浴等，以增加局部血液循环，使肌肉放松，减轻疼痛，有利于关节活动，保持正常功能，防止畸形。

2. 手术治疗 严重脊柱驼背畸形待病情稳定后可做矫正手术，腰椎畸形者可行脊椎截骨术矫正驼背；髋关节严重屈曲畸形，可行全髋关节置换术。

六、类风湿性关节炎

类风湿性关节炎是一种病因不明的以关节病变为主的非特异性炎症，以慢性、对称性、多滑膜关节炎和关节外病变为主要临床表现，属于自身免疫炎性疾病。该病多发于 20～45 岁女性，是我国影响劳动力和致残的主要疾病之一。

【病因】

类风湿性关节炎的发病原因尚未完全明确，可能与自身免疫反应、感染、遗传、寒冷、潮湿、疲劳、营养不良、创伤等因素有关。

【临床表现】

1. 症状

（1）前驱症状 出现疲倦乏力、体重减轻、胃纳不佳、低热等全身症状。

（2）典型症状 晨起出现关节僵硬、活动困难及酸、胀、刺痛等不适症状，活动后可暂时缓解。其中晨僵是类风湿性关节炎患者最典型症状，95%以上的患者可以出现，持续时间长达 1 小时以上。

（3）发病顺序 常从手部小关节开始，以后上下肢均可受累，即近侧的指间关节最先发病，其次为掌指、腕、肘、肩、膝和足趾关节；颈椎、颞下颌关节、胸锁和肩锁关节也可受累，髋关节受累少见。开始时可能 1～2 个关节受累，往往是游走性，以后发展为对称性多关节炎。

2. 体征

（1）关节肿胀 若关节腔内渗液过多时，关节周围则呈均匀性肿大，提示炎症严重。例如近端指间关节呈梭形肿胀是类风湿关节炎的重要体征。

（2）关节活动受限或畸形 病变继续发展，关节活动受限。晚期出现不同的畸形，如上肢畸形表现为腕和肘关节强直、掌指关节半脱位、手指向尺侧偏斜和呈"天鹅颈""纽扣花"样畸形表现，下肢可出现膝内翻、外翻畸形等。

（3）关节摩擦音 若存在关节炎症，在关节运动时可以听及细小的捻发音，以肘、膝关节为典型。

3. 关节外表现

（1）类风湿结节 最多见。多出现在上肢的鹰嘴、腕部及下肢的踝部等处，皮下结节坚硬如橡皮，大小不等、不易活动、压痛轻或无痛且不易被吸收。皮下小结节的出现常提示疾病处于严重活动阶段。

（2）其他表现 除类风湿结节外，部分患者的手、足可并发类风湿腱鞘炎、肌腱炎及滑囊炎。还有少数患者可有巩膜炎、角膜炎、胸膜炎及间质性肺炎等。

【辅助检查】

1. 实验室检查

（1）血常规检查 有轻度至中度贫血，白细胞数大多正常，在活动期可略有增高，偶见嗜酸性粒细胞和血小板增多。贫血和血小板增多症与疾病的活动相关。多数病例的红细胞沉降率在活动性病变中常增高，可为疾病活动的指标。

（2）类风湿因子检查 70%～80% 的病例类风湿因子阳性，但类风湿因子阴性也不能排除本病的可能。

（3）关节腔穿刺液检查　可发现关节液混浊，黏稠度降低，黏蛋白凝固力差，糖含量降低，细菌培养阴性。

（4）其他检查　可发现 C 反应蛋白升高，血清 IgG、IgA 及 IgM 增高，血清铁、铁结合蛋白的水平常减低等。

2. 影像学检查

（1）X 线摄片检查　类风湿性关节炎首选检查方法。早期可显示广泛的骨质疏松和骨萎缩；中期为关节软骨破坏和关节间隙狭窄；晚期关节边缘大量骨破坏、半脱位、脱位和骨性强直。这些表现在手指近侧指间关节、掌指关节及腕关节最具代表性。

（2）MRI 检查　能清楚地显示四肢类风湿性关节炎的滑膜增生、关节软骨破坏及骨内囊肿形成。

【诊断及鉴别诊断】

1. 诊断要点　类风湿性关节炎的诊断目前通常采用美国风湿病协会 1987 年的诊断标准：①晨起关节僵硬至少 1 小时，病程至少 6 周；②有 3 个或 3 个以上的关节肿胀，至少 6 周；③腕、掌指或近侧指间关节肿胀，至少 6 周；④对称性关节肿胀，至少 6 周；⑤有皮下结节；⑥手、腕关节 X 线平片有明确的骨质疏松和骨侵蚀；⑦类风湿因子阳性（滴度＞1∶32）。

凡符合上述 7 项者，为典型的类风湿性关节炎；符合上述 4 项者，为肯定的类风湿性关节炎；符合上述 3 项者，为可能的类风湿性关节炎；符合上述标准不足 2 项而具备下列标准 2 项以上者（a. 晨僵；b. 持续的或反复的关节压痛或活动时疼痛至少 6 周；c. 现在或过去曾发生关节肿大；d. 皮下结节；e. 血沉增快或 C 反应蛋白阳性；f 虹膜炎），为可疑的类风湿性关节炎。

2. 鉴别诊断

（1）骨关节炎　骨关节炎活动时关节痛加重，通常无游走性疼痛。大多数患者血沉正常，类风湿因子阴性或低滴度阳性。X 线示关节间隙狭窄、关节边缘呈唇样增生或骨疣形成。

（2）慢性痛风性关节炎　慢性痛风性关节炎有时与类风湿关节炎相似。该病多见于中老年男性，常呈反复发作，好发部位为单侧第一跖趾关节或跗关节，也可侵犯膝、踝、肘、腕及手关节，急性发作时通常血尿酸水平增高。慢性痛风性关节炎可在关节和耳郭等部位出现痛风石。

（3）银屑病关节炎　银屑病关节炎以手指或足趾远端关节受累为多见，也可出现关节畸形，但类风湿因子阴性，且伴有银屑病的皮肤或指甲病变。

（4）强直性脊柱炎　强直性脊柱炎主要侵犯脊柱，但周围关节也可受累，特别是以膝、踝、髋关节为首发症状。该病有以下特点：①青年男性多见；②主要侵犯骶髂关节及脊柱，外周关节受累多以下肢不对称关节受累为主；③90% ～ 95% 患者 HLA–B27 阳性；④类风湿因子阴性；⑤骶髂关节及脊柱的 X 线改变对诊断极有帮助。

【治疗】

类风湿性关节炎至今尚无特效疗法，仍停留于对炎症及后遗症的治疗，采取综合治疗，多数患者均能得到一定的疗效。现行治疗的目的在于：①控制关节及其他组织的炎症，缓解症状；②保持关节功能和防止畸形；③修复受损关节以减轻疼痛和恢复功能。

1. 非手术治疗

（1）一般治疗　发热、关节肿痛、全身症状者应卧床休息至症状基本消失为止。待病情改善 2 周后应逐渐增加活动，以免过久的卧床导致关节废用，甚至促进关节强直。饮食中蛋白质和各种维生素要充足，贫血显著者可予小量输血。

（2）药物治疗　目前治疗类风湿性关节炎药物主要分为三线：①一线药物，主要是非甾体类抗炎药（NSAIDS），具有消炎止痛的效果，但不能阻止类风湿性关节炎病变的自然过程，常用药物有吲哚美辛、萘普生、布洛芬、芬必得等。②二线药物，常用药物有金盐制剂，如硫代苹果酸金钠；磺胺类药物，如柳氮磺胺吡啶；免疫抑制剂，如青霉胺、氨甲蝶呤、环磷酰胺；乙酸类药物，如扶他林等。③三线药物，主要是糖皮质激素。对于病情较轻、进展较慢的患者多主张先用一线药物，必要时联用二线药物。对于病情较重、进展较快的患者，在一线、二线药物联用的同时，可早期给予小剂量糖皮质激，以迅速控制症状，见效后逐渐减少剂量。

2. 手术治疗　以往一直认为外科手术只适用于晚期畸形病例。目前对仅有 1 ～ 2 个关节受损较重、经药物治疗无效者可试用早期滑膜切除术。后期病变静止，关节有明显畸形病例可行截骨矫正术，关节强直或破坏可做关节成形术、人工关节置换术，负重关节可做关节融合术等。

复习思考题

1. 临床上骨折如何分类？骨折的特有体征有哪些？

2. 骨折的临床愈合标准有哪些？影响折愈合的因素有哪些？

3. 骨折患者功能锻炼的原则及方法有哪些？

4. 骨折的急救措施有哪些？脊柱骨折患者如何正确搬运？

5. 关节脱位的诊断要点是什么？治疗原则是什么？

扫一扫，看课件

模块十三

慢性软组织损伤

【学习目标】

1. 掌握慢性软组织损伤的临床特点。

2. 熟悉常见慢性软组织损伤的临床表现。

案例导入

患者，男性，45岁，卡车司机。右肘外侧疼痛两个月余，伸肘、伸腕时明显，不能持重，因过度用力引起。曾行针灸治疗效果不佳。体格检查：压痛点在肱桡关节间隙后外侧及伸腕肌肌腹，尤以肱骨外上髁、桡侧副韧带、桡环状韧带压痛明显，伸肌腱牵拉阳性。

问题：该患者可能的诊断是什么？如何预防？

项目一 概 述

慢性软组织损伤是一类常见病、多发病，是指人体肌腹、肌腱、韧带、筋膜、滑囊等软组织因长期、反复、持续的局部刺激，超过机体的代偿能力，累积、迁延即成慢性损伤。

【病因】

1. 积累性损伤 指人体受到的一种较轻微的持续性的反复的牵拉、挤压而造成的损伤，这种损伤通过长时间的积累，超过人体的自我恢复代偿能力，就成为一种积累性损伤疾病。如长期弯腰、坐位造成的腰部软组织损伤等。

2. 隐蔽性损伤 这种损伤大部分不为患者所察觉。比如在一些活动中或偶然的较轻微的跌、打、碰、撞所造成的损伤，当时有疼痛感受，但并没在意，过了一段时间后发觉疼痛，患者往往忽略损伤史，而容易被误诊为其他疾病。

3. 疲劳性损伤 指人体的四肢、躯干长时间超负荷工作所造成的损伤。如长时间激烈的体育活动，四肢、躯干超负荷工作所造成的损伤、勉强搬抬重物所造成的损伤等，皆属于疲劳性损伤。

【临床表现】

慢性软组织损伤虽全身多种组织及器官均可发生，但临床表现有一定的共同点：①躯干或肢体某部位长期疼痛不适，往往无明显外伤史；②特定部位有一压痛点或包块，常伴有某种特殊的体征；③局部炎症不明显；④近期有与疼痛部位相关的过度活动史；⑤部分患者有严重慢性损伤的职业病史。

【辅助检查】

慢性软组织损伤常规 X 线及 CT 检查的价值有限，因为它不能很好区分各种不同的软组织结构。超声和 MRI 检查可以较好地显示韧带的断裂损伤。

【诊断要点】

①近期有过度活动史，与职业、工种有关；②局部长期慢性疼痛，但无明显外伤史，有特定部位的压痛点和肿块，局部炎症不明显；③超声和 MRI 检查可协助确诊。

【治疗】

治疗原则：限制致伤动作、纠正不良姿势、增强肌力、维持关节的不负重活动和定时改变姿势等。

1. 非手术治疗

（1）非甾体抗炎药 该类药物对各种软组织慢性损伤所致疼痛，如关节肌肉疼痛、腰痛等具有相当疗效。临床常用药物如双氯芬酸钠缓释胶囊、醋氯芬酸肠溶片、塞来昔布胶囊、尼美舒利缓释片等。

注意事项：①短期用药；②病灶局限且较表浅者使用涂擦剂；③为减少对胃肠道损害，宜首选用各种缓释剂、肠溶片、栓剂等；④对肾功能欠佳者可选用短半衰期药物、对肾血流量影响较小的药物；⑤不应将两种非甾体抗炎剂同时使用，因为这样疗效并不增加，而副作用却倍增。

（2）肾上腺皮质激素　泼尼松、甲泼尼龙等局部注射有助于抑制损伤性炎症，减少粘连，是临床上最常用的行之有效的方法。

注意事项：①诊断明确，一定是慢性损伤性炎症，而非细菌性炎症或肿瘤；②严格无菌技术；③注射部位准确无误；④按规定剂量及方法进行；⑤注射后短期内局部出现肿胀甚或红热者，应停止再次局部注射皮质激素，并给予相应处理。

（3）其他治疗　如物理治疗、针灸、推拿、中药等具有镇痛、消炎、缓解肌肉痉挛及促进药物吸收、提高机体对药物的敏感性等作用。

2. 手术治疗　对非手术治疗无效的慢性损伤，如狭窄性腱鞘炎、腱鞘囊肿、神经卡压综合征可以手术治疗。

项目二　常见慢性软组织损伤

一、腰肌劳损

腰肌劳损是指腰骶部肌肉、筋膜及韧带等软组织的慢性损伤，导致局部无菌性炎症，从而引起腰臀部一侧或两侧的弥漫性疼痛。本病又称腰臀肌筋膜炎或功能性腰痛，是慢性腰腿痛中常见的疾病之一。

【病因】

1. 腰部负荷过重　长期体力劳动或运动、缺乏体育锻炼肥胖者站立时身体重心前移等均可因腰部负荷过重而造成腰肌损伤。

2. 急性腰部外伤后处理不当　部分患者因急性腰部外伤后处理不当或治疗不彻底，迁延不愈而成慢性腰肌劳损。

3. 其他原因　腰部长时间遭受风寒或湿度太大等，均可造成慢性腰背部僵硬、疼痛。

【临床表现】

劳累后疼痛加重是腰肌劳损的典型特点。

1. 症状　长期反复发作的腰背部疼痛，腰痛为酸胀痛，时轻时重，迁延不愈。休息后疼痛可缓解，但卧床过久又感不适，稍事活动后又减轻，活动过久疼痛再次加剧。腰背部运动多无障碍，腰部外形也无异常。若急性发作症状较重者，可出现肌肉痉挛、脊柱侧弯、下肢牵涉痛。

2. 体征　腰部常有固定的压痛点，以棘突两侧、腰椎横突及髂后上棘最为多见。在压痛点进行叩击，疼痛反可减轻，这点可与深部骨疾患区别。单侧或双侧竖脊肌痉挛征，表现为肌张力高。

【辅助检查】

X 线摄片检查多无异常所见，少数患者可有骨质增生或脊柱畸形。

【诊断】

①多有腰部过劳或不同程度的外伤史；②腰部酸痛，时轻时重，反复发作，劳累时加重，休息后减轻；③X 线摄片检查多无异常发现。

【治疗】

1. 去除病因 适当休息、定时改变姿势，避免弯腰持物等。

2. 消除疼痛 应用局部痛点封闭、硬膜外隙阻滞、针灸疗法、推拿疗法、物理疗法、非甾体镇痛药物口服等进行止痛。

3. 手术治疗 对确属非手术治疗无效，影响工作与休息的特重患者，可根据劳损的不同部分与疼痛的性质选择手术治疗。

二、棘上、棘间韧带损伤

棘上、棘间韧带损伤，是指位于腰椎背侧的棘上韧带、棘间韧带发生变性，撕裂或松弛，从而产生慢性腰背疼痛。

【病因】

棘上韧带、棘间韧带组织均比较致密，具有协同稳定脊柱的作用，急性暴力、慢性劳损均可造成韧带损伤。

1. 慢行劳损 长期从事弯腰劳动，使棘间、棘上韧带长时间的牵拉，弹力减退，发生水肿增生及粘连，刺激腰神经后支而引起腰痛。

2. 韧带撕裂 患者因猛力搬移重物等或毫无准备的短促动作，均可造成棘上韧带、棘间韧带撕裂。伤后固定不良，形成较多瘢痕，可引起腰痛。

【临床表现】

1. 症状 腰痛长期不愈，弯腰时加重，疼痛可向骶部或臀部放射。在过伸时因挤压病变的棘间韧带，可引起疼痛。

2. 体征 损伤韧带处棘突或棘间有压痛，但无红肿，有时可扪及棘上韧带在棘突上滑动。

【辅助检查】

X 线摄片检查早期正常，晚期可见棘突的韧带附着处有骨质硬化变尖或有游离的骨化影。棘间韧带损伤可通过超声检查或 MRI 检查证实。

【诊断及鉴别诊断】

1. 诊断要点 ①多无明确外伤史；②长期腰痛，弯腰时加重，损伤韧带处棘突或棘间有压痛，但无红肿；③ MRI 检查可协助确诊。

2. 鉴别诊断 棘上、棘间韧带损伤需与棘突骨骺炎、棘突撕脱骨折等鉴别。

（1）腰肌膜纤维织炎 ①腰背部局限性或弥漫性边界不清的疼痛；②局限性软组织压痛点及休息后加重，运动后减轻；③ X 线摄片检查无明显异常。

（2）腰椎间盘突出症 ①有反复弯腰扭转，过度负荷病史；②有腰痛、坐骨神经痛、腰部活动受限、棘突旁压痛、直腿抬高试验阳性等临床表现；③ X 线平片、CT、MRI 检查可以协助诊断。

【治疗】

本病绝大多数可经非手术治疗治愈。但因脊柱未行固定，受伤韧带无法制动，故不易短期内治愈。

卧床休息，尽可能避免弯腰动作；痛点局部注射糖皮质激素可明显缓解症状；针灸疗法、小针刀配合易罐治疗等均具有止痛效果。

病程长、非手术治疗无效者，可行筋膜条带修补术，但疗效尚不肯定。

三、手与腕部狭窄性腱鞘炎

狭窄性腱鞘炎是指腱鞘因机械性摩擦而引起的慢性无菌性炎症改变。四肢肌腱凡经过"骨－纤维隧道"处，均可发生腱鞘炎，而手与腕部狭窄性腱鞘炎则是临床最常见的腱鞘炎，其中尤以拇长屈肌腱鞘炎、拇长展肌与拇短伸肌腱鞘炎最多见。

【病因】

1. 解剖因素 指间关节、掌指关节部位与骨、韧带所形成的骨性纤维鞘管相对狭窄，是产生狭窄性腱鞘炎的解剖基础。

2. 职业因素 如长期从事包装、纺织、缝纫、装订、绘画等依靠手指用力工作或需手持坚硬物体的工作者，可因肌腱和腱鞘反复摩擦劳损而发生炎性病变。发病女性多于男性，右手多于左手。

3.产后因素 产后、风湿及类风湿等结缔组织疾病易引起腱鞘炎。

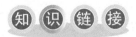知 识 链 接

何谓弹响指或弹响拇

发生于手指屈指肌纤维鞘管内的炎性病变，称弹响指或扳机指；发生于拇指的拇长屈肌腱鞘炎，称弹响拇。

【临床表现】

1.屈指肌腱狭窄性腱鞘炎 发生于手指屈指肌腱纤维鞘管内的炎性改变。

（1）症状 早期仅在晨起时感到患指酸楚不适、疼痛，手指僵硬，欠灵活，活动后消失，疼痛常在近侧指间关节，而不在掌指关节；随狭窄加重，肌腱滑动时可发生弹响，严重者手指被迫停留于伸直位或屈曲位，产生"闭锁"现象，须经被动屈或伸，才能解锁。各手指发病频度依次为中指、环指最多，示指、拇指次之，小指最少。

（2）体征 于远侧掌横纹处可触及结节样隆起，压痛明显，伸屈活动时在结节处可有摩擦感或弹跳感并发生弹响。

2.桡骨茎突狭窄性腱鞘炎 发生于拇长展肌和拇短伸肌腱鞘炎，又称桡骨茎突狭窄性腱鞘炎。

（1）症状 在腕部桡侧（桡骨茎突处），表现为骨突周围有明显的疼痛，拇指内收、尺偏时疼痛加剧，疼痛可向下放射至手指、向上放射至前臂或上臂。

（2）体征 桡骨颈突局部压痛，皮下触及豆状硬结。屈拇握拳尺偏腕关节时，桡骨茎突处出现疼痛，称为 Finkelstein 试验（握拳尺偏试验）阳性。（图 13-1）

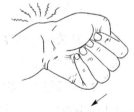

图 13-1 Finkelstein 试验

【辅助检查】

影像检查无明显异常。

【诊断】

根据狭窄性腱鞘炎的典型症状及体征，即可明确诊断。

【治疗】

1. 非手术治疗 适用于早期或者症状轻的患者，包括手指伸屈活动、理疗及腱鞘内注射类固醇药物等。

注意事项：腱鞘内注射一般只注射 1 次或两次，不可多次注射，以免引起广泛粘连；注射一定要准确注入腱鞘邻近的骨膜附近，注入皮下则无效；不可注入到血管，一旦注入到桡动脉浅支，则有可能引起桡侧 3 个手指血管痉挛或栓塞，导致指端坏死。

2. 手术治疗 如非手术治疗无效，可考虑局部麻醉下行狭窄的腱鞘松解或切除术。

四、腱鞘囊肿

腱鞘囊肿是关节或者腱鞘附近的一种囊性肿块，多见于女性和青少年。目前临床上将手、足小关节处的滑液囊疝（腕背侧舟月关节、足背中跗关节等处）和发生在肌腱的腱鞘囊肿统称为腱鞘囊肿，而膝关节后方的囊性疝则称腘窝囊肿，或叫 Baker 囊肿。

【病因】

发病原因不明。可能是因为慢性损伤使滑膜腔内滑液增多而形成囊性疝出，或结缔组织黏液退行性变。目前多数人认为是关节囊、韧带、腱鞘上的结缔组织因局部营养不良，发生退行性变形成囊肿。

【临床表现】

1. 发病部位 腕背、腕掌侧桡侧屈腕肌腱及足背发病率最高，手指掌指关节及近侧指间关节处也常见到。

2. 局部包块 病变部出现单发包块，直径 0.5～2.5cm，呈网形或椭圆形，表面光滑，不与皮肤粘连，无痛，生长速度缓慢，长大到一定程度活动关节时可有酸胀感。因囊内液体充盈，张力较大，触之如硬橡皮样实质性感觉。如囊颈较小者，略可推动；囊颈较大者，则不易推动，易误为骨性包块。重压包块有酸胀痛。用针头穿刺可抽出透明胶冻状物。

【辅助检查】

彩超检查可见囊性包块，X 线检查骨关节无异常改变。

【诊断】

根据病史、典型临床表现和超声检查即可诊断。

【治疗】

腱鞘囊肿较浅者可用力挤破，常能自愈，但复发率高。

1.非手术治疗 原理是使囊内容物排出后，在囊内注入药物或留置可取出的无菌异物（如缝扎粗丝线），并加压包扎，使囊腔粘连而消失。通常是在囊内注入泼尼松 0.5mL，然后加压包扎。本方法简单、痛苦较少，复发率也较低。

2.手术治疗 手指腱鞘囊肿一般较小，穿刺困难，多次复发者可手术切除。术中应完整切除囊肿；如系腱鞘发生者，应同时切除部分相连的腱鞘；如系关节囊滑膜疝出，应在根部缝扎切除，以减少复发机会。注意腱鞘囊肿常是多房的，若切除不彻底，常会复发。

五、肱骨外上髁炎

肱骨外上髁炎是指前臂伸肌起点附近的慢性损伤性炎症。因早年发现网球运动员易发生此种损伤，故俗称"网球肘"。受累结构包括骨膜、腱膜、关节滑膜等，而骨质并无实质性损害，故其名称尚值得商榷。

【病因】

肱骨外上髁炎发病与职业有关，如网球、羽毛球、乒乓球运动员，钳工厨师和家庭妇女等职业和生活动作均可因前臂伸肌群的长期反复强烈的收缩、牵拉，使这些肌腱的附着处发生不同程度的急性或慢性积累性损伤而发病。少数情况下，平时不做文体活动的中、老年文职人员发病可能没有明确的外伤史。

【临床表现】

1.症状 肘关节外侧局限性疼痛，可向前臂外侧放射，常影响握持工具，无力拧干毛巾。疼痛呈钝痛、酸痛或疲劳痛。一次大量洗衣、拎重物等动作可诱发疼痛发作。

2.体征 肱骨外上髁有局限性压痛点，或在肱桡关节处，或环状韧带处有压痛。患者握力减弱，且有无力感，但肘关节不肿大，肘关节屈伸范围不受限制。

（1）腕部抗阻力背伸试验 让患者腕屈曲，医生一手压于其手背部，嘱用力背伸，如出现肘外侧疼痛为阳性。

（2）前臂伸肌腱牵拉试验（Mills征） 嘱患者伸肘，半握拳、屈腕，然后前臂旋前腕部再伸直。如肘外侧出现疼痛为阳性，有时疼痛可牵涉到前臂伸肌中上部。

【辅助检查】

影像学检查多数为肘关节正常，有的可见钙化阴影或肱骨外上髁粗糙。

【诊断及鉴别诊断】

1.诊断要点 ①一般无明显外伤史，但常见于有经常使用前臂工作的劳损史；②肘关节活动正常，但做旋转活动受限，肱骨外上髁处压痛明显；③前臂伸肌牵拉试验阳性；④影像学检查多无异常发现。

2.鉴别诊断 肱骨外上髁炎需与神经根型颈椎病进行鉴别。

神经根型颈椎病 具有根性分布的症状（麻木、疼痛）和体征；椎间孔挤压试验（压头试验）或（和）臂丛神经牵拉试验阳性；影像学所见与临床表现基本相符合。

【治疗】

1.非手术治疗 对绝大多数患者有效。如适当休息，配合理疗和药物治疗，限制腕关节的活动，尤其是限制用力握拳伸腕动作是治疗和预防复发的基本原则。痛点注射泼尼松或得宝松 1mL 和 2% 利多卡因 1～2mL 的混合液，也能取得极佳的短期效果。

2.手术治疗 对非手术治疗效果不佳者，可选择手术治疗。施行伸肌总腱起点剥离松解术或卡压神经血管束切除术，或选择关节镜手术。

复习思考题

1. 简述慢性软组织损伤的共有临床表现。
2. 简述弹响指的临床表现。
3. 简述腱鞘囊肿的临床表现。
4. 简述肱骨外上髁炎的治疗方法。

模块十四

案例分析

案例 1：张某，女，27 岁，产后 20 天。左乳房疼痛伴发热 4 天。4 天前给小孩哺乳时，左乳被小孩碰撞，出现左乳外侧疼痛，疼痛逐渐加重，且局部出现肿块伴发热，体温最高 39℃。行热敷治疗，未见好转，来医院就诊。查体：T 39℃，P 90 次 / 分，R 20 次 / 分，BP 130/70mmHg。浅表淋巴结未触及肿大，结膜无苍白，巩膜无黄染，口唇无发绀，甲状腺不大。双肺未闻及干湿性啰音。心界不大，心率 90 次 / 分，律齐，未闻及杂音。腹平软，无压痛，肝脾肋下未触及，移动性浊音（-）。双下肢无水肿。左乳房外侧红肿、皮温增高，局部触及波动感。右乳未见异常。

（1）写出初步诊断：急性乳腺炎（左乳）。

（2）列出诊断依据：①产后 20 天，哺乳期，左乳有受碰撞史；②左乳房疼痛伴发热；③ T39℃，左乳房外侧红肿、皮温增高、局部有波动感。

（3）写出鉴别诊断：①炎性乳腺癌；②乳房皮肤感染。

（4）需进一步检查的项目：①血常规检查；②乳房超声检查；③诊断性穿刺，穿刺液细菌培养＋药敏试验。

（5）提出治疗原则：①吸净乳汁，保持乳汁通畅排出；②静脉应用抗生素；③必要时切开引流。

案例 2：李某，男，36 岁，骑摩托车摔伤致昏迷、呕吐半小时入院。半小时前酒后驾驶摩托车撞到前方障碍物后摔倒，右枕部着地，随即昏迷不醒，呕吐，被路人发现呼"120"送入医院急诊科。查体：神志浅昏迷，GCS5 分，左侧瞳孔直径约 4mm，光反应消失，右侧正常，右枕部可见头皮肿胀，无裂口。急入脑外科。CT 检查：示左额颞顶部硬脑膜下高密度影，呈"新月形"、右枕部头皮下血肿。

（1）写出初步诊断：急性左额颞顶部硬膜下血肿、右枕部头皮下血肿。

（2）列出诊断依据：①受伤史；②右枕部可见头皮肿胀，昏迷、呕吐；③CT 检查：

示左额颞顶部硬膜下高密度影，呈"新月形"。

（3）写出鉴别诊断：①脑震荡；②脑挫裂伤；③颅骨骨折；④硬膜外血肿。

（4）需进一步检查的项目：①血型、凝血四项；②血气分析；③心电图。

（5）提出治疗原则：①保持呼吸道通畅，必要时做气管切开；②防治脑水肿；③手术治疗。

案例3：张某，男，25岁，因右顶部被砸伤2小时入院。2小时前因未戴安全帽在建筑工地上被高处落下的硬板砸伤右顶部，当时晕倒在地，神志不清，即被工友送入医院。到急诊科时患者清醒，诉头痛，左侧肢体稍麻木。查体：患者神志清楚，GCS15分，双侧瞳孔正常，右顶部可见头皮肿胀，无裂口，左侧肢体肌力4级，左侧病理征阳性。CT检查过程中，发现患者意识障碍逐渐加重，后呼之不应，右侧瞳孔直径约4mm，光反应消失，左侧正常，左侧肢体偏瘫，急入脑外科。

（1）写出初步诊断：急性右顶部硬膜外血肿。

（2）列出诊断依据：①右顶部砸伤史；②有意识障碍及中间清醒期，左侧肢体肌力降低，左侧病理征阳性，右侧瞳孔光反应消失。

（3）写出鉴别诊断：①硬膜下血肿；②颅骨骨折；③脑内血肿。

（4）需进一步检查的项目：①血型、凝血四项；②血气分析；③心电图。

（5）提出治疗原则：①手术治疗；②防治脑水肿；③对症治疗；④防止感染；⑤应用营养神经药物。

案例4：张某，男，33岁，被车撞伤左胸部1天。患者1天前被车撞击左侧胸部后自觉伤处疼痛，可以忍受，无心慌、胸闷，无黑曚、晕厥，未予重视，今自觉憋气、不适来院就诊。本次病程中无畏寒、发热，无明显咳嗽、咳痰，无腹痛、腹泻，睡眠可，饮食一般，大小便如常。既往体健。否认药物过敏史。查体：T 36.8℃，P 106次/分，R 22次/分，BP 120/70mmHg，呼吸略促，气管右偏，口唇发绀，双肺语颤减弱，呼吸运动减弱，左侧著，左侧叩诊鼓音，右侧叩诊清音，左侧肺呼吸音消失，右侧肺呼吸音低，未闻及明显的干湿啰音，HR106次/分，心律齐，未闻及病理性杂音，腹平坦，无压痛，肝脾肋下未及，双下肢不肿，神经系统阴性。

（1）写出初步诊断：气胸（左侧）。

（2）列出诊断依据：①左胸部外伤史；②呼吸困难、气管右偏、左侧叩诊鼓音、左侧肺呼吸音消失。

（3）写出鉴别诊断：①肋骨骨折；②心脏挫伤。

（4）需进一步检查的项目：①胸部平片；②胸部CT；③超声心动图。

（5）提出治疗原则：①非手术疗法，如卧床休息、吸氧、应用抗生素等；②手术治疗，如胸腔闭式引流置管治疗。

案例5：王某，男，27岁，被汽车撞伤左上胸部10余分钟入院。查体：BP 80/50mmHg，P 148次/分，R 40次/分。神清合作，痛苦状，呼吸急促，吸氧下呼吸紧迫反而加重，伴口唇青紫，颈静脉怒张不明显。气管移向右侧，左胸廓饱满，呼吸运动较右胸弱。左胸壁有骨擦音（第4、5、6肋），局部压痛明显。皮下气肿，上自颈部、胸部直至上腹部均可触及皮下气肿。左胸叩鼓，呼吸音消失，未闻及啰音，右肺呼吸音较粗，未闻及啰音。左心界叩诊不清，心律整，HR148次/分，心音较弱，未闻及杂音。腹部平软，无压痛肌紧张，肠鸣音正常，肝脾未及，下肢无浮肿，四肢活动正常，未引出病理反射。

（1）写出初步诊断：①左侧张力性气胸；②休克；③肋骨骨折。

（2）列出诊断依据：①张力性气胸，如左胸部外伤后出现广泛性皮下气肿，气管右移，左胸叩鼓，呼吸音消失等；②休克，如胸外伤后血压下降；③肋骨骨折，如左胸可触及骨擦音，局限性压痛明显。

（3）写出鉴别诊断：①闭合性气胸；②心包堵塞；③血胸。

（4）需进一步检查的项目：①胸腔穿刺；②胸部X线正侧位片。

（5）提出治疗原则：①排气减压，如胸腔穿刺、胸腔闭式引流，必要时开胸探查；②纠正休克，如输液、应用升压药物、吸氧等；③胸廓外固定。

案例6：刘某，男，左上腹部摔伤1小时。患者1小时前骑电瓶车时不慎跌倒，当时左上腹部着地，即感伤处疼痛不适，同时伴有活动受限，感心慌、胸闷，无畏寒发热、恶心呕吐，无黑便及血尿、伤后立即来医院就诊。门诊彩超检查提示：腹腔积液；脾大、脾内回声不均质。查体：腹稍膨，未见明显肠型及蠕动波，肝脾肋下未触及，全腹压痛，但以左上腹为甚，轻微反跳痛，腹肌紧张，叩诊鼓音，移动性浊音阳性，肠鸣音减弱。辅助检查：腹部彩超示：脾脏大小约134mm×51mm，脾大，脾内探及范围约116mm×58mm不均质区，内回声不均；腹腔探及最深约75mm液性暗区。

（1）写出初步诊断：外伤性脾破裂。

（2）列出诊断依据：①左上腹跌伤后腹痛1小时；②左上腹压痛，叩诊移动性浊音阳性；③腹部彩超提示脾破裂。

（3）写出鉴别诊断：①肾破裂；②肝破裂；③肠破裂。

（4）需进一步检查的项目：①腹腔穿刺；②上腹部CT；③血型、凝血四项。

（5）提出治疗原则：①手术治疗，确诊后立即行脾修补术或脾切除术等；②术后应用

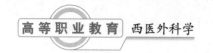

抗生素、伤口换药等。

案例 7：王某，男，17 岁，左季肋部外伤后 10 小时，口渴、心悸、烦躁 2 小时入院。10 小时前被驴踢中左季肋部，当时疼痛剧烈，即至镇上医院就诊。拍片证实有肋骨骨折，卧床休息和局部固定后感觉好转，但仍有左上腹痛伴恶心。下午起床活动时觉全腹疼痛发胀，伴头晕、心悸，2 小时来口渴、烦躁。查体：T 37.6℃，P 110 次 / 分，BP 90/60mmHg。神清，颜面、结膜明显苍白，心肺（－），左季肋部皮下瘀斑，压痛。腹稍胀，全腹有明显压痛，以左上腹为著，肌紧张不明显，但有明显反跳痛，移动性浊音（±），肠鸣音可闻，弱。化验：Hb 82g/L，WBC 9×10^9/L。

（1）写出初步诊断：①脾破裂；②肋骨骨折。

（2）列出诊断依据：①左季肋部外伤史；②胸片证实肋骨骨折；③腹痛遍及全腹，伴有腹腔内出血之体征。

（3）写出鉴别诊断：①单纯胸壁挫伤；②肝破裂；③血胸。

（4）需进一步检查的项目：①腹部超声检查；②腹部 CT 检查、腹部平片检查；③腹腔穿刺。

（5）提出治疗原则：①抗休克治疗；②剖腹探查；③加强观察。

案例 8：李某，男，左腰部跌伤 12 小时。患者 12 小时前自己骑车跌伤，伤后感左腰部疼痛，无转移性疼痛，无放射性疼痛，伴血尿，为全程血尿，伤后来院就诊。病程中无发热、寒战，无视物模糊，无昏迷、抽搐，无恶心、恶吐，无心慌、胸痛，无大小便失禁，有肉眼血尿，大便正常。查体：BP 142/79mmHg，心肺未见明显异常，腹软，左肾区压痛、叩击痛存在，右肾区无压痛和叩击痛；双侧输尿管走行区无压痛；耻骨上膀胱区充盈，未触及包块，无压痛；外生殖器发育正常。

（1）写出初步诊断：左肾挫裂伤。

（2）列出诊断依据：①有腰部外伤病史；②伤后出现全程血尿，查体左肾区有压痛、叩击痛。

（3）写出鉴别诊断：①脾脏破裂；②胃肠道穿孔；③胰腺损伤。

（4）需进一步检查的项目：①肾脏彩超检查；②肾脏 CT 检查；③血常规、尿常规检查。

（5）提出治疗原则：①非手术疗法，如卧床休息、输血补液、应用抗生素等；②手术治疗，如肾修补术、肾部分切除术及肾切除术等。

案例 9：赵某，男，42 岁，有腰部外伤，肉眼血尿 6 小时入院。6 小时之前因盖房不慎从房上跌落，右腰部撞在地上一根木头上，当即有腰腹疼痛剧烈，伴恶心，神志一度不清。伤后排尿一次，为全程肉眼血尿，伴有血块。急送当地医院，经输液病情稳定后转入本院。平素体健，否认肝炎、结核病史，无药物过敏史。查体：T 37.3℃，P 100 次/分，BP 96/60mmHg。发育营养中等，神清合作，痛苦病容。巩膜皮肤无黄染，头颅心肺未见异常。腹部稍膨隆，上腹部压痛、反跳痛，未扪及包块，移动性浊音（－），肠鸣音弱。有腰部大片皮下瘀斑，局部肿胀，右腰部触痛明显，膀胱区叩诊实音，尿道口有血迹。化验：①血常规示 WBC $10.2×10^9$/L，Hb 98g/L，尿常规见 RBC 满视野，WBC 0～2个/高倍；②B 超：右肾影增大，结构不清，肾内回声失常，包膜不完整，肾周呈现大片环状低回声；③胸片检查正常。

（1）写出初步诊断：①肾外伤（右肾）；②脑震荡。

（2）列出诊断依据：①右腰部外伤史；②右腰腹疼痛，血压、血红蛋白偏低，脉快；③肉眼血尿，尿镜检红细胞满视野；④受伤后神志一度不清。

（3）写出鉴别诊断：①肝脏破裂；②肠破裂。

（4）需进一步检查的项目：①造影剂排泄尿路造影；②CT 检查。

（5）提出治疗原则：①绝对卧床，加强观察；②抗休克治疗；③手术探查。

案例 10：张某，女，39 岁，烦躁不安、畏热、消瘦 2 月余。2 月前因工作紧张，烦躁性急，常因小事与人争吵，难以自控。着衣不多，仍感燥热多汗，在外就诊服用安神药物，收效不十分明显。发病以来饭量有所增加，体重却较前下降。睡眠不好，常需服用安眠药。

成形大便每日增为 2 次，小便无改变，近 2 月来月经较前量少。查体：T 37.2℃，P 92 次/分，R 20 次/分，BP 130/70mmHg。发育营养可，神情稍激动，眼球略突出，眼裂增宽，瞬目减少。两叶甲状腺可及，轻度肿大，均匀，未扪及结节，无震颤和杂音，浅表淋巴结不大，心肺（－），腹软，肝脾未及。

（1）写出初步诊断：甲状腺功能亢进症（原发性）。

（2）列出诊断依据：①有怕热多汗，性情急躁；②食欲增加，体重下降；③甲状腺肿大，突眼；④脉率加快，脉压增大。

（3）写出鉴别诊断：①单纯性甲状腺肿；②神经官能症；③结核病。

（4）需进一步检查的项目：①颈部 B 超，同位素扫描。② T_3、T_4、TSH 测定。③ ^{131}I 摄取率、胸部 X 线片。

（5）提出治疗原则：①内科药物治疗；②必要时行甲状腺次全切除术。

案例 11：刘某，女，35 岁，左乳肿块半年。近半年来自觉精神郁闷，心烦易怒。4

个月前，偶然感觉双乳房有肿块，月经前及行经期间两侧乳房胀痛，偶有刺疼，且乳房肿块随情志波动而增大，精神郁闷，胸闷气短，在外院治疗，服乳癖消、乳核散结片而症状不减，遂来就诊。查体：发育正常，双侧乳房上方可触及如鸡蛋大囊性肿块，质软、活动、无压痛、皮色不变，与胸部无粘连，乳头无异常分泌物。实验室检查：血常规：Hb 120g/L，WBC $6.8×10^9$/L，N 0.66，PLT $170×10^9$/L。粪常规、尿常规均未见异常。

（1）写出初步诊断：乳房囊性增生病。

（2）列出诊断依据：①中年女性，双乳房有肿块；②囊性肿块，质软、活动、无压痛、皮色不变，与胸部无粘连，乳头无异常分泌物。

（3）写出鉴别诊断：①乳房纤维腺瘤；②乳腺癌；③乳腺炎；④乳房肉瘤。

（4）需进一步检查的项目：①乳房 X 线片（钼靶）或 B 超检查；②针吸细胞学检查或空心针穿刺活检；③胸部 X 线片检查；④腹部 B 超检查。

（5）提出治疗原则：①短期激素治疗；②手术治疗，如乳房肿块切除术。

案例 12：刘某，女，50 岁，左乳肿块 1 年。1 年前始发现左乳房内有一肿块，约蚕豆大小，无疼痛，未就诊。1 年来肿块逐渐增大，偶有针刺样疼痛，无发热。查体：左乳外上象限扪及 4cm×3.5cm 质硬肿块，边界不清，与表面皮肤轻度粘连，左侧腋窝可扪及 4 枚肿大、质硬的淋巴结，最大者约 1.5cm×1.0cm，无融合，可推动。右乳及右侧腋窝未扪及肿物。实验室检查：血常规：Hb120g/L，WBC $6.8×10^9$/L，N 0.66，PLT $170×10^9$/L。粪常规、尿常规均未见异常。

（1）写出初步诊断：左乳腺癌。

（2）列出诊断依据：①中年女性，左乳肿块，逐渐增大；②左乳质硬肿块，边界不清，与皮肤粘连；③左侧腋窝可扪及肿大、质硬的淋巴结。

（3）写出鉴别诊断：①乳房纤维腺瘤；②乳房囊性增生症；③乳腺炎；④乳房肉瘤。

（4）需进一步检查的项目：①乳房 X 线片（钼靶）或 B 超检查；②针吸细胞学检查或空心针穿刺活检；③胸部 X 线片检查；④腹部 B 超检查。

（5）提出治疗原则：①手术治疗，如左乳腺癌根治术或改良根治术；②化学药物治疗；③放射治疗；④内分泌治疗；⑤其他辅助治疗，如免疫治疗、靶向治疗等。

案例 13：张某，男，56 岁，农民，1 个月前无明显诱因出现大便习惯改变，伴脓血便，近 1 周来大便性状改变，便条变细，次数增多，伴有腹胀、大便不尽感来诊。自发病以来精神状态差，食欲不振，睡眠尚可，体重较前减轻。无家族遗传病史。肺脏、心脏检查均正常，腹部无压痛及反跳痛，未及包块。直肠指诊（膝胸卧位）：在距肛缘 7cm 处，7 ～ 10 点位可触及一肿块，大小约 3cm×4cm，表面凹凸不平，呈菜花状，质硬，蒂宽，退指指套可见暗红色血迹。四肢检查正常，生理反射存在，病理反射未引出。

（1）写出初步诊断：直肠癌。

（2）列出诊断依据：①有大便习惯改变，伴脓血便，且便条变细，次数增多病史；②直肠指诊触及质硬菜花状肿块且指套染血。

（3）写出鉴别诊断：①痔；②溃疡性结肠炎；③肛管癌。

（4）需进一步检查的项目：①直肠镜、乙状结肠镜及纤维结肠镜检查；②腔内超声检查；③MRI 检查等。

（5）提出治疗原则：①术前准备，如积极做好术前检查和肠道准备等；②手术治疗，行经腹会阴联合直肠癌切除手术。

案例 14：李某，男，38 岁，突发性上腹痛 1 小时。患者 1 小时前无明显诱因，突然出现上腹痛，为持续性疼痛，进行性加剧，无放射痛，伴恶心，未呕吐，无寒战、发热，无心慌、胸闷。发病后立即来院就诊。既往胃溃疡病史 5 年。体格检查：T 36.7℃，P 100 次 / 分，R 24 次 / 分，BP 126/78mmHg。表情痛苦，被动体位。呼吸急促，查体合作，言语清楚，心肺未见明显异常。腹部膨隆，无局限性隆起，腹肌紧张，全腹部压痛、反跳痛，呈"板状腹"，肝脾触诊不满意，腹部无包块扪及，叩呈鼓音，移动性浊音（－），肠鸣音减弱。辅助检查：腹部平片膈下见游离气体影。

（1）写出初步诊断：急性胃穿孔。

（2）列出诊断依据：①胃溃疡病史 5 年；②突发腹痛，查体有腹肌紧张，全腹部压痛、反跳痛，呈"板状腹"；③腹部平片检查膈下见游离气体影。

（3）写出鉴别诊断：①急性胆囊炎；②急性肠梗阻；③急性胰腺炎。

（4）需进一步检查的项目：①腹腔穿刺；②腹腔镜检查；③上腹部 CT 检查。

（5）提出治疗原则：①非手术治疗，如禁饮食、胃肠减压、静脉补液等；②手术治疗，如胃穿孔修补、大部切除术等。

案例 15：严某，男，23 岁，转移性右下腹痛 12 小时。12 小时前无明显诱因出现脐周隐痛不适，无放射痛，感恶心，未呕吐，无寒战发热，无腹胀、腹泻。在当地医院输液治疗（具体不详），效果不佳，疼痛渐转移至右下腹，呈持续性胀痛，程度较前加剧，遂来院就诊。查体：腹平坦，无腹壁静脉曲张，未见肠型、蠕动波，肝、脾肋下未及，右下腹压痛、反跳痛，局部肌紧张，未扪及异常包块，叩诊呈鼓音，肝、肾区无叩击痛，移动性浊音阴性，肠鸣音约 4 次 / 分。结肠充气试验（＋），腰大肌试验（－），闭孔内肌试验（－）。血常规示：Hb 135g/L，RBC 4.0×10^{12}/L，WBC 15×10^9/L，N 0.85，PLT 150×10^9/L。

（1）写出初步诊断：急性阑尾炎。

（2）列出诊断依据：①转移性右下腹痛 12 小时；②查体右下腹压痛、反跳痛，局部肌紧张。

（3）写出鉴别诊断：①急性胃穿孔；②右输尿管结石；③异位妊娠破裂；④右侧肺炎。

（4）需进一步检查的项目：①血常规检查；②超声检查；③螺旋 CT 检查；④腹腔镜检查。

（5）提出治疗原则：①非手术治疗，如应用抗生素、中医药治疗、针灸治疗等；②手术治疗，如阑尾切除术。

案例 16：张某，男，50 岁，腹痛伴肛门停止排便、排气 10 小时。10 小时前无明显诱因出现脐周疼痛，呈阵发性绞痛，无放射痛，伴恶心，未呕吐，觉腹胀，肛门停止排气、排便，无畏寒、发热。5 小时前于当地卫生室予输液治疗（具体用药不详），腹痛无好转，腹胀较前加剧，今来医院就诊。门诊摄片提示肠腔积气、积液。门诊以"肠梗阻"收住院。查体：腹部隆起，未见胃肠型及蠕动波，无腹壁静脉曲张，右下腹部见长约 5cm 斜行手术瘢痕，腹软，肝脾肋下未及，脐周压痛，无反跳痛及肌紧张，腹部无包块扪及，叩呈鼓音，移动性浊音阴性，肠鸣音亢进，11～13 次／分，可闻及气过水声。

（1）写出初步诊断：机械性肠梗阻（粘连性）。

（2）列出诊断依据：①既往腹部手术史；②腹痛、腹胀伴肛门停止排气、排便 10 小时，查体有肠鸣音亢进，可闻及气过水声。

（3）写出鉴别诊断：①绞窄性肠梗阻；②急性胰腺炎；③上消化道穿孔。

（4）需进一步检查的项目：①腹部立位平片检查；②血电解质检查。

（5）提出治疗原则：①非手术治疗，如胃肠减压、补液维持水电解质及酸碱平衡、营养支持；②手术治疗，如可行腹腔镜探查术，粘连松解术等。严重时出现肠坏死，需行肠切除术。

案例 17：王某，女，右上腹阵发性腹痛 1 个月。患者 1 个月前开始无明显诱因经常感觉有上腹痛，为阵发性绞痛，无放射痛，伴恶心、呕吐，呕吐为胃内容物，发热，体温最高达 38.5℃，皮肤、黏膜黄染，在当地医院查 B 超示胆总管结石。予以抗感染、解痉止痛等治疗（具体不详），疼痛缓解，患者未予重视。1 个月来，腹痛反复发作，今来院就诊。查体：皮肤、巩膜黄染，心肺未见明显异常，腹软，右上腹压痛，Murphy 征阴性。无明显反跳痛，肝脾肋下未及，肝区叩痛，无移动性浊音，肠鸣音正常。辅助检查彩超：胆总管结石。

（1）写出初步诊断：胆总管结石。

（2）列出诊断依据：①反复右上腹疼痛伴皮肤黄染 1 月；②右上腹压痛，Murphy 征阴性，无明显反跳痛；③彩超：胆总管结石。

（3）写出鉴别诊断：①右肾绞痛；②壶腹部或胰头癌；③机械性肠梗阻。

（4）需进一步检查的项目：①上腹部 CT；②上腹部 PTC 和 MRCP；③ERCP。

（5）提出治疗原则：①非手术治疗，如应用抗生素、中药治疗及对症处理等；②手术治疗，如胆总管切开取石、T 管引流术，胆肠吻合术及腹腔镜、胆道镜取石术等。

案例 18：王某，男，33 岁，已婚，右腹股沟可复性肿块 10 年。10 年前发现右侧腹股沟区有一肿块，约鸡蛋大小，站立、行走、咳嗽时出现，平卧后消失，偶有坠痛，无发热，无盗汗，无腹痛，腹胀。查体：腹部平坦，未见胃、肠型及蠕动波，未见腹壁静脉曲张，腹软，无压痛，未及包块，Murphy 征阴性，肝、肾区无叩击痛，肝脾肋下未触及。腹部叩诊鼓音，移动性浊音阴性，肠鸣音正常。站立时右腹股沟区局部隆起，可触及一约 5cm×3cm 肿块，质软，边界欠清，无压痛。按压肿块嘱咳嗽指尖有冲击感。肿块可还纳腹腔，还纳后压迫内环口处，站立咳嗽时肿块不再出现。左腹股沟未见异常。双侧睾丸可扣及。辅助检查：右腹股沟区 B 超示：右腹股沟隆起处见肠管样回声，考虑腹股沟疝。

（1）写出初步诊断：腹股沟斜疝（右）。

（2）列出诊断依据：①右侧腹股沟区可复性肿块 10 年；②站立时右腹股沟区可触及质软肿块，肿块可还纳腹腔，还纳后压迫内环口处，站立咳嗽时肿块不再出现。

（3）写出鉴别诊断：①睾丸鞘膜积液；②隐睾；③右腹股沟淋巴结肿大。

（4）需进一步检查的项目：右腹股沟区超声检查。

（5）提出治疗原则：①非手术治疗，如棉线束带或绷带压住腹股沟管深环，年老体弱或伴有其他严重疾病而禁忌手术者可配用医用疝带；②手术治疗，如疝修补术等。

案例 19：李某，男性，42 岁，自觉左下肢酸胀不适 2 年。2 年前出现左下肢浅静脉扩张、纡曲，伴酸胀不适，行走时较明显，休息后可好转，一直未予重视。2 年来，病情逐渐加重，伴左下肢沉重、乏力感。无剧痛，无肿胀，无发热、无溃疡形成、无体重下降。查体：左下肢浅静脉广泛扩张、纡曲。无肿胀，无溃疡，皮温、动脉搏动正常。四肢活动自如，四肢肌力、肌张力正常。

（1）写出初步诊断：大隐静脉曲张（左）。

（2）列出诊断依据：①左下肢浅静脉扩张、纡曲 2 年；②查体见左下肢浅静脉广泛扩张、纡曲。

（3）写出鉴别诊断：①原发性下肢深静脉瓣膜功能不全；②下肢深静脉血栓形成后综合征；③动静脉瘘。

（4）需进一步检查的项目：超声检查、容积描计、下肢静脉压测定和下肢静脉造影等。

（5）提出治疗原则：①非手术治疗，如患肢穿弹力袜或用弹力绷带，避免久站、久坐，间歇抬高患肢；②硬化剂注射和压迫疗法；③手术治疗，如高位结扎大隐或小隐静脉、剥脱大隐或小隐静脉、结扎功能不全的交通支等。

案例20：王某，男，45岁，工人，因"颈痛伴右上肢放射痛20天"入院。20天前劳累后出现颈部疼痛，并有右上肢麻木，无力，无恶心、呕吐，无头痛头晕，无心慌胸闷，无面部多汗。在家休息，外用膏药，口服非甾体类消炎镇痛药物，症状缓解不明显。体检：神清，精神尚可，颈肩部肌肉紧张，颈3～4、颈4～5、颈5～6及颈6～7及椎旁压痛（+），压颈试验（+），旋颈试验（+），有臂丛神经牵拉试验（+），Hoffmman征阳性。

（1）写出初步诊断：颈椎病（神经根型）。

（2）列出诊断依据：①颈痛伴右上肢放射痛病史；②颈肩部肌肉紧张，颈3～4、颈4～5、颈5～6、及颈6～7椎旁压痛（+），压颈试验（+），旋颈试验（+），右臂丛神经牵拉试验（+）。

（3）写出鉴别诊断：①周围神经嵌压综合征；②椎管内肿瘤；③梅尼埃病。

（4）需进一步检查的项目：①颈椎X线平片检查；②颈椎CT检查；③颈椎MRI。

（5）提出治疗原则：①非手术治疗，如颌枕带牵引、颈托和围领及药物治疗等；②手术治疗，如切除突出之椎间盘、椎体后方骨赘及钩椎关节骨赘等。

案例21：张某，女，56岁，退休工人。因右肩部疼痛、活动受限5个月门诊就诊。5个月前无明显诱因发生右肩疼痛，并逐渐加重，活动受限，右手不能梳头，不能上举、后旋、外展，如不小心碰一下则剧痛难忍，尤其是夜间剧痛影响睡眠。在当地医院外用膏药治疗无效，右肩疼痛及活动受限逐渐加重。原有脑梗病史2年，无后遗症。查体：痛苦面容，右肩活动受限，上举45°，外展20°，外旋15°，前屈70°，右肱二头肌长头肌附着处压痛，喙突下压痛明显，斜方肌有压痛。

（1）写出初步诊断：肩周炎（右）。

（2）列出诊断依据：①右肩部疼痛，活动受限5月；②右上肢上举、外展、外旋等受限，右肱二头肌长头肌附着处压痛，喙突下压痛明显，斜方肌有压痛。

（3）写出鉴别诊所：①颈椎病；②肩袖损伤；③肩部肿瘤。

（4）需进一步检查的项目：①肩部X线平片检查；②肩关节MRI检查；③肩关节造影。

（5）提出治疗原则：①非手术治疗，如上肢悬吊制动，理疗、针灸、推拿按摩，口服消炎镇痛药物如芬必得、双氯芬酸钾等；②手术治疗，如肱二头肌长头腱固定或移位术、喙肱韧带切断术等。

案例 22：李某，女，40 岁。因腰痛 3 年，加重伴双下肢疼痛 4 天入院。3 年前搬重物后出现腰部疼痛，腰部不敢屈伸活动，当时无双下肢疼痛及麻木，无大小便失禁。仅在家休息，未行特殊治疗。后腰部疼痛逐渐减轻，但出现双下肢疼痛麻木，双下肢乏力，无大小便失禁，卧床及伸腰不适减轻，不敢弯腰。查体：腰 4～骶 1 双侧椎旁压痛、叩击痛阳性，双侧臀部压痛，双小腿前外侧皮肤浅感觉减退，双侧直腿抬高试验（＋）、加强试验（＋）。双下肢肌力Ⅳ级。会阴部感觉正常。双侧拇趾背屈肌力差。

（1）写出初步诊断：腰椎间盘突出症。

（2）列出诊断依据：①有腰部受伤史；②有腰部疼痛、活动受限及下肢疼痛麻木临床表现，查体有腰 4～骶 1 双侧椎旁压痛、叩击痛阳性，双侧直腿抬高试验（＋）、加强试验（＋）等。

（3）写出鉴别诊断：①急性腰扭伤；②腰肌劳损；③椎管狭窄症。

（4）需进一步检查的项目：① X 线平片检查；② CT 检查；③ MRI 检查。

（5）提出治疗原则：①非手术治疗，如卧床休息、骨盆牵引、非甾体类镇痛药物及针灸治疗等；②手术治疗，如手术钳取突出的髓核组织和纤维环、椎间盘镜等手术。

参考书目

［1］吴阶平.吴阶平泌尿外科学.济南：山东科学技术出版社，2004.

［2］陈孝平，汪建平.外科学.第8版.北京：人民卫生出版社，2013.

［3］孙永显.西医外科学.北京：中国中医药出版社，2016.

［4］谢建兴.外科学.第9版.北京：中国中医药出版社，2012.

［5］李乃卿.西医外科学.北京：中国中医药出版社，2003.

［6］梁力建.外科学.第6版.北京：人民卫生出版社，2009.

［7］吴在德.外科学.第7版.北京：人民卫生出版社，2012.

［8］陈主初.病理生理学.北京.人民卫生出版社，2005.

［9］李光耀.西医临床医学.北京：中国中医药出版社，2014.